神经内科诊治思维与临床实践

主编 张海波 张娜 宋伟慧 李家雪 楚珍珍 侯静 周群超

U0202404

上海科学技术文献出版社

Shanghai Scientific and Technological Literature Press

图书在版编目（CIP）数据

神经内科诊治思维与临床实践／张海波等主编 .--
上海：上海科学技术文献出版社,2023
ISBN 978-7-5439-8945-0

Ⅰ.①神…　Ⅱ.①张…　Ⅲ.①神经系统疾病－诊疗
Ⅳ.① R741

中国国家版本馆CIP数据核字（2023）第194712号

组稿编辑：张　树
责任编辑：王　珺
封面设计：宗　宁

神经内科诊治思维与临床实践

SHENJING NEIKE ZHENZHI SIWEI YU LINCHUANG SHIJIAN

主　　编：张海波　张　娜　宋伟慧　李家雪　楚珍珍　侯　静　周群超
出版发行：上海科学技术文献出版社
地　　址：上海市长乐路746号
邮政编码：200040
经　　销：全国新华书店
印　　刷：山东麦德森文化传媒有限公司
开　　本：787mm×1092mm　1/16
印　　张：20
字　　数：512千字
版　　次：2023年8月第1版　2023年8月第1次印刷
书　　号：ISBN 978-7-5439-8945-0
定　　价：198.00元

前 言
FOREWORD

　　近年来,神经内科疾病的发病率呈上升趋势,脑血管疾病已经成为国内致残率和致死率最高的一类疾病。神经内科疾病病因繁多,发病机制复杂,临床表现变化多样,尽管辅助检查技术不断发展,但疾病的正确诊断和治疗仍然面临着严峻挑战。为了更好地帮助患者解除病痛、恢复健康,神经内科医师不仅需要全面掌握神经内科学的基础知识和临床技能,还需要掌握现代化的辅助诊疗与监测技术。鉴于此,我们特组织长期工作在临床一线的专家、教授及临床骨干倾力编写了《神经内科诊治思维与临床实践》。

　　本书从临床实际角度出发,编写上力求多层面、多方位,既有行之有效的传统诊疗技术,也有最先进的诊断技术。本书首先简要介绍了神经内科疾病的常见症状和相关检查,然后详细阐述了脑血管疾病、脑神经疾病、自主神经疾病、周围神经疾病、神经系统感染性疾病、神经系统遗传与变性疾病等神经内科常见疾病。针对所涉及的疾病,本书从概述、病因、发病机制、症状与体征、诊断与鉴别诊断、治疗等多个方面进行了比较全面、系统的论述。本书在编写过程中,以临床实践经验为基础,充分结合神经内科学诊疗新进展,内容丰富,图表清晰,资料新颖,针对性与实用性强,有助于神经内科医师及相关科室医务人员学习参考。

　　由于编者编写经验有限,加之日常工作繁重、编写时间紧张等诸多因素,书中缺点和错误之处在所难免,诚请广大读者提出批评,以便提高。

《神经内科诊治思维与临床实践》编委会

2023 年 5 月

目 录
CONTENTS

第一章 神经内科疾病的常见症状

第一节 昏 迷

昏迷是大脑皮质和皮质下网状结构发生高度抑制的病理状态,是最严重的意识障碍,即意识持续中断或完全丧失。所有影响脑部代谢的疾病,在其病情发展至重笃阶段都可出现不同程度的意识障碍直至昏迷。本节仅就神经系统临床实际需要对昏迷的病因、临床表现、诊断及鉴别诊断作一简述。

一、病因

昏迷是由于不同的病因影响了脑干网状结构,上行激活系统,阻断了它的投射功能,不能维持大脑皮质的兴奋状态,或是大脑皮质遭到广泛的损害,以及两者均遭到损害所致。引起昏迷的常见原因如下。

(一)幕上病变

出血性与缺血性卒中、脑瘤、脑脓肿、癫痫、硬膜下血肿、硬膜外血肿等。

(二)幕下病变

肿瘤、脓肿、小脑出血、桥脑出血、基底动脉血栓形成。

(三)弥散性脑部病变

脑炎、脑膜炎、蛛网膜下腔出血、高血压脑病、多发性脑梗死、广泛颅脑损伤等。

(四)代谢、中毒性疾病

1.脑缺血、缺氧

如晕厥、窒息、溺水、高山病、心跳呼吸骤停、持久的休克、严重肺功能不全、发绀性先天性心脏病、中枢性呼吸抑制。

2.脑代谢必需的物质缺乏

主要是葡萄糖和辅酶缺乏,如低血糖、B族维生素缺乏。

3.内源性中毒

如肝性脑病时,血氨和脑脊液中 α-谷氨酸增高;尿毒症时血肌酐、尿素氮增高;肺性脑病时血 CO_2 含量增高;糖尿病昏迷时的酮症酸中毒等。

4.外源性中毒

如一氧化碳中毒、酒精中毒、金属中毒、有机磷及有机卤素中毒、药物中毒、高温与低温等。

5.内分泌疾病的代谢障碍

垂体功能减退、肾上腺功能减退、甲亢危象等。

6.水、电解质紊乱

如水中毒、高渗性非酮性糖尿病昏迷、高血钙症、低血钠症、碱中毒等。

二、临床表现

昏迷是意识障碍最严重的阶段,是病情危急的信号。按其程度大致可区分为以下几点。

(一)浅昏迷

患者的随意运动丧失,仍有无意识的自发动作,对疼痛刺激有躲避反应和痛苦表情,但不能回答问题或执行简单的命令。角膜、光、吞咽、咳嗽及腱反射均无明显的改变。

(二)中度昏迷

对周围事物及各种刺激均无反应,对强烈的疼痛刺激才有躲避反应。角膜、光、吞咽、咳嗽及腱反射均减弱,可有呼吸、脉搏、血压等改变,大小便潴留或失禁,可有巴彬斯基征。

(三)深昏迷

肌肉松弛,处于完全不动的姿态,对任何外界刺激全无反应。角膜、光、吞咽、咳嗽及腱反射均消失,常有呼吸、脉搏、血压的改变,大小便多失禁,偶有潴留,巴宾斯基征继续存在或消失。此外,尚有两种特殊的昏迷样状态。

1.去皮质综合征

去皮质综合征是由大脑皮质广泛病损所致。患者能无意识地睁眼、闭眼,眼球能活动,瞳孔对光及角膜反射存在,四肢肌张力增高,病理反射阳性。吸吮反射、强握反射、强直性颈反射可出现,甚至喂食也可引起无意识的吞咽。但无自发动作,对外界刺激不能产生有意识的反应,大小便失禁,存在觉醒及睡眠周期,身体姿态为上肢屈曲,下肢伸性强直的去皮质状态。

2.无动性缄默

患者能够注视检查者及其周围的人,貌似清醒,但不能言语,不能活动,肌肉松弛,而无锥体束征,大小便失禁,给刺激不能使其真正清醒。存在睡眠觉醒周期。病损部位大多在第三脑室后部、导水管周围灰质或两侧扣带回。

三、诊断与鉴别诊断

(一)诊断

根据患者对语言、感觉刺激所产生的反应和运动、反射障碍的情况,对昏迷不难作出判断。其病因需根据详细的病史、病程演变方式、伴发的症状、全面系统的体格检查所发现的体征,以及各项辅助检查来作出诊断。

(二)鉴别诊断

诊断患者是否是昏迷,应与下列疾病相鉴别。

1.闭锁综合征

该病又称去传出状态或假昏迷。见于脑桥基底部病变,患者表现四肢及脑桥以下脑神经均瘫痪,但大脑半球及脑干被盖部网状结构系统无损害,故意识保持清醒。患者能用眼球活动来表达意识心理活动。

2.精神抑制状态常

该病见于癔症或强烈精神刺激后,患者僵卧不语,双目紧闭,对外界刺激如呼唤、推摇、甚至疼痛刺激均不发生反应。当检查者拉开其眼睑时会遇到抵抗,并见眼球向上转动,瞳孔大小、光反应均正常,放手后双眼迅速紧闭。神经系统和全身体格检查多无异常发现。如果有精神因素,给予适当治疗后可迅速转醒。

3.紧张性木僵

该病常见于精神分裂症。患者不语不动,甚至不饮不食,对外界刺激毫无反应,貌似昏迷或无动缄默症,实际上能感知周围事物,并无意识障碍。查体多无神经体征,但可有违拗、蜡样屈曲等精神症状。

(赵美萍)

第二节　眩　　晕

眩晕是机体对空间关系的定向感觉障碍,是一种运动性幻觉。患者主觉自身或外物有旋转或摇动感觉。眩晕发作时,常伴有恶心、呕吐、眼球震颤及站立不稳等症状。主要是由迷路、前庭神经、脑干及小脑病变等引起。

一、病因

根据眩晕发生的机理和性质分为两大类,即假性眩晕和真性眩晕。

(一)假性眩晕

假性眩晕亦称脑性眩晕,多由平衡三联(视觉、本体觉、前庭觉)的大脑皮质中枢或全身性疾病影响到这些皮质中枢造成。患者仅感到头晕或站立不稳,而无自身或外物旋转的感觉。多见于全身性疾病,如心血管疾病、全身中毒性、代谢性、感染性疾病,严重贫血,尿毒症和神经症等。

(二)真性眩晕

由平衡三联的病损造成,有明确的旋转感或自身运动感。按病损部位不同,可分为眼性眩晕、姿态感觉性眩晕和前庭系统性眩晕。前两者在前庭系统完好的情况下,眩晕不明显,因此临床上所指的眩晕主要是指前庭性眩晕。前庭性眩晕根据其病损部位不同又分为前庭周围性眩晕和前庭中枢性眩晕。

(1)眼性眩晕见于眼外肌麻痹、屈光不正、先天性视力障碍等。

(2)姿态感觉性眩晕见于后索病变。

(3)前庭周围性眩晕见于梅尼埃病、迷路炎、内耳药物中毒(链霉素族、水杨酸制剂和奎宁等)、位置性眩晕、前庭神经元炎等。

3

（4）前庭中枢性眩晕可见于脑干的血管病、炎症、脑肿瘤、颅脑损伤、颞叶癫痫、后颅凹蛛网膜炎、脱髓鞘及遗传性疾病等。

二、临床表现

（一）真性眩晕（主要指前庭性眩晕）

1.前庭周围性眩晕

前庭周围性眩晕指前庭器官和前庭神经的内听道部分病变引起的眩晕，呈旋转性，或向上、下、左、右晃动的感觉。如感到头部或躯体向一定方向旋转者称为自动性旋转性眩晕；如感到周围物体向一定方向旋转者称为他动性旋转性眩晕，为典型的真性眩晕。眩晕除内耳中毒性眩晕与听神经瘤的眩晕外，常呈发作性，持续时间较短，以数分钟、数小时乃至数天不等，很少超过数周。眩晕程度多很重，以至患者常需牢牢抓住周围物体以防自己摔倒，或卧床不能起身，不敢睁眼。发作过程中，意识清楚，常伴耳鸣、听力减退和恶心、呕吐、面色苍白、血压改变、心动过缓等自主神经功能失调的症状。如患者尚能行走，则显著地偏向一侧。客观检查可有水平性或水平兼旋转性眼球震颤，有快慢相，躯体倾倒多向眼震慢相侧，眼震的程度与眩晕程度一致，可持续数天至数周。前庭功能检查呈无反应或反应减弱，且前庭功能各项检查之间表现为反应协调。神经系统检查时除听神经瘤外，一般没有中枢神经系统的体征。

2.前庭中枢性眩晕

前庭中枢性眩晕指前庭神经的颅内部分、脑干前庭核及其传导路的病损。表现特征为眩晕呈旋转性或向一侧运动，可有摇摆感、地动感、倾斜感，如有醉酒感，眩晕持续时间较长，可达数周或数月，甚至与原发病同始终，眩晕程度多较轻，常可忍受，可伴有轻度耳鸣及听力减退。自主神经功能紊乱的症状很少出现，即便有症状也不明显。眼球震颤呈水平、旋转、垂直或混合性，可无快慢相，眩晕程度与眼震不一致，眼震可持续数月至数年，躯体发生倾倒时方向不定，前庭功能检查多呈正常反应，前庭功能各项检查之间表现为反应分离。神经系统检查常有阳性体征发现。

（二）假性眩晕

临床多表现为头晕眼花、头轻目旋、头脑麻木或空虚、脚步轻浮、躯体不稳，一般不伴有真性眩晕的症状及体征。

三、诊断与鉴别诊断

（一）诊断

诊断时应详细了解眩晕的性质、程度、发作形式及过程、持续时间及伴随症状。并详细询问用药史，尤其是耳毒性药物，以及有无头部外伤、中耳炎、迷路炎、颅内感染、心血管病、血液病等病史。

（二）鉴别诊断

根据病史、体征和辅助检查的阳性体征，首先区分眩晕是由前庭系统疾病所致的真性眩晕，还是由非前庭系统疾病所致的假性眩晕。如属前者则需进一步鉴别是前庭周围性眩晕或前庭中枢性眩晕，两者的鉴别见表1-1，然后参考其他资料尽可能确定引起眩晕的病因。

表 1-1　前庭周围性眩晕与前庭中枢性眩晕的鉴别

项目	前庭周围性眩晕	前庭中枢性眩晕
眩晕性质	多为旋转性,成为上、下,左、右摇晃感	旋转性,成为固定物体间一侧运动的感觉
起病特点	突然,呈阵发性	逐渐起病,持续性
眩晕程度	较重	较轻
持续时间	短,数小时,数天,最多数周	较长,可数月以上
眼震与眩晕程度	一致	可不一致
听觉障碍	常有	不明显
倾倒	常倒向眼震之慢相侧,与头位有一定的关系	倾倒方向不定,与头位无一定的关系
自主神经症状	有恶心、呕吐、面色苍白、血压改变等	不明显
中枢神经系统体征	一般没有	常有阳性体征
前庭功能实验	无反应或反应减弱	常呈正常反应

（刘洪娟）

第三节　晕　　厥

晕厥是一种突发性、短暂性、一过性的意识丧失,可导致突然昏倒。是由于一时广泛性脑部供血不足,使其迅速陷入缺氧状态而引起。并在短时间内康复。意识丧失时间若超过 20 秒可发生抽搐。

一、病因

晕厥是一种由各种不同原因产生的征群。大多数晕厥是脑部缺血的结果。正常每 100 g 脑组织血流量为 45～55 mL/min。当脑血流量骤减至 30 mL/min,则可发生晕厥。脑血流量骤减的原因:①心脏排出血量突然减少;②血压急剧下降;③供给脑部血液的颅内外动脉发生急性缺血。前两项见于急性心功能不全、静脉回流不全、严重血容量不足,各种刺激通过反射而产生广泛的周围小血管扩张等。另外血液化学成分的改变或神经组织本身的病变亦可引起晕厥。

按照晕厥的病因,临床上可分为反射性、心源性、脑源性、血源性和其他原因所致的晕厥,其中以反射性晕厥最常见,心源性晕厥最为严重。

(一)反射性晕厥

反射性晕厥包括:①血管抑制性晕厥(单纯性晕厥、血管减压性晕厥或血管迷走性晕厥);②颈动脉窦性晕厥(颈动脉窦综合征或斯特奇-韦伯综合征);③直立位低血压性晕厥:包括原发性直立性低血压(夏伊-德雷格综合征)、症状性直立性低血压、药物性直立性低血压及直立性调节障碍;④仰卧性低血压性晕厥(下腔静脉综合征);⑤排尿性晕厥;⑥咳嗽性晕厥;⑦吞咽性晕厥;⑧舌咽神经痛性晕厥。

（二）心源性晕厥

心源性晕厥包括：①心律失常；②阵发性心动过速；③反射性心跳停搏；④心肌梗死和瓣膜性心脏病；⑤先天性心脏病；⑥房室传导阻滞；⑦长 Q-T 间期综合征；⑧左心房黏液瘤和左心房血栓形成。

（三）脑源性晕厥

脑源性晕厥包括：①脑动脉硬化；②短暂性脑缺血发作；③高血压脑病；④血管性头痛；⑤主动脉弓征群；⑥颅脑损伤后晕厥。

（四）血源性晕厥

血源性晕厥包括：①血糖过低；②换气过度引起碱中毒；③动脉血缺氧。

（五）其他原因所致的晕厥

其他原因所致的晕厥包括：①失血、失液；②窒息性缺氧症。

二、临床表现

（一）反射性晕厥

1.血管抑制性晕厥

该晕厥又称血管迷走性晕厥或单纯性晕厥，是最常见的晕厥类型，可由各种刺激引起，以年轻体弱女性为多见。常见的刺激因素有悲痛、恐惧、焦虑、晕针、见血、创伤剧痛、急性感染等。在高温、通气不良、情绪紧张、精神疲乏、站立过久、饥饿、妊娠及各种慢性疾病情况下特别容易发生。发作前患者常有疲乏、头晕眼花、出汗、恶心、打哈欠、腹部不适等。如面色明显苍白、嘴唇略青紫，即刻躺卧，症状一般缓解或消失。否则症状发展，即出现头晕、眼前发黑、站立不稳、意识丧失而倒地，此期肌张力降低，但括约肌功能多保持，约经几秒钟或几分钟意识即恢复，醒后有头痛、全身无力等不适。症状发作早期可有脉快、血压稍高，以后脉搏减慢、血压暂时性下降，当收缩压下降至 9～11 kPa(67～83 mmHg)时，就可出现某种程度的意识障碍，部分患者收缩压降至 3～4 kPa(23～30 mmHg)时，方可出现意识障碍。血压的下降不是由于心排血量的减少所致，而是由于各种刺激通过神经反射，产生迷走神经兴奋导致广泛的外周小血管扩张、心率减慢、血压下降、脑血流量减少而发生晕厥。在晕厥发作时不可让患者支撑坐起，保持平卧或放低头部，意识即行恢复。

2.颈动脉窦性晕厥

该晕厥又称颈动脉窦综合征，是由于颈动脉窦反射过敏引起的一种临床综合征。颈动脉窦对血液循环起到重要的调节作用。当窦内压力增高时，发生反射性血管扩张和心率减慢而使血压降低。而窦内压减弱时则发生相反的效应。当颈动脉窦附近有病变或功能过敏时，轻压迫该区即可引起晕厥。病因有颈动脉硬化或栓塞、颈动脉体瘤、近颈动脉窦处炎症、肿瘤、损伤等。常见诱因有手压迫颈动脉窦、外科麻醉时操纵颈部、突然转头、高硬衣领过紧、情绪不稳等。发作时心率减慢、血压下降、面色苍白、多无恶心。发作可分三型。①迷走型：有反射性窦性心动过缓或房室传导阻滞，或两者兼有，因反射性心脏收缩不全引起脑部血液供应不足而导致晕厥。此型约占本综合征患者的 70%，可用阿托品或普鲁苯辛等治疗。②减压型：此型较少见，有显著的血压下降，而无心动过缓或房室传导阻滞。可用肾上腺素或麻黄碱治疗。③中枢型：心率和血压均无明显改变，只有短暂的晕厥或抽搐。阿托品及肾上腺素均无效。

3.直立位低血压性晕厥

该晕厥是较少见的晕厥类型,其特点是患者从卧位或久蹲位突然改变为直立位时,血压明显下降,因而晕倒,伴短暂意识丧失。当晕倒后身体变为平卧位时意识迅速恢复。直立位低血压性晕厥与血管抑制性晕厥不同,前者发作前无血管抑制性晕厥所表现出地出汗、恶心、面色苍白等先驱症状。患者由卧位或下蹲位突然变为直立时,血压急速下降,于1分钟内收缩压可低于8 kPa(60 mmHg)以下,舒张压亦相应下降,因此随即出现意识丧失,而且除体位改变外,没有任何可以说明血压下降的原因。晕厥发生时脉搏很少改变或无改变。这些患者平时可有自主神经功能紊乱的症状。如患者同时伴有发汗异常、阳痿、排尿障碍、震颤麻痹、小脑共济失调等症状者称为夏伊-德雷格综合征。

因该综合征的早期以直立性低血压为主要表现,而其他神经症状不明显,故被称为原发性直立性低血压。目前认为直立位低血压是由于病损阻碍了自主神经系统对位置改变的正常反应。直立位低血压也见于糖尿病、脊髓病变、交感神经广泛切除术后、颅咽管瘤压迫下丘脑、垂体或肾上腺皮质功能减退等。因此认为直立位低血压是由于中枢神经系统受损,或者是周围神经受损的结果,但在大多数病例中,神经损害的部位与性质并不明确。正常情况下,突然由卧位站立时,由于重力对血循环的影响,本应使血液大量积聚于下肢及内脏而致脑血循环不足,但机体通过一系列迅速地代偿反应,如周围血管收缩,反射性心率加快、静脉张力增加、血浆中肾上腺素和去甲肾上腺素含量增加等,消除了这一不利因素,维持了脑部的正常血液供应。如上述诸反射调节功能发生障碍,则会于突然直立位时出现血压骤然降低而发生晕厥。直立位低血压性晕厥也可由药物反应引起,当服用血管扩张剂及应用交感神经节阻滞剂时,机体可失去对体位改变的适应而发生晕厥,此种药物如利血平、胍乙啶、肼苯达嗪等,氯丙嗪类亦可引起。在慢性消耗性疾病长期卧床、久病初愈、慢性贫血等,于直立体时也可发生晕厥。为预防直立位低血压性晕厥的发生,患者于卧位起立时,不宜过于急速,发生时立即平卧。

4.仰卧性低血压性晕厥

该晕厥亦称下腔静脉综合征,见于怀孕后期、腹腔内巨大肿瘤、血栓性静脉炎、下腔静脉内隔膜样阻塞、静脉原发性平滑肌瘤等。患者取平卧位时,血压骤降,心率加快、眩晕、晕厥,如改为侧卧或坐位症状可缓解。其原因是机械性压迫下腔静脉,使回心血量骤减所致。

5.排尿性晕厥

该晕厥几乎全为男性,青壮年多见。通常在夜间起床排尿过程中或排尿结束时发作,白天排尿偶亦发生,发作前无明显先兆。意识丧失很快恢复。无发作后遗症状,有时因晕倒而发生意外损伤。发作后可有心动过缓或心律不齐,血压无明显改变。排尿性晕厥的发生,可能由于迷走神经张力增高,身体由卧位至立位的改变,反射性周围血管扩张、排尿时腹压骤降及睡眠时肌肉松弛、血管扩张等因素综合存在,使血管运动中枢不能立即发挥调节作用,引起血循环紊乱,产生短暂的脑缺血所致。为避免发作,嘱患者排尿时取蹲位或坐位并作平和呼吸。发作时应立即躺卧,可用肾上腺素类药物治疗,如有心动过缓或心律失常,可用阿托品对抗。

6.咳嗽性晕厥

该晕厥也称反射性用力性晕厥。由于咳嗽时胸腔内压增高,以及颅内压增高导致脑血流减少而发生晕厥。多见于慢性呼吸道疾病及嗜烟的老人,或患有百日咳、支气管哮喘的患儿。在剧烈咳嗽后随即有短时意识丧失,发作后无后遗症状。类似情况偶见于举重或大便时过度用力。

7.吞咽性晕厥

该晕厥可见于食管、咽、喉、纵隔疾病、高度房室传导阻滞、病态窦房结综合征的患者。偶因吞咽动作激惹迷走神经,引起反射性心律失常而致晕厥。发作与体位无关,发作前后多无不适。类似发作亦可见于胆绞痛、胸膜或肺刺激、支气管镜检时。

8.舌咽神经痛性晕厥

舌咽神经痛发作时或紧接于发作后,偶因激惹迷走神经而致心率减慢和血压降低,出现晕厥。触动舌底、扁桃体、耳部可诱发舌咽神经痛而间接诱发晕厥。服用阿托品可减少发作。

(二)心源性晕厥

1.心律失常

心律失常是心源性晕厥最常见的诱发原因。由于各种疾病本身或药物的毒性作用,引起心脏停搏、心动过缓(低于35～40次/分),心动过速(高于150次/分),使心排血量急剧减少或停止,导致急性脑缺血而发生晕厥。典型表现是阿斯综合征。阵发性心动过速不一定有心脏器质性病变,晕厥可发生于心悸开始或终止时,是由于短时间的心跳停搏造成。反射性心跳停搏,在少数病例中亦无心脏器质性疾病,可由于迷走神经的反射性兴奋引起心跳暂停而发生晕厥。

2.心肌梗死和心脏瓣膜病

因这类疾病发生的晕厥,可能与心脏的排血量有关。

3.长Q-T间期综合征

长Q-T间期综合征是指心电图上有原因不明的Q-T间期延长,由于心室颤动而引起晕厥,按其有无先天性耳聋,分为两型:①耳聋型;②无耳聋型。

4.由机械性所致心脏排血受阻而发生晕厥

由机械性所致心脏排血受阻而发生晕厥见于左心房黏液瘤、左心房巨大血栓形成、人工瓣膜功能不良、主动脉瓣狭窄、梗阻型及限制原发性心脏病、心脏压塞等。

5.先天性心脏病所发生的晕厥

先天性心脏病所发生的晕厥见于法洛四联症、肺动脉高压症、动脉导管未闭,晕厥是由于血氧饱和度下降所致。

心源性晕厥的特点是用力常为其发作诱因(用力性晕厥),发作与体位一般无关,前驱症状不明显,可有心悸、胸痛,主要伴随症状及体征是面色苍白合并发绀、呼吸困难、颈静脉曲张、心率、心音和脉搏改变;心电图多有异常;患者多有心脏病史及体征。

(三)脑源性晕厥

1.脑动脉硬化、高血压脑病

由脑小动脉痉挛而发生晕厥,可伴有头痛、意识障碍、抽搐、瘫痪等。

2.主动脉弓综合征(无脉病)

当病变累及颈内动脉或椎动脉起始处时,尤其是不全梗阻时,更易发生晕厥。多见于直立位,走路或活动时出现。

3.基底动脉型偏头痛

患者多为小孩或年轻妇女。典型发作时先出现脑干缺血症状,接着发生晕厥,意识恢复后才出现头痛。

4.颅脑损伤

这类晕厥有肯定的损伤史,可伴视觉模糊、头痛,发作短暂,是由于患者对损伤的过分紧张恐惧而引起。

(四)血源性晕厥

1.血糖过低

血糖过低可发生于注射过量的胰岛素后、胃大部切除后、垂体功能不足、肾上腺皮质功能减退、罕见的胰岛细胞瘤所致的自发性低血糖等。发作多在饭前,表现为无力、心悸、出汗、头昏、恶心等,重者可发生意识模糊、晕厥及抽搐。因低血糖反应可致肾上腺素分泌增加。患者出现面色苍白、心跳增快、血压增高等情况。血糖过低所致的晕厥,非突然发生,亦不能迅速恢复。如注射葡萄糖后立即恢复者可确定诊断。

2.换气过度引起的碱中毒

换气过度引起的碱中毒见于情绪紧张或癔症发作时,因呼吸增强或换气过度,血液二氧化碳含量及酸度降低引起碱中毒。患者脸部和四肢发麻、发冷,手足搐搦、头晕,重者晕厥。其特点是前驱期较长,可在卧位时发生。

(五)其他原因所致晕厥

其他原因所致晕厥引起的窒息性缺氧症见于幼儿因疼痛、失望而引起啼哭,出现呼吸抑制或心脏抑制,导致脑缺血而引起晕厥。一氧化碳中毒亦能发生晕厥,严重时可致昏迷、抽搐。突然大量失血或失液常引起晕厥,有内出血的患者,晕厥可发生在显著出血之前,诊断时应加以警惕,以防误诊,拖延治疗。

三、诊断与鉴别诊断

(一)诊断

晕厥的诊断根据是发作突然,意识丧失时间短,不能维持正常姿态甚至倒地,短时间内康复。病因诊断应依据详细的病史、各类晕厥的特点、伴随症状及所做检查等。

(二)鉴别诊断

晕厥应与下列症状或疾病鉴别。

1.眩晕

眩晕是自身或周围景物的旋转感,无意识障碍,发作可持续数小时至 1～2 天。

2.昏迷

意识障碍时间长,较难恢复。

3.癫痫

癫痫小发作无诱因,不倒地,血压、脉搏均无改变,发作及终止均比晕厥快,发作后即恢复原状,脑电图有特征性改变。癫痫大发作诱因不明显,血压及脉搏无明显变化,抽搐历时较长,舌损伤及尿失禁较多见,脑电图多有特征性改变。

4.癔症

发作时意识并无丧失,持续时间较长,少跌倒,面色、血压及脉搏改变不大,发作时因暗示而终止或加剧。

（张海波）

第四节　头　痛

头痛是一种常见症状,是由颅内外的痛敏结构受到各种病变损害所引起。颅内痛敏组织有血管(动脉、静脉和静脉窦)及脑膜;颅外痛敏组织有头皮、皮下组织、肌肉、帽状腱膜、血管等。传导颅内外痛觉的神经主要是三叉、舌咽、迷走神经,面神经的中间神经,$C_{1\sim3}$神经根。上述痛敏结构受到病变损害时,可引起多种性质的头痛。

一、病因

(一)血管受牵拉、伸展、移位或挤压引起的头痛

此类头痛见于颅内占位性病变,如肿瘤、血肿、脓肿等;颅内异物及瘢痕;各种原因所致的颅内压力增高或降低。

(二)颅内外血管扩张和痉挛引起的头痛

此类头痛可见于偏头痛、颅内外急性感染、发热、中暑、一氧化碳中毒、酒精中毒、高血压、使用血管扩张药物、癫痫发作后、低血糖、高碳酸血症、缺氧等。

(三)头部神经或颈神经受刺激或压迫引起的头痛

如三叉神经痛、枕神经痛、肿瘤压迫等。

(四)头颈部肌肉持续紧张或收缩引起的头痛

此类头痛见于特殊职业体位、局部慢性炎症、外伤、劳损等。

(五)五官和颈部病变直接刺激或压迫痛敏组织引起的头痛

如眼、耳、鼻、鼻旁窦的炎症及颈椎病等。此种疼痛还可通过中枢的扩散作用反射到更多部位引起疼痛,称为牵涉痛。

(六)精神因素引起的头痛

此类头痛是由痛阈降低、对疼痛的感受性增高引起,见于神经症、癔症或抑郁症等。

(七)体液的生化改变和内分泌改变引起的头痛

如偏头痛、月经期头痛、绝经期头痛。

二、临床表现

(一)颅内疾病引起的头痛

1.颅内感染性头痛

各种病原体所致的脑炎及脑膜炎均有头痛。头痛特点是疼痛前先有发热,或发热与头痛同时出现,多为深在而弥漫的胀痛、跳痛或撕裂样痛,头痛随疾病的好转而逐渐减轻。脑膜炎引起的头痛常较重,同时还有颈痛及颈强直。脑脓肿的头痛常较剧烈,头痛部位同脓肿部位多一致。脑蛛网膜炎亦可引起头痛,以后颅窝蛛网膜炎的头痛最突出,主要是由颅内高压引起。各种脑寄生虫病亦可有不同程度的头痛。上述病患均可伴有颅神经麻痹、肢瘫、抽搐等症状。

2.脑肿瘤性头痛

发病较缓,头痛开始较轻,间歇出现,逐渐加剧,多为钝痛,晨起较重。在颅内压明显增高之

前,幕上肿瘤的头痛多位于头顶或前额,半球肿瘤头痛常位于病灶侧;幕下肿瘤的头痛常在枕部或颈部,也可反射至前额。颅内压明显增高后头痛多呈弥漫性,已无定位意义。脑肿瘤除头痛外常伴有其他颅内压增高症状及神经系统局灶体征,CT 检查可发现肿瘤灶。

3.脑血管疾病的头痛

颅内动脉瘤常有一侧头部胀痛或一侧的眼眶周围搏动性痛,有时伴有病侧动眼神经不全麻痹。颅内血管畸形,头痛常位于病灶侧,且常伴有癫痫发作。当动脉瘤或血管畸形破裂出血时,产生自发性蛛网膜下腔出血,患者表现为突然剧烈头痛,呈斧劈样、爆裂样,以枕颈部最剧烈,常伴呕吐及脑膜刺激征,脑脊液呈血性。高血压性脑出血在出血前常有头痛、头晕,出血时可有剧烈头痛、呕吐及意识障碍,并有肢体瘫痪。脑梗死的部分患者可有较轻的头痛,常伴有失语及肢体瘫痪。颞动脉炎则表现为单侧或双侧颞部或眼部的潜在性烧灼痛。

4.颅内压力改变性头痛

高颅压性头痛多呈深在弥漫性,晨起较剧。凡能促使颅压增高的动作如咳嗽、打喷嚏、用力排便等均能加剧头痛。使用脱水剂可缓解头痛。常伴有呕吐、视盘水肿及其原发病的症状及体征。良性颅内高压症也以头痛为主要表现,临床除颅内高压症状外无神经系统局灶体征。低颅压性头痛多位于枕部或颈部,有时位于前额或全头,呈胀痛、牵扯痛或搏动性痛,可伴有恶心、呕吐,头痛特点是直立位时加重,卧位时减轻,摄入大量水分或静脉滴注低渗溶液头痛可缓解。低颅压性头痛见于腰穿后、脑外伤后及自发性颅内低压症。后者可能为脉络丛的暂时性功能障碍所致,卧位腰穿脑脊液压力低于 0.49 kPa(3.68 mmHg)可确诊。

(二)面部器官疾病引起的头痛

1.眼部疾病

青光眼引起的头痛位于眶周或前额,急性发作时有剧烈眼痛及头部胀痛,常伴有呕吐、视力明显减退。急性视神经炎多有眼球后痛或眼球转动痛,视力骤减甚至失明。远视、散光或隐斜者,于长时间阅读后常有头痛,但休息后可缓解。

2.鼻部疾病

鼻旁窦炎引起的头痛局限于额、眼眶及上颌处,患者有鼻塞、流黄涕,鼻窦处有压痛感。鼻咽部恶性肿瘤或转移癌常有较剧烈头痛,多数有流血性鼻涕史,鼻咽部检查可发现病灶。

3.耳源性疾病

急性中耳炎可有局部剧痛并向同侧头部放射。

4.齿源性疾病

牙病的疼痛可通过三叉神经的反射引起同侧头面部及耳内的持续性跳痛,但病牙部位疼痛更明显。

(三)颅脑外伤性头痛

各型颅脑外伤均可引起头痛,头痛程度与伤势轻重不一定平行。头痛的类型有以下几种。

(1)外伤性蛛网膜下腔出血引起的头痛。

(2)外伤性低颅压性或高颅压性头痛。

(3)头皮裂伤或瘢痕、异物刺激颅外痛敏结构,于受伤当时或以后出现刺痛或牵扯痛。

(4)慢性硬膜下血肿,初期头痛可较轻,逐渐加重,并出现恶心、呕吐、嗜睡及神经系统局灶症状。

(5)外伤引起头颈部肌肉继发性收缩,产生肌收缩性头痛。

(6)脑震荡后征群,头痛是其主要症状,常伴有头晕、疲乏、失眠、神经紧张、容易激惹、注意力不能集中与记忆力减退等。

(四)癫痫性头痛

癫痫性头痛多见于儿童或青少年,主要表现为发作性前额、两颞及眼眶的剧烈跳痛,持续数十秒至数十分钟,多伴有恶心、呕吐、苍白、出汗,可有短暂意识丧失,脑电图有痫性波出现,抗癫痫治疗有效。癫痫大发作后几乎都有一段时间的剧烈头痛。

(五)肌收缩性头痛

此类头痛是慢性头痛最常见的类型,青年女性多见,疼痛以头顶及枕部明显,可呈胀痛、钝痛、头部常有紧箍感或重压感,情绪不佳、紧张、失眠可使头痛加剧。可持续数月至数年,一般无阳性体征。继发肌收缩性头痛,是在头颅、五官或颈椎疾病的基础上产生的,检查可发现原发病病症。如继发性肌收缩使局部缺血并有 5-羟色胺和缓激肽释出,发生血管性头痛,称为混合性头痛(肌收缩性合并血管性头痛)。

(六)颈椎与颞颌关节疾病引起的头痛

颈椎病变如肿瘤、炎症、外伤、增生、退行性变、畸形等可压迫神经根或引起继发性颈肌痉挛、椎动脉缺血而产生多种类型的头痛。疼痛常位于颈部及枕下部,可向额、颞、肩部甚至上肢放射。颈部活动可加剧疼痛,局部组织可有疼痛。颅底凹陷症亦可损害上部颈神经根引起颈枕部痛。颞颌关节炎通常引起一侧持续性耳部钝痛或下颌痛,并伴有下颌活动受限,但有时疼痛可以扩散,造成剧烈头痛。

(七)头面部神经痛

此类头痛可分为原发性与继发性。疼痛的特点:疼痛沿病变神经放射,界限较明确,部位表浅,多为电击样、针刺样、撕裂样;原发性多呈发作性短暂的疼痛;继发性多呈持续性痛而有发作性加剧,沿神经行程可触及压痛点。如三叉神经痛、舌咽神经痛、枕神经痛等。

(八)全身性及中毒性疾病引起的头痛

(1)急性感染性疾病:由于发热引起剧烈的血管扩张性头痛,如上呼吸道感染、败血症等,热退后头痛缓解或消失。

(2)高血压性头痛:常为前头部或全头部疼痛,血压突然升高使头痛加剧,头痛主要为血管性或肌收缩性。高血压脑病的头痛多较剧烈,常伴呕吐。

(3)低血糖引起的头痛:是肾上腺素代偿性分泌所致,非该病的主要症状,患者常有面色苍白、软弱出汗、心动过速等。

(4)中毒性疾病:一氧化碳中毒引起的头痛常为弥漫性跳痛,有一氧化碳中毒史。酒精中毒引起的头痛,发生于饮酒后,呈弥漫搏动性头痛。

(5)物理因素:高温、中暑均可引起头痛,是由于体温增高,脑血流量增加所致。体温可达 40 ℃以上,可有头昏、全身乏力、恶心、呕吐、皮肤干燥或出汗等症状。

(九)功能性头痛

头痛部位不定,性质多样或模糊不清,头痛轻重,与情绪变化、疲劳、失眠及天气有关,常伴有大脑皮质功能减退与自主神经功能紊乱症状。临床检查无器质性病变。

三、诊断与鉴别诊断

头痛的诊断与鉴别诊断主要根据病史、详细的查体及辅助检查做出。在诊断过程中应注意头痛的部位,头痛的性质,头痛的程度,加重、减轻或激发头痛的因素,头痛伴随的症状及体征。特别要注意头痛是否伴随发热、眩晕、恶心、呕吐、血压改变、视力减退、视野缺损、眼肌瘫痪、视盘水肿、鼻腔及鼻窦症状、耳部流脓、精神症状、意识障碍、抽搐、脑膜刺激征、瘫痪等。并根据病史及查体所见选择必要的实验室及辅助检查,如血常规、血糖、脑脊液、脑电图、CT、MRI 等。

（张海波）

第五节　痴　呆

痴呆是指智力衰退,即掌握和运用知识的能力在发展到达正常水平以后,由于疾病影响而发生衰退。智力的衰退主要表现为记忆力减退,脑力劳动的能力和效率下降,思维和情感过程障碍,性格改变。

一、病因

痴呆是一种综合征,引起痴呆的疾病很多。为便于临床诊断和应用,可分为三组:以痴呆作为突出症状的疾病、伴其他神经征象的痴呆征群、内科疾病所致痴呆。

(一)以痴呆作为突出症状的疾病

以痴呆作为突出症状的疾病包括:①阿尔茨海默病(又称弥漫性大脑萎缩症);②皮克病(又称脑叶萎缩症);③老年性痴呆。

(二)伴有其他神经征象的痴呆征群

1.血管性疾病

脑动脉硬化性多发性脑梗死、腔隙状态、慢性皮质下白质脑病所引起的痴呆并不常见,但反复梗死发作,或一次严重卒中均可造成痴呆。

2.变性疾病

变性疾病见于皮质-纹状体脊髓变性病、遗传性慢性舞蹈病、肝豆状核变性、海登汗病、痴呆-震颤麻痹综合征、脊髓型遗传性共济失调症,橄榄桥脑小脑萎缩症、大脑小脑变性等。

3.感染性疾病

各种病因引起的脑膜脑炎、脑炎、脑脓肿、亚急性硬化性全脑炎、进行性多灶性白质脑病、寄生虫病等。

4.脑损伤

广泛脑挫裂伤、反复头部外伤、慢性硬膜下血肿。

5.脱髓鞘及髓鞘形成障碍性疾病

该疾病见于多发性硬化、弥漫性硬化及某些蛋白质营养不良症。

6.脑积水

脑积水包括正常颅压脑积水、交通性与非交通性脑积水。

7.脑瘤

脑瘤见于额叶、颞叶、胼胝体和第三脑室的肿瘤。

(三)内科疾病所致痴呆

1.营养缺乏性

如糙皮病、亚急性联合变性、韦尼克科尔萨科夫综合征。

2.代谢性疾病

代谢性疾病包括家族性痴呆在内的各种脂质沉积病、慢性肝性脑病、慢性肾衰竭、低血糖、高碳酸血症、慢性电解质及酸碱平衡紊乱、透析脑病、钙代谢障碍、各种原因引起的脑缺氧。

3.内分泌障碍性疾病

内分泌障碍性疾病见于垂体功能低下、甲状腺功能减退与肾上腺皮质功能不全症。

4.中毒性疾病

如长期大量服用巴比妥、溴化物、副醛及其他镇静药物所致痴呆。

5.其他

如系统性红斑狼疮、白塞病、癌性病变颅内转移、强直性肌营养不良症等。

二、临床表现

痴呆患者的早期症状常不明显,主要是思维的敏捷性与创造性方面的轻度减退,对复杂多变的环境适应能力有所降低,在紧张情况下不能保持良好的工作能力。随着病程的进展,痴呆的症状逐渐在下述几个方面表现出来。

(一)记忆障碍

主要表现为近事记忆减退,可从对个别的无关紧要事件的记忆减退直到对一切新印象的瞬间遗忘。到后期,远事记忆也逐渐衰退。严重的记忆障碍可造成定向紊乱。

(二)思维和判断力障碍

患者在开始时不能掌握技术上或一般学识上新的发展要点,其后对原有的认识也模糊不清,至后期对一般常识的认识也呈现衰退。

(三)性格改变

大多数患者呈现原有性格特点的病态演变,性格开朗者趋向浮夸,谨慎者变成退缩,勤俭者成为吝啬。少数患者呈现和原有性格相反的现象。一般的表现为兴趣和社会活动范围趋向缩小。

(四)情感障碍

情感障碍多表现为轻度抑郁及一些模糊的躯体不适感。相反,情绪也可能高涨,表现为易怒、躁狂及盲目的欣快感。当疾病更进一步发展时,患者精神淡漠、行动呆滞、衣着不洁,不能自理生活及执行日常简单的家务。严重者,长期卧床,丧失语言和行动能力,甚至陷入昏睡和昏迷状态。

(五)脑部的局灶性病变

症状如脑瘤、脑梗死等所致的功能障碍。弥漫性脑病患者也可出现一些神经症状,尤以牵涉言语和其他复杂功能的障碍较为多见,包括不同程度的失语、失认、失用、空间定向障碍,身体影象障碍等。

三、诊断与鉴别诊断

(一)诊断

痴呆的诊断包括两个方面,首先必须认识痴呆的临床症状,其次是判断造成痴呆的病因。判断是否痴呆主要依靠临床检查、辅以智力测验和其他神经心理测验。临床检查需从间接和直接两个方面依次进行。间接检查是向患者有密切接触的人询问病史和收集有关资料，重点是患者的文化水平，工作经历和职务，病前的业务水平和工作能力，就医的原因，特别要问清有关记忆力、生活和工作上的习惯、言谈、情绪、性格等方面发生明显改变的具体事例和时间过程。直接检查患者时，应先排除意识障碍并取得患者合作。检查的基本项目包括以下几点。①自知力：对自己当前病情的了解。②记忆力：对远事、近事、即刻回忆和受干扰回忆能力的检查。③判断力：对一些近似的具体概念和抽象概念加以分析和区别。④计算力：根据患者文化程度由易到难进行测验。⑤常识：对一般常识的了解。

痴呆的病因诊断主要依据发病年龄、全面的病史、病程演进方式、伴发的神经征象，以及各项辅助检查资料来诊断。首先考虑的病因应是各种可以进行有效治疗的疾病，如药物中毒、炎症、脑部可切除的肿瘤、慢性硬膜下血肿、正常颅压性脑积水、营养缺乏病等。因为这些疾病的早期诊断和及时治疗可以终止痴呆的进行。

(二)鉴别诊断

痴呆患者需与下列病症鉴别。

1.癔症性假痴呆

癔症性假痴呆也称刚塞综合征，假痴呆常急性起病，发病者多为青年，有精神刺激诱因，智力检查时可出现对简易问题答错而对较难问题答对的矛盾现象。

2.抑郁症

早期痴呆和抑郁症的鉴别可能发生困难，特别是痴呆伴有抑郁色彩时。一般抑郁症患者常诉说精力衰退和记忆障碍，但在谈话中可发现对疾病的细节记得很清楚。检查时能在短时间内表现出很好的注意力、记忆力及计算力。患者可有罪恶妄想或严重的猜疑妄想，一般抑郁症状有明显的昼重夜轻的规律，抗抑郁药可减轻症状。

3.失语症

失语的患者可以表现为语无伦次、焦虑、抑郁、貌似痴呆。但通过观察可以发现除了语言障碍之外，患者的行为是正常的，而非真正的智力减退。

4.意识障碍恢复期健忘综合征

患者有意识障碍史，且健忘征象逐渐好转。

（张海波）

第六节 睡 眠 障 碍

一、病因

目前认为主要的"睡眠调节中枢"位于下丘脑腹前区，即视交叉上核，该区病变除导致睡眠-觉醒周期紊乱外，还可导致体温及进食活动的改变。

二、临床表现

(一)睡眠不足

1.缺睡

因客观原因而丧失睡眠时间称缺睡。轻度缺睡表现为疲乏、注意力不集中、感知不敏锐、动作不确切、思维贫乏、易激动;重者嗜睡、倦怠、耳鸣、手指震颤、眼震,以及短暂的不自主入睡与短暂的幻觉;严重者面无表情,言语模糊,可有长期幻觉、精神错乱等。个别痫阈偏低者可有痫性大发作。脑电图检查可发现 α 波减少,血液中去氧皮质醇增高,儿茶酚胺排出量增加等。在获得睡眠后,上述症状迅速消失,非眼快动睡眠期第 4 期最先得到补偿。

2.失眠

失眠是不能睡眠的各种表现,常表现为入睡困难,时常觉醒或晨醒过早。按其病因,失眠可分为四类。

(1)生理因素:由于睡眠环境的改变及生活上的改变而产生的失眠。如上下夜班、乘坐车船、周围噪声的增加,以及浓茶、咖啡等饮料。此种失眠一般时间不长,能很快适应。

(2)躯体因素:由于躯体不适而导致的失眠。如疼痛、瘙痒、咳嗽、心源性或肺源性喘息、尿频、溃疡病、胃肠炎等腹部不适、夜间肌阵挛、肢体感觉异常等。

(3)精神因素:焦虑、恐怖、兴奋均易造成短期失眠,入睡困难常为主要现象。忧郁症的患者可长期失眠,主要表现为易醒和晨醒过早,整个睡眠期缩短,眼快动睡眠期提前。神经衰弱患者的失眠,主要表现为觉醒的次数和时间略有增加,而脑电图记录睡眠总时间并不减少,和正常睡眠的主要区别在于神经衰弱患者能记得各个觉醒周期中所听到的或看到的环境刺激,并因此而烦躁不安,而正常人不加注意,或者遗忘。此外患有脑部变性疾病的老年人也常有失眠。

(4)药物因素:某些药物如苯丙胺、咖啡碱、麻黄素等均能导致失眠。长期应用巴比妥类安眠药,会使觉醒期延长,眼快动睡眠期与非眼快动睡眠期第 3、4 期缩短,停服后出现眼快动睡眠期活跃增多,表现为夜寐不宁、多梦、入睡困难、易醒。短效的安眠药撤走后,多产生下半夜失眠。治疗应尽量针对病因,对有明显原因的失眠患者,首先要设法消除或减轻。改善生活习惯,注意劳逸结合,晚饭后不要饮咖啡和茶。精神性失眠可用心理治疗与水疗。入睡和睡眠困难者可选用作用快的药物,如司可巴比妥、硝西泮、水合氯醛或格鲁米特等;晨醒过早者可选用作用长的药物,如巴比妥等。一般药物治疗应用 1～2 周就会减效,不宜长期应用。应用大剂量安眠药在停药时宜逐步减少,以避免停药后的反跳现象。

(二)睡眠过度

1.症状性睡眠过度

症状性睡眠过度可以发生于许多脑部疾病,以及代谢、中毒和内分泌障碍。如昏睡性脑炎,此为第一次世界大战后的流行性疾病,可能为病毒感染,病变在中脑被盖部、下丘脑前部。临床表现为延长性昏睡和眼肌麻痹。此种睡眠过度还见于侵及三脑室壁、导水管、中脑和下丘脑的病损,如韦尼克脑病、三脑室的囊性胶质瘤、中脑和下丘脑的梗死灶或肿瘤、颅咽管瘤、松果体瘤和非洲锥虫病等。其他原因引起的睡眠过度包括甲状腺或垂体功能减退、糖尿病酮症酸中毒、尿毒症、镇静剂中毒等。

2.发作性睡病

发作性睡病为一种原因未明的睡眠障碍。临床以突然发生、为时短暂、反复发作的不可抗拒的睡眠为特征,有时伴有猝倒症、睡瘫症和入睡时幻觉。本病病因不明,少数患者有脑炎或脑外伤史,个别有家族史。发病机理亦未明。由于近年来发现与发作性睡病有关的猝倒症、睡瘫症、入睡性幻觉均发生在快动眼睡期,且本病患者的夜间睡眠浅、易醒,睡眠发作也开始于眼快动睡眠期,故本病可能与眼快动睡眠期有关。此点与正常睡眠和其他过度的睡眠障碍类型不同。发作性睡病可见于各年龄组,但以 10～30 岁为最多,发病率为 0.3% 左右,临床包括睡眠发作、猝倒症、睡瘫症和入睡时幻觉四种症状。可单独出现,亦可几种合并出现,依其发生频率依次为睡眠和猝倒,仅有睡眠发作,四种症状均具备,睡眠发作、猝倒症和睡瘫症。

(1)睡眠发作:睡眠发作是不可抗拒的,但为时短暂,一般不超过 10 分钟。睡眠多在饭后或单调的情况下诱发,也可发生在进食、发言、站立甚至行走等活动中。睡眠不深,可被轻微的刺激所唤醒,醒后患者感到很清醒,每天可发作多次。

(2)猝倒症:典型猝倒发作包括突然上睑下垂,下颌松弛,头前倾,上肢放松,膝部弯曲,随即突然倒地,无意识丧失。这种发作可由情感刺激如大笑、痛哭、发怒、兴奋等情况而诱发。发作一般持续数秒钟或 1～2 分钟,情感消退后或被触及后症状消失。

(3)睡瘫症:多见于青年人,常在早晨将醒时或在午饭后睡眠时发生,患者醒后发现自己完全不能动,但意识完全清晰。呼吸肌与膈肌一般不受影响。一般数秒至数分钟后缓解,偶有长达数小时,只要有人触及其肢体或向他说话可中止发作。

(4)入睡时幻觉:多为视、听幻觉,内容鲜明,多发生于睡瘫症的开始阶段。诊断主要依靠临床症状,睡眠发作为诊断本病必须具备的症状。治疗要有计划地将睡眠安排于休息时间,工作与学习前服用兴奋剂,如苯丙胺 5～15 mg,每天 1～3 次;哌甲酯 10～20 mg,每天 2～3 次;哌苯甲醇 1～2 mg,每天 2～3 次;丙咪嗪 25 mg,每天 2～3 次。以上药物均有对眼快动睡眠期的抑制作用,故产生疗效。

3.匹克威克综合征

匹克威克综合征为一少见的睡眠障碍,包括肥胖、嗜睡、通气不足及红细胞增多等症状。表现为日间的嗜睡和睡眠中的呼吸暂停发作。呼吸暂停每次 10～20 秒,最长可达 2 分钟,一夜睡眠中可达数百次。发作时脑电变慢,延髓对血中 CO_2 的兴奋阈提高,可伴有心律不齐、血压增高、肺动脉高压、高碳酸血症、高钙血症、红细胞增多症。诊断时需排除鞍部附近的肿瘤。治疗包括兴奋剂和减轻体重。

4.克莱恩-莱文综合征

克莱恩-莱文综合征为一种少见的发作性疾病。发作时表现为持续数天至一周的嗜睡、贪食及精神症状(如定向失常、躁动不安及冲动行为)。起病多在 10～20 岁,男性较多,至成年后可自愈。病因未明。发作时脑电图偶见阵发性 δ 活动,可能和癫痫有关。

(三)其他病因

1.梦游

梦游是一种睡眠中的自动动作。表现为患者在睡眠中起立行走,或进行一些熟悉的动作,呈现低于正常觉醒水平的意识状态和对环境的简单反应能力。每次发作持续数分钟,事后并无记忆。虽称梦游,但发作在少梦的非眼快动睡眠期的第 3、4 期,唤醒后亦不记得有梦,故实际与梦无关。儿童较多见,成年后多自发痊愈。成年人梦游常见于精神分裂症与神经症患者。可用安定治疗。

2.夜惊

夜惊表现为睡眠中的发作性骚动、尖叫,呼吸、心率增快和流汗,以及强烈的恐惧、焦虑和窒息感,偶可伴幻觉,也可与梦游伴发。每次发作 1~2 分钟,晨醒后无记忆。好发于儿童,成年后多自愈。成年人夜惊多有精神障碍,尤其是焦虑症。发作均在入睡后半小时内,在眼非快动期第 3 或第 4 期中,因安定药能缩短眼非快动睡眠期第 4 期,故可用于治疗本病。

3.梦魇

梦魇发生于快速眼动期,也有发生在抑制眼快动睡眠期的安眠药撤除后的眼快动睡眠期增多期,为恶劣的梦境所引致的恐惧或躁动状态。多很快缓解,并能回忆其梦中经历。儿童和成人均可发生,内脏疾病或受精神刺激可诱发本病。长期发生梦魇的患者需做相应的精神科处理。

4.遗尿

单纯性遗尿主要指清醒时排尿正常,而睡眠时出现不自主地排尿。通常是生理性的或功能性的。常见于 4~14 岁儿童,偶见成人。膀胱较正常人小,膀胱内压阵发性增高,睡眠至觉醒比正常人迟缓,遗尿多发生在前 1/3 夜的非眼快动睡眠期第 4 期,与梦无关。遗尿前脑电图先出现 δ 波,并伴有躯体的运动。本病需与泌尿道感染、结石、脊柱裂畸形、糖尿病、癫痫、脊髓和马尾疾病引起的器质性遗尿鉴别。后者多有白天的尿失禁及其他排尿障碍,并有其原发病的表现,故容易鉴别。

三、诊断与鉴别诊断

(一)诊断

(1)了解睡眠障碍的最重要方法是应用脑电图多导联描记装置进行全夜睡眠过程的监测。因为睡眠不安和白天嗜睡的主诉有各种不同的原因,而脑电图多导联描记对于准确诊断是必不可少的。

(2)各种量表测定,如 Epworth 睡眠量表、夜间多相睡眠图记录、多相睡眠潜伏期测定等。夜间多相睡眠图最适用于评价内源性睡眠障碍,如阻塞性睡眠呼吸暂停综合征和周期性腿动,或经常性深睡状态,如快速动眼行为紊乱或夜间头动。对于失眠尤其是入睡困难为主的失眠的评价则无裨益。多相睡眠潜伏期测定常在夜间多相睡眠图后进行,用于评价睡眠过度。该法常可发现发作性睡病中的日间过度睡眠和入睡初期的快速动眼期。多相睡眠潜伏期测定应该在患者正常的清醒周期中进行,并随后观察一个正常的夜间睡眠。

(3)在询问病史和重点神经系统查体基础上,其他必要的有选择性地辅助检查项目包括:①CT 及 MRI 等检查。②血常规、血电解质、血糖、尿素氮。③心电图、腹部 B 超、胸透,

(二)鉴别诊断

1.失眠

表现为入眠困难或早醒,常伴有睡眠不深与多梦。失眠是常见的睡眠障碍。失眠可见于下列情况。

(1)精神因素引起的失眠:精神紧张、焦虑、恐惧、兴奋等可引起短暂失眠,主要为入眠困难及易惊醒,精神因素解除后,失眠即可改善。神经衰弱患者常诉说入眠困难,睡眠不深,多梦,但脑电图记录上显示睡眠时间并不减少,而觉醒的时间和次数有所增加,这类患者常有头痛、头晕、健忘、乏力、易激动等症状。抑郁症的失眠多表现早醒或睡眠不深,脑电图描记显示觉醒时间明显延长。躁狂症表现入眠困难甚至整夜不眠。精神分裂症因受妄想影响可表现入睡困难入睡眠不深。

(2)躯体因素引起的失眠:各种躯体疾病引起的疼痛、痛痒、鼻塞、呼吸困难、气喘、咳嗽、尿

频、恶心、呕吐、腹胀、腹泻、心悸等均可引起入眠困难和睡眠不深。

(3)生理因素引起的失眠:由于生活工作环境的改变和初到异乡、不习惯的环境、饮浓茶咖啡等可引起失眠,短期适应后失眠即可改善。

(4)药物因素引起的失眠:利血平、苯丙胺、甲状腺素、咖啡碱、氨茶碱等可引起失眠、停药后失眠即可消失。

(5)大脑弥散性病变引起的失眠:慢性中毒、内分泌疾病、营养代谢障碍、脑动脉硬化等各种因素引起的大脑弥散性病变,失眠常为早期症状,表现睡眠时间减少、间断易醒、深睡期消失,病情加重时可出现嗜睡及意识障碍。

2.睡眠过多

指睡眠时间过长,较正常睡眠时间增多数小时或长达数天。睡眠开始时无快速动眼期,整个睡眠中非快速动眼期和快速动眼睡眠期与正常睡眠相似。

睡眠过多可发生于很多脑部疾病,如脑血管疾病、脑外伤、脑炎、第三脑室底部和蝶鞍附近的脑瘤等,也可见于尿中毒、糖尿病、镇静剂过多等。

3.夜惊

睡眠中突然惊醒,两眼直视,表情紧张恐惧,呼吸急促,心率增快,伴有大声喊叫、骚动不安,发作历时1～2分钟,发作后又复入睡,晨醒后对发作不能回忆。

研究发现夜惊常在睡眠开始后15～30分钟出现,属于非快速动眼期,脑电图上显示觉醒的α节律,是一种"觉醒障碍"。

4.夜游

夜游又称梦行症、睡行症。发作时患者从睡眠中突然起床,在未清醒的情况下,在床上爬动或下地走动,面无表情,动作笨拙,走路不稳,喃喃自语,偶可见较复杂的动作如穿衣,每次发作持续数分钟,又复上床睡觉,晨醒后对发作过程完全遗忘。

(张海波)

第七节 言语障碍

言语是人类特有的极其复杂的高级神经活动,是社会交际和进行脑力活动的基础。言语障碍可分为失语、发音困难两类。

一、病因

由于发育延迟而引起的语言障碍,并不是由于听力障碍、中枢神经系统的器质性损害及严重的精神发育迟缓造成的,称为发育性语言障碍。有学者报道,7%～10%的儿童在语言的发育上低于正常标准,有3%～6%的儿童存在语言感受或表达障碍,并影响日后的阅读和书写。另外,目前国内有700万聋哑人,绝大多数为语前聋者。此处讨论的言语障碍,主要指局限性脑或周围神经病变所致的言语障碍包括构音困难和失语。脑部疾病,特别是脑血管病导致的言语障碍(构音困难和/或失语症)症状,发病率相当高。

在脑出血部位统计中,可累及语言区的半球出血(内囊和基底核)占到80%;在缺血性脑血

19

管病发病部位统计中,可累及语言区的大脑中动脉血栓形成也占到60%～80%。常见的椎-基底动脉血栓形成,各种病因导致的脑干后组脑神经病变及某些肌病,则可导致构音困难。

二、临床表现

(一)失语

失语是指理解和运用言语的能力缺失,主要表现为说话、听话、阅读和书写能力的残缺或缺失。是由于大脑高级神经中枢有关言语功能特别区域受损害所致。

1.主要的言语中枢

言语运动中枢位于额下回后部及其邻近皮质,又称布罗卡中枢;言语感觉中枢位于颞上回后部,又称韦尼克中枢;书写中枢位于额中回后部;阅读中枢位于顶叶角回。右利手者以上中枢在左侧半球,左利手者,仍有40%在左侧半球。

2.失语的临床类型

对言语信息的认识、储存、回忆和思考称为内部言语,通过说话和书写表达出来则称为外部言语。这两个方面的言语功能单独或混合地发生障碍,可表现为各种类型的失语。失语的分类尚不统一,现将临床常见的几种介绍如下。

(1)运动性失语:又称布罗卡失语、表达性失语、口语性失语、言语失用。其特征是患者不能说出他自己想说的话,亦不能重复别人所说的话,但能听懂别人的口语,对书写的东西也能理解,内部言语基本正常。运动性失语,轻者言不流畅,说话费力、缓慢,或语句只由名词、动词组成,而没有连词和修饰词;明显者只能发出个别的语音,但不能将语音构成词句;重度者完全不能言语。因此临床上有不完全的运动性失语和完全的运动性失语之分。由言语运动中枢病变引起,常见于急性脑血管病、创伤、肿瘤等。

(2)感觉性失语:又称韦尼克失语。主要表现为理解言语的能力缺失。其特征为患者听觉正常,但听不懂别人和自己话的含义。轻者能重复别人的言语,但却不解其意,重者则不能重复别人言语。患者虽有说话能力,由于不能够听懂别人的言语,常答非所问,自说自话,东拉西扯,滔滔不绝。严重时词汇混杂,语法错乱称杂乱性失语。由于患者缺乏自知力,易误认为精神病。其病变在主侧大脑颞上回后部的言语感觉中枢。

(3)语义性失语:是一种特殊类型的失语,其特征为患者能理解词汇的意义,但不能理解词与词的语法关系,以致不能理解语句的含义。例如虽认识"牛、吃、草"等词,但不能识别"牛吃草"和"草吃牛"的正误。这种失语主要见于颞、顶、枕三叶交界区(角回和缘上回)的病损,如大脑中动脉后段或大脑后动脉分支的梗死、颞及顶叶的肿物等。

(4)传导性失语:是感觉性失语的亚型,其特点是对会话理解正常,口语流利,但语言常有错误,突出的障碍是不能重复别人的言语,常见为词句或多音节词的重复困难。它与感觉性失语的主要区别是自知力相对完好,患者知道自己言语功能有缺陷,但不能校正,可伴有不同程度的命名、书写障碍。主要是颞叶峡部、岛叶皮质下的弓状束和联络纤维受损,其机制是阻断了言语感觉中枢(区)与言语运动中枢(区)的传导,故称传导性失语。见于大脑中动脉额顶升支或后颞支等分支梗死或其供血区的外伤、肿物等。

(5)命名性失语:其特征是命名不能。表现为不能说出代表某种事物的名称,但能叙述是如何使用的,别人告知名称时患者能辨别对方讲的对或错。虽然患者口语正常,因有命名困难故常见言语中断、迟疑或不愿说话。可由主侧半球颞中回及颞下回后部病损引起。见于脑血管病、颞顶叶肿物、局限性或弥漫性脑萎缩等。

(6)失写：患者的手无瘫痪或共济失调等运动障碍而丧失书写的能力称失写。多因主侧半球额中回后部或缘上回的运动中枢病损所致。单独的失写极少见到，常伴有失语和失用症。

(7)失读：丧失对文字的理解能力称失读。患者能看到文字符号的形象，但不知其意义，读不出字音。由主侧半球角回引起。常伴有失写、失算、体像障碍。

(8)单项言语障碍：①单纯词哑或称言语不能。患者除不能口语以外，无听语、阅读和书写困难。可能是由言语中枢发出的运动性输出信息被阻断所致，故又称皮质下运动性失语。此种失语多可完全恢复。②单纯词聋。表现为对听语不能理解，也不能重复别人的口语，而无其他的言语功能障碍。见于主侧半球颞叶深部或颞上回中部的病损。③单纯词盲。表现为对熟悉的词和文字见面不识，不伴有其他言语功能障碍，故有别于失读。见于主侧视觉皮质和胼胝体后部的病损，使文字信息不能输入言语感觉中枢所致。常伴有对侧视野皮质性偏盲或缺损。

(9)混合性失语：感觉性失语和运动性失语同时存在，被称为混合性失语，是常见的失语类型。此时患者既听不懂，也不能用言语表达自己的意思。由优势半球感觉性及运动性言语中枢的广泛病变或皮质下病变致使联系通路中断所引起。

(10)全失语症：是听、说、读、写功能全面发生障碍的完全性失语，即从会变成不会。患者虽有上述功能障碍，但对人们的表情、手势、示意能够理解并做出礼节的接触。多伴有偏瘫、偏盲、偏身感觉障碍。主要见于颈内动脉或大脑中动脉主干、穿通支的闭塞。

(二)发音困难

发音困难是口语的语音障碍，是指由神经—肌肉的器质性病变引起的发音不清，而用词正确。临床常见以下几种类型。

1.痉挛性发音困难

由上运动神经元损害后发音肌肉的肌张力增高及肌力减退所产生。表现为说话缓慢费力，字音不清，特别是唇音（"拨"、"泼"、"摸"、"佛"等）及齿音（"知"、"吃"、"滋"等）受累较重。常伴有吞咽困难、饮水返呛及情感障碍。见于假性延髓性麻痹、肌萎缩侧索硬化症及中脑的肿瘤等。

2.弛缓性发音困难

由下运动神经元损害或肌病使发音肌弛缓无力所产生。表现为字音含糊不清，发音无力，鼻音特别重。如有舌肌麻痹，则不能发出"得"、"特"、"勒"等舌音。下运动神经元病损见于面瘫、舌咽神经、迷走神经和舌下神经麻痹、脊髓灰质炎、重型多发性神经炎及颅后窝肿瘤等，肌病见于重症肌无力、肌营养不良等。

3.共济失调性发音困难

共济失调性发音困难是由发音肌运动不协调或强迫运动造成。表现为说话含糊不清，字音时常呈暴发性（暴发性言语），声调高低不一，间隔停顿不当（吟诗状或分节性言语）。常见于遗传性共济失调、多发性硬化和小脑病变。

4.运动障碍性发音困难

运动障碍性发音困难是由发音肌不自主运动和肌张力改变所产生。见于大脑基底节或锥体外系疾病。如肝豆状核变性、手足徐动症、舞蹈症、帕金森病等。

三、诊断与鉴别诊断

通过对患者言语感受及言语表达的仔细检查，言语障碍易被诊断。由于失语与发音困难的发病原理有本质的不同,因此应对两者进行鉴别。前者主要是理解和运用言语的能力残缺或丧失,后者只是言语不清,而非言语不能,即除发音困难外,患者理解和运用言语的功能正常。失语的诊断有定位意义。言语障碍的病因诊断,需根据病史、起病方式、伴随的症状、体征,以及有关的辅助检查作出判断。

(张海波)

第八节 抽 搐

一、病因

抽搐是指各种带有骨骼肌痉挛症状的痫性发作及其他不自主的发作性全身性骨骼肌痉挛。

(一)大脑功能障碍性抽搐

除原发性癫痫外,可由下列原因引起。

1.血管疾病

动脉硬化、动静脉畸形、血管炎、高血压脑病、脑梗死、脑出血、蛛网膜下腔出血、静脉窦血栓形成、颈动脉窦过敏、阿-斯综合征、血管迷走发作综合征、直立性低血压等。

2.炎症性疾病

病毒性脑炎、细菌性、真菌性或寄生虫性脑部感染、脑脓肿、急性播散性脑脊髓炎、亚急性硬化性全脑炎等。

3.外伤

如颅脑外伤、产伤。

4.中毒

中毒包括:①药物中毒,如戊四氮、贝美格、樟脑、咖啡碱、印防己素、哌哔嗪、米帕林、阿托品、草酸、丙咪嗪、氯丙嗪、肾上腺素等;②金属中毒,如铅、砷、钛、汞、锡等;③食物中毒,如银杏、毒蕈等;④农药中毒,如有机磷、有机氯等。

5.代谢异常

脑缺氧、低血糖、低血钠、低血钙、高血钠、低血镁、维生素 B_6 依赖症、维生素 B_6 缺乏症、急性维生素 B_1 缺乏性脑病、妊娠毒血症、肝昏迷、间歇性尿卟啉症、肾上腺皮质功能不全、氨基酸尿症、高胆红素血症等。

6.先天性或家族性疾病

结节性硬化、先天性脑积水、脑穿通畸形、脑回发育不全等。

7.变性疾病

Alzheimer's 病、Pick's 病、多发性硬化、家族性黑矇性痴呆、Schilder's 病。

8.其他

发热惊厥、肿瘤。

(二)其他性质抽搐

癔症性抽搐、破伤风、狂犬病、小脑性癫痫等。

二、临床表现

抽搐的表现主要有以下几种形式。

(一)全身强直-阵挛性抽搐

全身强直-阵挛性抽搐见于成人或儿童,是临床上最多见的一种形式。患者突然意识丧失,昏倒在地,全身肌肉发生强直性收缩。在强直期中,头转向一侧后仰,双眼侧视或上翻,双上肢屈曲强直,下肢髋关节稍屈曲,膝关节伸直,踝关节及足趾庶曲。喉部痉挛时,可发出尖叫,呼吸肌强直收缩可出现呼吸停止,颜面及全身皮肤由苍白或潮红迅速变为发绀,瞳孔散大,光反应消失,血压升高。强直期一般持续 15~30 秒,继之转为阵挛期,表现为全身肌肉节律性抽搐,常咬破唇舌,或有大小便失禁。并出现心率增快,全身出汗,唾液分泌增加。发作后,呼吸首先恢复,心率、血压、瞳孔等恢复正常。患者进入昏睡,经数分钟或数十分钟清醒,有时昏睡后出现意识蒙眬状态,兴奋躁动,甚至乱跑。醒后对发作毫无记忆,但感到头痛、头昏、疲乏、肌肉酸痛等,偶有短时单肢轻瘫、偏瘫及失语,这种现象常提示在相应的大脑皮质有病灶存在。全身强直-阵挛性抽搐多见于癫痫大发作。脑炎、脑膜炎、中毒性脑病、高热惊厥等病的抽搐也多属于这一类。

(二)全身强直性抽搐

全身强直性抽搐表现为全身肌肉张力持续性增高,四肢呈伸性强直,头后仰,上肢内旋,肘关节伸直或半屈,前臂旋前,手指略屈曲,下肢髋和膝关节伸直,踝及趾关节跖屈,有时伴角弓反张及呼吸不规则。发作时意识多丧失,偶见清醒者。每次发作,历时数分钟至数十分钟不等。全身强直性抽搐见于强直性癫痫、破伤风、士得宁中毒、狂犬病、脑炎后遗症等情况。强直性癫痫亦称中脑性发作或脑干性发作,常见于脑干疾病、后颅窝肿瘤、脑室出血等疾病。

(三)全身阵挛性抽搐

患者发作时表现为意识丧失或明显障碍,全身肌张力突然降低,跌倒在地,继之全身肌肉阵挛性抽搐,抽搐两侧多不对称,以一侧或单个肢体较明显。抽搐一般持续一分钟至数分钟,除持续时间较长者外,意识多迅速恢复,自主神经症状多较轻。此类抽搐几乎仅见于婴儿和儿童,常见于发热过程中,也见于原发性癫痫及变性疾病。

(四)全身肌阵挛性抽搐

该类抽搐表现为全身屈肌极短促地抽动,可一次或数次的连续发生。抽搐时间短,间隔长,无意识丧失。这类抽搐也多见于儿童,非典型小发作也可见于成人癫痫。

(五)局限性痫性抽搐

这类抽搐的特点是一侧面肌或肢体阵挛性抽搐,抽搐多先始于一侧口角、手指或足趾,以后向肢体的近端蔓延,扩展到一个肢体或整个半身,患者多无意识障碍,称此种抽搐为杰克森癫痫。抽搐亦可局限于起始部,不扩散,偶然连续地或间歇地持续数小时至数天,称为局限性痫性抽搐持续状态,亦可迅速波及对侧肢体成为全身性抽搐,并出现意识障碍。严重而持久的发作常遗留暂时性的局部瘫痪,称为陶德瘫痪。局限性痫性抽搐常提示对侧大脑皮质运动区有器质性病灶,常见于某些颅内占位性病变、脑寄生虫病及脑外伤后遗症等疾病。

(六)癔症性抽搐

癔症性抽搐并非不自主痉挛。发作前多有情感性因素。发作时突然倒地、呼之不应,头部后仰,全身僵直,牙关紧闭,双手握拳或腕及掌指关节屈曲,指间关节伸直,大拇指内收呈典型的"助产手"。强直性痉挛过后,继而有不规则的手足舞动,常伴有捶胸顿足、哭笑叫骂等情感反应。瞳孔大小正常,对光反应灵敏,无小便失禁,也无病理反射,抽搐可持续数十分钟至数小时之久,暗示或强刺激常可中断其发作。

(七)手足搐搦

手足搐搦表现为间歇发生的双侧强直性痉挛。上肢较显著,尤其是手部肌肉,可呈典型的"助产手",即腕及掌指关节屈曲,指间关节伸直,大拇指内收。牵涉下肢时,有足部和踝部的跖屈和膝部地伸直。严重时可有口、眼轮匝肌的痉挛。这种手足的姿态是特征性的。此种搐搦在发作时意识清晰,仅个别病例有轻度谵妄,见于低血钙及碱中毒。

三、诊断与鉴别诊断

(一)诊断

根据发作的特点,抽搐的诊断不难作出,但抽搐的病因鉴别需依据详细的病史、体格检查和有关的辅助检查做出。

1.详细的病史

注意发病年龄、生产发育史,如有难产史的新生儿,产伤是其抽搐的常见原因。先天性大脑畸形和发育不全性脑病,一般在3个月至2岁开始有痫性发作。发热惊厥多见于幼儿。高血压动脉硬化史、心血管病史,常与血管性病因有关。发热、寄生虫感染史与炎症性疾病有关。外伤后抽搐,多有明确的头部外伤史。有明显头痛、呕吐、颅内高压症,病程呈慢性进行性的则与肿瘤性疾病有关。服药史和职业史对中毒性抽搐有重要意义。家族史对一些结节性硬化症、脑-面血管瘤病常可询及。半数以上的病例,可通过详细的询问发现有关病因。

2.体格检查

体格检查和神经系统检查中发现的阳性体征,不仅能为病因诊断提供重要依据,而且还能为选择辅助检查做出筛选。

(1)在面部有皮脂腺瘤可发生于结节硬化症,面部有血管瘤并按三叉神经支配区分布可见于脑-面血管瘤病。面部和身上有神经纤维瘤,多是多发性神经纤维瘤。头颅畸形,可能是先天性疾病,如脑积水等。有皮下结节者应疑及囊虫病。

(2)心脏听诊常可发现心源性晕厥引起的抽搐。

(3)卧立位血压的改变,对直立性低血压引起的抽搐有诊断意义。

(4)如果发现有弗氏征,陶氏征,应疑及低血钙。

(5)眼底视盘水肿大多见于脑肿瘤、脑出血、颅内炎症等高颅压情况。

(6)偏瘫或四肢瘫可发生于脑血管病、感染、肿瘤、变性疾病及先天性疾病。

(7)智力障碍多见于先天性疾病、变性疾病、氨基酸尿症或脑炎后遗症。

(8)脑膜刺激征可发生于脑出血、颅内感染等疾病。

(9)有颅神经损害者,大多发生于肿瘤、感染、脑血管疾病。

(9)视力障碍主要见于家族性黑矇性痴呆、弥漫性硬化、多发性硬化。

(10)瞳孔散大可见于阿托品中毒,瞳孔缩小可见于有机磷、巴比妥类药物中毒。

3.辅助检查

(1)脑电图对大脑功能障碍性抽搐的诊断有重要作用,对区别其为原发性或继发性有一定价值,并可对疾病进行随访观察,对病因亦可作出推断。

(2)血细胞计数、血糖、血钙、血钠、肝肾功能测定,以及血、尿氨基酸测定等对感染性及代谢性疾病的诊断有帮助,应列为常规检查。

(3)脑脊液检查对于颅内感染及脑血管病的病因诊断有帮助。

(4)疑有中毒性疾病应测定相应的血、尿中的药物或毒物浓度。

(5)头颅放射片可对头颅的形态作出评价,并可发现有无病理钙化点。

(6)CT、MRI 对颅内占位性病变、脑血管疾病、先天性疾病、外伤性疾病均能提供可靠的依据。

(7)脑血管造影对颅内占位性病变和血管性病变,尤其是对动脉瘤、血管畸形的诊断有重要意义。

(二)鉴别诊断

1.钠代谢紊乱与抽搐发作

(1)低钠血症:包括缺钠性低钠血症、稀释性低钠血症和消耗性低钠血症。常见于呕吐、腹泻、使用利尿剂、大量出汗、慢性消耗性疾病、大量饮水和抗利尿激素分泌增多等,后者常见于垂体腺瘤,导致严重的低钠血症。

(2)高钠血症:主要原因为失水多于失钠,可见于各种原因所致的高渗性脱水或肾脏排水减少所致。

2.氯代谢异常与抽搐发作

抽搐发作可见于低氯血症。低氯血症主要是由于限盐、胃肠道和皮肤大量失水失钠、体内水钠潴留过多、低蛋白血症、长期饥饿、长期服用排钠和排钾利尿剂及肾上腺皮质激素。

3.低镁血症与抽搐发作

引起低镁血症的原因有镁的摄入不足、吸收不良和排泄增加,常见于肝肾功能异常、肠道疾病、长期酗酒、服用利尿剂、原发性低镁血症和原发性低镁血症伴低钙血症等,后者只见于新生儿,表现为癫痫发作和心律失常等,有家族遗传史。低镁时临床症状主要表现有神经、肌肉的兴奋性增加、肌肉震颤、手足抽搐、反射亢进等,可以引起咀嚼肌痉挛和腕指痉挛、手足徐动,呈半昏迷状态,且对光、声、机械刺激很敏感。不典型者肌肉抽动、震颤,大汗和心动过速。偶有发热。精神症状表现为焦急、激动、幻觉、精神错乱,少数患者有惊厥和昏迷。有时可引起室性心律失常及猝死。

(周群超)

第九节　瘫　痪

瘫痪是指随意运动功能减弱或丧失,是神经系统常见的症状之一。

一、病因

(一)大脑病变

(1)血管性疾病:一过性脑缺血发作、脑出血、脑梗死、脑动脉炎等。

(2)感染性疾病:各种脑炎、脑脓肿、脑膜炎等。

(3)脱髓鞘疾病:多发性硬化等。

（4）颅脑外伤。

（5）颅内占位性病变：各种脑瘤、颅内血肿等。

（6）中毒性疾病：铅、有机汞、一氧化碳等。

（二）脑干病变

如出血、梗死、肿瘤、炎症等。

（三）脊髓病变

脊髓压迫症、急性脊髓炎、视神经脊髓炎、脊髓蛛网膜炎、肌萎缩侧索硬化症、亚急性联合变性、脊髓空洞症等。

（四）脊髓前角病变

急性脊髓灰质炎、进行性脊肌萎缩症、急性上行性麻痹等。

（五）前根病变

吉兰-巴雷综合征等。

（六）周围神经病变

臂丛神经炎、前斜角肌综合征等臂丛病变，尺神经麻痹、桡神经麻痹、正中神经麻痹、腓总神经麻痹等单神经病变，多发性神经炎。

（七）肌病性瘫痪

重症肌无力、周期性瘫痪、进行性肌营养不良症、多发性肌炎等。

（八）功能性瘫痪

如癔症性瘫痪。

二、临床表现

临床上最常使用的分类方法是按瘫痪的分布分类，故本节主要阐述上下运动神经元瘫痪的表现。

（一）偏瘫

一侧上下肢的瘫痪称为偏瘫。是一侧锥体束损害所致。偏瘫可表现为弛缓性或痉挛性。弛缓性偏瘫属于偏瘫的一种移行过程，是由于急性病变出现的锥体束休克所致。表现为一侧上下肢随意运动障碍，伴有明显的肌张力低下，腱反射减弱或消失，病理征阴性。痉挛性偏瘫多由弛缓性偏瘫移行而来，亦有一开始即呈痉挛性者，其特点：①肌张力增高，尤以上肢的屈肌、下肢的伸肌受影响最明显。上肢常紧靠躯干，肘关节屈曲、旋前，手及手指处于屈曲位置，下肢的髋关节及膝关节伸直并内收，踝关节跖屈，足掌内转，若迈步，则呈划圈步态。②腱反射增强或亢进，重者出现髌阵挛、踝阵挛。③病理反射阳性。④病理性联合运动，即当健侧肢体运动或打呵欠时，可反射性引起偏瘫肢体的伴随运动。⑤偏瘫侧的肢体常伴有营养障碍，如水肿、皮肤干燥无光泽、毛发干而脆、易脱发、指甲凹陷变形等。晚期有失用性肌萎缩。根据病损部位不同，偏瘫可有不同的表现形式。

（1）大脑皮质损害时，偏瘫多不完全，病损在中央前回下部时以对侧面下半部瘫为重；病损在中央前回上部时以下肢与躯干瘫痪为明显。常伴有失语、皮质型感觉障碍等。如伴皮质刺激，可见局灶性癫痫发作。

（2）内囊病损时锥体束纤维在内囊部位极为集中，病损时常导致病变对侧完全性偏瘫，且常包括皮质延髓束受损后的对侧面下半部与舌肌的瘫痪，内囊后肢锥体束之后为丘脑放射和视放射,故可引起对侧偏身感觉障碍及对侧同向偏盲,称为三偏综合征。

(3)一侧脑干病损时,由于损害未交叉的皮质脊髓束和已交叉的皮质延髓束或脑神经核,瘫痪多为交叉性,即病变对侧半身偏瘫和病变同侧脑神经麻痹。如①大脑脚综合征:表现为病灶侧动眼神经麻痹与对侧偏瘫;②福维尔综合征:表现为病灶侧的外展神经麻痹与对侧偏瘫,并常伴有两眼向病灶侧水平协同运动障碍;③脑桥腹外侧综合征:表现为病灶侧外展和面神经麻痹与对侧偏瘫;④杰克逊综合征:表现为病灶侧舌下神经麻痹与对侧偏瘫。

(4)脊髓病损时亦可引起偏瘫,病变在一侧颈髓,这种偏瘫常为脊髓半切综合征的一部分。

(二)截瘫

两下肢瘫痪称为截瘫,病损可在大脑、脊髓、前根或周围神经。其中以脊髓病损引起的截瘫最多见。

1.脑性截瘫

主要由两侧旁中央小叶病变引起,表现为两下肢痉挛性截瘫,以远端明显,同时伴有排尿排便障碍。见于大脑镰的肿瘤、矢状窦血栓形成、脑外伤等。脑损害侵及双侧锥体束支配下肢的部位亦可出现截瘫。

2.脊髓性截瘫

病灶以胸髓多见。多为痉挛性瘫痪,表现为肌张力增高,腱反射亢进,有伸屈性病理反射。痉挛性截瘫以伸肌张力增高时称伸性截瘫,屈肌张力增高时称屈性截瘫。脊髓的急性横贯性损害,由于出现脊髓休克,截瘫表现为弛缓性。脊髓引起的截瘫常伴有病损平面以下感觉减退或消失及大小便的潴留或失禁。

3.周围神经性截瘫

主要由腰骶段脊髓前角、前根或腰骶段周围神经引起,表现为下运动神经元性弛缓性截瘫。与脊髓休克期的弛缓性瘫痪的不同之处,在于周围神经病变引起的截瘫均有肌萎缩及电变性反应,以及不同的感觉障碍类型。

(三)四肢瘫

即两侧上下肢的瘫痪。可由双侧大脑或脑干、颈髓、周围神经及肌肉等病变引起。

(1)双侧大脑或脑干损害时出现的四肢瘫多呈痉挛性,常伴有构音障碍、吞咽困难、强哭强笑等假性延髓性麻痹症状。常见于脑血管病。

(2)颈髓病变是四肢瘫的最常见原因。高颈髓($C_{1\sim4}$)损害时多呈痉挛性四肢瘫,但由急性损伤引起者,开始可呈弛缓性瘫痪,以后逐渐移行至痉挛性瘫痪。颈膨大($C_5\sim T_1$)损害时,表现为上肢呈弛缓性,下肢呈痉挛性四肢瘫。

(3)周围神经病变引起的四肢瘫,呈弛缓性,多先由双下肢瘫,以后很快出现上肢瘫。如吉兰-巴雷综合征、上升性麻痹。

(4)肌肉病变引起的四肢瘫与弛缓性瘫类似,但均有原发病的特点。如重症肌无力,瘫痪的肢体有明显的波动性,休息时轻,活动后明显加重,抗胆碱酯酶药物可缓解症状;低血钾性麻痹,血钾明显降低,补钾治疗可迅速好转。

(四)单瘫

单瘫为一个肢体的瘫痪。可由中枢神经及周围神经病变引起。

(1)大脑皮质的急性局限性损害所引起的单瘫,可为弛缓性,非急性损害呈痉挛性。多伴有其他脑皮质损害的运动或感觉症状。

（2）脊髓病变亦可出现单瘫。如脊髓占位病变早期出现的单瘫,多为痉挛性。急性前角灰质炎出现的单瘫,呈弛缓性瘫痪,发病迅速,伴有明显的肌肉萎缩,不伴有感觉障碍。脊髓空洞症引起的上肢单瘫,起病呈隐袭进行性,有肌肉萎缩,伴有分离性感觉障碍。

（3）周围神经病变所致的单瘫,为弛缓性瘫,伴有感觉障碍、疼痛、血管运动障碍及营养障碍等。

三、诊断与鉴别诊断

（一）诊断

瘫痪的诊断并不难,但首先要和疼痛或骨关节病损引起的肢体活动受限或锥体外系病损导致的活动不灵相区别,与精神患者不食、不动的木僵状态相鉴别。其次还要鉴别瘫痪是属于癔症性还是器质性,癔症性瘫痪可表现为偏瘫、截瘫、单瘫、四肢瘫或三肢瘫。其特点:①发病多有明显的精神因素,得病突然,瘫痪肢体的肌张力,腱反射正常,无病理反射,一般无肌肉萎缩(久病后可能轻度失用性萎缩)。②肢体的感觉障碍不符合解剖分布规律。③症状可随暗示而加重或减轻。④多见于青年女性。据上述特点可与器质性瘫痪相鉴别。必要时可通过肌电图或神经和肌肉电刺激检查进行确诊。

（二）鉴别诊断

器质性瘫痪有上、下运动神经元性瘫痪和肌病性瘫痪之分。上、下运动神经元性瘫痪的鉴别见表1-2。肌病性瘫痪多有其原发病的特点,可通过病史、体征、必要的辅助检查(如肌电图、血生化、肌酶测定、肌活检等)加以鉴别。

表 1-2　上、下运动神经元性瘫痪鉴别表

项目	上运动神经元性瘫痪	下运动神经元性瘫痪
肌张力	增强	减退
腱反射	亢进	减弱或消失
病理反射	有	无
肌萎缩	不明显	明显
电变性反应	无	有
肌电图	无肌纤颤电位,轻瘫时表现干扰型	可有肌纤颤电位,轻瘫时表现单纯型或混合型

（周群超）

第十节　肌肉萎缩

横纹肌营养不良发生肌肉体积的缩小,肌纤维的减少或消失,或两者同时存在称为肌肉萎缩。肌肉萎缩是神经、肌肉疾病的一种常见症状。

一、病因

(一)中枢神经肌萎缩

(1)脑源性肌萎缩:见于脑血管意外、先天性顶叶发育不全,大脑半球深部(丘脑)占位性病变、炎症等。

(2)中枢神经弥漫性病变引起的神经源性肌萎缩:见于大脑叶性萎缩、慢性进行性舞蹈病、家族性遗传性共济失调、海绵样白质脑病、关岛神经元疾病等。

(3)原发于脊髓前角或脑干颅神经运动核及其传导途径的病变引起的肌肉萎缩:见于运动神经元疾病,包括婴儿进行性脊肌萎缩、少年进行性延髓性麻痹、家族性遗传性少年型脊髓肌萎缩症等。

(4)先天发育畸形所引起的继发性中枢神经元性肌萎缩:见于脊髓发育不全、延-脊髓空洞症、椎管闭合不全、脑脊膜膨出、脊髓积水等。

(5)脊髓病变引起的肌萎缩:可见于急性脊髓前角灰质炎、脊髓压迫症、脊髓损伤、带状疱疹、脊髓炎等。

(二)周围神经肌萎缩

周围神经的损伤、肿瘤、变性等原因,均可引起受累神经所支配的肌肉发生萎缩。

(1)周围神经损伤:如脊神经的撕裂伤、挫伤,神经的缩窄性压迫,单神经的损伤,神经电击伤、放射损伤及烧伤等。

(2)周围神经炎:包括感染性、感染后变态反应性病变,以及胶原结缔组织和结节病性周围神经病等。

(3)周围神经的中毒性损害:包括药物、有机物、无机物、细菌毒素等。

(4)原发性或与遗传有关的周围神经疾病:如遗传性肥大性间质性神经病、肌萎缩性共济失调、进行性腓骨萎缩症、多发性神经纤维瘤病、家族性遗传性共济失调性多发性神经病、遗传性感觉神经病合并肌萎缩、淀粉样变性神经病和卟啉病性神经病等。

(5)代谢性疾病中的周围神经病:如糖尿病性肌萎缩。

(6)周围神经肿瘤。

(7)恶性疾病中的周围神经病。

(三)肌源性肌萎缩

肌源性肌萎缩是最常见的病因,此类疾病甚多,可归为下列几类。

(1)遗传性肌病:由遗传基因的异常所引起,如各型肌营养不良症、营养不良性肌强直症等。

(2)炎症性肌病:包括感染性肌炎(病毒、细菌、真菌、螺旋体和寄生虫)、不明原因的多发性肌炎-皮肌炎、风湿性肌痛、结节性多动脉炎和结节病性肌炎等。

(3)缺血性肌病:由于供应肌肉的血管病变(炎症、梗死或损伤)可产生肌肉缺血和无菌性坏死而致肌萎缩,可见于各种动脉炎、血栓形成、栓塞等。

(4)神经-肌肉传递障碍性肌病:如重症肌无力、肌无力综合征、癌性肌病等。

(5)代谢性肌萎缩:如骨病性肌病、骨化性肌炎、甲状腺性肌病等。

(6)药源性肌病。

(四)失用性肌萎缩

如长期卧床或老年性肌萎缩、痛性肌萎缩、关节病变、石膏固定、癔症性肌萎缩等均属此类。

二、临床表现

(一)神经源性肌萎缩

由支配肌肉的神经、神经元的病变所引起,根据其病损部位的不同,肌肉萎缩的分布和表现亦不相同。

1.脑源性肌萎缩

肌萎缩常表现为一侧身体并常伴有自主神经症状。脑血管意外恢复期瘫痪肢体肌萎缩,肩胛附近及前臂、手部肌肉萎缩较下肢明显,可合并有腱反射亢进、病理征阳性;丘脑病变所致的偏身萎缩上肢常较下肢明显,并且伴运动障碍和毛发增多、出汗减少等自主神经症状;偏身均匀的肌萎缩,无明显肌力减退及腱反射改变者为先天性偏身肌萎缩,常与先天性顶叶发育不全有关。

2.前角细胞及脑干运动神经核损害时的肌萎缩

萎缩的范围呈节段性分布,以肢体远端多见,对称或不对称,不伴感觉障碍,常出现肌束颤动,肌力及腱反射减弱程度与其损害情况有关。肌电图可见肌纤维震颤电位或高波幅运动单位电位。活检可见肌肉萎缩、变薄、颜色正常。镜下见束性肌萎缩,即运动单位支配范围内肌纤维数目减少、变细、部分变性,细胞核集中趋势,常出现正常和病理肌纤维镶嵌排列现象,间质结缔组织增生。急性前角损害引起的肌萎缩可见于急性脊髓灰质炎,此病常侵犯儿童,多在发热后急性起病,肌萎缩不对称,呈节段分布的肢带型(常为下肢),同时有肢体瘫痪,脑脊液细胞及蛋白含量增高。进行性脊髓性肌萎缩症是缓慢进行性的,肌萎缩主要在四肢的远端,呈对称性分布,偶有罕见病例呈近端型,不伴有锥体束征,无感觉障碍及括约肌障碍,但常可看到肌束颤动。肌萎缩侧索硬化症可同时累及脊髓及脑干运动神经核,出现面肌、舌肌及肢体远端开始的肌肉萎缩,有肌束颤动并伴锥体束征。进行性延髓麻痹则表现为舌肌萎缩和肌束颤动及吞咽、发音困难。婴儿或儿童慢性全身肌萎缩、无力,有家族史,无智力及代谢障碍者为婴儿型脊髓进行性肌萎缩或少年型家族性遗传性脊髓肌萎缩。出生时已存在的单或双侧咀嚼、颞、翼状、舌肌萎缩及软腭麻痹等可能为先天性脑神经核发育不全。癌性脊髓病可有颈前、后肌群及胸锁乳突肌萎缩。脊髓空洞症的肌萎缩按节段分布并伴节段性分布的分离性感觉障碍。脊髓腰骶段外伤、脊髓软化出血、脊膜脊髓膨出、脊髓发育不全、脊髓积水等可有下肢的肌肉萎缩及自主神经障碍和尿失禁。

3.周围神经病变时的肌萎缩

周围神经病变的肌肉萎缩常伴按神经分布的感觉障碍和腱反射障碍,电刺激有变性反应,神经传导速度延长,肌电图呈失神经性改变,即运动单位减少或单运动单位电位,以及肌纤维震颤电位的出现。

前根病变引起的肌肉萎缩和脊髓前角病变相似,肌肉萎缩呈节段性分布,无感觉障碍,但常有受累肌肉的抽动,神经干病变引起局限的或个别的肌萎缩,如尺神经病损引起小鱼际肌及骨间肌萎缩,正中神经损害的大鱼际肌萎缩等。多发性末梢神经病变可引起对称性、远端性肌萎缩。多发性神经根病变表现为肢体对称性近端性萎缩和脑脊液蛋白含量增加。缓慢发生的四肢远端对称性肌萎缩致腕、足下垂,步行呈"跨阈"步态,伴周围型感觉障碍者常见于遗传性多发性神经病。遗传性共济失调性多发性神经病则表现为下肢对称性肌萎缩,同时可有小脑性共济失调、构音障碍、眼球震颤及视力、听力障碍和心肌损害,常有脑脊液蛋白细胞分离现象。腓骨肌萎缩症则以双大腿下 1/3 以下的肌肉萎缩为特征。糖尿病出现的肌肉萎缩,以四肢近端明显,在肩胛带与骨盆带部,肌肉萎缩一般是在长期的糖尿病治疗无效或恶化的情况下出现。代谢障碍性神经病中血卟啉病早期可有下肢或上肢近端广泛的肌肉萎缩,感觉障碍较轻,可发展至脑神经麻痹和上行性麻痹,尿呈棕红色,尿卟啉试验阳性。酒精中毒性神经炎引起的肌萎缩以小腿肌群明显,常有皮肤水肿、菲薄、干燥无光泽、发凉或青紫、色素沉着和指甲改变等自主神经改变,可伴有深感觉障碍和柯萨柯夫综合征。有机磷中毒性多发性神经病在急性期过后才逐渐发生肌萎缩,以下肢明显。周围神经肿瘤,可在受侵神经支配区出现肌萎缩,并沿神经有自发痛及感觉障碍。腰、骶神经病变可有下肢下 1/3 的肌萎缩,并伴节段性感觉障碍。

(二)肌源性肌萎缩

肌源性肌萎缩是指发生于肌肉疾病所致的肌萎缩。肌源性肌萎缩不按神经分布,无感觉障碍和肌束颤动,神经系统除肌肉萎缩和肌力减退外一般不伴其他阳性体征。肌萎缩的分布一般以近端为主,常呈对称性,发展缓慢,以下肢带和肩胛带肌萎缩常见,仅有少数呈不对称性和远端开始的肌萎缩。血清醛缩酶、乳酸脱氢酶、谷草转氨酶、磷酸葡萄糖变位酶均有不同程度升高,以肌酸磷酸激酶最为敏感,血清乳酸脱氢酶同工酶电泳测定可鉴别肌营养不良和肌炎。肌电图以出现短时限多相电位为特征,单个运动单位纤维密度减少。肌活检可见肌病者肌纤维肿胀破坏,横纹消失,空泡形成,核集中央,间质中结缔组织增生。肌炎者肌纤维坏死、变性、细胞核变大,炎症细胞浸润。典型的进行性肌营养不良大部分肌萎缩分布在四肢近侧端,呈对称性萎缩。有肌肉假肥大者(腓肠肌最多见)为假肥大型;伴面肌萎缩者为面肩肱型;病变在肢带者为肢带型。伴起步困难等肌强直现象的肌萎缩应考虑为萎缩性肌强直症。多发性肌炎引起的肌萎缩以肢带近端或躯干肌萎缩为主,面肌较少见,伴有肌痛、肌无力为本病的特征,用激素治疗可好转。皮肌炎除肌肉萎缩外尚有皮肤症状。化脓性肌炎引起者有感染症状和感染来源。结节病性肌炎临床上与多发性肌炎类似,活检可见肌纤维周围类上皮细胞集结。多发性脂膜炎引起的肌萎缩伴肌痛。骨病性肌病表现为近端肌肉萎缩、无力、疼痛,伴肌张力降低,腱反射活跃。骨化性肌炎常始于颈部并逐渐进行,影响骨盆肌肉变硬、肿胀、萎缩、继之骨化。慢性甲状腺毒性肌病引起的肌萎缩常为肢体近端,可伴粗大的肌纤维震颤,腱反射及肌电图正常,在甲状腺功能恢复正常后好转。癌性肌病为肢体近端及颈肌萎缩、无力,在原发癌肿获得根治后症状可缓解。重症肌无力久病者才出现肌萎缩。周期性瘫痪罕有肌萎缩。

(三)失用性肌萎缩

此类肌萎缩与肌肉的长期不运动有密切的关系。当其病因去除后,萎缩的肌肉经积极运动锻炼,可在短期内恢复原来的肌肉体积和肌力。

三、诊断与鉴别诊断

根据肌体积缩小的临床表现,肌萎缩的诊断不难做出,但首先应与消瘦鉴别,前者多为局部现象,伴肌力减退,后者为全身普遍现象,肌力一般正常。肌萎缩确定后需进一步鉴别肌萎缩属于神经源性,还是肌源性,前者多为单侧或双侧,肌萎缩按神经损伤分布,常伴有其他的神经系统症状及体征;后者肌萎缩不按神经分布,以近端为主,常呈对称性,神经系统除肌萎缩及肌力减退外无其他异常体征。肌电图、血肌酶、肌肉活检对鉴别诊断有重要意义。

病因诊断需根据病史、家族史、病程经过、肌萎缩的部位、伴发的其他症状体征及有关的辅助检查做出。

（周群超）

第十一节　共济失调

一、病因

人体从事的随意运动需要有若干组肌肉的协作，即主动肌的收缩，对抗肌的松弛，固定肌的支持固定和协同肌的协同收缩共同协调完成的。这些肌肉之所以能协调一致，是依靠功能完整的深感觉、前庭、小脑和锥体外系统的参与，以调节运动的协调和平衡，这些结构损害所致运动协调作用的障碍称为共济失调。根据病变部位之不同，共济失调可分为四类：感觉性、前庭性、小脑性和大脑性共济失调。

（一）感觉性共济失调

这种共济失调是由深层感觉障碍而引起，因此传导深层感觉的周围神经、后根、脊髓后索、内侧丘系、丘脑至大脑皮质顶叶的病变均可产生感觉性共济失调。见于脊髓结核、亚急性联合变性、脊髓肿瘤、恶性肿瘤侵犯脊髓后根及后索、弗里德赖希病、多发性神经炎，以及丘脑、顶叶病变等。

（二）前庭性共济失调

前庭性共济失调主要由前庭、迷路、脑干前庭神经核及其脑内联系纤维病变所引起。临床以平衡障碍为主体。

（三）小脑性共济失调

共济失调是小脑损害的主要症状。可由小脑的炎症、出血、肿瘤、转移瘤、变性、萎缩等病变引起，亦可由脑干及小脑三个脚病变如炎症、肿瘤、梗死等疾病引起。

（四）大脑性共济失调

大脑额、顶、颞、枕叶病变均可出现共济失调。

二、临床表现

（一）感觉性共济失调

临床以脊髓后索损害出现的感觉性共济失调最为明显。典型者表现为严重的深感觉障碍，患者站立及步态不稳，迈步不知远近，落脚不知深浅，举足过高，跨步宽大，踏地过重。因感觉性共济失调可为视觉所纠正，故患者常以目视地面，闭目或在黑暗处共济失调症状明显加重，此为感觉性共济失调的特征之一。

（二）前庭性共济失调

其特点是在动作开始前即不能维持稳定的关系，当站立或步行时躯体易向病侧倾斜，摇晃不稳，沿直线行走时更为明显，头位改变时对其有一定影响，四肢共济运动大多正常。前庭性共济失调亦可由视觉纠正，因此闭眼时症状加重，睁眼时症状减轻。共济失调的轻重与病变部位亦有明显关系,病变越接近内耳迷路症状越重,而脑干前庭神经核和大脑颞叶损害时症状较轻。前庭性共济失调常伴有眩晕、眼球震颤等前庭迷路症状,此为前庭性共济失调的特征。

(三)小脑性共济失调

小脑蚓部病变所致的共济失调主要表现以躯干为主,故称躯干性共济失调。在静止、站立时平衡不稳,当体位或重心移动时,共济失调症状明显,步行中上下身动作不协调,方向不固定,可向前后或两侧倾倒,呈酒醉样步态。小脑半球病变表现为病变同侧的共济失调,在运动时明显,故又称运动性小脑性共济失调。小脑半球前部的病变以上肢明显,半球后部的病变以下肢明显,行走时步态不稳,易向病侧倾倒,视觉对小脑性共济失调影响不大,闭目难立征睁眼闭眼皆不稳,但闭眼时不稳更明显。小脑病变除上述症状外,还可出现下列症状:①由于对运动的距离、速度和力量不足而发生辨距不良、冲撞不稳、动幅过度;②因肌张力过低,关节固定不稳产生不规则的收缩,呈现意向性震颤,尤其是在运动最后接近目标时明显;③主动肌与对抗肌交互作用障碍,使肌收缩和松弛不及时,产生轮替动作失常。病侧肢体肌张力减低,因对抗肌作用不足出现反击现象;④由于手部细小肌群的精细运动共济失调产生书写障碍,表现为字迹笔画不匀,越写越大,通称大写症;⑤眼球运动肌之间的共济失调出现粗大的水平眼球震颤;⑥发音器官唇、舌、喉肌的共济失调产生构音障碍,说话含糊不清,声音断续、顿挫而呈爆发式;⑦由于各组肌肉和各个动作间的协调不能,在仰卧起坐时出现联合屈曲。

(四)大脑性共济失调

额叶性共济失调是病变影响额-桥-小脑束所致,临床表现类似小脑性共济失调,但无小脑症状,程度亦较轻,常伴精细动作障碍及额叶损害症状,如病变对侧腱反射亢进、肌张力增高、病理反射阳性,以及精神症状和强握反射等。顶叶性共济失调主要是病变对侧肢体空间定向觉障碍所致,常伴有皮层性感觉障碍等顶叶综合征。两侧旁中央小叶后部受损可出现双下肢的感觉性共济失调。颞叶性共济失调较轻,表现为一过性平衡障碍,与损及颞叶前庭综合分析有关。枕叶病变所致的共济失调与患者判断空间距离而致定位错觉有关,症状较轻。上述各个临床类型的共济失调可以单独出现,亦可两个以上混合出现,如脑干的病变侵及内侧丘系,小脑脚和前庭核等可同时有感觉性、小脑性和前庭性共济失调。

三、诊断与鉴别诊断

(一)诊断

注意起病急缓及病程,一般急性起病的共济失调并且呈发作性,以前庭系统病变及眩晕性癫痫的可能性较大。起病较急,短时间内恶化者,经治疗后很快好转者以急性小脑病变、中枢神经系统炎症及脑外伤多见。起病较急,并且迅速恶化者,有时可危及生命的以脑血管病、脑外伤尤其是小脑出血多见。酒精中毒及维生素缺乏导致的共济失调在改善营养状况后可使共济失调改善。有缓解与复发的共济失调以多发性硬化多见。

年龄与家族史在诊断共济失调时有很大的参考意义。儿童期以先天性小脑发育不全、遗传性疾病、儿童期急性小脑共济失调、脑炎等多腓骨肌萎缩型共济失调症、肥大型间质性神经病、脊髓空洞症等。青年与壮年发病者可见于齿状核红核萎缩症、橄榄桥脑小脑变性、亚急性联合变性、毛细血管扩张共济失调症等。中老年多见于小脑萎缩、椎-基底动脉供血不足、小脑出血、脑血管病等。共济失调部分有遗传因素如先天性小脑发育不全、儿童期急性小脑共济失调、少年型脊髓型遗传性共济失调症、遗传性共济失调多发神经炎、肥大型间质性神经病、齿状核红核萎缩症、橄榄桥脑小脑变性、毛细血管扩张共济失调症等。

（二）鉴别诊断

1.周围神经病变

临床上常见于各种原因引起的多发性神经炎,如中毒性、代谢性、遗传性多发神经炎等。主要表现为四肢远端对称性的感觉、运动和营养障碍、肌张力减低、腱反射消失、肌肉有压痛等。其共济失调的主要特点是四肢的共济失调,下肢重于上肢,远端重于近端,闭目时加重。本型有深感觉障碍、无阿-罗氏瞳孔、无括约肌障碍,以上三点可与后束型或脊髓痨鉴别。

2.小脑蚓部病变

小脑蚓部病变主要引起平衡障碍,表现躯干共济失调,站立及步态不稳,而四肢共济运动近于正常或完全正常称小脑蚓部综合征。急性进行性小脑蚓部病变以肿瘤为常见,尤其是儿童,如髓母细胞瘤、星形细胞瘤、室管膜瘤等。成人则以转移性肿瘤多见,临床特点为进行性颅内压增高及躯干共济失调。表现为在患者站立与步行时最为明显,通常可见身体向后摇晃和倾斜,特别是在转身时可见明显步态不稳,上肢共济失调不明显,常伴有眩晕和肌张力减低。慢性进行性小脑蚓部病变,起于幼儿期的有进行性小脑共济失调,其特点是伴有眼球毛细血管扩张;成人则有进行性小脑变性、癌性小脑萎缩、酒精中毒性小脑变性等,临床主要表现为躯干共济失调和言语障碍。

3.额叶性共济失调

额叶病变时可发生对侧肢体的共济失调,主要在站立或步行时出现。特点是伴有肌张力增高、腱反射亢进、病理征阳性,并可有精神症状和强握反射。而与小脑病变者肌张力减低、腱反射减退或钟摆样、无病理反射的临床表现不同。

4.中枢性前庭损害

前庭神经核及其中枢联系的病变称为中枢性前庭损害。见于多种原因所致的脑干病变时,表现为站立时向后或侧后方倾倒,与眼震慢相方向不一致,与头位无关,与身体的自发性偏斜方向不同。因此中枢性前庭损害的特点是各种前庭反应不一致,症状亦较轻,诱发性前庭功能试验无障碍,可与周围性前庭损害鉴别。

（王雪民）

第十二节　不自主运动

不自主运动是指人意识清楚而不能自行控制的病态动作。可出现于身体的任何部位,而且表现形式多种多样,常见的有震颤、舞蹈动作、手足徐动、扭转痉挛、投掷动作、痉挛、肌阵挛、肌束颤动与肌纤维颤动、肌纤维颤搐、抽搐。

一、病因

不自主运动主要由额叶、纹状体、红核、小脑和锥体外系病变引起,脊髓、周围神经、肌肉病变也是常见原因。病因分为器质性与功能性两种,前者多见于感染、中毒、变性、遗传或家族性发育异常等疾病,也可见于脑血管病、外伤、肿瘤等。症状出现的机理,近年来认为与神经递质有关。

锥体外神经元的功能状态取决于递质的平衡,其中多巴胺与乙酰胆碱是一对相互拮抗的重要神经递质,如纹状体的多巴胺减少与乙酰胆碱失去平衡即出现震颤麻痹。5-羟色胺与组织胺亦与震颤的产生有关。乙酰胆碱减少,多巴胺的作用增强,会出现不自主的舞蹈运动。

二、临床表现

(一)震颤

震颤是指循一定方向的节律性来往摆动动作,是由主动肌与拮抗肌的交替收缩所致。常见于手部,其次为眼睑、头部和舌部。震颤可分为生理性震颤、功能性震颤与病理性震颤3类,病理性震颤又分为静止性震颤、意向性震颤、体位性震颤3种。

1.生理性震颤

此种震颤常见于手部,频率为6～10次/秒,震颤幅度较小,肉眼不易看到,运动时较明显。

2.功能性震颤

此种震颤往往与精神因素有关,多见于手指,震颤形式多变,无一定规律,幅度大小、频率快慢不一,注意时症状明显,反之可得缓解,可伴有其他癔症性症状。疲劳、焦虑、甲亢或接受肾上腺素注射后所引起的手部震颤也属此类,这是由于肾上腺素作用于肌梭,提高其敏感性及交感神经活动增强的结果。

3.病理性震颤

(1)静止性震颤:震颤见于静止时,活动后震颤减轻或消失,睡眠时消失。震颤比较有节律,3～6次/秒。见于Parkinson症候群、老年性震颤。前者震颤先从手部开始,呈"搓丸样动作",以后能扩展至下颌、口唇、舌部及头部,并伴有肌张力改变。后者见于老年人,四肢、头部、下颌、口唇、舌均可累及。但以上肢及头部明显,并以头部的节律性颠摇为其特征,不伴有肌无力与肌张力改变。

(2)意向性震颤:亦称动作性震颤,震颤显于自主运动时,当肢体动作接近目的物时,频率、幅度增加,与静止性震颤相比呈无节律性,振幅大。临床做指鼻试验及跟膝胫试验时易于发觉,静止时则震颤消失。主要见于小脑病变,亦可见于多发性硬化、弥散性轴周性脑炎和麻疹或水痘后播散性脑脊髓炎等。

(3)体位性震颤:身体某部(多为肢体)在维持一定体位时呈现的震颤称为体位性震颤。以上肢及头部明显,震颤规律性不强,其幅度大小不等,常在情绪紧张时加剧,睡眠或静止时消失,常见于小脑弥漫性病变,家族性遗传性震颤多属此类。扑翼性震颤亦属于体位性震颤,这是由于中枢神经系统反复抑制和兴奋肌张力所致。

上述3种震颤亦可混合出现。震颤形式不一,大都为中毒(如锰、汞、铅、磷、一氧化碳、酒精、可卡因、苯妥英钠或苯丙胺等)、感染(如伤寒、乙型脑炎等)或代谢性疾病(如肝昏迷早期、肝豆状核变性、尿毒症、肺性脑病等)的从属症状。

(二)舞蹈动作

舞蹈动作是一种无目的、无节律、不对称、不协调的快速的幅度大小不等的不自主动作。面部表现为皱额、瞬目、挤眉弄眼、咧嘴、伸舌等瞬间即消失的怪脸活动,四肢则表现为不定向的大幅度运动,是锥体外系疾病的一种常见症状。见于各种舞蹈病,如小舞蹈病、慢性进行性舞蹈病、老年性舞蹈病、偏侧舞蹈症、妊娠舞蹈病、先天性舞蹈病、功能性舞蹈病。其他颅内病变和全身性病变,如脑炎、脑肿瘤和退行性病变、感染、中毒、结缔组织病等亦可出现舞蹈动作。

(三)手足徐动症

手足徐动症又称指划运动、变动性痉挛,其特点为肌张力改变和手足呈缓慢的不规则地扭转伸屈动作。表现为手指不断做出缓慢的、弯弯曲曲的奇形怪状的强烈运动,掌指关节过分伸展,诸指扭转,可呈"佛手"样特殊姿势。下肢受累时,踇趾常自发性背屈,面部受累时则弄眉挤眼扮成各种"鬼脸",咽喉肌和舌肌受累时则言语不清和吞咽困难。亦可伴有扭转痉挛或痉挛性斜颈。当肌痉挛时肌张力增高,肌松弛时正常。精神紧张时不自主运动加重,入睡后消失。临床分为先天性手足徐动症与症状性手足徐动症两种。前者在出生后数周或数月内发生,常有智力降低。后者可见于脑炎、肝豆状核变性及核黄疸等。本病若与舞蹈病合并发生则称舞蹈手足徐动症。

(四)扭转痉挛或称变性性肌张力不全

扭转痉挛或称变性性肌张力不全是指肢体和/或躯干顺纵轴呈畸形扭转的不随意动作。其特征为肌张力障碍和四肢、躯干甚至全身的剧烈而不自主地扭转。肌张力在扭转、活动时增高,平时则正常,精神紧张时扭转痉挛加重,入睡时消失。原发性扭转痉挛原因不明,部分是遗传性。症状性扭转痉挛见于流脑、一氧化碳和吩噻类药物中毒、肝豆状核变性等。痉挛性斜颈可为扭转痉挛的一种症状。

(五)投掷动作

投掷动作为肢体的不自主动作,表现为抛掷样舞蹈动作,以近端肌肉明显,可分为单肢投掷运动、偏侧投掷运动及双侧投掷运动。主要损害在丘脑底核及与它直接有联系的结构,常由血管病损引起。

(六)痉挛

痉挛是指肌肉或肌群的断续的或持续的不随意收缩。是因脑或脊髓的运动神经元或神经肌肉的异常兴奋所致。痉挛不伴有肌痛、肌强直或不自主运动及头、颈、肢体,躯干扭转畸形等。临床可分为以下几种。

1.生理性肌痉挛

生理性肌痉挛亦称痛痉。常见于疲劳后或妊娠期。表现为下肢在一次伸直性运动后产生小腿或足部肌肉的强烈收缩,伴有疼痛,不能自主放松,但按摩可解除痉挛,痛感亦随之消失。

2.病理性肌痉挛

病理性肌痉挛可有如下表现。①阵挛性肌痉挛:表现为快速、反复发作、呈一定节律而不受意识控制的痉挛。常见于面肌痉挛、三叉神经痛性面肌痉挛及局限性癫痫发作。②强直性肌痉挛:此种痉挛表现为肌肉强硬并常伴有肌肉疼痛。见于破伤风、手足搐搦症、士的宁中毒、狂犬病等。强直性面肌痉挛偶见于桥脑肿瘤,整个唇部强直性痉挛常见于肝豆状核变性后期。痛性强直性发作是全身或某肢体放射性剧痛伴肌强直性痉挛,常见于多发性硬化和视神经脊髓炎,是脱髓鞘病症状特征之一。③肌张力障碍性痉挛:见于痉挛性斜颈、扭转痉挛。④动性痉挛:是在肢体运动时出现的痉挛,可见于偏瘫后与手足徐动症的患者。

3.功能性痉挛

功能性痉挛常见的包括如下几点:①职业性痉挛:即进行精细动作时手部甚至包括前臂出现的痉挛,如书写痉挛,钢琴家手痉挛等。②习惯性痉挛:亦称习惯性抽搐,表现为做一个刻板的重复的动作,如鼻吸气、清喉、眨眼等,意志可控制,但不注意时又重复动作。③痉挛性失音:即说话时出现言语肌痉挛而表现得失音。

(七)肌阵挛

肌阵挛是指肌肉快速而短促的闪电样快而不规则的不随意收缩,与橄榄核、因状核、结合臂、纹状体及中央被盖等损害有关。节律性肌阵挛主要表现为软腭、眼、咽喉或膈肌节律性的收缩,由头部外伤及椎基动脉血管病变引起。非节律性肌阵挛表现为肢体及躯干肌肉的非节律性肌阵挛动作,可见于多发性肌阵挛,肌阵挛性癫痫及中枢神经系统缺氧性病变。

(八)肌束颤动与肌束纤维颤动

肌束颤动是一个运动单位兴奋性增高时所引起肌纤维束的不自主收缩,表现为细小、快速或蠕动样的颤动。它不能引起肢体关节运动,但患者在该处有跳动感,给予叩击或刺激后症状明显,为脊髓前角细胞及脑神经核进行性病变的特征性体征。肌纤维颤动是指单个失神经损害的肌纤维的电活动,仅在肌电图检查时发现,临床意义与肌束颤动意义相同。正常人在疲劳或紧张后出现肌束颤动,持续时间较短,无肌萎缩,此种肌束颤动称良性肌束颤动。

(九)肌纤维颤搐

肌纤维颤搐是指一块肌肉中少数肌束的非节段性不自主收缩,它的运动及范围较肌束颤动粗大、慢、持久、广泛,安静时表现为皮下较缓慢、不规则的反复波纹样现象,不引起关节运动,可不伴肌肉萎缩。见于前角细胞、周围神经及肌肉病变。

(十)抽搐

抽搐是指一组肌肉或一块肌肉重复的刻板地收缩,频率不等,振幅较大,无节律性,可由一处向他处蔓延。受体内、外因素影响。表现为眨眼、耸肩、转颈等动作。大多数是精神性的,儿童较多,可为意识暂时控制。

三、诊断与鉴别诊断

根据患者的临床表现,不自主运动的诊断不难做出。病因诊断需依据起病的年龄,起病急缓,病程是否进展,有无遗传史、家族史,不自主运动的部位、运动形式及特点,伴发的神经系统症状、体征及有关的辅助检查等综合分析后作出。

(张海波)

第二章　神经内科疾病的相关检查

第一节　影像学检查

现代医学影像学的概念是指用影像方式显示人体内部结构的形态、功能信息,以及实施介入性治疗的科学。影像学的发展经历了 X 线学、放射学和医学影像学几个阶段。目前医学影像学已经成为一门重要的临床医学学科。

一、检查技术

(一)头颅平片

检查简便安全,患者无痛苦和任何不适。头颅平片包括正位和侧位,还可有颅底、内听道、视神经孔、舌下神经孔及蝶鞍像等。头颅平片主要观察颅骨的厚度、密度及各部位结构颅缝的状态、颅底的裂和孔、蝶鞍及颅内钙化斑等;颅板的压迹,如脑回压迹、脑膜中动脉压迹、板障静脉压迹、蛛网膜颗粒压迹等。目前很多适用头颅平片的检查已被 CT 和 MRI 等检查手段取代(图 2-1)。

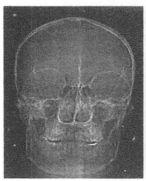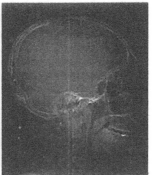

图 2-1　头颅平片

(二)脑血管造影

脑血管造影是应用含碘显影剂如泛影葡胺注入颈动脉或椎动脉内,然后在动脉期、毛细血管期和静脉期分别摄片。数字减影血管造影技术利用数字化成像方式取代胶片减影的方法,应用电子计算机程序将组织图像转变成数字信号输入并储存,然后经动脉或静脉注入造影剂,将所获得的第二次图像也输入计算机,然后进行减影处理,使充盈造影剂的血管图像保留下来,而骨骼、脑组织等影像均被减影除去,保留下的血管图像经过再处理后转送到监视器上,得到清晰的血管影像。

脑血管造影的方法通常采用股动脉或肱动脉插管法,可做全脑血管造影,能观察血管的走行、有无移位、闭塞和有无异常血管等。主要适应症是头颈部血管病变,如动脉瘤和血管畸形等,而且是其他检查方法所不能取代的。优点为简便快捷,血管影像清晰,三维显示减影血管;并可做选择性拍片,减少 X 线曝光剂量等。缺点是该方法是有创性检查,需要插管和注射对比剂。

数字减影血管造影也是血管内介入治疗不可缺少的技术,所有介入治疗必须通过数字减影血管造影检查明确病变的部位、供养血管、侧支循环和引流血管等(图 2-2)。

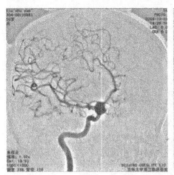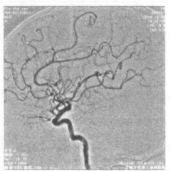

图 2-2　脑血管造影

(三)脑 CT

CT 成像基本原理:CT 是用 X 线束对人体检查部位一定厚度的层面进行扫描,由探测器接收该层面上各个不同方向的人体组织对 X 线的衰减值,经模/数转换输入计算机,通过计算机处理后得到扫描层面的组织衰减系数的数字矩阵,再将矩阵内的数值通过数/模转换,用黑白不同的灰度等级在荧光屏上显示出来,即构成 CT 图像。

根据检查部位的组织成分和密度差异,CT 图像重建要使用合适的数学演算方式,常用的有标准演算法软组织演算法和骨演算法等。图像演算方式选择不当会降低图像的分辨力。

CT 检查的无创性、敏感性和简便迅速,可确切显示脑组织及病变影像,被广泛应用于各种神经疾病的诊断。静脉注射造影剂泛影葡胺,增强组织密度可提高病变诊断的阳性率。

1.平扫 CT

横断面扫描为主,以眦耳线为基线,扫描 8～10 层,层厚 10 mm。有时加扫冠状面。常规头颅 CT 平扫主要用于颅内血肿、脑外伤、脑出血、蛛网膜下腔出血、脑梗死脑肿瘤、脑积水、脑萎缩、脑炎症性疾病及脑寄生虫病(如脑囊虫)、脑发育畸形等的诊断。

(1)脑出血:显示高密度血肿及其位置、大小和形状等,结合病史及体征可确诊。如果考虑动脉瘤或血管畸形需行 MRA、三维重建脑血管图像和数字减影血管造影检查。

(2)脑梗死:显示低密度梗死部位、范围,合并脑水肿、脑室受压与移位等。CT 鉴别脑梗死与脑出血简便、准确。

(3)脑肿瘤:确定肿瘤部位、大小、数目,以及瘤内囊变、坏死、钙化、出血和周围脑水肿等。①脑肿瘤需常规增强检查,有时可根据强化程度推测胶质瘤分化程度。②脑膜瘤诊断正确率增强前为 80%,增强后为 90%。③确诊多发性转移瘤,特别是水肿明显的,如:肺癌脑转移。④确定鞍区肿瘤大小、钙斑、坏死及囊变等,但不能确定鞍内小肿瘤。⑤确定幕下肿瘤及大小、部位、有无囊肿及壁结节等,通常可确诊听神经瘤、脑膜瘤等,但定性小脑转移瘤、星形细胞瘤和血管网状细胞瘤较困难。

(4)蛛网膜下腔出血:可诊断蛛网膜下腔出血及出血量、范围,合并脑实质出血、逆流脑室等,根据出血位置和范围推测动脉瘤的区位。手术治疗必须行数字减影血管造影检查,确定动脉瘤部位、大小、有无血管痉挛。

(5)脑外伤:诊断颅内血肿及脑挫裂伤。急性或亚急性颅脑外伤通常根据 CT 即可进行手术,个别病例除外。

(6)脑积水和脑萎缩:诊断脑积水及梗阻性与交通性脑积水鉴别,脑室扩张的部位等。诊断脑萎缩及鉴别皮质与白质萎缩,以及脑白质疏松。

(7)脑脓肿、脑炎和脑寄生虫病:确诊脑脓肿及部位、大小、数目,脓肿壁是否形成,脑水肿程度等。有助于选择手术时机疗效随访,诊断脑炎、脑囊虫等。

2.增强 CT

经静脉注入有机碘对比剂后再行扫描。如果存在血-脑屏障的破坏(如肿瘤或脑炎),则病变组织区域呈现高密度的增强效应,可以更清晰地显示病变,提高诊断的阳性率(图 2-3)。

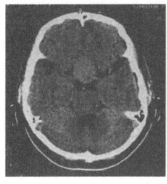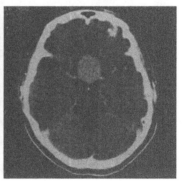

图 2-3　脑 CT

3.三维重建脑血管图像

三维重建脑血管图像是指静脉注射含碘造影剂后,利用螺旋 CT 或电子束 CT 在造影剂充盈受检血管高峰期连续薄层扫描,经计算机图像处理后重建血管的立体影像,可清晰地显示主动脉弓、颈总动脉、颈内动脉,椎动脉、锁骨下动脉、Willis 动脉环,以及大脑前、中、后动脉及其主要分支。可为临床诊断脑血管病变提供重要的依据,可以明确血管狭窄的程度,清晰地显示动脉粥样硬化斑块及是否存在钙化,脑血管狭窄或闭塞,动脉瘤和血管畸形等。与数字减影血管造影相比,三维重建脑血管图像不需要动脉插管,操作简便快捷,但不能显示小血管分支的病变(图 2-4)。

4.CT 灌注成像

CT 灌注成像反映脑实质的微循环和血流灌注情况。可以在注射对比剂后显示局部脑血容量、局部脑血流量和平均通过时间等,能够反映组织的血管化程度,并能动态反映脑组织的血流灌注情况,属于功能成像的范畴。在急性脑缺血发生 10 分钟即可显示脑缺血的范围,可用于显示缺血半暗带;通过两侧对比了解脑血流供应和代偿状态,有助于缺血性脑血管病治疗方案的制订(图 2-5)。

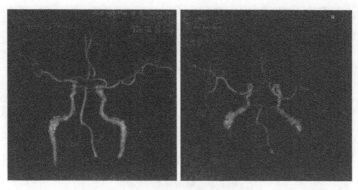

图 2-4　三维重建脑血管图像

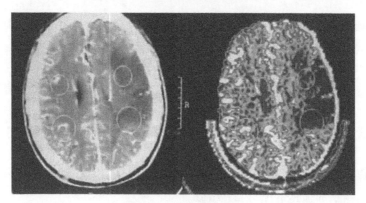

图 2-5　CT 灌注成像

(四)脑 MRI

磁共振成像探测人体组织内蕴藏量最丰富的氢离子,在磁共振过程中发出电磁波信号,测出氢离子浓度(P)及其弛豫时间(T_1,T_2),作为成像的参数,经过计算机放大和图像处理,如同 CT 一样进行图像重建,从多方位多层面显示人体解剖学结构和病灶。

1.平扫 MRI

常规采用横断面扫描,依病变部位再选择冠状面和/或矢状面扫描。常用 SE 序列 T_1 和 T_2。

2.增强 MRI

对比剂用 Gd-DTPA。通过增强 MRI 有助于不同性质病变的鉴别,增加对肿瘤和炎症诊断的敏感性,可以使病灶与周围组织和结构之间的关系显示得更清晰,也可以为肿瘤手术和放射治疗范围的确定提供重要信息。

3.MRA

无需注射对比剂即可显示颅内大血管,是唯一成熟的无创性脑血管成像技术。流空效应:因心腔和大血管中血流极快,发出脉冲至接收信号时被激发的血液已从原部位流走,信号不复存在,故心腔和大血管在 T_1WI 和 T_2WI 均呈黑色。MRA 是基于 MR 成像平面血液产生的"流空效应"而开发的一种磁共振成像技术。在不使用对比剂的情况下,通过抑制背景结构信号将血管分离出来,单独显示血管结构,可显示成像范围内所有大血管,如颈内动脉、大脑中动脉基底动脉等,也可显示主要的侧支血管(图 2-6)。

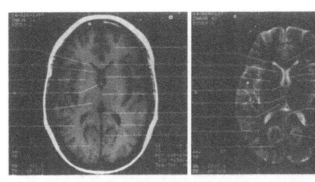

图 2-6　脑磁共振成像

4.功能性 MRI

利用 MR 成像技术反映脑的生理过程和物质代谢等功能变化。主要包括 MR 扩散成像、MR 灌注成像、MR 波谱分析、脑功能成像。

5.正常脑 MRI 表现

(1)脑实质:T_1 脑髓质信号稍高于皮质,T_2 则稍低于皮质。脑内灰质核团的信号与皮质相似。

(2)含脑脊液结构:脑室和蛛网膜下腔 T_1 为低信号,T_2 为高低号,水抑制像呈低信号。

(3)颅骨:颅骨内外板、钙化和脑膜 T_1 和 T_2 均呈低信号颅骨板障和脂肪组织,T_1 和 T_2 均为高信号。

(4)血管:血管内流动的血液因"流空效应",T_1 和 T_2 均呈低信号。当血流缓慢时则呈高信号。

(5)增强扫描:组织的强化情况与 CT 相似。

二、常见脑血管病的影像学特点

(一)脑梗死

1.病理表现

(1)多见于 50 岁以上脑动脉硬化患者。

(2)病理过程:梗死后 4～6 小时→脑组织缺血→细胞毒性水肿。梗死后 1～2 天→神经细胞坏死。梗死后 1～2 周→水肿减轻→坏死组织液化→胶质增生肉芽组织形成。梗死后 8～10 周→软化灶形成。

(3)常为休息或睡眠时起病,有感觉和运动障碍。

(4)发病后 24～48 小时可见再灌注而发生出血性脑梗死。

2.影像学表现

(1)CT:①24 小时内多无异常发现,24 小时后出现与梗死血管供血范围相一致的低密度影。2～3 周为等密度,晚期为囊性低密度。在脑梗死的超早期阶段(发病 6 小时内),CT 可以发现一些轻微的改变:大脑中动脉高密度征;皮质边缘(尤其是岛叶)及豆状核灰白质分界不清楚;脑沟消失等。这些改变的出现提示梗死灶较大,预后较差,选择溶栓治疗应慎重。②占位效应,2～15 天为高峰期,晚期呈负占位效应。发病后 2 周左右,脑梗死病灶处因水肿减轻和吞噬细胞浸润可与周围正常脑组织等密度,CT 上难以分辨,称为"模糊效应"。③晚期梗死区呈局限性脑萎缩改变。④增强扫描,梗死区呈脑回样强化,3～4 天即可出现,2～4 周出现率最高。通常平扫为临床上提供的信息已经足够,但由于对超早期缺血性病变和皮质或皮质下的梗死灶不敏感,特别是后颅窝的脑干和小脑梗死更难检出。进行 CT 血管成像、灌注成像,或要排除肿瘤、炎症等则需注射造影剂增强显像。灌注 CT 可区别可逆性与不可逆性缺血,因此可识别缺血半暗带,但其在指导急性脑梗死治疗方面的作用尚未肯定。

(2)MRI:①病变早期(6 小时内)病变区无血管流空信号,皮髓质界面消失,脑沟变浅消失。②病变区 T_1WI 低信号,T_2WI 高信号,SE 系列可在 6 小时后出现,弥散成像在 2~4 小时出现。③增强扫描梗死区呈脑回状强化。④晚期出现局限性脑萎缩及软化形成呈显著长 T_1,T_2 信号改变。⑤MR 灌注(PWI)和弥散(DWI)可早于(<6 小时)普通 MRI 显示梗死灶(图 2-7)。

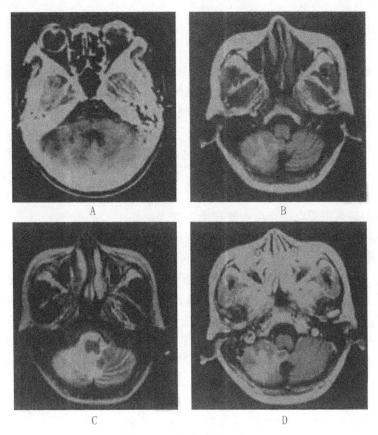

图 2-7 小脑出血性脑梗死

(二)腔隙性脑梗死

1.病理表现

(1)脑穿支小动脉闭塞引起深部脑组织较小面积的缺血坏死。

(2)主要病因为高血压和动脉硬化。

(3)好发部位为基底节区和丘脑。

(4)病灶直径多为 5~15 mm,最大可达 20~35 mm。

(5)临床症状可有轻度偏瘫或偏身感觉异常,也无明显临床症状。

2.影像学表现

(1)CT:①平扫示基底节区或丘脑类圆形低密度灶,边界清楚,直径 10~15 mm,无明显占位效应,可多发。②4 周左右形成脑脊液样低密度灶。③增强扫描,梗死 3 天~1 个月可发生均一或不规则强化,第2~3周最明显,形成软化灶后不再强化。

(2)MRI:①病灶呈长T_1、T_2信号。②没有占位效应。③弥散加权成像可敏感检出早期梗死灶。④水抑制成像可区分病灶是新鲜、抑或陈旧。

(三)脑出血

1.病因

(1)高血压性脑出血:最常见,占40%。

(2)动脉瘤破裂出血。

(3)血管畸形出血。

(4)梗死后出血。

2.病理表现

(1)急性期:血肿内为新鲜血液或血块,周围组织软化。

(2)吸收期:血细胞破坏,血块液化,病灶形成肉芽组织。

(3)囊变期:坏死组织被清除,小病灶形成瘢痕,大病灶则形成囊腔。

3.临床表现

(1)常发生于50岁以上患者,多有高血压病史。在活动中或情绪激动时突然起病,少数在静态下发病。患者一般无前驱症状,少数可有头晕,头痛及肢体无力等。发病后症状在数分钟至数小时达到高峰。血压常明显升高,并出现头痛、呕吐、肢体瘫痪、意识障碍、脑膜刺激征和痫性发作等。临床表现的轻重主要取决于出血量和出血部位。

(2)发病时多有剧烈头痛、频繁呕吐等颅内高压症状。

4.影像学表现

(1)CT:①急性期高密度血肿影,多位于基底节区,吸收期变为等密度,囊变期变为低密度。②急性期多有周围水肿和占位效应。③血液可破入脑室形成脑室铸型,或进入蛛网膜下腔使脑池、脑沟表面为等或高密度。④可压迫或阻塞脑脊液通道引起脑积水(图2-8,图2-9)。

(2)MRI:①超急性期(<6小时)。T_1WI混杂等、低信号,T_2WI为高信号(中心低信号表明中心部已有脱氧血红蛋白形成)。②急性期(7小时~3天)。T_1WI等或稍低信号,T_2WI极低信号。③亚急性期(3天~4周)。早期:T_1WI周边高信号中心等或低信号,T_2WI低信号。中期:T_1WI、T_2WI均为周边高,中心低信号。晚期:T_1WI、T_2WI均为高信号。④慢性期(≥4周)。血肿期:T_1WI、T_2WI高信号,边缘出现环形低信号影。血肿吸收期:T_1WI、T_2WI均为斑片状不均匀略低或低信号。囊肿形成期:T_1WI低信号,T_2WI高信号,周边低信号环绕。

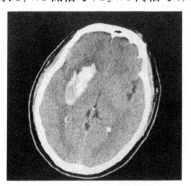

图2-8　右侧外囊出血

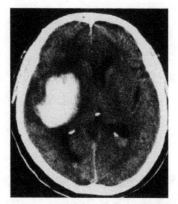

图 2-9　左侧外囊出血破入脑室

（四）蛛网膜下腔出血

1.病因

（1）颅内动脉瘤：最常见，占 50％～85％。

（2）脑血管畸形：主要是动静脉畸形，青少年多见，占 2％左右。

（3）脑底异常血管网病：约占 1％。

（4）其他：夹层动脉瘤、血管炎、颅内静脉系统血栓形成结缔组织病、血液病、颅内肿瘤、凝血障碍性疾病、抗凝治疗并发症等。

（5）部分患者出血原因不明，如原发性中脑周围出血。

2.临床表现

突然起病，以数秒或数分钟速度发生的头痛是最常见的起病方式。患者能清楚地描述发病时间和情景。情绪激动，剧烈运动如用力咳嗽、排便、性生活等是常见的发病诱因。突然发生剧烈头痛，呈胀痛或爆裂样疼痛，难以忍受。可为局限性或全头痛，有时上颈段也可出现疼痛，持续不能缓解或进行性加重；多伴有恶心、呕吐；可有意识障碍或烦躁、谵妄、幻觉等精神症状；少数出现部分性或全面性癫痫发作；也可以头昏、眩晕等症状起病。发病数小时后可见脑膜刺激征（颈强直、凯尔尼格征、布鲁金斯氏征）阳性，部分患者检眼镜检查可发现玻璃体膜下出血、视盘水肿或视网膜出血，少数患者可出现局灶性神经功能缺损体征如动眼神经麻痹、轻偏瘫、失语或感觉障碍等。脑脊液呈均匀一致的血性。

3.影像学表现

（1）CT：①CT 平扫是诊断蛛网膜下腔出血的首选方法，CT 平扫最常表现为基底池弥散性高密度影像。严重时血液可延伸到外侧裂，前、后纵裂池，脑室系统或大脑凸面。血液的分布情况可提示破裂动脉瘤的位置：如动脉瘤位于颈内动脉段常表现为鞍上池不对称积血；位于大脑中动脉段多见外侧裂积血；位于前交通动脉段则是前纵裂基底部积血；而脚间池和环池的积血，一般无动脉瘤，可考虑为原发性中脑周围出血。急性期脑沟、脑池密度增高，出血量大时呈铸型。②CT 对蛛网膜下腔出血诊断的敏感性在 24 小时内为 90％～95％，3 天为 80％，1 周为 50％。

（2）MRI：①急性期（24 小时内）T_1WI 和质子像比脑脊液稍高信号，T_2WI 比脑脊液稍低信号。②亚急性期局灶性 T_1WI 高信号。③慢性期 T_2WI 呈低信号。

(五)颅内动脉瘤

1.病理表现

(1)颅内动脉瘤多为先天性,占80%。

(2)90%起自颈内A系统,主要在前交通A和后交通A起始部。

(3)易破裂出血致蛛网膜下腔或脑内出血,约一半以上的自然蛛网膜下腔出血是由于动脉瘤破裂所致。

(4)未破时多无症状,部分可有颅神经压迫症状。

2.影像学表现

(1)X线:动脉造影见动脉瘤起源于动脉壁的一侧。突出成囊状,形状多为圆形,卵圆形,亦可呈葫芦状或不规则状。瘤内血栓则显示为充盈缺损。完全血栓则难显示。

(2)CT:①无栓动脉瘤平扫为圆形稍高密度影,边缘清楚,增强有均匀强化。②部分血栓动脉瘤平扫有血流部分稍高密度,血栓为等密度,增强血流强化,血栓不强化。③完全血栓动脉瘤平扫为等密度,内可有点状钙化,瘤壁可有弧形钙化,增强可见囊壁强化。

(3)MRI:①无血栓动脉瘤 T_1WI、T_2WI 均为无信号流空影。②有血栓形成时多呈环形排列高低相间混杂信号。③亚急性血栓 T_1WI、T_2WI 均为高信号。④慢性血栓瘤周围及壁内黑环形影,具有特异性。⑤MRA飞行时间法可同时显示血栓和残腔,PC法只能显示残腔,不能反映瘤化大小,增强 MRA 可显示 3 mm 以上动脉瘤。

(六)动静脉畸形

脑血管畸形分类:动静脉畸形、毛细血管扩张症、海绵状血管瘤、静脉畸形。此处主要介绍动静脉畸形。

1.病理表现

(1)表现为迂曲扩张的供血动脉与引流静脉之间无正常毛细血管床,而通过畸形的血管襻直接相通,形成异常血管团。

(2)畸形血管易破裂出血,致蛛网膜下院或颅内出血。

(3)由动静脉短路,周围组织因缺血发生萎缩,称为"盗血现象"。

2.临床表现

颅内出血、头痛、癫痫。

3.影像学表现

(1)X线:血管造影典型表现为动脉期,可见粗细不等,迂曲的血管团,有时表现为网状或血窦状,供血动脉多增粗,引流静脉早期显现。

(2)CT:①平扫常表现为边界不清的混杂密度病灶,少数阴性。②增强扫描可见蜂窝状或蚯蚓状血管强化影,亦无粗大供血动脉和引流静脉。③周围脑组织常有脑沟增宽等脑萎缩表现。④一般无出血时,周围无水肿,亦无占位效应。

(3)MRI:①T_1WI 和 T_2WI 均为低或无信号暗区—流空。②病变区内常可见新鲜或陈旧的局灶性出血信号。③周围脑组织萎缩。④增强扫描,畸形血管团呈高信号强化。⑤MRA 可直扫显示供血动脉,异常血管团及引流静脉。

(七)皮层下动脉硬化性脑病

1.病理表现

深部白质脱髓鞘及轴突的缺失,病灶多位于半卵圆中心及脑室周围,多发小囊状白质硬化,伴皮质脑萎缩及基底节区腔隙性脑梗死。

2.临床表现

(1)老年多见,主要症状为慢性进行性痴呆、性格改变等。

(2)可有瘫痪、肌张力高、共济失调等。

(3)症状可缓解或反复加重。

3.影像学表现

(1)CT:①脑室周围及半卵圆中心对称性斑片状低密度,以前角周围明显。②多伴有腔梗及脑萎缩征象。

(2)MRI:双侧半卵圆中心及脑室旁深部白质呈长 T_1、T_2 信号,无占位效应,异常信号大小不等,形状不规则,边缘不清楚,不累及胼胝体,常伴有脑梗死、脑萎缩表现。

(张海波)

第二节　脑脊液检查

脑脊液是存在于蛛网膜下腔及脑室内的水样无色透明液体,成人平均总量为 130 mL,生成速度为 0.35 mL/min,每天约生成 500 mL,人体每天可更新脑脊液 3～4 次。患脑膜炎、脑水肿和脉络丛乳头状瘤时脑脊液分泌显著增多,可达 5 000～6 000 mL/d。临床上采集脑脊液通常用腰椎穿刺,特殊情况可行小脑延髓池或侧脑室穿刺。

一、脑脊液的功能及循环路径

(一)脑脊液的功能

(1)脑脊液形成对脑和脊髓的保护作用,对外界的冲击起机械性缓冲作用。

(2)脑脊液适宜的化学成分,稳定地渗透压、酸碱度和离子浓度,对维护脑组织细胞内环境稳定起重要的作用。

(3)正常情况下血液中各种化学成分只能选择性通过血-脑屏障进入脑脊液中,脑组织毛细血管内皮细胞的紧密连接构成血-脑屏障的解剖学基础。在病理情况下,血-脑屏障破坏及通透性增高可使脑脊液成分发生改变。

(二)脑脊液的循环路径

(1)脑脊液由侧脑室脉络丛分泌,经室间孔进入第三脑室、中脑导水管和第四脑室,经第四脑室中间孔和两个侧孔流到脑和脊髓表面的蛛网膜下腔和脑池。

(2)大部分脑脊液经脑穹隆面蛛网膜颗粒吸收至上矢状窦,小部分经脊神经根间隙吸收。

二、腰椎穿刺

(一)腰椎穿刺的临床意义

1.诊断性穿刺

(1)测定脑脊液压力,进行压颈试验,检查脑脊液成分变化,用于神经系统疾病诊断与鉴别诊断,如各种脑膜炎和脑炎,蛛网膜下腔出血、多发性硬化、吉兰-巴雷综合征、脊髓病变、脑膜癌病和颅内转移瘤等。

（2）注入造影剂观察蛛网膜下腔梗阻,有助于脊髓压迫症的诊断。

2.治疗性穿刺

（1）可鞘内注射药物治疗,如隐球菌脑膜炎、脑膜癌病等。

（2）结核性脑膜炎定期腰穿放出炎性脑脊液,可减少炎性刺激蛛网膜粘连和预防发生交通性脑积水;蛛网膜下腔出血放出血性脑脊液可预防交通性脑积水。

（二）腰椎穿刺的适应症

1.脑膜炎和脑炎

脑脊液压力细胞数,蛋白糖和氯化物含量是鉴别化脓性、结核性、病毒性和真菌性脑膜炎的证据,也是随访疗效的依据。脑脊液细菌学检查,墨汁染色检查隐球菌,聚合酶链反应检查疱疹病毒、巨细胞病毒等。

2.多发性硬化

检测脑脊液寡克隆带及 IgG 指数增高。

3.吉兰-巴雷综合征

脑脊液蛋白-细胞分离。

4.脑膜癌病

脑脊液细胞学检查癌细胞。

5.脑血管疾病

不能做 CT 检查时,脑脊液血性支持出血性卒中;可确诊 CT 阴性的蛛网膜下腔出血。

6.脑肿瘤

脑压增高,细胞数和蛋白含量增高,脑脊液检出癌细胞可考虑癌瘤脑转移。

7.脊髓病变

根据脑脊液动力学改变,脑脊液常规、生化及细胞学检查,有助于判定脊髓病变性质为压迫性肿瘤、炎症或出血等。

8.诊断不明的神经系统疾病

痴呆、器质性精神症状等,脑脊液检查有助于提供临床诊断的资料。

9.腰穿碘水椎管造影

腰穿碘水椎管造影可明确脊髓梗阻部位及病变性质,或鞘内注射放射性核素进行脑室、脊髓腔扫描。

10.治疗性腰穿鞘内注药

如抗生素控制颅内感染,地塞米松与 α-糜蛋白酶减轻蛛网膜粘连,注入气体也可减轻粘连。

（三）腰椎穿刺的禁忌证

（1）严重颅内压增高、明显视盘水肿、后颅窝占位病变等均有引起脑疝的潜在风险、导致呼吸骤停或死亡,是腰穿的绝对禁忌证。

（2）穿刺部位皮肤感染或腰椎结核。

（3）患者病情危重,处于呼吸循环衰竭或垂危状态(如败血症或休克)。

（4）血小板计数减少及出血性体质者。

（5）严重躁动不安、不能配合的患者。

（6）脊髓压迫症疑有脊髓严重损害,处于脊髓功能丧失的临界状态,腰穿可导致脊髓压迫加重,高颈髓病变时腰穿可导致病情恶化和呼吸停止。

(四)腰椎穿刺的常见并发症

1.腰穿后低颅压头痛

腰穿后低颅压头痛是最常见的并发症,因脑脊液放出较多或反复穿刺导致穿刺孔持续漏至硬膜外腔所致,引起脑膜或血管组织移位,刺激三叉神经感觉支产生头痛。

临床特点:①年轻人多发,女性常见。头痛发生在穿刺后1～7天,最长可达2周。②额、枕部头胀痛,可伴颈痛恶心和呕吐,坐位和立位出现,平卧减轻,咳嗽、喷嚏时加重,可持续2～8天。③处理可卧床休息,大量饮水,必要时静脉输注生理盐水。

2.虚性脑膜炎

穿刺后出现头痛和脑膜刺激征。

临床特点:无发热,脑脊液检查可见细胞数轻度增多及蛋白增高,对症处理后1～2周症状消失。

3.脑疝

颅内压增高和后颅窝占位病变可在枕骨大孔处形成一个压力锥区。值得注意的是,腰穿后脊髓腔内压力降低、小脑蚓部组织嵌入枕骨大孔处形成小脑扁桃体疝,可导致呼吸突停致死。如果必须腰穿确定炎性病变可先用脱水剂,颅压增高患者不宜放脑脊液。

4.蛛网膜下腔出血

腰穿副损伤出血多因刺破蛛网膜或硬膜静脉,出血量少不引起临床症状。如刺伤较大血管,例如,马尾根血管可发生大量出血,类似原发性蛛网膜下腔出血引起脑膜刺激征。复查腰穿时脑脊液呈黄色,细胞数增多。

5.硬膜下血肿

如腰穿后患者主诉背部剧烈疼痛,迅速出血截瘫,可能提示发生硬膜下血肿。需要注意的是,出血性体质或血小板计数减少的患者不宜腰穿。

6.腰背痛及根痛

腰穿损伤神经根所致,少见情况是穿刺针刺入椎间盘纤维囊或髓核内使胶状物流入脑脊液中。穿刺时应注意针孔斜面与纵行韧带平行,针孔与韧带呈垂直方向可能切断韧带纤维,韧带失去正常张力可产生腰背酸痛,甚至可持续数月。

7.感染

消毒不严格可引起各种感染,如脊柱骨髓炎、硬膜外脓肿和细菌性脑膜炎等。

三、脑脊液压力测定及脑脊液外观检查的临床意义

(一)脑脊液压力测定的临床意义

腰穿侧卧位正常压力80～180 mmH$_2$O(6～13 mmHg),坐位压力随个体的坐高而异,通常250～300 mmH$_2$O(18～22 mmHg)。腰穿时患者体位、过度屈腹和屏气等均可使颅压增高。深呼吸时颅压波动幅度为10～20 mmH$_2$O(0.7～1.5 mmHg)。

1.颅内压增高

(1)指侧卧位颅压＞200 mmH$_2$O(15 mmHg)。

(2)病因:颅内占位病变、炎症、出血脑水肿脑梗死、脑外伤初期、癫痫持续状态、良性颅内压增高、尿毒症和中毒性疾病等。

2.颅内压减低

(1)指侧卧位颅压<70 mmH$_2$O(5 mmHg)。

(2)病因:休克脱水状态椎管内梗阻、脑脊液漏、应用高渗药物后、短期内重复腰穿、外伤性低颅压、自发性低颅压等。

(二)脑脊液外观检查的临床意义

正常为无色透明的水样液体。脑脊液异常改变如下。

1.透明度改变

(1)白细胞计数增多至 0.2×10^9/L 时脑脊液呈云雾状或浑浊。

(2)结核性脑膜炎呈磨玻璃样,静置 6~8 小时可形成薄膜;化脓性脑膜炎为黄绿色;流行性脑脊膜炎常为米汤样或脓样混浊。

2.黏滞度增高

(1)见于椎间盘破裂、髓核内容物流入脑脊液。

(2)结肠黏液癌广泛浸润脑膜时分泌出黏液素。

3.血性

脑脊液红细胞计数>6×10^9/L 时呈黄色或粉红色,血性脑脊液应区分穿刺损伤或蛛网膜下腔出血所致,常用方法包括以下几点。

(1)三管试验:用三个试管依次采集脑脊液,若颜色逐渐变淡为损伤性出血,三管颜色均匀为蛛网膜下腔出血。

(2)离心试验:若离心后上清液无色透明为损伤性出血,若橘红色或黄色为蛛网膜下腔出血。若损伤出血过多(红细胞计数>100×10^9/L),大量血液混入脑脊液,上清液也可呈微黄。

(3)隐血联苯胺试验:穿刺损伤出血,由于红细胞尚未溶解,上清液中无氧化血红蛋白故为(一);2 小时后红细胞即破坏,释出氧化血红蛋白则呈(十)。

(4)迅速凝成血块为损伤出血,不凝为蛛网膜下腔出血;皱缩红细胞并非蛛网膜下腔出血特点,因脑脊液含盐基浓度为 163 mg/L,略高于血浆 155 mg/L,血液与脑脊液混合后红细胞会立即出现皱缩现象。

4.黄变

(1)陈旧性蛛网膜下腔出血,蛋白明显增高(>1.5 g/L)时。

(2)严重黄疸(血清胆红素>5 mg/dL)。

(3)大量红细胞混入脑脊液(红细胞计数>10 万)。

四、脑脊液常规检查及生化检查的临床意义

(一)脑脊液常规检查的临床意义

1.细胞数

正常脑脊液细胞数 0.5×10^6/L,多为单个核细胞,细胞数增多见于脑脊膜及脑实质炎症(脑膜炎、脑炎)。涂片检查发现致病菌、脱落瘤细胞等可提供病原学证据。

2.蛋白质

蛋白质包括清蛋白和球蛋白。①定型试验:用苯酚试验主要检测球蛋白,正常为(一)。②定量试验:测定总蛋白(通常<0.4 g/L)。脑脊液正常值 0.15~0.45 g/L,脑池液正常值 0.1~0.25 g/L,脑室液正常值 0.05~0.15 g/L。③脑脊液蛋白增高:见于中枢神经系统感染、脑肿瘤

脑出血、脊髓压迫症、吉兰-巴雷综合征等,听神经瘤、椎管完全梗阻和吉兰-巴雷综合征增高最明显。结核性脑膜炎脑脊液蛋白增高,脑脊液放置后可见纤维蛋白膜形成现象。④弗洛因综合征:脑脊液呈黄色,离体后不久自动凝固,提示蛋白含量过高,见于椎管梗阻。

(二)脑脊液生化检查的临床意义

1.糖

正常脑脊液糖含量 2.5～4.4 mmol/L,为血糖的 1/3～1/2。

(1)糖含量降低:见于化脓性结核性和真菌性脑膜炎、颅内恶性肿瘤、脑寄生虫病、神经梅毒、蛛网膜下腔出血急性期、中枢神经系统类肉瘤病、鼻咽癌等。

(2)糖含量增高:见于中枢神经系统病毒感染、静脉注射葡萄糖后,脑卒中、下丘脑损伤等。

2.氯化物

脑脊液氯化物来自血液,正常脑脊液氯化物含量高于血液,为 120～130 mmol/L,为血清氯的 1.2～1.3 倍。

(1)氯化物含量降低:见于细菌性或真菌性脑膜炎、低氯血症等。

(2)氯化物含量增高:见于中枢神经系统病毒感染、呼吸性碱中毒、高氯血症等。

(张海波)

第三章　脑血管疾病

第一节　短暂性脑缺血发作

一、概述

短暂性脑缺血发作(transient icehemic attack,TIA)是颈动脉或椎-基底动脉系统发生短暂性血液供应不足,引起局灶性脑缺血,从而导致突发的、短暂的、可逆性的神经功能障碍,是以相应供血区局限性和短暂性神经功能缺失为特点的一种脑血管病。发作持续数分钟,通常在30分钟内完全缓解,超过2小时常遗留轻微神经功能缺损表现,或CT及MRI检查显示脑组织缺血征象。TIA好发于34~65岁人群,65岁以上患者占25.3%,男性多于女性。发病突然,多在体位改变、活动过度、颈部突然转动或屈伸等情况下发病。发病无先兆,有一过性的神经系统定位体征,一般无意识障碍,历时5~20分钟,可反复发作,但一般在24小时内完全缓解,无后遗症。

本病属于中医学的"眩晕""小中风"等范畴。

二、病因病机

(一)肝阳偏亢

患者素体阴虚,水不涵木,复因情志所伤,肝阳偏亢,上扰于头目则为眩晕;或夹痰夹瘀,横窜经络,出现偏瘫、语言不利。

(二)痰浊内生

嗜酒及肥甘,饱饥劳倦,伤于脾胃,以致水谷不化,反而聚湿生痰,致使清阳不升,浊阴不降,发为本病。

(三)瘀血停滞

患者素体气血亏虚,运行不畅,以致瘀血停滞;或脉络空虚,风邪乘虚入中经络,气血痹阻,肌肉筋脉失于濡养。

本病位于经络,其主要病机是气虚血瘀,气虚为本,血瘀为标。血瘀是TIA发生发展的核心,更有痰浊与瘀血互结而致病者。此外,肝阳亦有夹痰、夹瘀而上扰者临床宜细审之。

三、临床表现

TIA 好发于 50～70 岁,男性多于女性。起病突然,迅速出现局限性神经功能或视网膜功能障碍,常于 5 分钟左右达到高峰,持续时间短,恢复快,不留后遗症状,症状和体征应在 4 小时内完全消失;可反复发作,其临床表现虽因缺血脑组织的部位和范围不同而多样化,但就个体而言,每次发作的症状相对较恒定;常有高血压、糖尿病、心脏病和高脂血症病史。根据受累血管不同,临床上可分为颈内动脉系统 TIA 和椎-基底动脉系统 TIA。

(一)颈内动脉系统 TIA

颈内动脉系统 TIA 最常见的症状为单瘫、偏瘫、偏身感觉障碍、失语和单眼视力障碍等,亦可出现同向性偏盲等。

主要表现为单眼突然出现一过性黑矇,或视力丧失,或白色闪烁,或视野缺损、复视等症状,持续数分钟可消失;对侧肢体轻度偏瘫或偏身感觉异常。若大脑优势半球受损则出现一过性的失语、失用、失读或失写,或同时伴有面肌、舌肌无力;偶可发生同侧偏盲。其中单眼突然出现一过性黑矇是颈内动脉分支眼动脉缺血的特征性症状。短暂的精神症状和意识障碍偶亦可见。

(二)椎-基底动脉系统 TIA

椎-基底动脉系统 TIA 少见,发作较频繁,持续时间较长。主要为脑干、小脑、枕叶、颞叶及脊髓近端缺血,出现相应的神经缺损症状。

由于椎-基底动脉所供应的脑干、丘脑、小脑和大脑枕部结构复杂,故缺血所致的症状复杂多样,最常见的症状为一过性眩晕、眼震、站立或步态不稳。多数不伴有耳鸣,为脑干前庭系缺血表现;少数可伴耳鸣,是内听动脉缺血致内耳受累。本病的特征性症状如下。

(1)跌倒发作:患者转头或仰头时,下肢突然失去张力而跌倒,无意识丧失,常可很快自行站起,是下部脑干网状结构缺血,肌张力降低所致。

(2)短暂性全面性遗忘症(transient global amnesia,TGA):发作时出现短时间记忆丧失,患者对此有自知力,持续数分钟至数十分钟,谈话、书写和计算能力保持,是大脑后动脉颞支有自知力,持续数分钟至数十分钟,谈话、书写和计算能力保持,是大脑后动脉颞支缺血,常累及边缘系统的颞叶海马、海马旁回和穹隆所致。

(3)双眼视力障碍发作:可有复视、偏盲或双目失明。

另外,临床可能出现的症状还有吞咽障碍,构音不清,共济失调,意识障碍,伴或不伴瞳孔缩小;一侧或双侧面、口周麻木或交叉性感觉障碍。交叉性瘫痪是一侧脑干缺血的典型表现,可因脑干缺血的部位不同而出现不同的综合征,表现为一侧动眼神经、外展神经和/或面神经麻痹,对侧肢体瘫痪。

四、实验室检查

TIA 无特定的实验室阳性指标,临床为明确其病因,常结合以下检查。

(一)EEG、CT、MRI、SPECT 及 PET 检查

头颅 CT 或 MRI 检查多正常,部分病例可见脑内有小的梗死灶或缺血灶,可见腔隙性梗死灶;弥散加权 MRI 检查可见片状缺血区;SPECT 可有局部血流量下降;PET 可见局限性氧与糖代谢障碍。

(二)DSA/MRA 或彩色经颅多普勒(TCD)检查

DSA/MRA 或彩色经颅多普勒检查可见血管狭窄、动脉粥样硬化斑。TCD 微栓子检测适合发作频繁的 TIA 患者。

(三)心脏 B 超、心电图及超声心动图检查

心脏 B 超、心电图及超声心动图检查可以发现动脉粥样硬化、心脏瓣膜病变及心肌病变。

(四)血常规、血脂及血液流变学检查

血常规、血脂及血液流变学检查可以确定 TIA 的发生与血液成分及血液流变学有无关系。

(五)颈椎 X 射线检查

颈椎 X 射线检查除外颈椎病变对椎动脉的影响。

(六)神经心理学检查

神经心理学检查可能发现轻微的脑功能损害。

五、诊断及鉴别诊断

(一)诊断

由于 TIA 呈发作性,且每次发作时临床症状持续时间较短,绝大多数 TIA 患者就诊时症状已消失,故其诊断多依靠病史。有典型临床表现而又能排除其他疾病时,诊断即可确立,但要进一步明确病因。

1.诊断要点

(1)多数在 50 岁以上发病。

(2)有高血压、高脂血症、糖尿病、脑动脉粥样硬化、较严重的心脏病病史及吸烟等不良嗜好者。

(3)突然发作的局灶性神经功能缺失,持续数分钟,或达数小时,但在 24 小时内完全恢复。

(4)患者的局灶性神经功能缺失症状常按一定的血管支配区刻板地反复出现。

(5)发作间歇期无神经系统定位体征。

2.症状

近年来,TIA 的临床诊断有不同程度的扩大化倾向,已引起国内外的关注。《美国国立神经疾病与卒中研究所脑血管病分类(第3版)》中提出:TIA 的临床表现最常见的是运动障碍,对只出现一部分或一侧面部感觉障碍、视觉丧失或失语发作病例,诊断 TIA 须慎重;有些症状如麻木、头晕较常见,但不一定是 TIA,并明确提出不属 TIA 特征的症状。

(1)不伴后循环(椎-基底动脉系统)障碍及其他体征的意识丧失。

(2)强直性和/或阵挛性痉挛。

(3)躯体多处持续、进展性症状。

(4)闪光暗点。

(二)鉴别诊断

1.局灶性癫痫

局灶性癫痫特别是单纯部分发作,常表现为持续数秒至数分钟的肢体抽搐从躯体的一处开始,并向周围扩展,尤其是无张力性癫病发作与 TIA 猝倒发作相似。较可靠的鉴别方法是进行 24 小时脑电图监测,如有局限性癫痫放电则可确诊为癫痫。CT 或 MRI 检查可发现脑内局灶性病变。

2.梅尼埃病

发作性眩晕、恶心和呕吐,与椎-基底动脉系统 TIA 相似,但每次发作持续时间多超过4小时,可达 3～4 天,伴有耳鸣、耳阻塞感和听力减退等症状,除眼球震颤外,无其他神经系统定位体征,发病年龄多见于50 岁以下。

3.阿-斯(Adams-Stokes)综合征

严重心律失常如室上性心动过速、室性心动过速、心房扑动、多源性室性早搏和病态窦房结综合征等,可因阵发性全脑供血不足,出现头昏、晕倒和意识丧失,但常无神经系统局灶性症状和体征,心电图、超声心动图和 X 射线检查常有异常发现。

4.发作性睡病

发作性睡病可发生猝倒,但多见于年轻人,有明显的不可抗的睡眠发作,而罕见局限性神经功能缺失,易于鉴别。

5.其他颅内病变

肿瘤、脓肿、慢性硬膜下血肿和脑内寄生虫等亦可出现类 TIA 发作症状,原发或继发性自主神经功能不全亦可因血压或心律的急剧变化出现短暂性全脑供血不足,继而出现发作性意识障碍,应注意排除。

六、治疗

TIA 发作可自行缓解,其治疗目的在于消除病因,预防再发或减少复发,保护脑组织、防治TIA 后的再灌注损伤。无论何种因素所致的 TIA,都应被视为完全性卒中的重要危险因素,尤其是短时间内反复多次发作者。积极应用抗血小板聚集剂和血管扩张剂的同时,针对病因治疗,如降血压、降血脂、控制糖尿病、抗心律失常等。中医药辨证论治对本病有一定的疗效,如活血化瘀药物能降低血黏度,改善脑供血,部分药物能抗动脉粥样硬化,具有对因治疗的作用,远期疗效较好,可配合使用。

(一)辨证论治

1.肝肾阴虚,风阳上扰证

症状:头晕目眩,甚则欲仆,目胀耳鸣,心中烦热,多梦健忘,肢体麻木,或猝然半身不遂,言语謇涩,但瞬时即过,舌质红、苔薄白或少苔,脉弦或细数。

治法:平肝息风,育阴潜阳。

方药:镇肝息风汤加减。头痛目胀,加夏枯草、菊花;言语謇涩,加远志、石菖蒲;腰膝酸软,舌红,脉细数,加熟地黄、山茱萸、何首乌;面红目赤,口苦烦躁,加龙胆草、夏枯草。

2.气虚血瘀,脉络瘀阻证

症状:头晕目眩,动则加剧,言语謇涩,或一侧肢体软弱无力,渐觉不遂,偶有肢体瘛动,口角流涎,舌质黯淡,或有瘀点,苔白,脉沉细无力或涩。

治法:补气养血,活血通络。

方药:补阳还五汤加减。若上肢不遂者,加桂枝、桑枝;下肢不遂,加续断、牛膝;言语不利,加远志、石菖蒲。

3.痰瘀互结,阻滞脉络证

症状:头晕目眩,头重如蒙,肢体麻木,胸脘痞闷,舌质暗,苔白腻或黄厚腻,脉滑数或涩。

治法:豁痰化瘀,通经活络。

方药：黄连温胆汤合桃红四物汤加减。痰浊较甚者，加南星；胸脘痞闷，加厚朴、枳实。

（二）中成药

丹红注射液、脑心通胶囊、稳心颗粒、谷红注射液、龙生蛭胶囊、中风回春胶囊、人参再造丸、华佗再造丸、银杏叶片、脉络宁注射液、芪归通络口服液、血栓通注射液和参麦注射液等。

（刘　丹）

第二节　椎-基底动脉供血不足

一、概述

椎-基底动脉供血不足（VBI）是指由于脑动脉硬化、血黏度增高、颈椎病椎动脉受压等多种因素引起椎-基底动脉管腔变窄、血液流动速度缓慢，脑干、前庭系统、小脑缺血所引起的一系列临床症状。多发于40岁以上中老年人，也是中老年人眩晕的主要原因。其缺血发作的形式可分为椎基底动脉供血不足、椎基底动脉血栓形成，临床上以前者多见。多为卒中样发病，以突发的剧烈眩晕、恶心、呕吐等为主要表现。

椎-基底动脉供血不足属于中医"眩晕""痹证"范畴。中医学早在《黄帝内经》对其就有记载，《灵枢·卫气》曰："上虚则眩"，《灵枢·口问》曰："上气不足"。《景岳全书》曰："无虚不能作眩，当以治虚为主，而酌兼其标。"

二、病因病机

椎-基底动脉供血不足性眩晕，具有反复、突然发作的临床特点。老年患者因其先天之肾渐衰，精血已虚，肝肾阴液不足，筋骨软弱，无以上充髓海，反因阴不敛阳而虚阳浮越化风，夹痰浊上扰巅顶，瘀阻脑络，出现脑转耳鸣等症，甚则作强之功亦可失却。

其发病以素体脏腑亏虚为内因，劳累、失眠、烦恼、过食滋腻之品为诱因。中医有"无虚不作眩""无风不作眩""无痰不作眩""无瘀不作眩"之说，主要表现为虚、风、火、痰、瘀等病理改变，为本虚标实之证。本病病位在脑，与肝、脾、肾有关。

（一）正气不足，风寒外袭

正气不足，风寒外袭，寒凝筋脉，局部肌肉收缩、痉挛，血行不畅。

（二）气虚血瘀，痰瘀阻络

老年人长年累月，六淫侵袭，外邪留着，积劳成损，气血皆伤，化为败瘀凝痰。"无痰不作眩"，痰是眩晕的主要原因。痰湿性黏滞难去，易阻碍气机，影响血液运行，血流缓慢瘀滞，痰瘀互结，椎-基底动脉受阻，髓道被瘀滞，气血精华不能上达髓海（头脑），气虚血少则脑髓失却濡养，则眩晕诸症萌生发作。

（三）肝肾不足，邪阻经络

"诸风掉眩，皆属于肝"。劳损体虚，风寒湿三邪乘虚侵袭人体颈部经络，导致气血运行不畅，痹阻不通，脑髓因血流不能上承而失养，故发本病。

(四)脾胃功能失调

其病机又以脾为主,脾胃同居中州,为一身气机的枢纽,敷布精微于全身,脾升则健,胃降则和,五脏六腑的气机升降就有动力来源。如脾胃功能失常,则水谷精微无以化生,气血生化乏源,升降功能紊乱。气为血之帅,具有推动血液在脉管中运行的功能,中气不足,清阳不升,运血无力,脑窍失其滋养,引发眩晕;或气血不足,气虚无力推动血液运行,而致气虚血瘀;或脾虚生痰,痰阻气滞,气滞则血瘀,瘀阻清阳则眩晕。

(五)肾气虚衰,精血不足

中医学认为肾为先天之本,肾藏元气,而元气是人体根本之气,是生命活动的原动力。张景岳曰:"无虚不作眩,眩晕一证,虚者居其八九,而兼火、兼痰者,不过十之一二耳"。人到老年,肾气虚衰,精血不足,髓海空虚,气虚血瘀,瘀阻脑络,产生眩晕。虚瘀错杂,病程缠绵,迁延难愈。

(六)脾肾亏虚,痰瘀内阻

年老久病之人,脏腑亏耗,脾肾不足,脾虚失运,痰湿中阻,肾虚不能温煦,痰湿不化,痰浊阻滞,血行不畅,瘀血内停,气血不能上荣头目,脑失所养。

(七)肝阳上亢,夹痰上扰

《丹溪心法》曰:"无痰不作眩",说明眩晕的病因病机与"风""痰"密切相关。当今社会由于生活水平日益提高,容易导致饮食失节,嗜食肥甘油腻,损伤脾胃,酿生痰浊,上蒙清窍,导致眩晕的发生。另一方面,由于社会竞争激烈,生活压力明显加大,常易导致情志失调,肝阳偏亢,肝阳夹痰上扰清空而致病。

三、临床表现

多为突然发病,以眩晕、呕吐为主要表现,可伴有四肢麻木、头痛、耳鸣等症。

本病就其主症而论,证候特点有如下几点。①起病多见于中年以上(女子七七,男子七八左右发病),老年居多,故本病为机体先天之本渐乏,脾胃后天之本亦趋薄弱所致的阴阳气血失衡之症。②患者均以突发性眩晕为主症,伴有脑转耳鸣,胫酸眩冒,且可因劳累、精神紧张或头位改变而反复发作。故究其病因,当与气血津液不足,虚阳夹痰浊上扰清空脑络有关。③大多数患者有寒湿凝聚,经络瘀阻的颈椎退变疾病。故病前已有肾精不足,督脉虚衰之征象。④患者或多或少有冠心病、脑萎缩、腔隙性脑梗死等心脑血管疾病。出现动脉粥样硬化,血脂、血糖、血黏度增高等血瘀痰阻的病理改变。

四、实验室检查

(一)颈部血管彩超(CDFI)

颈部血管彩超检查对于颅外段血管的检查较直观形象。具有以下优点:能显示血管内径,判断有无椎动脉狭窄;显示管壁动脉粥样硬化情况,管壁弹性,内壁厚度,有无斑块或钙化;显示血管内血流情况;检查费用较低,操作方便,故较常用。

颈部血管彩超的具体标准如下:椎动脉管径<2 mm;椎动脉血流速度减慢或血流量减少;出现收缩期双峰融合或舒张期断流等频谱形态的改变。椎动脉的 Vs≤35 cm/s 定为异常低流速,Vs≥70 cm/s 定为异常高流速。

(二)经颅多普勒超声

经颅多普勒超声检查可客观评价 VBI 患者血流动力学改变,主要表现为血流速度减低或增高、频谱充填和出现血管杂音,可分为高流速高流阻、低流速高流阻及正常流速高流阻型。血流速度增高系动脉狭窄或痉挛所致,而低流速则由动脉硬化引起。

TCD其特异性及灵敏度较差,无法测量血管管径、血流量,且存在人为误差,在诊断VBI只能作为一个较粗略的临床筛选方法。

(三)CT扫描检查

CT扫描颈椎横突孔最小径线>0.5 cm,可以引起临床症状。

(四)螺旋CT血管成像(CTA)

CTA是一种快速无创伤性血管显示技术,能直观表现血管立体走行,准确测量血管内径。由于CTA能在短时间内完成数据的采集,在急诊检查中,危重患者的躁动对成像造成的影响较小。

(五)磁共振血管造影(MRA)

MRA检查可显示血管的粗细、走行,有无折角、扭曲,有无狭窄、闭塞等情况,适用于三级以上血管病变及畸形的检查,能直接观察血管的立体走行,准确测量血管内径,显示动脉瘤和动静脉畸形。但是,MRA是通过计算机血管重建技术显示颅内血管,其反映血管解剖结构与实际情况仍有一定差异,其对狭窄程度的评估较实际情况有所夸大,如70%的重度狭窄易显示为完全闭塞。

(六)数字减影血管造影(DSA)检查

DSA为脑血管造影技术中的金标准,常用技术为经股动脉穿刺血管造影,由于存在其他非侵入性检查,故DSA不作为诊断VBI的首选方法。

(七)放射性核素应用

局部脑血容量(CBV)分析是诊断VBI最客观的依据,目前唯有正电子发射体层成像(PET)能够定量测定CBV,可以说PET是诊断VBI的金标准,但是由于PET极其昂贵,难以在临床普遍开展。而单光子发射断层扫描术(SPECT)是利用注入人体内放射性核素射出的单光子为射线源,由于不同组织浓聚放射性核素浓度的不同而构成反映人体功能的解剖图像,其可以定性分析CBV。

(八)脑干听觉诱发电位检测(BAEP)

BAEP检查能够敏感地反映脑干缺血程度和脑干神经核因血流灌注状态的变化,从电生理的角度发现的更多亚临床病变,仅利用此单项检查来诊断椎-基底动脉供血不足是不够全面的,适合同其他检查方法相结合来提高椎-基底动脉供血不足的阳性诊断率。

总之,对椎-基底动脉供血不足的诊断目前还没有一个金标准,但若结合临床症状,合理利用各项辅助检查能够在很大程度上提高临床确诊率。

五、诊断及鉴别诊断

(一)诊断要点

(1)年龄40岁以上。

(2)慢性起病,逐渐加重,或急性起病,或反复发作。

(3)有脑动脉粥样硬化或颈椎病史。

(4)发作性、体位性眩晕,可伴恶心、呕吐、耳鸣、听力下降、视物不清、复视或突感上肢麻痛,持物落地。

(5)体征:眼震、共济失调、构音障碍、病侧面部及对侧肢体痛觉减退或消失,或旋颈试验阳性。

(6)颈椎 X 射线片或颈椎 CT 片示颈椎肥大性改变或椎间孔狭窄,经颅多普勒(TCD)示椎-基底动脉供血不足。

(7)排除其他疾病所致眩晕。

(二)鉴别诊断

眩晕当与头痛鉴别。头痛以头部疼痛为主,可单位出现;眩晕以视物旋转为主,可伴有头痛。头痛以实证为主,眩晕虚证、实证皆有。

六、治疗

(一)辨证论治

1.肝阳上亢

临床症状:眩晕,头胀耳鸣,每因烦劳或恼怒而加重,烦躁易怒,面红目赤,胸胁灼痛,口苦,便秘尿赤,舌红苔黄,脉弦数。

治则治法:治以平肝潜阳,清火息风。

方药:天麻钩藤饮加减。

组方:天麻 10 g,钩藤(后下)、石决明、煅牡蛎、桑寄生各30 g,黄芩、夏枯草各 15 g,川芎 20 g,川牛膝 40 g,生龙牡各 30 g(先煎)。

方义:辨证用药时,需注重配伍川芎、川牛膝、生龙牡 3 味药。川芎辛温升散,为血中之气药,能上行头目,下行血海,通行诸经气血,显著改善大脑血供;配以川牛膝活血通络,引血下行,与川芎相配,使升降有序,防止川芎升散太过,川芎、牛膝比例一般为1∶2。生龙牡潜阳镇静,防止升发太过。

服用方法:每天 1 剂,水煎早晚分服。7 天为 1 个疗程。

2.痰湿蒙窍

临床症状:眩晕,倦怠或头重如蒙,胸闷脘痞,少食多寐,肢体沉重,舌胖、苔浊腻或白厚而润,脉滑或弦滑。

治则治法:治以燥湿祛痰,健脾和胃。

方药:半夏白术天麻汤加减或温胆汤加减。

半夏白术天麻汤加减。组方:半夏、白术、天麻、石菖蒲各 10 g,茯苓、泽泻各 15 g,陈皮 6 g,竹茹 10 g,生姜 6 g,甘草 3 g。方义:方中用制半夏、炒陈皮燥湿化痰,决明子、嫩钩藤、明天麻平肝潜阳、息风止晕,炒白术、炙鸡内金、茯苓、炒枳壳健脾和胃,佐以桃仁、红花活血化瘀,竹茹清热化痰,并制半夏、白术温热太过。全方共奏平肝潜阳、燥湿化痰、健脾和胃、活血化瘀之功。湿痰得化、肝风得平,则不扰清空,眩晕自可平息。服用方法:每天 1 剂,水煎早晚分服。7 天为 1 个疗程。

温胆汤加减。组方:竹茹 6 g,法半夏 12 g,陈皮 10 g,枳实 12 g,茯苓 12 g,石菖蒲 12 g,薏苡仁 30 g。伴耳鸣者加磁石(先煎)30 g,郁金12 g;伴恶心、呕吐加代赭石(先煎)30 g;伴烦躁易怒、口干口苦加龙胆草6 g,菊花 6 g。方义:法半夏、陈皮、茯苓健脾化痰,石菖蒲、枳实豁痰开窍。现代药理研究证明,祛痰药有降脂抗凝作用。

3.气血亏虚

临床症状:症见眩晕,动辄加剧,劳累即发,神疲懒言,气短声低,面白少华或伴心悸失眠,纳减便溏,舌淡胖、边有齿印、苔薄,脉细。

治则治法:治以补益气血,健运脾胃。

方药:归脾汤加减。

组方:党参、茯苓、枸杞子、酸枣仁各 15 g,甘草 3 g,白术、熟地黄、当归各 10 g,木香、远志各 6 g。

方义:方中以参、芪、术、草大队甘温之品补脾益气以生血,使气旺而血生;当归、龙眼肉甘温补血养心;茯苓(多用茯神)、酸枣仁、远志宁心安神;木香辛香而散,理气醒脾,与大量益气健脾药配伍,复中焦运化之功,又能防大量益气补血药滋腻碍胃,使补而不滞,滋而不腻;姜、枣调和脾胃,以资化源。全方共奏益气补血,健脾养心之功,为治疗思虑过度,劳伤心脾,气血两虚之良方。

4.肝肾阴虚

临床症状:症见眩晕,久发不已,视力减退,腰膝酸软,耳鸣,发落齿摇,少寐健忘,心烦口干,舌红少苔,脉细数。

治则治法:补益肝肾,充养脑髓。

方药:杞菊地黄丸。

组方:枸杞子、熟地黄、怀山药、泽泻、茯苓各 15 g,菊花、山茱萸、牡丹皮各 10 g,随证加减丹参、黄芪、葛根各 15 g。

方义:龟甲、枸杞子、熟地黄、女贞子、墨旱莲养肝肾之阴;黄芪、葛根益气通络;丹参养血活血。

5.脾阳不足

临床症状:症见眩晕,或有呕恶,或呕吐痰涎,胃纳不佳,或头重如裹,耳鸣,舌淡红,苔水滑,脉濡。

治则治法:治宜健脾升阳为主。

方药:《伤寒论》五苓散加减。

组方:茯苓、猪苓、白术、泽泻、桂枝、葛根、升麻、黄芪、僵蚕、地龙、白芍、丹参。

功效:健脾升阳,活血利水。

方义:方中茯苓、白术、桂枝、黄芪健脾;葛根、升麻升阳;猪苓、泽泻、僵蚕、地龙化痰利水,白芍平肝,丹参活血通络。五苓散加减对老年椎基-底动脉供血不足有较好的治疗作用,能改善眩晕症状,改善椎-基底动脉供血,且能降低部分血液流变学指标。

6.肾虚血瘀

临床症状:患者年老体虚,脾阳虚日久损及肾阳,肾阳虚衰,温煦失常,脉络瘀阻,故见腰酸膝软,神萎肢冷,舌淡嫩黯,苔薄白,脉弦细涩,眼底静脉扩张,动脉变细,乃是肾虚血瘀之象。

治则治法:温补精气,补肾化瘀。

方药:龟鹿二仙胶加味。

组方:龟板胶、鹿角胶各 15 g,人参 6 g,枸杞子、熟地黄、肉苁蓉、巴戟天、菟丝子、补骨脂、丹参、当归、赤芍各 10 g,淫羊藿 15 g。

方义:龟鹿二仙加熟地黄、肉苁蓉、巴戟天、补骨脂、菟丝子、淫羊藿填精补髓,阴阳双补;丹参、当归、赤芍活血化瘀。

7.气虚血瘀

临床症状:眩晕,视物旋转,伴恶心、呕吐,或伴黑矇、复视、肢体麻木无力、晕厥、倾倒发作,舌淡暗,苔薄白,脉涩或细。

治则治法:行气活血。

方药:补阳还五汤或升阳益气活血汤加减。

补阳还五汤加减。组方:黄芪30 g,当归15 g,赤芍12 g,川芎15 g,桃仁10 g,红花10 g,地龙10 g。加减:眩晕明显者加天麻15 g,刺蒺藜10 g;瘀滞重者加丹参15 g,水蛭6 g;伴恶心、呕吐者,加姜半夏10 g,云茯苓15 g,竹茹10 g;有肢体麻木者加全蝎6 g,蜈蚣3条;视物昏花者,加枸杞子15 g,菊花10 g。功效:行气活血,祛瘀通络。方义:补阳还五汤重用黄芪,取其补气力专而性走,使气旺血行,气血周行全身。辅以当归、赤芍、川芎、桃仁、红花活血化瘀,地龙通经活络。使全方共达气旺血行、祛瘀通络之功。

升阳益气活血汤。组方:葛根30 g,黄芪30 g,桂枝10 g,当归15 g,赤芍15 g,川芎30 g,水蛭10 g,山楂30 g,白术15 g,茯苓30 g,泽泻30 g,甘草6 g。功效:升阳益气,活血通脉。方义:黄芪、桂枝、葛根、白术、茯苓健脾、益气、升阳,当归、川芎、水蛭、山楂活血祛瘀。现代药理学研究亦证明,黄芪有强心、降压作用,葛根、川芎有扩张脑血管、改善脑血流作用,水蛭能抑制血小板凝集、降低血黏度、降血脂、抗血栓,对心脑血管系统有增加血流量、改善功能状态的作用,山楂、泽泻等也有降血脂的作用。

8.瘀阻脑络

临床症状:眩晕,肢体麻木或刺痛,舌质紫暗或有瘀斑、瘀点,脉细涩。

治则治法:活血通络。

方药:桃红四物汤加味。

组方:桃仁15 g,红花20 g,生地黄9 g,赤芍15 g,当归10 g,川芎10 g,葛根15 g,三七粉10 g(冲),黄芪15 g,红丹参30 g,葛根25 g。

功效:益气活血。

方义:方中桃仁、红花、当归活血散瘀,补血养肝;生地黄滋阴补血,凉血散瘀;赤芍养血活血;川芎行气活血,畅通气血;葛根是豆科植物,野葛干燥根经提炼后,从中分离总黄酮,纯化而得到单一成分葛根素,葛根素具有扩张冠状动脉和脑动脉、降低心肌耗氧量、改善微循环等作用;三七粉有扩张脑血管、增加脑血流量的作用,显著降低全血黏度、血浆黏度、血细胞比容及纤维蛋白原(凝血因子 I)含量;"气为血之帅,血为气之母",黄芪与当归合用意在"气行则血行",两者合用,共奏行气养血之功;丹参还可通过加快微循环血流速度,增加毛细血管网而使微循环改善;红花还对脑缺血缺氧状态下的呼吸中枢有一定的兴奋作用,使急性缺血缺氧组织的存活率提高;葛根能增加脑血流量,降低血管阻力。

临证患者眩晕发作时,天旋地转,恶心呕吐,头痛耳鸣、倾倒、肢麻无力或短暂的血压升高、不省人事,出现风阳暴张,夹痰瘀上扰等急症,此时首当以息风豁痰,活血通络之峻剂治疗,配合醒脑静、丹参等静脉滴注,务求在短时间内控制症状,以免脑组织缺血、缺氧时久而致阻塞水肿,并发缺血性卒中的可能。

待眩晕稍缓后,方可进一步辨别其阴阳气血的虚实而调治之。

(二)中医学分期治疗

眩晕当根据患者不同表现分期治疗,急则治其标,缓则治其本。

(1)眩晕急性发作期,口服眩晕1号方:龟甲、鳖甲各20 g(先煎),双钩藤15 g,明天麻15 g,川牛膝15 g,杜仲15 g,山茱萸15 g,生地黄15 g,当归15 g,川芎15 g,夜交藤30 g,白芍30 g,

茯神 30 g。

（2）眩晕好转即亚急性期，口服眩晕 2 号方：枸杞子 20 g，杭菊花 10 g，熟地黄 15 g，怀山药 30 g，泽泻 10 g，牡丹皮 10 g，茯苓 30 g，山茱萸 15 g，菟丝子 15 g，川牛膝 15 g，龟甲 20 g。

每天 1 剂，水煎，分早、晚 2 次服，15 天为 1 个疗程。对于椎-基底动脉供血不足性眩晕的治疗，采用两期两方治疗。眩晕急性发作期，运用眩晕 1 号方，方中：天麻、钩藤平肝息风；牛膝引血下行；龟甲、鳖甲、杜仲、山茱萸补益肝肾；夜交藤、茯神安神定志；生地黄、当归、川芎、白芍益气活血，化瘀通络。眩晕好转即亚急性期，运用眩晕 2 号方，方中：枸杞子、熟地黄、山药、山茱萸、龟甲，肝脾肾三阴齐补，重在补肾阴；杭菊花、泽泻、牡丹皮、茯苓泻火降浊；菟丝子、川牛膝，强腰膝健筋骨。两方打破传统效不更方的做法，先后予两期两方治疗。

（三）验方精选

由于其根本原因是血管狭窄或受压，故西医常用扩血管药物治疗，中医辨病治疗，一般选用具有扩张血管之药理作用的中药来组方，如桃仁、红花、赤芍、川芎、川牛膝。

1.星芎聪明汤

组方：胆南星 15 g，川芎 15 g，葛根 20 g，太子参 30 g，蔓荆子 15 g，枸杞子 15 g，天麻粉 3～6 g（分吞），赤芍 15 g，炙甘草 5 g。

加减：肝阳偏亢加钩藤 15 g，石决明 30 g；偏肝肾阴虚加首乌、熟地黄各 10 g；偏冲任失调加黄檗 6 g，淫羊藿 10 g；偏气虚加党参、黄芪各 15 g；偏痰湿加石菖蒲 10 g；有颈椎病者酌加羌活、炮山甲、鹿角片各 10 g。

功效：平补脾肾，豁痰通络。

方义：星芎聪明汤以《东垣十书》之"益气聪明汤"为基础化裁而成。方中葛根、蔓荆子升清散邪，太子参、炙甘草补脾益气而无燥热伤阴之弊，枸杞子补益肾精、平补阴阳，天麻粉平肝息风、通络止痛，胆南星、川芎及赤芍豁痰开窍、通经活络。全方药性甘平，标本兼顾，脾肾双补，益气升清而风痰瘀血并除，不至于虚阳浮越。现代药理学研究证明，天麻、葛根、赤芍、川芎均能扩张血管，增加心脑及肢体血流量，降低外周血管阻力，降低血小板表面活性，抑制血小板聚集。川芎又能透过血-脑屏障，且较多地分布在脑干，有利于治疗椎-基底动脉供血不足等疾病。

2.开窍醒脑汤

组方：石菖蒲、葛根各 30 g，川芎 40 g，郁金、僵蚕各 12 g，半夏 15 g，白术 18 g，全蝎 6 g。

加减：气虚加黄芪、党参；肝肾阴虚加天麻、白芍、钩藤；脾虚痰盛加茯苓、厚朴；气滞血瘀加桃仁、赤芍。

功效：化痰祛瘀，开窍醒脑。

方义：开窍醒脑汤中石菖蒲开窍豁痰，郁金行气解郁，二药合用，可宣气机、化郁滞；川芎为血中气药，既活血又行气，能改善微循环，改善脑供血，川芎用量须重；半夏、白术合用化痰止呕，白术益气健脾，脾运正常则生痰无源；僵蚕、全蝎活血通络；葛根为引经药。诸药合用，则化痰祛瘀，开窍醒脑。

服用方法：水煎服，每天 1 剂，15 天为 1 个疗程，治疗 1～3 个疗程。

3.葛根汤

组方：葛根 30 g，黄芪 30 g，当归尾 1.2 g，川芎 9 g，赤芍 15 g，白芍 15 g，地龙 6 g，桃仁 6 g，红花 6 g，丹参 30 g，南北沙参各 15 g。

功效：活血祛瘀，益气养阴。

方义:现代药理学研究表明,葛根、川芎、当归、赤芍、丹参等有改善心脑循环,降低血液黏度,扩张血管,疏通血流,增加红细胞变形能力等功能。黄芪有提高机体抗病能力,改善毛细血管通透性的作用。综观全方配伍,既有活血祛瘀之功,又有益气养阴之效,祛瘀不伤正,活血不伤阴,起到祛瘀生新,攻补兼施的作用。

4.活血宁眩汤

组方:川芎 8 g,桃仁 8 g,红花 8 g,天麻 8 g,赤白芍各 8 g,半夏 8 g,石菖蒲 8 g,黄芪 8 g。

功效:活血通络、祛痰宁眩。

方义:方中桃仁、红花、赤芍活血祛瘀、通窍止眩晕;桃仁、红花、赤芍可扩张血管,增加血流量,改善微循环;川芎入血分,理血中之气,可抗血小板凝聚,抗血栓形成;天麻息风止眩,扩血管,增加脑血流量;半夏降逆化痰,石菖蒲豁痰止眩,共祛痰浊;白芍养血柔肝,解除血管平滑肌痉挛,扩血管,镇静宁眩;黄芪益气升清,行气活血。全方共奏活血通络、祛痰宁眩之功。

5.五虫方

组方:蚕蛹、僵蚕、蜈蚣、水蛭、全蝎、乌梢蛇(按 3∶3∶1∶1∶2∶2 比例)共研粉末拌匀,每次 10 g,取升麻 15 g,生黄芪 30 g,生地黄 15 g,竹三七 30 g。

功效:活血祛瘀,通经剔络。

方义:虫类药缓攻搜剔,取飞者升,走者降,灵动迅速,追拨沉混气血痰瘀,使血充凝化,气可宣通,虫类药系血肉之品,具有动跃攻冲之性,能深入遂络,攻剔痼结瘀滞,用攻法尚宜缓宜曲,且能推陈致新,又可治愈久病顽证,故以五虫研为粉末或以粉末装胶囊吞服效更佳。又缘老年人气虚津亏,痰瘀易互结,故投生黄芪、生地黄补气生津,加竹三七祛瘀化痰,再授升麻引药上行,诸药合施,共奏补气生津、活血祛瘀、通经剔络、扶正达邪,眩晕诸症则愈而获疗椎-基底动脉供血不足之功效。

6.平眩汤

组方:葛根 30 g,生黄芪 30 g,清半夏 15 g,桃仁 10 g,丹参 30 g,川芎 10 g,胆南星 10 g,白术 10 g,生山楂 15 g,牛膝 15 g。

功效:益气祛痰化瘀。

方义:方中葛根通脉,生黄芪为补气诸药之最并能调血脉,清半夏祛痰降浊调畅气机,为主药;辅以桃仁、丹参、川芎活血化瘀,上行于头目,胆南星、白术辅助清半夏健脾化痰;佐以生山楂加强活血通脉之功;牛膝引痰瘀下行,诸药相合达益气祛痰化瘀之功。现代药理学研究表明,川芎能扩张血管、增加脑血流量、改善脑循环,葛根、白术亦有扩血管、抗凝血之功能。

7.秦氏葛根黄芪汤

组方:黄芪 30 g,秦艽 30 g,葛根 30 g,羌活 10 g,桂枝 10 g,当归 15 g,赤芍 15 g,甘草 10 g。

功效:益气祛风散寒,解痉活血通络。

方义:方中黄芪益气护表防止风寒外袭;秦艽、葛根祛风散寒解肌;羌活祛风胜湿且能引诸药入太阳经脉;桂枝疏风散寒、温通血脉;佐赤芍、当归活血化瘀,甘草调和诸药。上药合用,能较好地缓解颈部肌肉痉挛及椎关节炎症刺激椎动脉致使椎-基底动脉痉挛所致的椎-基底动脉供血不足。

8.脑心通胶囊

组方:方中以黄芪、丹参为君药,伍以川芎、赤芍、红花、水蛭、地龙等大量活血化瘀药物。

功效:益气活血,化瘀通络。

方义:现代药理学研究证实,川芎、丹参等药物能有效地增加脑缺血后再灌注、低灌注期脑血流量。同时,活血化瘀药物能有效地改善血液流变状态,清除自由基,保护血管内皮。

9.益气定眩汤

组方:炙黄芪30 g,人参(另煎)、赤芍各10 g,当归15 g,川芎18 g,三七粉(冲服)5 g,葛根20 g。兼阴虚者加麦冬、沙参各15 g;伴有高血压,加天麻、钩藤(后下)各15 g,生石决明(先煎)30 g。

功效:益气活血,补肾益髓。

方义:方中人参、黄芪大补元气,使气旺以促血行;川芎、三七、赤芍活血祛瘀,三七还能补气生血,对老年眩晕有卓效;葛根主升,引气血上行。诸药合用,补气而不滞血,活血而不伤正。现代药理研究证实,川芎、三七、赤芍可降低血液黏稠度,解除血管痉挛,改善脑循环;葛根能增加脑血流量,降低血管阻力;三七主要成分三七总皂苷具有抑制血小板聚集、扩张脑血管并增加脑血流、抗血栓、抗凝血作用。

10.三降汤

组方:葛根30 g,丹参12 g,绛香10 g,泽泻10 g,山楂10 g,首乌10 g,石菖蒲12 g,钩藤10 g,白芍12 g,黄芪30 g。

功效:化痰祛瘀,平肝益气养血。

方义:以痰瘀同治立法,方中丹参、绛香行气活血通络;泽泻、山楂、石菖蒲化痰利湿以开窍;葛根升发阳气,气行则水行,气行则血脉通畅,钩藤、白芍敛阴柔肝,平抑肝阳;黄芪、首乌益气养血以固本,合而用之共奏化痰祛瘀、平肝益气养血之功效。

11.眩晕合剂

组方:菊花12 g,葛根15 g,丹参15 g,川芎6 g,赤芍15 g,地龙15 g,生牡蛎24 g,瓜蒌15 g,天竺黄12 g,怀牛膝12 g,代赭石15 g,皂刺5 g,丝瓜络12 g。

功效:息风化痰,活血祛瘀。

方义:菊花、生牡蛎、代赭石、地龙平息肝风;瓜蒌、天竺黄、丝瓜络清热化痰;皂刺祛顽痰,通络脉,开窍通关;丹参、川芎、赤芍、怀牛膝活血化瘀;地龙、丝瓜络可疏通经络,用为佐使,且药多寒凉,兼具泻火之功。

(四)中成药

1.灯盏花素注射液

成分:是从灯盏花中提取而来,其有效成分为灯盏花素。

作用机制:它具有散寒解表、祛风除湿、活血化瘀的作用,能扩张脑血管,增加脑组织血液灌注量,改善微循环,降低血液黏稠度,抑制血小板聚集,促进纤溶,预防和治疗血栓。此外,它还能抑制环氧化酶和TXA_2的生成,起到抗凝、降血脂的作用。

用法:灯盏花注射液30 mL加入10%葡萄糖注射液或生理盐水250 mL内静脉滴注,每天1次,连用20天。

2.疏血通注射液

成分:是由水蛭、地龙提炼而成。

作用机制:具有较强的活血化瘀功能,抑制血小板黏附与聚集,还具有较强的激活纤溶酶、活化细胞代谢提高组织细胞抗缺血、缺氧的能力。有研究发现,疏血通注射液有降低三酯甘油、胆固醇及升高高密度脂蛋白,降低血凝血因子Ⅰ,明显调节血脂,降低血黏度,扩张椎-基底动脉,改善其供血的作用。

3.葛根素注射液

成分:葛根素源自传统中药野葛的干燥根,其主要化学成分为 8-β-D 葡萄糖吡喃糖-4,7-二羟基异黄酮。

作用机制:具有抑制血小板聚集,修复内皮细胞提高 PGI_2/TXA_2 水平,降低儿茶酚胺生成,从而降低血液黏稠度,明显的扩张脑血管,降低脑血管阻力,增加脑血流量,能使异常的脑循环正常化,提高脑组织灌注的作用。用其治疗椎-基底动脉供血不足(VBI)所致眩晕、头痛、共济失调等症状和体征,均有不同程度改善作用。

用法:葛根素注射液 0.5 g 加入 5% 葡萄糖注射液 250 mL 中静脉滴注,每天 1 次。2 周为1 个疗程。

4.血栓通注射液

成分:血栓通是从中药三七中提取的,有效成分为三七总皂苷。

作用机制:能增强机体功能,扩张血管,增加脑血流量,使病灶血流量增加,改善脑循环,抑制血小板聚集,降低血黏度,有效地改善脑供血。

用法:血栓通 140 mg×3 支加入 5% 葡萄糖注射液或生理盐水 250 mL 静脉滴注,每天 1 次,2 周为1 个疗程。

5.川芎嗪注射液

成分:川芎嗪是从中药川芎中提取的一种生物碱单体。

作用机制:该药具有调节血脂,扩张微血管,降低血黏度,抑制血小板聚集,促进纤溶,防栓溶栓改善供血等作用,治疗后彩色经颅多普勒(TCD)检查显示椎-基底动脉系统血流量可迅速且明显改善。

6.参附注射液

成分:由红参、黑附片提炼而成。

作用机制:具有较强降低血液黏稠度和红细胞聚集性功能,使血液流变性明显增加;还有较强的激活纤溶解酶,活化细胞代谢,提高组织细胞抗缺血、缺氧的能力。对 T 细胞亚群有调节作用,能明显提高机体免疫力,降低血黏度,扩张椎-基底动脉,改善其供血作用。治疗后椎-基底动脉系统血流量迅速改善。

7.银杏达莫

成分:银杏叶提取药及双嘧达莫。

作用机制:具有很强的扩张脑血管、降低脑血管阻力的能力,可显著增加脑血流量,抑制 ADP、TXA_2 进而双重阻断血小板的聚集,能清除自由基,保护神经细胞,加强神经传导功能。

8.维奥欣

成分:穿山龙的有效成分水溶性甾体皂苷。

作用机制:具有活血化瘀、疏通血脉的作用,能改善血脂,降低血液黏稠度,抑制血小板聚集,改善微循环,增加脑血流量。

用法:160 mg,口服,每天 3 次

9.醒脑静脉注射射液

成分:是由传统名方——安宫牛黄丸改制而成的水溶性注射液,其主要成分为麝香、冰片、栀子、郁金等。

作用机制:麝香气味芬芳,善于走窜,通诸窍之不利,开经络之壅滞,故为醒脑回苏之要药;冰片辛香走窜,助麝香以通诸窍,并有清热解毒之功;郁金其性苦寒,能清热泻火,凉血解毒,化痰开郁,通窍醒神以协同上药开窍通络;栀子性味苦寒,具有芳香开窍、清热凉血、清解毒邪、清理三焦之功能,以解由痰瘀热邪所化生的诸毒。以上药物相配,具有开窍醒神、行痰通瘀、清解毒邪之功。现代药理学研究表明,醒脑静脉注射射液可以直接通过血-脑屏障,直接作用于中枢神经系统,有效地降低血-脑屏障的通透性,减轻脑水肿,降低颅内压,使神经细胞的损害减轻,并且醒脑静尚具有抗凝、增强组织细胞耐缺氧能力及对中枢神经具有调节平衡作用,是一种能较好促进神经功能恢复的药物。

用法:生理盐水 20 mL 加醒脑静脉注射射液 20 mL 静脉推注,15 分钟注入。

10.红花注射液

成分:是菊科植物红花的花冠提取液,其主要成分是红花黄色素。

作用机制:综上所述,红花主要是通过清除自由基、抑制神经肽、稳定细胞膜、降低血液黏滞性、改善微循环、增加脑血流量、增加脑细胞对缺血缺氧耐受性等起作用,达到治疗或减轻椎-基底动脉供血不足。

用法:5%葡萄糖注射液或生理盐水+红花注射液 25 mL 静脉滴注,每天 1 次。8~14 天为1个疗程。

11.脑心通胶囊

成分:脑心通胶囊属中药复方制剂,方中含黄芪、丹参、川芎、赤芍、红花、水蛭、地龙。

作用机制:方中以黄芪、丹参为君药,伍以川芎、赤芍、红花、水蛭、地龙等大量活血化瘀药物,共奏益气活血化瘀通络之功。现代药理研究证实,川芎、丹参等药物可有效地增加脑缺血后再灌注低灌注期脑血流量。同时,活血化瘀药物能有效地改善血液流变状态,清除自由基,保护血管内皮。脑心通的不良反应较少,更适宜老年患者。

用法:脑心通胶囊,口服,每次 3 粒,每天 3 次,15 天为 1 个疗程。

(五)中医学其他治法

1.局部取穴针刺治疗

取穴:双侧风池、天柱、完骨。

操作:患者端坐位,平视,常规消毒后,取 1.5 寸毫针先刺风池,针尖对准鼻尖方向,刺 0.5~0.9 寸,再取完骨直刺 0.3~0.5 寸,天柱直刺 0.3~0.7 寸,施捻转泻法,双手捻针,每穴行针3 分钟,留针30 分钟,隔 10 分钟行针 1 次。

机制:采用局部取穴针刺治疗,启闭通络,健脾化痰,从脑血流图看,波幅增高,波形变得陡直,重波出现,主峰角变锐,提示脑血流量增加,血流速度加快,血管弹性增强而阻力减小,故缺血、缺氧改善,症状明显减轻,临床取得较好疗效。

2.傍刺后顶穴

取穴:根据骨性标志取穴,后顶穴在顶枕缝中央,也是人字缝的凹陷处(亦后囟门)。

操作:①单刺法。从该穴上 2~3 分处向该穴斜刺,用 28 号1.5 寸针,进针后,即沿皮平刺,针尖方向朝风府穴,透刺的深浅度为深不能伤骨膜,浅不能在皮内,手法采用搓针导气法。医者用右手的拇指捏紧固定针柄,用左手拇指按压针穴处,推、压、搓动头皮,使穴下头皮往返摩擦针体,一般要做 60~90 次(需30~40 秒),特殊情况下须搓动 120 次左右(约需 60 秒)。重搓通经,轻搓活络,搓动时令患者正坐,双腿下垂,与肩等宽,双目平视,全身放松,意念专注,呼吸均匀,每5 分钟行 1 次手法,一般行 4 次手法,30 分钟后出针。②傍刺法。在单刺法的基础上,在进针旁

3 分处再成 45°角进一针,沿皮下平刺,针刺方向朝对侧风池穴,针刺的深度及手法均同单刺法。

机制:傍刺后顶穴可使血管扩张,解除痉挛,降低血流速度,增加血管弹性增加,有效血流量,可持续 24 小时,在改善该系统血液循环的同时,临床症状也随之改变,说明傍刺后顶穴对呈高血流速型椎-基底动脉供血不足的患者有良好的疗效。

3.大椎穴刺血拔罐治疗

取穴:大椎穴。

操作:患者俯卧低头,穴位皮肤常规消毒后,先以三棱针点刺大椎,以出血为度,后以大号玻璃罐闪火拔之,留罐 10 分钟,每周 2 次。如患者体弱不能承受,可每周 1 次,8 次为 1 个疗程。

机制:上气不足,邪阻经隧,使精血不能上承于脑而致本病。大椎穴乃手足三阳、督脉之会。仲景曰:"太阳与少阳并病,颈项痛或眩冒……当刺大椎第一间。"在大椎穴运用刺血与拔罐相结合,可使阳气振奋,闭阻的经隧畅通,精血上荣于脑,达到祛邪扶正目的。通过实践证明,本法能改善颈部的血液循环,增加颈椎及周围软组织的营养供应,从而改善或消除局部肌肉的紧张或炎症。气血得以畅通,椎-基底动脉对脑部的血液供应也相应改善。

4.针推结合疗法

操作:①推拿方法。患者坐位,医者用拿捏法、按揉法放松患者颈部肌肉,时间约为 8 分钟,之后采用端坐膝顶提肩法、定点旋转复位法对颈部予以复位,最后以拿、揉、拍打等放松手法收功,时间约为2分钟。②针刺方法。穴取风池、肩中俞。缓慢进针,针用补法,风池穴以针感到达头顶为佳。留针 15~20 分钟。每天1 次,6 次为 1 个疗程,每疗程后休息 1 天。

机制:针推结合治疗椎-基底动脉供血不足,主要取决于其对血管阻力及血管弹性的改善,进而改善脑动脉血流的速度,影响其血液供应。针刺能疏通经络、气血,从而调整血流速度和血液供应,对流速减低型,针刺可能兴奋了胆碱能的交感神经和非胆碱、非肾上腺能神经,释放了 ACh 和 NO,使血管扩张,增加脑血流量;对血流速度增高型,针刺解除了血管痉挛,管径扩张,流速减缓。因此,针刺改善患处的血流速度是取决于当时脑血管所处的功能状态,同时也与多种因素共同影响的结果有关,因此针刺具有双向调节作用,并产生良好的效应。

风池其穴名指风邪易于留恋和治风之所当取之处。《通玄赋》曰:"头晕目眩觅风池"。又根据近部取穴的原则,风池穴位于项后,就近于头部,可以调整头部的阴阳气血。配以正确的针刺手法,风池穴应是治疗椎-基底动脉供血不足的首选穴位,因其可以改善椎-基底动脉血流。肩中俞属手太阳经,手太阳经脉其分支分别上至目锐眦和目内眦,为治眩要穴,如《铜人》曰:"治目视不明"。风池穴其深层正是椎动脉自寰椎横突孔穿出来后,先经椎后弓上方呈水平转向后内,至接近正中线时穿寰枕后膜入椎管之处,而肩中俞其下则是椎动脉从锁骨下动脉分出入横突孔之处,两者同取,可首尾相顾也。

颈项部的推拿手法能改善椎基底动脉的供血。颈部功能紊乱后,颈部组织结构(如肌肉、关节、韧带等)感受伤害的信息经过躯体传入神经纤维传入;椎-基底动脉血管的功能紊乱后,经血管的传入神经纤维传入,两者在传入时共同汇聚于脊髓与脑干的中间神经元池并易化,随后的这些信息经共同的其他中枢神经系统通路传导。因此,在病因上这种传入神经的信息汇聚导致神经中枢难以分辨传入的信息是颈部的功能紊乱引起的,还是血管功能紊乱引起的。颈项部的各种手法改善软组织的信息传入,使中间信息元池的易化作用加强,神经中枢的信息分辨得以简化,从而调节了紊乱的血管功能,改善血管的弹性及阻力,达到治疗的目的。其主要机制:改善颈椎的动力平衡,缓解各种病理因素对椎动脉与交感神经的刺激;加强中间神经元池的易化作用,调节了紊乱的椎-基底动脉供血情况。

（刘　丹）

第三节　腔隙性脑梗死

腔隙性脑梗死是指大脑半球深部白质和脑干等中线部位,由直径为 $100\sim400\ \mu m$ 的穿支动脉血管闭塞导致的脑梗死。所引起的病灶为 $0.5\sim15.0\ mm^3$ 的梗死灶。大多由大脑前动脉、大脑中动脉、前脉络膜动脉和基底动脉的穿支动脉闭塞所引起。脑深部穿动脉闭塞导致相应灌注区脑组织缺血、坏死、液化,由吞噬细胞将该处组织去除,形成由增生的星形胶质细胞所包围的囊腔。好发于基底节、丘脑、内囊和脑桥的大脑皮质贯通动脉供血区。反复发生多个腔隙性脑梗死,称多发性腔隙性脑梗死。临床引起相应的综合征,常见的有纯运动性轻偏瘫、纯感觉性卒中、构音障碍-手笨拙综合征、共济失调性轻偏瘫和感觉运动性卒中。高血压和糖尿病是主要原因,特别是高血压尤为重要。腔隙性脑梗死占脑梗死的 $20\%\sim30\%$ 。

一、病因与发病机制

(一)病因
真正的病因和发病机制尚未完全清楚,但与下列因素有关。

1.高血压

长期高血压作用于小动脉及微小动脉壁,致脂质透明变性,管腔闭塞,产生腔隙性病变。舒张压增高是多发性腔隙性脑梗死的常见原因。

2.糖尿病

糖尿病时血浆低密度脂蛋白及极低密度脂蛋白的浓度增高,引起脂质代谢障碍,促进胆固醇合成,从而加速、加重动脉硬化的形成。

3.微栓子(无动脉病变)

各种类型小栓子阻塞小动脉导致腔隙性脑梗死。

4.血液成分异常

血液成分异常如红细胞增多症、血小板增多症和高凝状态,如血凝块、血小板聚集颗粒、动脉粥样硬化斑块颗粒(血小板、纤维蛋白原、胆固醇)、脂肪或气体等,也可导致发病。

(二)发病机制
腔隙性脑梗死的发病机制还不完全清楚。微小动脉粥样硬化被认为是症状性腔隙性脑梗死常见的发病机制。在慢性高血压患者中,在粥样硬化斑为 $100\sim400\ \mu m$ 的小动脉中,也能发现动脉狭窄和闭塞。颈动脉粥样斑块,尤其是多发性斑块,可能会导致腔隙性脑梗死;脑深部穿动脉闭塞,导致相应灌注区脑组织缺血、坏死,由吞噬细胞将该处脑组织移走,遗留小腔,因而导致该部位神经功能缺损。

二、病理

腔隙性脑梗死灶呈不规则圆形、卵圆形或狭长形。累及管径在 $100\sim400\ \mu m$ 的穿动脉,梗死部位主要在基底节(特别是壳核和丘脑)、内囊和脑桥的白质。大多数腔隙性脑梗死位于豆纹动脉分支、大脑后动脉的丘脑深穿支和基底动脉的旁中央支供血区。阻塞常发生在深穿支的前半部分,因而梗死灶均较小,大多数直径为0.2~15 mm。病变血管可见透明变性、玻璃样脂肪变、玻璃样小动脉坏死、血管壁坏死和小动脉硬化等。

三、临床表现

本病常见于40岁以上的中老年人。腔隙性脑梗死患者中高血压的发病率约为75%,糖尿病的发病率为25%~35%,有TIA史者约有20%。

(一)症状和体征

临床症状一般较轻,体征单一,一般无头痛、颅内高压症状和意识障碍。由于病灶小,又常位于脑的静区,故许多腔隙性脑梗死在临床上无症状。

(二)临床综合征

Fisher根据病因、病理和临床表现,归纳为21种综合征,常见的有以下几种。

1.纯运动性轻偏瘫(pure motor hemiparesis,PMH)

PMH最常见,约占60%,有病灶对侧轻偏瘫,而不伴失语、感觉障碍和视野缺损,病灶多在内囊和脑干。

2.纯感觉性卒中(pure sensory stroke,PSS)

PSS约占10%,表现为病灶对侧偏身感觉障碍,也可伴有感觉异常,如麻木、烧灼和刺痛感。病灶在丘脑腹后外侧核或内囊后肢。

3.构音障碍-手笨拙综合征(dysarthric-clumsy hand syndrome,DCHS)

DCHS约占20%,表现为构音障碍、吞咽困难,病灶对侧轻度中枢性面、舌瘫,手的精细运动欠灵活,指鼻试验欠稳。病灶在脑桥基底部或内囊前肢及膝部。

4.共济失调性轻偏瘫(ataxic-hemiparesis,AH)

AH病灶同侧共济失调和病灶对侧轻偏瘫,下肢重于上肢,伴有锥体束征。病灶多在放射冠汇集至内囊处,或脑桥基底部皮质脑桥束受损所致。

5.感觉运动性卒中(sensorimotor stroke,SMS)

SMS少见,以偏身感觉障碍起病,再出现轻偏瘫,病灶位于丘脑腹后核及邻近内囊后肢。

6.腔隙状态

腔隙状态由Marie提出,由于多次腔隙性脑梗死后,有进行性加重的偏瘫、严重的精神障碍、痴呆、平衡障碍、二便失禁、假性延髓性麻痹、双侧锥体束征和类帕金森综合征等。近年,由于有效控制血压及治疗的进步,现在已很少见。

四、辅助检查

(一)神经影像学检查

1.颅脑CT

非增强CT扫描显示为基底节区或丘脑呈卵圆形低密度灶,边界清楚,直径为10~15 mm。由于病灶小,占位效应轻微,一般仅为相邻脑室局部受压,多无中线移位,梗死密度随时间逐渐减低,4周后接近脑脊液密度,并出现萎缩性改变。增强扫描于梗死后3天至1个月可能发生均一或斑块性强化,以2~3周明显,待达到脑脊液密度时,则不再强化。

2.颅脑 MRI

MRI 显示比 CT 优越,尤其是对脑桥的腔隙性脑梗死和新旧腔隙性脑梗死的鉴别有意义,增强后能提高阳性率。颅脑 MRI 检查在 T_2W 像上显示高信号,是小动脉阻塞后新的或陈旧的病灶。T_1WI 和 T_2WI 分别表现为低信号和高信号斑点状或斑片状病灶,呈圆形、椭圆形或裂隙形,最大直径常为数毫米,一般不超过 1 cm。急性期 T_1WI 的低信号和 T_2WI 的高信号,常不及慢性期明显,由于水肿的存在,使病灶看起来常大于实际梗死灶。注射造影剂后,T_1WI 急性期、亚急性期和慢性期病灶显示增强,呈椭圆形、圆形,也可呈环形。

3.CT 血管成像(CTA)、磁共振血管成像(MRA)

CTA、MRA 了解颈内动脉有无狭窄及闭塞程度。

(二)超声检查

经颅多普勒超声(TCD)了解颈内动脉狭窄及闭塞程度。三维B超检查了解颈内动脉粥样硬化斑块的大小和厚度。

(三)血液学检查

血液学检查了解有无糖尿病和高脂血症等。

五、诊断与鉴别诊断

(一)诊断

(1)中老年人发病,多数患者有高血压病史,部分患者有糖尿病史或 TIA 史。

(2)急性或亚急性起病,症状比较轻,体征比较单一。

(3)临床表现符合 Fisher 描述的常见综合征之一。

(4)颅脑 CT 或 MRI 发现与临床神经功能缺损一致的病灶。

(5)预后较好,恢复较快,大多数患者不遗留后遗症状和体征。

(二)鉴别诊断

1.小量脑出血

小量脑出血均为中老年发病,有高血压和急起的偏瘫和偏身感觉障碍。但小量脑出血头颅 CT 显示高密度灶即可鉴别。

2.脑囊虫病

CT 均表现为低信号病灶。但是,脑囊虫病 CT 呈多灶性、小灶性和混合灶性病灶,临床表现常有头痛和癫痫发作,血和脑脊液囊虫抗体阳性,可供鉴别。

六、治疗

(一)抗血小板聚集药物

抗血小板聚集药物是预防和治疗腔隙性脑梗死的有效药物。

1.肠溶阿司匹林(或拜阿司匹林)

肠溶阿司匹林每次 100 mg,每天 1 次,口服,可连用 6~12 个月。

2.氯吡格雷

氯吡格雷每次 50~75 mg,每天 1 次,口服,可连用半年。

3.西洛他唑

西洛他唑每次 50~100 mg,每天 2 次,口服。

4.曲克芦丁

曲克芦丁每次 200 mg,每天 3 次,口服;或每次 400～600 mg 加入 5％葡萄糖注射液或 0.9％氯化钠注射液500 mL 中静脉滴注,每天 1 次,可连用 20 天。

(二)钙通道阻滞剂

1.氟桂利嗪

氟桂利嗪每次 5～10 mg,睡前口服。

2.尼莫地平

尼莫地平每次 20～30 mg,每天 3 次,口服。

3.尼卡地平

尼卡地平每次 20 mg,每天 3 次,口服。

(三)血管扩张药

1.丁苯酞

丁苯酞每次 200 mg,每天 3 次,口服。偶见恶心、腹部不适,有严重出血倾向者忌用。

2.丁咯地尔

丁咯地尔每次 200 mg 加入 5％葡萄糖注射液或 0.9％氯化钠注射液 250 mL 中静脉滴注,每天 1 次,连用10～14 天;或每次 200 mg,每天 3 次,口服。可有头痛、头晕和恶心等不良反应。

3.倍他司汀

倍他司汀每次 6～12 mg,每天 3 次,口服。可有恶心、呕吐等不良反应。

(四)内科病的处理

有效控制高血压、糖尿病、高脂血症等,坚持药物治疗,定期检查血压、血糖、血脂、心电图和有关血液流变学指标。

七、预后与预防

(一)预后

Marie 和 Fisher 认为腔隙性脑梗死一般预后良好,下述几种情况影响本病的预后。

(1)梗死灶的部位和大小,如腔隙性脑梗死发生在脑的重要部位——脑桥和丘脑,以及大的和多发性腔隙性脑梗死者预后不良。

(2)有反复 TIA 发作,有高血压、糖尿病和严重心脏病(缺血性心脏病、心房颤动和心脏瓣膜病等),症状没有得到很好控制者预后不良。据报道,1 年内腔隙性脑梗死的复发率为 10％～18％;腔隙性脑梗死,特别是多发性腔隙性脑梗死半年后约有 23％的患者发展为血管性痴呆。

(二)预防

控制高血压、防治糖尿病和 TIA 是预防腔隙性脑梗死发生和复发的关键。

(1)积极处理危险因素。①调控血压:长期高血压是腔隙性脑梗死主要的危险因素之一。在降血压药物方面无统一规定应用的药物。选用降血压药物的原则是既要有效和持久的降低血压,又不至于影响重要器官的血流量。可选用钙通道阻滞剂,如硝苯地平缓释片,每次20 mg,每天 2 次,口服;或尼莫地平,每次 30 mg,每天 1 次,口服。也可选用血管紧张素转换酶抑制剂(ACEI),如卡托普利,每次12.5～25 mg,每天 3 次,口服;或贝拉普利,每次5～10 mg,每天 1 次,口服。②调控血糖:糖尿病也是腔隙性脑梗死主要的危险因素之一。要积极控制血糖,注意饮食与休息。③调控高血脂:可选用辛伐他汀(Simvastatin),每次 10～20 mg,每天 1 次,口服;或洛伐他汀(Lovastatin),每次20～40 mg,每天1～2次,口服。④积极防治心脏病:要减轻心脏负荷,避免或慎用增加心脏负荷的药物,注意补液速度及补液量;对有心肌缺血、心肌梗死者应在心血管内科医师的协助下进行药物治疗。

(2)可以较长时期应用抗血小板聚集药物,如阿司匹林、氯吡格雷和中药活血化瘀药物。

(3)生活规律,心情舒畅,饮食清淡,适宜的体育锻炼。

(宋伟慧)

第四节 脑 栓 塞

一、病因病机

(一)病因

中医学认为本病病因不外乎虚(气虚、阴虚)、风(外风、肝风)、气(气滞、气逆)、血(血虚、血瘀)、瘀(痰瘀、血瘀)、痰(风痰、湿痰)、火(心火、肝火)诸端,单行致病或合而为疾,相互影响,相互作用,侵犯机体而突然发病。病变部位主要在脑,但与心、肝、脾、肾诸脏密切相关。

(二)病机

本病主要病机包括以下几个方面的内容。

(1)积损正衰,卫外不固,脉络空虚,风邪动越,内风旋转上逆,气血上涌,阻于脑络而为病。

(2)气虚腠理不固,风邪侵袭,入中经络,气血被阻,筋脉失养。

(3)饮食不节,痰湿壅盛,外风引动,痰滞阻络而发病。

(4)忧思恼怒,五志化火,气机失调,心火暴盛,肝郁气滞,肝阳暴亢,风火相煽,气血菀上,脑脉被阻。

(5)气血两亏,气滞血瘀或血虚寒凝,阻滞经络。

二、临床表现

50%～60%的患者起病时有轻度意识障碍,但持续时间短;颈内动脉或大脑中动脉主干的大面积脑栓塞可发生严重脑水肿、颅内压增高、昏迷及抽搐发作;椎-基底动脉系统栓塞也可迅速发生昏迷。

任何年龄均可发病,但以青壮年多见。多在活动中突然发病,常无前驱表现,症状多在数秒至数分钟发展至高峰,是发病最急的脑卒中,且多表现为完全性卒中。也可于安静时发病,约1/3脑栓塞发生于睡眠中。其临床表现取决于栓子的性质和数量、部位、侧支循环的状况、栓子的变化过程、心脏功能与其他并发症等因素。个别病例因栓塞部位继发血栓向近端伸延、栓塞反复发生或继发出血,症状可于发病后数天内呈进行性加重,或阶梯式。

局限性神经缺失症状与栓塞动脉供血区的功能相对应。约4/5脑栓塞累及脑中动脉主干及其分支,出现失语、偏瘫、单瘫、偏身感觉障碍和局限性癫痫发作,偏瘫多以面部和上肢为主,下肢为辅;约1/5发生在椎-基底动脉系统,表现为眩晕、复视、共济失调、交叉瘫、四肢瘫、发音及吞咽困难等;较大栓子偶可栓塞在基底动脉主干,造成突然昏迷、四肢瘫痪或基底动脉尖综合征。

大多数患者有易于产生血栓的原发疾病,如风湿性心脏病、冠心病和严重心律失常、心内膜炎等。部分病例有心脏手术史、长骨骨折、血管内治疗史等;部分病例有脑外多处栓塞证据,如球结膜、皮肤、肺、脾、肾、肠系膜等栓塞和相应的临床症状和体征。

三、实验室检查

(一)CT 及 MRI 检查

CT 及 MRI 检查可显示梗死灶呈多发性,见于两侧;或病灶大,呈以皮质为底的楔形,绝大多数位于大脑中动脉支配区,且同一大脑中动脉支配区常见多个、同一时期梗死灶,可有缺血性梗死和出血性梗死的改变,出现出血性梗死更支持脑栓塞的诊断。一般于 24 小时后出现低密度梗死区。多数患者继发出血性梗死而临床症状并无明显加重,故应定期复查头颅 CT,特别是发病 48～72 小时。MRI 检查可发现颈动脉及主动脉狭窄程度,显示栓塞血管的部位。

(二)脑脊液检查

患者脑脊液压力一般正常,大面积栓塞性脑梗死者脑脊液压力可增高。出血性梗死者,脑脊液可呈血性或镜下可见红细胞;亚急性细菌性心内膜炎等感染性脑栓塞患者脑脊液白细胞计数增高,早期以中性粒细胞为主,晚期以淋巴细胞为主;脂肪栓塞者脑脊液可见脂肪球。

(三)其他检查

由于脑栓塞作为心肌梗死的第一个症状者并不少见,且约 20% 心肌梗死为无症状性,故心电图检查应作为常规,可发现心肌梗死、风心病、心律失常、冠状动脉供血不足和心肌炎的证据。超声心动图检查可证实心源性栓子的存在。颈动脉超声检查可发现颈动脉管腔狭窄、血流变化及颈动脉斑块,对颈动脉源性脑栓塞具有提示意义。血管造影时能见到栓塞性动脉闭塞有自发性消失趋势。

四、诊断及鉴别诊断

(一)诊断要点

(1)无前驱症状,突然发病,病情进展迅速且多在数分钟内达高峰。

(2)局灶性脑缺血症状明显,伴有周围皮肤、黏膜和/或内脏及肢体栓塞症状。

(3)明显的原发疾病和栓子来源。

(4)头颅 CT 和 MRI 检查能明确脑栓塞的部位、范围、数目及性质。

(二)鉴别诊断

病情发展稍慢时,须与脑血栓形成鉴别;脑脊液含血时,应与脑出血鉴别;昏迷者须排除可引起昏迷的其他全身性或颅内疾病;局限性抽搐亦须与其他原因所致的症状性癫痫鉴别。

五、治疗

(一)总体思路

脑栓塞是由各种栓子所致的脑梗死,其治疗类同于脑血栓形成所致脑梗死的治疗,另外,还要积极处理不同性质的栓子及造成栓子的原发病,以达到减轻梗死造成的脑损伤、防止再栓塞、控制原发病的目的。

中医学治疗方面,若脑部症状较为突出,则多按脑血栓形成治疗;若原发病症状突出,则以辨治原发病为上。例如,心悸严重而偏瘫较轻,则以治疗心悸为主。

(二)辨证论治

脑栓塞属中医学内风、类中风之范畴,其病因在于患者平素气血亏虚,心、肝、脾、肾阴阳失调。加之忧思恼怒或饮酒饱食以致气虚血运受阻。气血瘀滞,脉络痹阻;或肾阴素亏,风阳内动,夹痰走窜经络;或痰湿偏盛,风夹痰浊,上蒙清窍,内闭经络,而形成上实下虚,阴阳互不维系的危急证候。

1.气虚血瘀

临床表现:半身不遂,言语不利或不语,口眼㖞斜,偏身麻木,面色㿠白,胸闷气短,乏力懒言,自汗心悸,手足肿胀,舌质暗淡,苔满白或白腻,脉沉细或细缓。

治法:益气活血,通经活络。

方剂及组成:补阳还五汤加减。黄芪 30 g,桃仁 10 g,红花 10 g,赤芍 20 g,当归尾 10 g,地龙 10 g,川芎 8 g,鸡血藤 20 g,木瓜 12 g,党参 15 g,水煎,口服,每天 1 剂。

加减:下肢瘫软无力甚者加桑寄生、鹿筋等补筋壮骨;上肢偏废者加桂枝通络;患侧手足肿甚者加茯苓、泽泻、薏苡仁、防己淡渗利湿;兼见言语不利加郁金、石菖蒲、远志,祛痰利窍;兼口眼㖞斜加白附子、全蝎、僵蚕祛风通络;肢体麻木加陈皮、半夏、茯苓、胆南星理气燥湿而祛风痰;大便秘结加火麻仁、郁李仁、肉苁蓉润肠通便。

2.风痰瘀血,痹阻脉络

临床表现:突然肢体瘫痪,口舌歪斜,舌强语謇或不语,偏身麻木,头晕目眩,心胸憋闷,心悸,舌质暗淡,苔薄白或白腻,脉弦滑。

治法:化痰息风,活血通络。

方剂及组成:半夏白术天麻汤合丹参饮加减。半夏 10 g,生白术 10 g,天麻 10 g,胆南星 6 g,香附 15 g,紫丹参 30 g,砂仁 10 g,酒大黄 5 g,檀香 12 g,茯苓 12 g,水煎,口服,每天 1 剂。

加减:风痰甚者加僵蚕、胆南星以息风祛痰;兼气虚者加党参补气;头痛甚者加蔓荆子以清利头目。

3.阴虚风动

临床表现:半身不遂,言语不利或不语,口眼㖞斜,偏身麻木,少寐多梦,心悸烦躁,脑晕耳鸣,手足心热,舌质红绛或暗红,少苔或无苔,脉细弦或弦数。

治法:育阴息风。

方剂及组成:自拟方。生地黄 20 g,玄参 15 g,女贞子 15 g,钩藤 30 g,白芍 20 g,桑寄生 30 g,丹参 15 g,益母草 15 g,鸡血藤 20 g,首乌 15 g,水煎,口服,每天 1 剂。

加减:痰热甚者加胆南星,竹沥(冲服)清热祛痰。

4.痰湿蒙蔽心神

临床表现:素体多为阳虚,湿痰内蕴,神昏,半身不遂而肢体松懈瘫软不温,甚则四肢逆冷,面色灰暗,痰涎壅盛,心悸气短,舌质暗红,苔白腻,脉沉滑或沉缓。

治法:温阳化痰,醒神开窍。

方剂及组成:真武汤合涤痰汤加减。茯苓 20 g,制附子 6 g,肉桂 5 g,制半夏 10 g,陈皮 9 g,枳实 10 g,胆南星 6 g,石菖蒲 10 g,竹茹 10 g,远志 10 g,生姜 3 片。水煎,口服,每天 1 剂。

(三)验方精选

(1)气虚血瘀宜选:①人参再造丸,1 丸,2 次/天,口服;②生脉饮,10 mL,3 次/天,口服;③偏瘫复原丸,1 丸,2 次/天,温黄酒或温开水送服。

(2)风痰瘀血痹阻脉络宜选：①大活络丸,1丸,2次/天,口服;②散风活络丸,1丸,2次/天,口服。③小活络丸,1丸,2次/天,口服。

(3)阴虚风动宜选：①柏子养心丸,1丸,2次/天,口服;②壮骨关节丸,6g,3次/天,口服。

(4)痰湿蒙蔽心神宜选：①速效救心丸,1丸,2次/天,口服;②苏合香丸,1丸,2次/天,口服。

(5)葛根粉250g,荆芥穗50g,豆豉150g。葛根粉做面条,荆芥穗、豆豉共煮沸,去渣留汁,葛根粉面条放药汁中煮熟,空腹食。本方祛风,适用于中风,语言謇涩,神昏,手足不遂。

(6)秦艽10g,当归9g,甘草6g,羌活16g,防风12g,白芷、茯苓各9g,石膏15g,川芎12g,白芍15g,独活10g,黄芩12g,生、熟地黄各12g,白术9g,细辛10g。水煎服,每天1剂,分2次服。本方祛风通络,活血化瘀,适用于经络空虚所致的中风。

(7)怀牛膝12g,龙骨20g,生白芍12g,天冬10g,麦芽15g,代赭石500g,牡蛎30g。玄参10g,川楝子9g,茵陈10g,甘草6g,龟甲9g。水煎服,每天1剂,分2次服。本方育阴潜阳,镇肝息风,适用于肝肾阴虚,风阳上扰所致的中风。

(8)红花陈皮饮：红花10g,陈皮10g,煎水500mL,放入红糖50g,每天2次分服,连服数天。方中红花活血通络;陈皮燥湿化痰;红糖暖中活血。共奏活血祛瘀、化痰通络之效。主治痰瘀互结、阻滞脉络之中风先兆,症见头重如裹、头痛、痛有定处,恶心,咯吐痰浊,肢麻,猝然半身不遂,旋而又复者。

(9)熟地黄、枸杞子、山茱萸各12g,橘红10g,半夏9g,茯苓15g,石菖蒲10g,郁金12g,丹参、赤芍各15g,鲜荷叶10g。水煎服,每天1剂,早晚2次分服。本方为山西著名中医畅达验方,功能益肾填精,化痰清脑,临床上主要治疗脑动脉粥样硬化、中风先兆、中风后遗症。症见头闷不清、昏眩不定、语言謇涩、痰多涎盛、胸闷纳呆、腰膝酸软、失眠健忘、足如蹈絮、夜尿频数、舌苔厚腻、脉弦滑。本方在临床运用中当分痰饮之寒热,辨肾虚之阴阳各异随证加减。若畏寒肢冷阳痿尿频,脉沉弱,偏肾阳虚者,可加淫羊藿、菟丝子;若五心烦热,面色红赤,脉沉细数,偏肾阴虚者,可加丹皮、女贞子、墨旱莲;若烦热少寐,便秘呕恶,舌红苔黄厚,痰热盛者,可加胆南星、瓜蒌、栀子;若痰清涎稀,舌胖苔白水滑,痰饮偏寒者,可加苍术、白术、干姜、白芥子;若肢体麻木,活动受限,舌质瘀暗,痰瘀阻络者,可加桃仁、红花、丝瓜络;若眩晕耳鸣,肢麻不仁较甚,血压升高明显,兼风阳上扰者,可加天麻、钩藤、地龙、代赭石。

(四)中成药

1.舒血宁注射液

从名贵药材银杏叶中提取的银杏内酯、黄酮醇苷经进一步提纯精制而成。具有扩张血管,改善循环等功能。每次20~40mL用生理盐水250~500mL稀释后缓慢静脉滴注,每天1次。

2.注射用灯盏花素

从灯盏花中提取而来,其有效成分为灯盏花素。它具有散寒解表、祛风除湿、活血化瘀的作用,能扩张脑血管,增加脑组织血液灌注量,改善微循环,降低血液黏稠度,抑制血小板聚集,促进纤溶,预防和治疗血栓。此外,它还具有抑制环氧化酶和抑制 TXA_2 生成的作用,起到抗凝、降血脂的作用。灯盏花注射液30mL加入10%葡萄糖或生理盐水250mL内静脉滴注,每天1次,连用20天。

3.川芎嗪注射液

川芎嗪注射液主要成分为磷酸川芎嗪,化学名为2,3,5,6-四甲基吡嗪磷酸盐。功能主治：本品具有抗血小板聚集的作用,并对已聚集的血小板有解聚作用,还可扩张小动脉,改善微循环和增加脑血流量,用于缺血性脑血管疾病。静脉滴注,1 次50～100 mg,缓慢滴注,宜在 3～4 小时滴完,每天1 次,10～15 天为1 个疗程。

4.刺五加注射液

刺五加注射液可平补肝肾,益精壮骨。用于肝肾不足所致的短暂性脑缺血发作,脑动脉硬化、脑血栓形成脑栓塞等。亦可用于冠心病心绞痛合并神经衰弱和更年期综合征等。静脉滴注,1 次 300～500 mg,每天 1 或 2 次。

5.注射用血塞通

从名贵中药三七中提取的总皂苷,经过进一步提纯精制而成,具有活血化瘀、通脉活络、抑制血小板聚集和增加心脑血管流量等功能,是治疗心脑血管疾病十分有效的药品,被誉为"心脑血管疾病"的克星,其主要成分为人参皂苷 Rbl、Rg1 和三七皂苷 R1。200～400 mg,以 5%～10% 葡萄糖注射液 250～500 mL 稀释后缓慢静点,每天 1 次,15 天为 1 个疗程,停药1～3 天后可进行第2 个疗程。亦可每天 1 次,每次200 mg 以25%～50%葡萄糖注射液稀释后缓慢静脉注射。糖尿病患者可用生理盐水代替葡萄糖注射液。

(五)针灸治法

(1)气虚血瘀:取肩髃、曲池、合谷、足三里、手三里等穴。

(2)风痰瘀血,痹阻脉络:取哑门、廉泉、下关、地仓、曲池、肩髃、合谷等穴。

(3)阴虚风动:取神门、足三里、解溪、太冲、风池等穴。

(刘 丹)

第五节 高血压脑病

高血压脑病是指血压骤然急剧升高引起的暂时性急性全面脑功能障碍综合征。相当于中医所论"风头旋""眩晕",病发之始则见后头部头痛,活动后可消失。久则头痛、头晕和头胀,项部轻强,继而呈现耳鸣、目眩、心烦少寐、胸闷、心悸、口苦、指麻、尿赤和颜面红赤,舌红多有瘀斑,脉多沉弦有力之象。

一、病因病机

风头眩的形成,多由先天与后天生理功能失调所致。先天之因始于父母,后天之因来自外邪、内伤而发。

(一)先天禀赋不足

一者男之天壬内胎此病之根,二者女之天癸内孕此病之基,两者居一即为先天成病之源。所以然者,男女之合,二情交畅,天壬天癸交融,为育形成体之本,内蕴生化之机,若此时生成之形体,遗有父母先天之病毒,则此病毒将植于肾、肝、心和脑之内,而肾、肝、心和脑为性命生化之枢轴,故此病之病源即由先天之胎气而生。

(二)肝气亢逆

一是先天肾水有亏,水精少不能生髓养肝,木少滋营,导致肝气逆变,阳郁为风,风动血涌,上冲而犯心侵腑则病成;或因情志失调而发,但以喜怒为多。喜足心志,喜则气缓,血脉软缓则引发君火不宁于心,相火不安于肝,相火之毒为火毒,火毒入血,由于上炎之力,其血必上冲脑为病。亦有暴怒不罢,或盛怒不息,致使肝气内逆,逆则气不顺为郁、为热及为风。风有上升之性,热具蒸腾之能,血因风升热腾而上冲于脑髓。

(三)饮食不节

久食肥甘之味,或久饮酒类浆液之品,此等品味,入胃则易燥,入脾则助湿,胃燥不降,脾湿不升,中轴升降之枢机呆滞,致使肥甘之物,化脂液而成痰浊之毒,经由脾胃之络,内淫脏腑,外侵经络,其脂液痰浊之毒沉积于脉络膜内,造成气血隧道瘀窄,气不宣通,血逆于上,不得下行,滞瘀脑髓,清气受阻,脑乏清阳而病生。

(四)命火受损

先天命火不足,或后天受内外二因伤损命火,命火有亏,脾胃乏此火之温煦,升降有碍致使清气不升,浊气不降;肝乏此火之温煦,肝阳不足,疏泄无力,调血功能阻滞;心乏此火之温煦,心火不足,心阳小振,血行阻滞;脑乏此火温化之能,脑之血脉血络循行受阻,清气必亏,浊气蓄而不降,脑髓不安,动而少静为病。另外颈椎病引起此病者,亦不少见。

总之,肾命之真阴真阳有亏,水火有偏,生化功能不全,是生病的根本。肝、脾、心三维功能失调,气血循行不畅,是生病之源。脑髓元神、神机和神经,三维失统,气滞血瘀逆冲于脑,饮蓄积于髓海是病成之基础。

二、诊断

(一)诊断要点

血压骤然升高,血压急剧升至 26.66/16.00 kPa(200/120 mmHg)以上,尤以舒张压为著。伴有严重头痛、惊厥和意识障碍。在应用降血压药物治疗后常在 1 小时内症状迅速好转,可不留任何后遗症。若神经损害体征于数天内仍存在,表明脑内已发生梗死或出血。

(二)辅助检查

眼底可见高血压视网膜病变,头颅 CT 或 MRI 显示特征性顶、枕叶水肿。

(三)鉴别诊断

1.高血压性脑出血

远较高血压性脑病多见,也严重得多。本病的意识障碍及神经系统局灶体征一般较严重、固定,脑脊液多呈血性,脑超声波及动脉造影常提示有血肿存在,CT 检查可明确诊断。

2.蛛网膜下腔出血

急性起病,有剧烈头痛、呕吐及不同程度的意识障碍,脑膜刺激征明显,血性脑脊液,一般血压不很高。

3.颅内肿瘤

脑瘤多有一个进行性加重的过程。通过脑电图、脑血管造影、CT 检查等可以确诊。

三、辨证论治

(一)辨证纲目

首先辨虚实:高血压脑病有虚有实。实者多见四肢阵阵抽搐,或持续抽搐,常伴有壮热、谵语,神昏;甚至呈角弓反张,苔黄燥,脉弦数;虚者,其抽搐呈手足蠕动,神疲或蒙眬,舌红少津,脉虚细。其次审病机:大怒或邪热内炽,引动肝风,导致肝阳暴涨,而见抽搐、神昏;若久病劳伤、大汗和亡血,致使气阴亏损,而致筋脉失养,则可发生虚风内动。辨明不同的病机,对正确的指导辨证十分重要。

1.阴虚阳亢

头晕目眩,心烦善怒,口干,咽干,胸中烦热,胸闷,失眠多梦,腰酸软,心中不快,汗出,恶心,舌红少津,苔薄黄,脉多虚弦而数。

2.风阳上冒

头晕头胀,目胀,头围如带束紧感,肢麻,手震颤,睡卧口角流涎,颜面苍红,步履踏地如在地毯上行,时有烘热状,舌赤,苔白,脉多见虚弦或沉弦无力。

3.痰瘀阻络

头痛头晕,两目肉轮青黯,胸闷恶心,颈部强,肩背不适,肢体沉重,言语前清后涩,善忘,性情易激动,心区时刺痛,尿有频意,舌赤有瘀斑,苔白,脉多弦涩之象。

4.命门衰弱

头晕,耳鸣,乏力,畏寒背冷,喜呵欠伸腰,易卧喜睡,四肢欠温,尿频,夜尿多,纳呆,恶心,痰多,颜面白黄不光泽,喜暖,舌体肥胖有齿痕,苔薄白,脉多沉弦无力。

(二)审因论治

治疗此病不能以血压高就用降压药单一治法,必须整体治疗,以防并发症(如卒中、厥心痛、真心痛和肾病之类)早期出现。

1.阴虚阳亢

治法:育阴潜阳,镇逆平冲。

方剂:育阴平逆汤。

组成:生地15 g,麦冬15 g,黄精20 g,沉香10 g,羚羊角5 g,玳瑁10 g,草决明20 g,莱菔子20 g,车前子20 g,玄参20 g,白芍20 g。

方中生地、麦冬、黄精和白芍滋阴潜阳;羚羊角、玳瑁和草决明平肝潜阳;沉香、莱菔子理气降逆;车前子、玄参清肝明目。若气血两虚,头痛绵绵不休,心悸怔忡,失眠者,治宜气血双补,可在上方基础上加熟地黄、何首乌和阿胶等,或用人参营养汤加减;若兼气虚,症见神疲乏力,气短懒言者,加人参、黄芪和白术,或用人参营养汤以益气养血;若肝血不足,症见心烦不寐,多梦者,宜加酸枣仁、珍珠母。

2.风阳上冒

治法:滋阴敛阳,熄风降逆。

方剂:熄风敛阳汤。

组成:熟地20 g,砂仁15 g,白蒺藜10 g,羚羊角5 g,天麻15 g,钩藤20 g,怀牛膝20 g,龟甲20 g,麦冬20 g,白芍20 g,女贞子20 g。

方中熟地、砂仁养血滋阴;白蒺藜、羚羊角、天麻和钩藤平肝潜阳;麦冬、白芍滋阴潜阳;女贞子、龟板清肝明目;怀牛膝引血下行。若肝火亢盛,症见头痛剧烈,口苦目赤,小便短黄,大便秘结,脉弦数者,治当清肝泻火,可酌加龙胆草、大黄之类;若阳化风动,症见头痛而目眩甚,肢体麻痹震颤者,治宜镇肝潜阳熄风,可酌加牡蛎、珍珠母、龟板、鳖甲和地龙等。

3.痰瘀阻络

治法:活血化瘀,化痰通络。

方剂:化痰通络汤加减。

组成:半夏 15 g,茯苓 15 g,白术 10 g,胆南星 5 g,天竺黄 15 g,天麻 10 g,香附 15 g,丹参 15 g,大黄 5 g。

方中半夏、茯苓、白术健脾燥湿;胆南星、天竺黄清热化痰;天麻平肝熄风;香附疏肝理气;丹参活血化瘀;大黄通腑泄热。若眩晕甚者,可酌加全蝎、钩藤和菊花以平肝熄风;若瘀血明显者,可加桃仁、红花和赤芍以活血化瘀;若烦躁不安,舌苔黄腻,脉滑数者,可加黄芩、栀子以清热泻火。

4.命门火衰

治法:益火之源,温阳消阴。

方剂:右归丸。

组成:熟地 20 g,山药 20 g,山萸肉 15 g,杜仲 10 g,枸杞子 20 g,菟丝子 15 g,肉桂 20 g,附子 10 g,鹿角胶 20 g,当归 15 g,可用丸剂,亦可作煎剂。

方中附子、肉桂、鹿角胶培补肾中之元阳;熟地、山药、枸杞子和山萸肉补肾填精;当归益气养曲;菟丝子、杜仲益肾壮腰。若胸脘痞闷,纳呆者,加红枣健脾益气。若兼见神疲乏力,少气,脉细弱无力,为气虚血瘀,治宜益气活血化瘀,可酌加黄芪、党参等补气以助血行;若头痛剧烈,可酌加虫类搜风通络之品,如僵蚕、蜈蚣、全蝎和地龙等。

四、古方今用

(一)大补元煎(《景岳全书》)

组成:熟地 20 g,山药 15 g,枸杞子 20 g,人参 50 g,山萸肉 15 g,当归 20 g,杜仲 10 g,炙甘草 20 g。

制法:日 1 剂,水煎 2 次,取汁约 200 mL。

服法:每次 100 mL,每天 2 次服。

方解:方中熟地、山药、枸杞子和山萸肉补肾填精;人参、当归和炙甘草益气养血;杜仲益肾壮腰。

(二)血府逐瘀汤(《医林改错》)

组成:桃仁 10 g,当归 15 g,赤芍 15 g,红花 10 g,牛膝 15 g,川芎 6 g,生地 10 g,桔梗 20 g,柴胡 15 g,枳壳 5 g,甘草 20 g。

制法:日 1 剂,水煎 2 次,取汁约 200 mL。

服法:每次 100 mL,每天 2 次服。

方解:方中当归、赤芍、桃仁、川芎和红花活血化瘀;牛膝祛瘀血,通血脉,引血下行;枳壳开胸行气;柴胡疏肝解郁,升达清阳;桔梗开宣肺气,载药上行;生地凉血清热;甘草调和诸药。

(三)半夏白术天麻汤(《医学心悟》)

组成:半夏 10 g,茯苓 20 g,橘红 15 g,白术 15 g,天麻 10 g,甘草 20 g。

制法:日 1 剂,水煎 2 次,取汁约 200 mL。

服法:每次 100 mL,每天 2 次服。

方解:方中半夏燥湿化痰;茯苓、白术健脾渗湿;天麻平肝熄风,为治头痛、眩晕之要药;橘红理气化痰;甘草调和诸药。

五、中成药

(一)清开灵注射液

适应证:具有清热解毒、化痰通络和醒神开窍之功能。用于治疗热病神昏、中风偏瘫和神志不清,亦用于急慢性肝炎、乙型肝炎、上呼吸道感染、肺炎、高烧以及脑血栓、脑出血形成。

用法:静脉滴注,一般每天20~40 mL,稀释于10%葡萄糖注射液200 mL或生理盐水100 mL中。中风病治疗时,每天40~60 mL,稀释于5%葡萄糖注射液或生理盐水500 mL。如产生沉淀或混浊时,不得使用。

(二)醒脑静脉注射射液

适应证:清热泻火,凉血解毒,开窍醒脑。用于流行性乙型脑炎、肝昏迷,热入营血,内陷心包,高热烦躁,神昏谵语,舌绛脉数。

用法:肌内注射,1次2~4 mL,每天1~2次。静脉滴注,1次10~20 mL(1~2支),用5%~10%葡萄糖注射液或氯化钠注射液250~500 mL稀释后使用,或遵医嘱。

(三)银杏叶片

适应证:活血化瘀通络,用于瘀血阻络引起的胸痹、心痛、中风、半身不遂和舌强语塞,冠心病稳定型心绞痛、脑梗死见上述证候者。

用法:口服,1次2片,每天3次;或遵医嘱。

(四)银杏达莫注射液

适应证:预防和治疗冠心病、血栓栓塞性疾病。

用法:静脉滴注。成人1次10~25 mL,加入0.9%氯化钠注射液或5%葡萄糖注射液500 mL,每天2次。

(五)络达嗪注射液

适应证:用于治疗缺血性脑血管病,如脑供血不足,脑血栓形成,脑栓塞及其他缺血性血管疾病如冠状动脉粥样硬化性心脏病、脉管炎等。

用法:静脉滴注,1次100 mL;缓慢滴注,每天1次,或遵医嘱。

六、其他疗法

(一)药枕法

野菊花、木贼、怀牛膝、杜仲、茵陈蒿、川芎、赤芍、天麻、莱菔子、落花生藤、藁本、青木香、桑寄生、罗布麻、草决明和桑叶,共为粗末,装枕芯内。

(二)洗头法

灯芯草、怀牛膝、白芷、车前子、草决明、丹参、寒水石、芜蔚子、云母石、桑枝和罗布麻,水煎成3 000 mL,洗发、头、面,每20分钟1次,1剂药用2天。

(三)敷脐法

冰片、白芷、川芎和吴茱萸,共为细面,香油调和敷脐部,纱布固定,20小时取下。

(四)敷涌泉穴法

磁石、吴茱萸、肉桂和珍珠共为细面,蜜水调和,敷两足涌泉穴,24小时取下。

(五)饮茶法

玉米须、葵花头内白芯,煮沸做茶喝。

(六)四藤浴法

黄瓜藤、甜香瓜藤、西瓜藤和丝瓜藤,水煎成1 500 mL,放入浴池水内,洗浴。

(七)三棱针疗法

取穴:大椎、曲泽、委中和太阳。

操作:每次取 1 穴,用三棱针点刺出血。曲泽、委中可缓刺静脉放血,每次出血 5～10 mL,每隔 5～7 天 1 次,5 次为 1 个疗程。

(八)电针疗法

取穴:曲池、头维、风池、内关、肾俞、足三里、三阴交和太冲。

操作:每次选取 2～3 穴,针刺得气后接电针仪,采用疏密波,每次 20 分钟,隔天 1 次为 1 个疗程。

(九)耳针疗法

取穴:降压沟、神门、交感、心、枕、肝和降压点。

操作:用毫针中等刺激,每次选 3～5 穴,留针 20～30 分钟,每天 1 次,10 次为 1 个疗程。或用揿针埋耳穴 2～3 天,隔天更换 1 次,10 次为 1 个疗程。或用王不留行压穴位,胶布固定,保留 2～3 天,每天按压 1～2 次,10 次为 1 个疗程。

(十)穴位埋线疗法

取穴:①曲池、足三里;②大椎、膈俞;③心俞、血压点。

操作:每次选 1 组穴位,3 组交替使用,采用三角缝针埋线法埋入羊肠线,每隔 15～20 天埋线 1 次。

(十一)浸泡足法

炮附子、吴茱萸、透骨草、怀牛膝、急性子、青葙子和罗布麻,水煎成 2 500 mL,晨泡 20 分钟,晚 30 分钟,1 剂用 3 天。

(刘　丹)

第六节　皮质下动脉硬化性脑病

皮质下动脉硬化性脑病(subcortical arteriosclerotic encephalopathy,SAE)又称宾斯旺格病(Binswanger disease,BD)。1894 年,由 Otto Binswanger 首先报道 8 例,临床表现为进行性的智力减退,伴有偏瘫等神经局灶性缺失症状,尸检中发现颅内动脉高度粥样硬化、侧脑室明显增大及大脑白质明显萎缩,而大脑皮质萎缩相对较轻。为有别于当时广泛流行的梅毒引起的麻痹性痴呆,故命名为慢性进行性皮质下脑炎。此后,根据 Alzheimer 和 Nissl 等研究发现其病理的共同特征为较长的脑深部血管的动脉粥样硬化所致的大脑白质弥漫性脱髓鞘病变。1898 年,Alzheimer 又称这种病为 Binswanger 病(SD)。Olseswi 又称做皮质下动脉硬化性脑病(SAE)。临床特点为伴有高血压的中老年人进行性智力减退和痴呆;病理特点为大脑白质脱髓鞘而弓状纤维不受累,以及明显的脑白质萎缩和动脉粥样硬化。Rosenbger(1979)、Babikian(1987)和 Fisher(1989)等先后报道生前颅脑 CT 扫描发现双侧白质低密度灶,尸检符合本病的病理特征,由此确定了影像学结合临床对本病生前诊断的可能,并随着影像技术的临床广泛应用,对本病的临床检出率明显提高。

一、病因与发病机制

(一)病因

1.高血压

Fisher曾总结72例病理证实的BD病例,68例(94％)有高血压病史,90％以上合并腔隙性脑梗死。高血压尤其是慢性高血压引起脑内小动脉和深穿支动脉硬化,管壁增厚及透明变性,导致深部脑白质缺血性脱髓鞘改变,特别是脑室周围白质为动脉终末供血,血管纤细,很少或完全没有侧支循环,极易形成缺血软化、腔隙性脑梗死等病变。因此,高血压、腔隙性脑梗死是SAE非常重要的病因。

2.全身性因素

心律失常、心肺功能不全和过度应用降压药等,均可造成脑白质特别是分水岭区缺血;心源性或血管源性栓子在血流动力学的作用下可随时进入脑内动脉的远端分支,造成深部白质的慢性缺血性改变。

3.其他疾病

糖尿病、真性红细胞增多症、高脂血症、高球蛋白血症和脑肿瘤等也都能引起广泛的脑白质损害。

(二)发病机制

关于发病机制目前尚有争议。最初多数学者认为本病与高血压、小动脉硬化有关,管壁增厚及脂肪透明变性是其主要发病机制。SAE的病变主要位于脑室周围白质,此区域由皮质长髓支及白质深穿支动脉供血,两者均为终末动脉,期间缺少吻合支,很少或完全没有侧支循环,故极易导致脑深部白质血液循环障碍,因缺血引起脑白质大片脱髓鞘致痴呆。后来有学者提出,SAE的病理在镜下观察可见皮质下白质广泛的髓鞘脱失,脑室周围、放射冠和半卵圆中心脱髓鞘,而皮质下的弓形纤维相对完好,如小动脉硬化引起供血不足,根据该区血管解剖学特点,脑室周围白质和弓形纤维均应受损。大脑静脉引流特点为大脑皮质及皮质下白质由浅静脉引流,则大部分白质除弓形纤维外都会受损。由此推测,白质脱髓鞘不是因动脉硬化供血不足引起的,而是静脉回流障碍引起的,这样也能解释临床有一部分患者没有动脉硬化却发生了SAE的原因。近来,又有不少报道,如心律失常、心肺功能不全、缺氧、低血压、过度应用降压药、糖尿病、真性红细胞增多症、高脂血症、高球蛋白血症及脑部深静脉回流障碍等都能引起广泛的脑白质脱髓鞘改变,故多数人认为本病为一综合征,是由于多种能引起脑白质脱髓鞘改变的因素综合作用的结果。

脑室周围白质、半卵圆中心集中了与学习、记忆功能有关的大量神经纤维,故在脑室周围白质、半卵圆中心及基底节区发生缺血时出现记忆改变、情感障碍及行为异常等认知功能障碍。

二、病理

肉眼观察:病变主要在脑室周围区域。①大脑白质显著萎缩、变薄,呈灰黄色、坚硬的颗粒状;②脑室扩大、脑积水;③高度脑动脉粥样硬化。

镜下观察:皮质下白质广泛髓鞘脱失,髓鞘染色透明化,而皮质下的弓形纤维相对完好,胼胝体变薄。白质的脱髓鞘可能有灶性融合,产生大片脑损害。或病变轻重不匀,轻者仅髓鞘水肿性变化及脱落(电镜可见髓鞘分解)。累及区域的少突胶质细胞减少及轴索减少,附近区域有星形细胞堆积。小的深穿支动脉壁变薄,内膜纤维增生,中膜透明素脂质变性,内弹力膜断裂,外膜纤维化,使血管管径变窄(血管完全闭塞少见),尤以额叶明显。电镜可见肥厚的血管壁有胶原纤维增加及基底膜样物质沉着,平滑肌细胞却减少。基底节区、丘脑、脑干及脑白质部位常见腔隙性脑梗死。

三、临床表现

SAE 患者临床表现复杂多样。大多数患者有高血压、糖尿病、心律失常、心功能不全等病史,多有一次或数次脑卒中发作史;病程呈慢性进行性或卒中样阶段性发展,通常 5～10 年;少数可急性发病,可有稳定期或暂时好转。发病年龄多在 55～75 岁,男女发病无差别。

(一)智力障碍

智力障碍是 SAE 最常见的症状,并是最常见的首发症状。

1.记忆障碍

记忆障碍表现近记忆力减退明显或缺失;熟练的技巧退化、失认及失用等。

2.认知功能障碍

反应迟钝,理解、判断力差等。

3.计算力障碍

计算数字或倒数数字明显减慢或不能。

4.定向力障碍

视空间功能差,外出迷路,不认家门。

5.情绪性格改变

情绪性格改变表现固执、自私、多疑和言语减少。

6.行为异常

行为异常表现为无欲,对周围环境失去兴趣,运动减少,穿错衣服,尿失禁,乃至生活完全不能自理。

(二)临床体征

大多数患者具有逐步发展累加的局灶性神经缺失体征。

1.假性延髓麻痹

假性延髓麻痹表现说话不清,吞咽困难,饮水呛咳,伴有强哭强笑。

2.锥体束损害

常有不同程度的偏瘫或四肢瘫,病理征阳性,掌颏反射阳性等。

3.锥体外系损害

四肢肌张力增高,动作缓慢,类似帕金森综合征样的临床表现,平衡障碍,步行不稳,共济失调。

有的患者亦可以腔隙性脑梗死综合征的一个类型为主要表现。

四、辅助检查

(一)血液检查

检查血常规、纤维蛋白原、血脂、球蛋白和血糖等,以明确是否存在糖尿病、红细胞增多症、高脂血症和高球蛋白血症等危险因素。

(二)脑电图

约有 60% 的 SAE 患者有不同程度的 EEG 异常,主要表现为 α 波节律消失,α 波慢化,局灶或弥漫性θ波、δ波增加。

(三)影像学检查

1.颅脑 CT 表现

(1)双侧对称性侧脑室周围弥漫性斑片状、无占位效应的较低密度影,其中一些不规则病灶可向邻近的白质扩展。

(2)放射冠和半卵圆中心内的低密度病灶与侧脑室周围的较低密度灶不连接。

(3)基底节、丘脑、脑桥及小脑可见多发性腔隙灶。

(4)脑室扩大、脑沟轻度增宽。

以往,Goto 将皮质下动脉硬化性脑病的 CT 表现分为 3 型:Ⅰ型病变局限于额角与额叶,尤其是额后部;Ⅱ型病变围绕侧脑室体、枕角及半卵圆中心后部信号,累及大部或全部白质,边缘参差不齐;Ⅲ型病变环绕侧脑室,弥漫于整个半球。Ⅲ型和部分Ⅱ型对本病的诊断有参考价值。

2.颅脑 MRI 表现

(1)侧脑室周围及半卵圆中心白质散在分布的异常信号(T_1 加权像病灶呈低信号,T_2 加权像病灶呈高信号),形状不规则、边界不清楚,但无占位效应。

(2)基底节区、脑桥可见腔隙性脑梗死灶,矢状位检查胼胝体内无异常信号。

(3)脑室系统及各个脑池明显扩大,脑沟增宽、加深,有脑萎缩的改变。

Kinkel 等将颅脑 MRI 脑室周围高信号(PVH)分为 5 型:0 型未见 PVH;Ⅰ型为小灶性病变,仅见于脑室的前区和后区,或脑室的中部;Ⅱ型侧脑室周围局灶非融合或融合的双侧病变;Ⅲ型脑室周围 T_2 加权像高信号改变,呈月晕状,包绕侧脑室,且脑室面是光滑的;Ⅳ型弥漫白质高信号,累及大部或全部白质,边缘参差不齐。

五、诊断与鉴别诊断

(一)诊断

(1)有高血压、动脉硬化及脑卒中发作史等。

(2)多数潜隐起病,缓慢进展加重,或呈阶梯式发展。

(3)痴呆是必须具备的条件,而且是心理学测验所证实存在以结构障碍为主的认知障碍。

(4)有积累出现的局灶性神经缺损体征。

(5)影像学检查符合 SAE 改变。

(6)排除阿尔茨海默病、无神经系统症状和体征的脑白质疏松症及其他多种类型的特异性白质脑病等。

(二)鉴别诊断

1.进行性多灶性白质脑病(PML)

PML 是乳头状瘤空泡病毒感染所致,与免疫功能障碍有关。病理可见脑白质多发性不对称的脱髓鞘病灶,镜下可见组织坏死、炎症细胞浸润、胶质增生和包涵体。表现痴呆和局灶性皮质功能障碍,急性或亚急性病程,3~6 个月死亡。多见于艾滋病、淋巴瘤、白血病或器官移植后服用免疫抑制剂的患者。

2.阿尔茨海默病(AD)

AD又称老年前期痴呆。老年起病隐匿、缓慢,进行性非阶梯性逐渐加重,出现记忆障碍、认知功能障碍、自知力丧失和人格障碍,神经系统阳性体征不明显。CT扫描可见脑皮质明显萎缩及脑室扩张,无脑白质多发性脱髓鞘病灶。

3.血管性痴呆(VaD)

VaD是由于多发的较大动脉梗死或多灶梗死后影响了中枢之间的联系而致病,常可累及大脑皮质和皮质下组织,其发生痴呆与梗死灶的体积、部位和数目等有关,绝大多数患者为双侧MCA供血区的多发性梗死。MRI扫描显示为多个大小不等、新旧不一的散在病灶,与本病MRI检查的表现(双侧脑室旁、白质内广泛片状病灶)不难鉴别。

4.单纯脑白质疏松症(LA)

单纯脑白质疏松症(LA)与皮质下动脉硬化性脑病(SAE)患者都有记忆障碍,病因、发病机制均不十分清楚。SAE所具有的三主症(高血压、脑卒中发作和慢性进行性痴呆),LA不完全具备,轻型LA可能一个也不具备,两者是可以鉴别的。对于有疑问的患者应进一步观察,若随病情的发展,如出现SAE所具有的三主症则诊断明确。

5.正常颅压脑积水(NPH)

NPH可表现进行性步态异常、尿失禁和痴呆三联征,起病隐匿,病前有脑外伤、蛛网膜下腔出血或脑膜炎等病史,无脑卒中史,发病年龄较轻,腰椎穿刺颅内压正常,CT可见双侧脑室对称性扩大,第三脑室、第四脑室及中脑导水管明显扩张,影像学上无脑梗死的证据。有时,在CT和MRI上可见扩大的前角周围有轻微的白质低密度影,很难与SAE区别;但SAE早期无尿失禁与步行障碍,且NPH双侧侧脑室扩大较明显、白质低密度较轻,一般不影响半卵圆心等,不难鉴别。

6.多发性硬化(MS)

多发性硬化为常见的中枢神经系统自身免疫性脱髓鞘疾病。发病年龄多为20～40岁;临床症状和体征复杂多变,可确定中枢神经系统中有两个或两个以上的病灶;病程中有两次或两次以上缓解-复发的病史;多数患者可见寡克隆带阳性;诱发电位异常。根据患者发病年龄、起病及临床经过,两者不难鉴别。

7.放射性脑病

放射性脑病主要发生在颅内肿瘤放疗后的患者,临床以脑胶质瘤接受大剂量照射(35 Gy以上)的患者为多见,还可见于各种类型的颅内肿瘤接受 γ 刀或 X 刀治疗后的患者。分为照射后短时间内迅速发病的急性放射性脑病和远期放射性脑病两种类型。临床表现为头疼、恶心、呕吐、癫痫发作和不同程度的意识障碍。颅脑CT平扫见照射脑区大片低密度病灶,占位效应明显。主要鉴别点是患者因病进行颅脑放射治疗(以下简称放疗)后发生脑白质脱髓鞘。

8.弓形体脑病

弓形体脑病见于先天性弓形体病患儿,出生后表现为精神和智力发育迟滞,癫痫发作,可合并有视神经萎缩、眼外肌麻痹、眼球震颤和脑积水。腰椎穿刺检查脑脊液压力正常,细胞数和蛋白含量轻度增高,严重感染者可分离出病原体。颅脑CT见沿双侧侧脑室分布的散在钙化病灶,MRI扫描见脑白质内多发的片状长 T_1、长 T_2 信号,可合并脑膜增厚和脑积水。血清学检查补体结合试验效价明显增高,间接荧光抗体试验阳性可明确诊断。

六、治疗

多数学者认为 SAE 与血压有关;还有观察认为,合理的降压治疗较未合理降压治疗的患者发生 SAE 的时间有显著性差异。本病的治疗原则是控制高血压、预防脑动脉硬化及脑卒中发作,治疗痴呆。

临床观察 SAE 患者多合并有高血压,经合理的降压治疗能延缓病情的进展。降压药物很多,根据患者的具体情况,正确选择药物,规范系统地治疗使血压降至正常范围[18.7/12.0 kPa(140/90 mmHg)以下],或达理想水平[16.0/10.7 kPa(120/80 mmHg)];抗血小板聚集药物是改善脑血液循环,预防和治疗腔隙性脑梗死的有效方法。

(一)二氢麦角碱类

二氢麦角碱类可消除血管痉挛和增加血流量,改善神经元功能。常用双氢麦角碱,每次0.5~1 mg,每天3次,口服。

(二)钙离子通道阻滞剂

钙离子通道阻滞剂增加脑血流、防止钙超载及自由基损伤。二氢吡啶类,如尼莫地平,每次25~50 mg,每天3次,饭后口服;二苯烷胺类,如氟桂利嗪,每次5~10 mg,每天1次,口服。

(三)抗血小板聚集药

抗血小板聚集药常用阿司匹林,每次75~150 mg,每天1次,口服。抑制血小板聚集,稳定血小板膜,改善脑循环,防止血栓形成;氯吡格雷推荐剂量每天75 mg,口服,通过选择性抑制二磷酸腺苷(ADP)诱导血小板的聚集;噻氯匹定,每次250 mg,每天1次,口服。

(四)神经细胞活化剂

神经细胞活化剂促进脑细胞对氨基酸磷脂及葡萄糖的利用,增强患者的反应性和兴奋性,增强记忆力。

1.吡咯烷酮类

吡咯烷酮类常用吡拉西坦,每次0.8~1.2 g,每天3次,口服;或茴拉西坦,每次0.2 g,每天3次,口服。可增加脑内三磷酸腺苷(ATP)的形成和转运,增加葡萄糖利用和蛋白质合成,促进大脑半球信息传递。

2.甲氯芬酯

甲氯芬酯可增加葡萄糖利用,兴奋中枢神经系统和改善学习记忆功能。每次0.1~0.2 g,每天3~4次,口服。

3.阿米三嗪/萝巴新

阿米三嗪/萝巴新由萝巴新(为血管扩张剂)和阿米三嗪(呼吸兴奋剂,可升高动脉血氧分压)两种活性物质组成,能升高血氧饱和度,增加供氧改善脑代谢。每次1片,每天2次,口服。

4.其他

如脑蛋白水解物、胞磷胆碱、三磷腺苷(ATP)和辅酶 A 等。

(五)加强护理

对已有智力障碍、精神障碍和肢体活动不便者,要加强护理,以防止意外事故发生。

七、预后与预防

(一)预后

目前,有资料统计本病的自然病程为 1～10 年,平均生存期 5 年,少数可达 20 年。大部分患者在病程中有相对平稳期。预后与病变部位、范围有关,认知功能衰退的过程呈不可逆进程,进展速度不一。早期治疗预后较好,晚期治疗预后较差。如果发病后大部分时间卧床,缺乏与家人和社会交流,言语功能和认知功能均迅速减退者,预后较差。死亡原因主要为全身衰竭、肺部感染、心脏疾病或发生新的脑卒中。

(二)预防

目前,对 SAE 尚缺乏特效疗法,主要通过积极控制危险因素预防 SAE 的发生。

(1)多数学者认为,本病与高血压、糖尿病、心脏疾病、高脂血症及高纤维蛋白原血症等有关,因此,首先对危险人群进行控制,预防脑卒中发作,选用抗血小板凝集药及改善脑循环、增加脑血流量的药物。有学者发现,SAE 伴高血压患者,收缩压控制在 18.0～20.0 kPa(135～150 mmHg)可改善认知功能恶化。

(2)高度颈动脉狭窄者可手术治疗,有助于降低皮质下动脉硬化性脑病的发生。

(3)戒烟、控制饮酒及合理饮食;适当进行体育锻炼,增强体质。

(4)早期治疗:对早期患者给予脑保护和脑代谢药物治疗,临床和体征均有一定改善;特别是在治疗的同时进行增加注意力和改善记忆力方面的康复训练,可使部分患者的认知功能维持相对较好的水平。

(侯 静)

第七节 颈动脉粥样硬化

颈动脉粥样硬化是指双侧颈总动脉、颈总动脉分叉处及颈内动脉颅外段的管壁僵硬,内膜-中层增厚(IMT),内膜下脂质沉积,斑块形成及管腔狭窄,最终可导致脑缺血性损害。

颈动脉粥样硬化与种族有关,白种男性老年人颈动脉粥样硬化的发病率最高,在美国约 35% 的缺血性脑血管病由颈动脉粥样硬化引起,因此对颈动脉粥样硬化的防治一直是西方国家研究的热点,如北美症状性颈动脉内膜切除试验(NASCET)和欧洲颈动脉外科试验(ECST)。我国对颈动脉粥样硬化的研究起步较晚,目前尚缺乏像 NASCET 和 EC-ST 等大宗试验数据,但随着诊断技术的发展,如高分辨率颈部双功超声、磁共振血管造影和 TCD 等的应用,人们对颈动脉粥样硬化在脑血管疾病中重要性的认识已明显提高,我国现已开展颈动脉内膜剥脱术及经皮血管内支架形成等治疗。

颈动脉粥样硬化的危险因素与一般动脉粥样硬化相似,如高血压、糖尿病、高脂血、吸烟、肥胖等。颈动脉粥样硬化引起脑缺血的机制有两点:①动脉-动脉栓塞,栓子可以是粥样斑块基础上形成的附壁血栓脱落,或斑块本身破裂脱落;②血流动力学障碍。人们一直以为血流动力学障碍是颈动脉粥样硬化引起脑缺血的主要发病机制,因此把高度颈动脉狭窄(>70%)作为防治的重点,如采用颅外-颅内分流术以改善远端供血,但结果并未能降低同侧卒中的发病率,原因是颅外-颅内分流术并未能消除栓子源,仅仅是绕道而不是消除颈动脉斑,因此不能预防栓塞性卒中。现已认为,脑缺血的产生与斑块本身的结构和功能状态密切相关,斑块的稳定性较之斑块的体积有更大的临床意义。动脉-动脉栓塞可能是缺血性脑血管病最主要的病因,颈动脉粥样硬化斑块是脑循环动脉源性栓子的重要来源。因此,有必要提高对颈动脉粥样硬化的认识,并在临床工作中加强对颈动脉粥样硬化的防治。

一、临床表现

颈动脉粥样硬化引起的临床症状,主要为短暂过性脑缺血发作(TIA)及脑梗死。

(一)TIA

脑缺血症状多在 2 分钟(<5 分钟)内达高峰,多数持续 2～15 分钟,仅数秒的发作一般不是 TIA。TIA 持续时间越长(<24 小时),遗留梗死灶的可能性越大,称为伴一过性体征的脑梗死,不过在治疗上与传统 TIA 并无区别。

1.运动和感觉症状

运动症状包括单侧肢体无力,动作笨拙或瘫痪。感觉症状为对侧肢体麻木和感觉减退。运动和感觉症状往往同时出现,但也可以是纯运动或纯感觉障碍。肢体瘫痪的程度从肌力轻度减退至完全性瘫痪,肢体麻木可无客观的浅感觉减退。如果出现一过性失语,提示优势半球 TIA。

2.视觉症状

一过性单眼黑矇是同侧颈内动脉狭窄较特异的症状,患者常描述为"垂直下沉的阴影",或像"窗帘拉拢"。典型发作持续仅数秒或数分钟,并可反复、刻板发作。若患者有一过性单眼黑矇伴对侧肢体 TIA,则高度提示黑矇侧颈动脉粥样硬化狭窄。

严重颈动脉狭窄可引起一种少见的视觉障碍,当患者暴露在阳光下时,病变同侧单眼失明,在回到较暗环境后数分钟或数小时视力才能逐渐恢复。其发生的机制尚未明。

3.震颤

颈动脉粥样硬化可引起肢体震颤,往往在姿式改变,行走或颈部过伸时出现。这种震颤常发生在肢体远端,单侧,较粗大,且无节律性(3～12 Hz),持续数秒至数分钟,发作时不伴意识改变。脑缺血产生肢体震颤的原因也未明。

4.颈部杂音

颈动脉粥样硬化使动脉部分狭窄,血液出现涡流,用听诊器可听到杂音。下颌角处舒张期杂音高度提示颈动脉狭窄。颈内动脉虹吸段狭窄可出现同侧眼部杂音。但杂音对颈动脉粥样硬化无定性及定位意义,仅 50％～60％的颈部杂音与颈动脉粥样硬化有关,在 45 岁以上人群中,3％～4％有无症状颈部杂音。过轻或过重的狭窄由于不能形成涡流,因此常无杂音。当一侧颈动脉高度狭窄或闭塞时,病变对侧也可出现杂音。

(二)脑梗死

颈动脉粥样硬化可引起脑梗死,出现持久性的神经功能缺失,在头颅 CT、MRI 扫描可显示大脑中动脉和大脑前动脉供血区基底节及皮质下梗死灶,梗死灶部位与临床表现相符。与其他病因所致的脑梗死不同,颈动脉粥样硬化引起的脑梗死常先有 TIA,可呈阶梯状发病。

二、诊断

(一)超声检查

超声检查可评价早期颈动脉粥样硬化及病变的进展程度,是一种方便、常用的方法。国外近70％的颈动脉粥样硬化患者经超声检查即可确诊。在超声检查中应用较多的是双功能超声(Dus)。Dus是多普勒血流超声与显像超声相结合,能反映颈动脉血管壁,斑块形态及血流动力学变化。其测定参数包括颈动脉内膜、内膜-中层厚度(IMT)、斑块大小及斑块形态、测量管壁内径并计算狭窄程度及颈动脉血流速度。IMT是反映早期颈动脉硬化的指标,若IMT≥1 mm即提示有早期动脉硬化。斑块常发生在颈总动脉分叉处及颈内动脉起始段,根据形态分为扁平型、软斑、硬斑和溃疡型四型。斑块的形态较斑块的体积有更重要的临床意义,不稳定的斑块如软斑,特别是溃疡斑,更易合并脑血管疾病。目前有4种方法来计算颈动脉狭窄程度:NASCET法、ECST法、CC法和CSI法。采用较多的是NASCET法:狭窄率＝[1－最小残存管径(MRI)/狭窄远端管径(DL)]×100％。依据血流速度增高的程度,可粗略判断管腔的狭窄程度。

随着超声检查分辨率的提高,特别其对斑块形态和溃疡的准确评价,使DUS在颈动脉粥样硬化的诊断和治疗方法的选择上具有越来越重要的临床实用价值。但Dus也有一定的局限性,超声检查与操作者的经验密切相关,其结果的准确性易受人为因素影响。另外,Dus不易区别高度狭窄与完全性闭塞,而两者的治疗方法截然不同。因此,当DUS提示动脉闭塞时,应做血管造影证实。

(二)磁共振血管造影

磁共振血管造影(MRA)是20世纪80年代出现的一项无创性新技术,检查时不需注射对比剂,对人体无损害。MRA对颈动脉粥样硬化评价的准确性在85％以上,若与DUS相结合,则可大大提高无创性检查的精确度。只有当DUS与MRA检查结果不一致时,才需做血管造影。MRA的局限性在于费用昂贵,对狭窄程度的评价有偏大倾向。

(三)血管造影

血管造影特别是数字减影血管造影(DSA),仍然是判断颈动脉狭窄的"金标准"。在选择是否采用手术治疗和手术治疗方案时,相当多患者仍需做DSA。血管造影的特点在于对血管狭窄的判断有很高的准确性。缺点是不易判断斑块的形态。

(四)鉴别诊断

1.椎-基底动脉系统 TIA

当患者表现为双侧运动或感觉障碍,眩晕、复视、构音障碍和同向视野缺失时,应考虑是后循环病变而非颈动脉粥样硬化。一些交替性的神经症状,如先左侧然后右侧的偏瘫,往往提示后循环病变、心源性栓塞或弥散性血管病变。

2.偏头痛

25％～35％的缺血性脑血管病伴有头痛,且典型偏头痛发作也可伴发神经系统定位体征,易与TIA混淆。两者的区别在于偏头痛引起的定位体征为兴奋性的,如感觉过敏、视幻觉、不自主运动等。偏头痛患者常有类似的反复发作史和家族史。

三、治疗

治疗动脉粥样硬化的方法亦适用于颈动脉粥样硬化,如戒烟、加强体育活动、减轻肥胖、控制高血压及降低血脂等。

(一)内科治疗

内科治疗的目的在于阻止动脉粥样硬化的进展、预防脑缺血的发生,以及预防手术后病变的复发。目前,尚未完全证实内科治疗可逆转和消退颈动脉粥样硬化。

1.抗血小板聚集药治疗

抗血小板聚集药治疗的目的是阻止动脉粥样硬化斑块表面生成血栓,预防脑缺血的发作。阿司匹林是目前使用最广泛的抗血小板药,长期服用可较显著地降低心脑血管疾病发生的危险性。阿司匹林的剂量30~1300 mg/d均有效。目前还没有证据说明大剂量阿司匹林较小剂量更有效,因此对绝大多数患者而言,50~325 mg/d是推荐剂量。

对阿司匹林治疗无效的患者,一般不主张用加大剂量来增强疗效。此时,可选择替换其他抗血小板聚集药,或改用口服抗凝剂。

2.抗凝治疗

当颈动脉粥样硬化患者抗血小板聚集药治疗无效,或不能耐受抗血小板聚集药治疗时,可采用抗凝治疗。最常用的口服抗凝剂是华法林。

(二)颈动脉内膜剥脱术

对高度狭窄(70%~99%)的症状性颈动脉粥样硬化患者,首选的治疗方法是动脉内膜剥脱术(CEA)。CEA不仅减少了脑血管疾病的发病率,也降低了因反复发作脑缺血而增加医疗费用。

四、康复

对于无症状性颈动脉粥样硬化,年龄与颈动脉粥样硬化密切相关,被认为是颈动脉粥样硬化的主要危险因素之一。国内一组1 095例无症状人群的DUS普查发现:60岁以下、60~70岁和70岁以上人群,颈动脉粥样硬化的发病率分别是3.7%、24.2%及54.8%。若患者有冠心病或周围血管病,则约1/3的患者一侧颈动脉粥样硬化狭窄程度超过50%。因此,对高龄,特别是具有动脉粥样硬化危险因素的患者,应考虑到无症状性颈动脉粥样硬化的可能,查体时注意有无颈部血管杂音,必要时选作相应的辅助检查。

有报道无症状性颈动脉狭窄的3年卒中危险率为2.1%。从理论上讲,无症状性颈动脉粥样硬化随着病情的发展,特别是狭窄程度超过50%的患者,产生TIA、脑梗死等临床症状的可能性增大,欧洲一项针对无症状性颈动脉粥样硬化的研究表明,颈动脉狭窄程度越高,3年卒中危险率增加。

由于无症状性颈动脉粥样硬化3年卒中危险率仅2.1%,因此对狭窄程度超过70%的无症状患者,是否采用颈动脉内膜剥脱术,目前尚无定论。由于手术本身的危险性,因此,目前对无症状性颈动脉粥样硬化仍以内科治疗为主,同时密切随访。

(侯　静)

第八节　脑动脉硬化症

脑动脉硬化症是指在全身动脉硬化的基础上,脑部血管的弥漫性硬化、管腔狭窄及小动脉闭塞,供应脑实质的血流减少,神经细胞变性而引起的一系列神经与精神症状。本病发病年龄大多在 50 岁以上。脑动脉硬化的好发部位多位于颈动脉分叉水平,而颈总动脉的起始部很少发生。

一、病因及发病机制

该病病因尚未完全明了,大多数学者认为与下列因素有关。

(一)脂质代谢障碍和内膜损伤

脂质代谢障碍和内膜损伤是导致动脉粥样硬化最早和最主要的原因。早期病变发生于内膜,大量中性脂肪、胆固醇由浆中移出而沉积于血管壁的内膜上形成粥样硬化斑块。

(二)血流动力学因素的作用

脂质进入和移出内膜的速度经常处于动态的平衡。但在动脉分叉处、弯曲处、动脉成角、转向处或内膜表面不规则时,可影响血液的流层,使血液汹涌而形成旋涡流、湍流,由于高切应力和湍流的机械性损伤,致使内膜进一步损伤。血浆中的脂质向损伤的内膜移动占优势,致使高浓度的乳糜微粒及脂蛋白多聚在这一区域,加速动脉粥样硬化的发生及发展。

(三)血小板聚集的作用

近年来应用扫描电子显微镜的研究发现,血小板易在动脉分叉处聚集,血小板与内皮细胞的相互作用而使内膜发生损伤,血小板在内皮细胞损伤处容易黏附,继而聚集,其结果是血小板血栓形成。

(四)高密度脂蛋白与动脉粥样硬化

高密度脂蛋白(HDL)与乳糜微粒(CM)及极低密度脂蛋白(VLDL)的代谢途径有密切关系。现已发现动脉粥样硬化患者血清高密度脂蛋白降低,故认为高密度脂蛋白降低可导致动脉粥样硬化。

(五)高血压与动脉粥样硬化

高血压是动脉粥样硬化的重要因素,患有高血压时,由于血流冲击,使动脉壁承受很强的机械压力,可促进动脉粥样硬化的发生和发展。

二、病理生理

动脉硬化早期,在动脉的内膜上出现数毫米大小的黄色脂点或出现数厘米长的黄色脂肪条。病变进一步发展则形成纤维斑块,斑块表面可破溃形成溃疡出血,亦可形成附壁血栓,可使动脉管腔变细甚至闭塞。

三、临床表现

(一)早期

脑动脉粥样硬化发展缓慢,呈进行性加重,早期表现类似神经衰弱,患者有头痛、头胀、头部压紧感,还可有耳鸣、眼花、心悸、失眠、记忆力减退、烦躁及易疲倦等症状,头晕、头昏、嗜睡及精神状态的改变。逐渐出现对各种刺激的感觉过敏,情绪易波动,有时激动、焦虑、紧张、恐惧、多疑,有时又出现对周围事物无兴趣、淡漠及颓丧、伤感,对任何事情感到无能为力、不果断。并常伴有自主神经功能障碍,如手足发冷、局部出汗,皮肤划纹征阳性。脑动脉粥样硬化时可引起脑出血,临床上可发生眩晕、昏厥等症状,并可有短暂性脑缺血发作。

(二)进展期

随着病情的进展,患者可出现许多严重的神经精神症状及体征,其临床表现有以下几类。

1.动脉硬化性帕金森病

患者面部缺乏表情,发音低而急促,直立时身体向前弯,四肢强直而肘关节略屈曲,手指震颤而呈搓丸样,步伐小而身体向前冲,称为"慌张步态"。其他症状尚有出汗多,皮脂溢出多,言语障碍、流口水多、吞咽费力等。少数患者晚期可出现痴呆。

2.脑动脉硬化痴呆

患者缓慢起病,呈阶梯性智力减退,早期患者可出现神经衰弱综合征,逐渐出现近记忆力明显减退,而人格、远记忆力、判断、计算力尚能在一段时间内保持完整。患者情绪不稳,易激惹、喜怒无常、夜间可出现谵妄或失眠,有时出现强哭、强笑或情绪淡漠,最后发展为痴呆。

3.假性延髓性麻痹

其临床特征为构音障碍、吞咽困难,饮水呛咳,面无表情,轻度情绪刺激表现为反应过敏及不能控制的强哭、强笑或哭笑相似而不易分清,这种情感障碍系病变侵犯皮质丘脑阻塞所致。

4.脑神经损害

脑动脉硬化后僵硬的动脉可压迫脑底部的脑神经而使其功能发生障碍,如双鼻侧偏盲、三叉神经痛性抽搐、双侧展或面神经瘫痪,或引起一侧面肌痉挛等症状。

5.脑动脉硬化

神经系统所出现的体征临床上可出现一些原始反射,如强握反射、口舌动作等。同时可伴有皮质高级功能的障碍,如语言障碍、吐词困难,对词的短暂记忆丧失,命名不能、失用,亦出现体像障碍、皮质感觉障碍,锥体束损害及脑干、脊髓损害的症状。另外,还可出现括约肌功能障碍,如尿潴留或失禁,大便失禁等。脑动脉硬化症还可引起癫痫发作,其发作形式可为杰克森(Jackson)发作、钩回发作或全身性大发作。

四、辅助检查

(一)血生化测定

患者血胆固醇增高,低密度脂蛋白增高,高密度脂蛋白降低,血甘油三酯增高,血β-脂蛋白增高,90%以上的患者表现为Ⅱ型或Ⅳ型高脂血症。

(二)数字减影检查

动脉造影可显示脑动脉粥样硬化所造成的动脉管腔狭窄或动脉瘤病变。脑动脉造影显示动脉异常弯曲和伸长。动脉内膜存在有动脉粥样硬化斑,使动脉管腔变的不规则,呈锯齿状,最常见于颈内动脉虹吸部,亦可见于大脑中、前、后动脉。

(三)经颅多普勒检查

根据所测颅内血管的血流速度、峰值、频宽、流向,判断出血管有无狭窄和闭塞。

(四)CT 扫描及 MRI 检查

CT 及 MRI 可显示脑萎缩及多发性腔隙性梗死(图 3-1、图 3-2)。

(五)眼底检查

40%左右的患者有视网膜动脉硬化症,表现为动脉迂曲,动脉直径变细不均,动脉反光增强,呈银丝样改变及动静脉交叉压迹等。

五、诊断

(1)年龄在 45 岁以上。

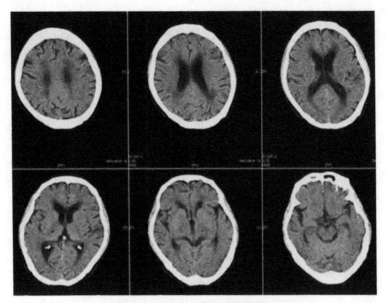

图 3-1 脑白质病变伴脑萎缩

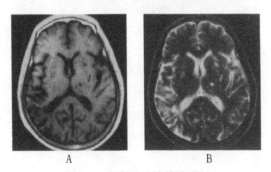

A   B

图 3-2 多发性腔隙性脑硬死

注：$T_1WI(A)$和 $T_2WI(B)$ 为横断位,脑桥、橄榄、小脑萎缩,脑桥、橄榄腹侧变平,桥前池扩大,四脑室扩张;脑桥见"十字"征(B)

(2)初发高级神经活动不稳定的症状或脑弥漫性损害症状。

(3)有全身动脉硬化,如眼底动脉硬化Ⅱ级以上或主动脉弓增宽、颞动脉或桡动脉较硬及冠心病等。

(4)神经系统阳性体征如腱反射不对称,掌颌反射阳性及吸吮反射阳性等。

(5)血清胆固醇增高。

(6)排除其他脑病。

上述 6 项为诊断脑动脉硬化的最低标准。可根据身体任何部位的动脉硬化症状,如头部动脉的硬化,精神、神经症状呈缓慢进展,伴以短暂性脑卒中样发作,或有轻重不等的较广泛的神经系统异常。有脑神经、锥体束和锥体外系损害,并除外颅内占位性病变,结合实验室检查可以做出临床诊断。

六、鉴别诊断

本病应与以下疾病相鉴别。

(一)神经衰弱综合征

脑动脉硬化发病多在 50 岁以后，没有明显的精神因素，临床表现以情感脆弱、近记忆减退为突出症状。此外，表现为思维活动迟钝，工作能力下降，眼底动脉硬化及血脂明显增高均可与神经衰弱鉴别。

(二)老年痴呆

脑动脉硬化症晚期可出现痴呆，故应与老年痴呆相鉴别(表 3-1)。

(三)颅内占位性病变

颅内占位性病变如脑瘤、转移瘤、硬脑膜下血肿。颅内占位性病变常缺乏血管硬化的体征，多伴有进行性颅内压增高及脑脊液蛋白高的表现。CT 扫描或 MRI 检查可加以鉴别。

表 3-1　脑动脉硬化性痴呆与老年痴呆的鉴别

项目	脑动脉硬化性痴呆	老年痴呆
发病年龄	50~75 岁	70~75 岁
病理改变	多发性脑微梗死灶	脑组织中老年斑与神经纤维缠结
高血压动脉硬化	常有，病起决定性作用	或无，不起决定性作用
情感障碍	脆弱，哭笑无常	淡漠，反应迟钝
人格改变	有，相对较完整	迅速衰退
记忆力	有，近事遗忘	十分突出，远近事记忆均障碍
定向力	有	时间、地点、人物定向均差
智力障碍	选择性或镶嵌性衰退	全面衰退
自知力	保持较久	早期丧失
定位特征	常有，明显	无特异性
进展情况	阶梯或进展	迅速加重而死亡

(四)躯体性疾病

躯体性疾病如营养障碍、严重贫血、内分泌疾病、心肺疾病伴缺氧和二氧化碳潴留、肾脏疾病伴尿毒症、慢性充血性心力衰竭、低血糖、脑积水等，均应加以鉴别。以上各种疾病可根据临床特征、辅助检查加以鉴别。

七、治疗

(一)一般防治措施

(1)合理饮食：食用低胆固醇、低动物性脂肪食物，如瘦肉、鱼类、低脂奶类。提倡饮食清淡，多食富含维生素 C(新鲜蔬菜、瓜果)和植物蛋白(豆类及其制品)的食物。

(2)适当的体力劳动和体育锻炼：对预防肥胖，改善循环系统的功能和调整血脂的代谢有一定的帮助，是预防本病的一项积极措施。

(3)生活要有规律：合理安排工作和生活，保持乐观，避免情绪激动和过度劳累，要有充分的休息和睡眠，在生活中不吸烟、不饮酒。

(4)积极治疗有关疾病如高血压、糖尿病、高脂血症、肝肾及内分泌疾病等。

(二)降血脂药物

高脂血症经用体育疗法、饮食疗法仍不降低者，可选用降脂药物治疗。

(1)氯贝丁酯(安妥明):0.25~0.5 g,3 次/天,口服。病情稳定后应酌情减量维持。其能降低甘油三酯,升高高密度脂蛋白。少数患者可出现荨麻疹或肝、肾功能变化,需定期检查肝肾功能。

(2)二甲苯氧庚酸(吉非贝齐,诺衡):300 mg,3 次/天,口服。其效果优于氯贝丁酯,有降低甘油三酯、胆固醇,升高高密度脂蛋白的作用。不良反应同氯贝丁酯。

(3)普鲁脂芬(非诺贝特):0.1 g,3 次/天,口服。它是氯贝丁酯的衍生物,血尿半衰期较长,作用较氯贝丁酯强,能显著降低甘油三酯和血浆胆固醇,显著升高血浆高密度脂蛋白。不良反应较轻,少数病例出现血清谷丙转氨酶及血尿素氮暂时性轻度增高,停药后即恢复正常。原有肝肾功能减退者慎用,孕妇禁用。

(4)普罗布考(丙丁酚):500 mg,3 次/天,口服。能阻止肝脏中胆固醇的乙酰乙酸生物合成,降低血胆固醇。

(5)亚油酸:300 mg,3 次/天,口服,或亚油酸乙酯1.5~2 g,3 次/天,口服。其为不饱和脂肪酸,能抑制脂质在小肠的吸收与合成,影响血浆胆固醇的分布,使其较多地向血管壁外的组织中沉积,降低血管中胆固醇的含量。

(6)考来烯胺(消胆胺):4~5 g,3 次/天,口服。因其是阴离子交换树脂,服后与胆汁酸结合,断绝胆酸与肠-肝循环,促使肝中胆固醇分解成胆酸,与肠内胆酸一同排出体外,使血胆固醇下降。

(7)胰肽酶(弹性酶):每片150~200 U,1~2 片,3 次/天,口服。服1周后见效,8周达高峰。它能水解弹性蛋白及糖蛋白等,能阻止胆固醇沉积在动脉壁上,并能提高脂蛋白脂酶活性,能分解乳糜微粒,降低血浆胆固醇。无不良反应。

(8)脑心舒(冠心舒):20 mg,3 次/天,口服。其是从猪十二指肠提取的糖胺多糖类药物,能显著地降低血浆胆固醇和甘油三酯,促进纤维蛋白溶解,抗血栓形成。对一过性脑缺血发作、脑血栓、椎-基底动脉供血不足等有明显疗效。

(9)血脉宁(安吉宁,吡醇氨酯):250~500 mg,3 次/天,口服。6 个月为1 个疗程。能减少血管壁上胆固醇的沉积,减少血管内皮损伤,防止血小板聚集。不良反应较大,有胃肠道反应,少数病例有肝功能损害。

(10)月见草油:1.2~2 g,3 次/天,口服。本品是含亚油酸的新药,为前列腺素前体,具有降血脂,降胆固醇,抗血栓作用。不良反应小,偶见胃肠道反应。

(11)多烯康胶丸:每丸0.3 g 或0.45 g,每次1.2~1.5 g,3 次/天,口服。为我国首创的富含二十碳五烯酸(EPA)和二十二碳六烯酸(DAH)的浓缩鱼油。其含 EPA 和 DAH 达70%以上,降低血甘油三酯总有效率为86.5%,降低血胆固醇总有效率为68.6%,并能显著抑制血小板聚集和阻止血栓形成,长期服用无毒副作用,而且疗效显著。

(12)甘露醇烟酸酯片:400 mg,3 次/天,口服。是我国生产的降血脂、降血压的新药。降血甘油三酯的有效率达75%,降舒张压的有效率达93%,使头痛、头晕、烦躁等症状得到改善。

(13)其他维生素 C、B 族维生素、维生素 E、烟酸等药物。

(三)扩血管药物

扩血管药物可解除血管运动障碍,改善血循环,主要作用于血管平滑肌。

(1)盐酸罂粟碱:可改善脑血流,60~90 mg,加入5%葡萄糖液或右旋糖酐-40 500 mL 中静脉滴注,1 次/天,7~10 天为1 个疗程。或30~60 mg,1~2 次/天,肌内注射。

(2)己酮可可碱:0.1 g,3次/天,口服。除扩张毛细血管外,还增进纤溶活性,降低红细胞上的脂类及黏度,改善红细胞的变形性。

(3)盐酸倍他啶、烟酸、山莨菪碱、血管舒缓素等均属常用扩血管药物。

(四)钙通道阻滞剂

其作用机制:①扩张血管,增加脑血流量,阻滞Ca^{2+}跨膜内流。②抗动脉粥样硬化,降低胆固醇。③抗血小板聚集,减低血黏度,改善微循环。④保护细胞,避免脑缺血后神经元细胞膜发生去极化。⑤维持红细胞变形能力,是影响微循环中血黏度的重要因素。

(1)尼莫地平:30 mg,2~3次/天,口服。

(2)尼卡地平:20 mg,3次/天,口服,3天后渐增到每天60~120 mg,不良反应为少数人思睡、头晕、倦怠、恶心、腹胀等,减量后即可消失,一般不影响用药。而肝肾功能差和低血压者慎用,颅内出血急性期、妊娠、哺乳期患者禁用。

(3)地尔硫䓬(硫氮䓬酮):30 mg,3次/天,口服。不良反应为面红、头痛、心动过速、恶心、便秘,个别患者有转氨酶暂时升高。孕妇慎用,心房颤动、心房扑动者禁用。注意不可嚼碎药片。

(4)氟桂嗪:5~10 mg或6~12 mg,1次/天,顿服。不良反应为乏力、头晕、嗜睡、脑脊液压力增高,故颅内压增高者禁用。

(5)桂利嗪(脑益嗪):25 mg,3次/天,口服。

(五)抗血小板聚集药物

因为血小板在动脉粥样硬化者体内活性增高,并释放平滑肌增生因子使血管内膜增生。升高血中半胱氨酸,导致血管内皮损伤,脂质易侵入内膜,吞噬大量的低密度脂蛋白的单核巨噬细胞,在血管壁内转化为泡沫细胞,而形成动脉粥样硬化病变,因此抗血小板治疗是防治脑血管病的重要措施。

(1)肠溶阿司匹林(乙酰水杨酸):50~300 mg,1次/天,口服,是花生四烯酸代谢中环氧化酶抑制剂,能减少环内过氧化物,降低血栓素 Az 合成。

(2)二十碳五烯酸:1.4~1.8 g,3次/天,口服。它在海鱼中含量较高,是一种多烯脂肪酸。在代谢中可与花生四烯酸竞争环氧化酶,减少血栓烷 A 的合成。

(3)银杏叶胶囊(或银杏口服液):能扩张脑膜动脉和冠状动脉,使脑血流量和冠脉流量增加,并能抗血小板聚集,降血脂及降低血浆黏度,达到改善心脑血循环的功能。银杏叶胶囊2丸,3次/天,口服。银杏口服液10 mL,3次/天,口服。

(4)双嘧达莫(潘生丁):50 mg,3次/天,口服。能使血小板环磷腺苷增高,延长血小板的寿命,抑制血小板聚集,扩张心脑血管等。

(5)藻酸双酯钠:0.1 g,3次/天,口服。也可0.1~0.2 g静脉滴注。具有显著的抗凝血、降血脂、降低血黏度及改善微循环的作用。

(六)脑细胞活化剂

脑动脉硬化时,可引起脑代谢障碍,导致脑功能低下,为了恢复脑功能和改善临床症状,常用以下药物。

(1)胞二磷胆碱:0.2~0.5 g,静脉注射或加用5%~10%葡萄糖后静脉滴注,5~10天为1个疗程。或0.1~0.3 g/d,分1~2次肌内注射。它能增强与意识有关的脑干网状结构功能,兴奋锥体束,促进受伤的运动功能的恢复,还能增强脑血管的张力及增加脑血流量,增强细胞膜的功能,改善脑代谢。

(2)甲磺双氢麦角胺(舒脑宁):1 支(0.3 mg),1 次/天,肌内注射,或 1 片(2.5 mg),2 次/天,口服。其为最新脑细胞代谢机能改善剂。它能作用于血管运动中枢,抑制血管紧张,促进循环功能,能使脑神经细胞的机能再恢复,促使星状细胞摄取充足的营养素,使氧、葡萄糖等能量输送到脑神经细胞,从而改善脑神经细胞新陈代谢。

(3)素高捷疗:0.2～0.4 g,1 次/天,静脉注射,或加入 5% 葡萄糖中静脉滴注,15 天为 1 个疗程。可激发及加快修复过程。在供氧不足的状态下,改善氧的利用率,并促进养分穿透入细胞。提高与能量调节有关的代谢率。

(4)艾地苯醌(维伴):30 mg,3 次/天,口服。能改善脑缺血的脑能量代谢(包括激活脑线粒体、呼吸活性、改善脑内葡萄糖利用率),改善脑功能障碍。

(侯　静)

第九节　脑血管畸形

脑血管畸形是一种先天性脑血管发生上的异常,由胚胎期脑血管芽胚演化而成的一种血管畸形,有多种类型(最常见的是脑动静脉畸形)。

一、脑动静脉畸形

本病是引起自发性蛛网膜下腔出血的另一常见原因,仅次于颅内动脉瘤。

(一)临床表现

(1)出血:可表现为蛛网膜下腔出血,脑内出血或硬脑膜下出血,一般多发生于年龄较小的病例。

(2)抽搐:多见于较大的,有大量"脑盗血"的动静脉畸形患者。

(3)进行性神经功能障碍:主要表现为运动或感觉性瘫痪。

(4)头痛:常局限于一侧,类似偏头痛。

(5)智力减退:见于巨大型动静脉畸形由于"脑盗血"严重或癫痫频繁发作所致。

(6)颅内血管杂音。

(7)眼球突出。

(二)辅助检查

1.头颅 X 平片检查

一般无异常。

2.头颅 CT 检查

可见局部不规则低密度区,用造影剂增强后在病变部位出现不规则高密度区。

3.头颅 MRI 检查

在 T_1 加权和 T_2 加权像上均表现为低或无信号暗区(流空现象),此为动静脉畸形的特征性表现。

4.头颅核磁血管显像检查

MRA 显示血管畸形优于 MRI,两者可互相补充。

5.数字减影血管造影检查

在动脉期摄片中可见到一堆不规则的扭曲血管团,有一根或数根粗大而显影较深的供血动脉,引流静脉早期出现于动脉期摄片上,扭曲扩张,导入颅内静脉窦。病变远侧的脑动脉充盈不良或不充盈。

(三)诊断

青年人有自发蛛网膜下腔出血或脑内出血史时,应想到本病可能,如病史中还有局限性或全身性癫痫发作则更应该怀疑本病,可结合头颅 CT、脑血管造影、MRI、TCD、头颅平片等,其中脑血管造影是诊断动静脉畸形最可靠、最重要的方法。

(四)鉴别诊断

(1)颅内动脉瘤:该病发病高峰多在 40~60 岁,症状较重。头颅 CT 增强扫描前后阴性较多,与动静脉畸形头颅 CT 见颅内有不规则低密度区不同,可以鉴别。

(2)胶质瘤:患者常表现为神经功能障碍进行性加重,疾病进展快,病程较短。头颅 CT、MRI 检查可见明显的占位。

(3)成血管细胞脑膜瘤和成血管细胞瘤:前者占位效应明显,CT 可见增强的肿瘤。后者很少发生在幕上,周边平滑,多位于缺乏血管的中线位置或中线偏心位置。这些区域通常表现为一个囊状结构拥有正常的血液循环,与占位效应不相称。

(4)颅内转移瘤:该类患者常可发现原发灶,病情进展快,头颅 CT 及 MRI 检查可见明显的占位征象。

(5)Moyamoya 病:脑血管造影可显示颈内动脉和大脑中动脉有闭塞,大脑前、后动脉可有逆流现象,脑底部有异常血管网,没有早期出现的扩张扭曲的静脉。

(五)治疗

(1)避免剧烈的情绪波动,禁烟酒,防止便秘,如已出血,则按蛛网膜下腔出血或脑出血处理。

(2)控制癫痫。

(3)对症治疗。

(4)防止再出血。

二、其他类型脑血管畸形

(一)海绵状血管瘤

本病好发于 20~40 岁成人。临床症状隐袭,最常见的起病症状为抽搐发作,另外有头痛、颅内出血、局部神经功能障碍。CT 和 MRI 是诊断颅内海绵状血管瘤的较好手段。以手术治疗为主。

(二)静脉血管畸形

多见于 30~40 岁的成人,常见症状有癫痫发作,局灶性神经功能障碍和头痛,出血很少见。可依靠 CT、MRI、血管造影。静脉畸形的预后较好,故主张内科治疗,发生严重出血者可考虑手术治疗。

(三)毛细血管扩张症

CT 及 MRI 检查通常不能显示病灶,血管造影时也不能显示扩张的毛细血管,并发出血时上述检查可显示相应的血肿。一般给予对症治疗,若发生严重出血,则可考虑手术治疗。

（四）大脑大静脉畸形

随年龄不同，症状有所不同。新生儿患者的常见症状为心力衰竭，有心动过速、呼吸困难、发绀、肺水肿、肝大及周围性水肿。幼儿患者的常见症状为脑积水，头围增大，颅缝分裂，头部可闻及颅内杂音，并有抽搐发作，患儿心脏可有扩大，有时伴有心力衰竭。对较大儿童及青年，除引起癫痫发作外，尚可引起蛛网膜下腔出血、头痛、智力发育迟钝，也可有发作性昏迷、眩晕、视力障碍、肢体无力等。新生儿及婴幼儿出现心力衰竭、心脏扩大、头颅增大、颅内可闻及杂音，应想到本病的可能，进一步确诊可行头颅 CT、MRI 和/或脑血管造影检查。

（侯　静）

第十节　血管性头痛

一、概述

血管性头痛是指头部血管舒缩功能障碍及大脑皮质功能失调，或某些体液物质暂时性改变所引起的临床综合征。以发作性的头部剧痛、胀痛或搏动性痛为特点。典型病例发作前可有眼前闪光，一过性暗点或偏盲，每次发作多为一侧开始，可始终限于一侧，也可扩散到对侧而累及整个头部，常伴有恶心、呕吐或其他自主神经功能紊乱的各种症状。包括偏头痛、丛集性头痛、高血压性头痛、脑血管性疾病（如蛛网膜下腔出血、脑出血、动静脉畸形、颞动脉炎等）、非偏头痛型血管性头痛。在此主要论述临床比较常见的偏头痛。偏头痛是一种常见病、多发病，多起于青春期。全球有 10%～15% 的人患有偏头痛。我国成年人偏头痛的患病率达 7.7%～18.7%，其中女性患者比男性患者多 3～4 倍。

中医学对偏头痛未设专篇论述，散见于头痛的相关内容。本病相当于中医学的"头风""脑风""偏头痛""偏头风""厥头痛"。《素问·风论》："风气循风府而上，则为脑风""新沐中风，则为首风"，首先提出脑风、首风之名。《素问·五脏生成》还有"头痛巅疾，下虚上实，过在足少阴巨阳，甚则入肾"。张仲景在《伤寒论》六经条文里列有太阳病、阳明病、少阳病、厥阴病头痛，并在厥阴病中指出："干呕吐涎沫，头痛者，吴茱萸汤主之。"的治法。《济生方·头痛论治》认为头痛是因为血气俱虚，风寒暑湿之邪伤于阳经，伏留不去，乃为厥头痛。《东垣十书》则将头痛分为内伤头痛和外感头痛，根据症状和病因的不同还有伤寒头痛、湿热头痛、偏头痛、真头痛、气虚头痛、血虚头痛、气血俱虚头痛、厥逆头痛等；还在《内经》《伤寒论》的基础上加以发挥，补充了太阴头痛和少阴头痛，这样便成为头痛分经用药的开始。朱丹溪认为头痛多因痰与火，《丹溪心法·头痛》："头痛多主于痰，痛甚者火多，有可吐者，可下者。""头痛须用川芎，如不愈各加引经药。太阳川芎。阳明白芷。少阳柴胡。太阴苍术。少阴细辛。厥阴吴茱萸。如肥人头痛，是湿痰，宜半夏、苍术。如瘦人，是热，宜酒制黄芩、防风。"《曾济方·头痛附论》曰："若人气血俱虚，风邪伤于阳经，入于脑中，则令人头痛也。又有手三阴之脉受风寒伏留而不去者名厥头痛。"张景岳则曰："辨证头痛应先审久暂，次辨表里，据脉证虚实而治"。可见中医对于偏头痛早有认识，不仅在病因病机、临床表现有系统的论述，在治疗方面也积累了丰富的经验。

二、病因病机

盖头为"诸阳之会""清阳之府",又为髓海所在,三阳经脉均上循于头面,足厥阴肝经与督脉会于巅顶,五脏六腑之精气,皆上注于头,故凡脏腑经络之病变均可直接或间接影响头邪而发生头痛。本病以内伤为主,内伤诸疾,导致气血逆乱,瘀阻经络,脑失所养,或感受外邪、外伤等因素,导致脑神受扰,均可引起头痛。

(一)情志失调

郁怒忧思,伤及肝木;或肝气郁结,气郁化火,肝阳独亢,上扰清空而引起头痛。

(二)久病体虚

患病日久,体质虚弱,或失血之后,气血耗伤,不能上荣于脑髓脉络;或素体阴虚,肝失涵养,肝气有余,阳亢于上,扰及头目发为头痛。

(三)饮食不节

嗜食肥甘厚味,或饥饱失常,伤及脾胃,运化不健,痰湿内生,上蒙清阳,发生头痛。

(四)摄生不当

起居失常,烦劳太过,或房事不节,损伤精气,髓海不足,脑失所养而致头痛。

(五)感受外邪

感受风寒湿热等外邪,侵袭经络,上犯巅顶而为头痛。

(六)外伤跌仆

脑髓受伤,瘀阻络道,清窍不利,亦可导致头痛。

可见引起本病的病因病机复杂,但主要是肝脾肾的功能失调和风、火、痰、瘀阻络所致。而外感、饮食、情志、劳倦等因素常能诱发本病。其病位主要在脑,涉及肝、脾、肾。以虚症多见但也有虚中夹实者,如痰浊、瘀血等,当权衡主次。

三、临床表现

(一)症状与体征

1.症状

(1)先兆症状。常发生于头痛发作前半小时左右,多数先兆是由颈内动脉系统缺血或椎基底动脉系统缺血引起。最常见的是视觉症状,如眼前出现闪光点或光谱环,光点或色彩可成线条状移动或不断扩大,继而不规则地缩小。此外,尚可见视野缺损、畏光、双侧瞳孔不等大、瞳孔散大、光反应消失及自主神经功能紊乱症。亦可发生程度不等的感觉和运动异常及高级皮质功能障碍。如感觉麻木、刺痛、感受减退或缺失,偏瘫、运动感觉障碍及出现烦躁、恐惧、易激惹等情绪改变或多种意识障碍。

(2)头痛。反复发作性搏动性头痛是偏头痛的特征表现。头痛为一侧者占多数,约为 2/3,另外 1/3 可为双侧性。疼痛亦可在一侧反复发作后转为另一侧。额颞部、眼庭部较枕部多见,亦可发展为全头痛。这种与脉搏搏动一致的跳痛,可因声光刺激、咳嗽、腹肌用力而加重,也可因压迫患侧颈动脉、颞动脉使之减轻。头痛可持续数小时至 2~3 天,其发生频度差别更大,有人一生中仅发生 1~2 次,亦有少数患者可天天发作,呈偏头痛持续状态。约 60% 患者每周发作不超过 1 次。有些患者发作很规律常在月经来潮前后或每年的特定季节发病。

2.体征

一般无明显神经系统阳性体征。

(二)临床类型

偏头痛可分为以下几种临床类型。

1.不伴先兆的偏头痛(普通型偏头痛)

普通型偏头痛最为常见。发作性一侧中度到重度搏动性头痛,伴恶心、呕吐或畏光和畏声。体力活动后往往使头痛加剧。通常在发作开始时仅为轻到中度的钝痛或不适感,几分钟至几小时后达到严重的搏动性痛或跳痛。若90%的发作与月经周期密切相关称月经期偏头痛。出现上述发作至少5次,除外颅内外各种器质性疾病后方可做出诊断。

2.伴有先兆的偏头痛(典型偏头痛)

发病年龄可从6～40岁,但以青春期至20岁居多。50岁后能自行缓解。发作呈复发性,每月1～4次,有的患者1年才发作1次,有的则每月发作15～16次。可分为先兆期和头痛期2期。

(1)先兆期。可见一些视觉症状和感觉症状,如畏光,眼前闪光或火花、感觉异常、偏身麻木等。大多持续5～20分钟。

(2)头痛期。常在先兆开始消退时出现。疼痛多始于一侧眶上、眶后部或额颞区,逐渐加重而扩展至半侧头部,甚至整个头部及颈部。头痛为搏动性,呈跳痛或钻凿样痛,程度逐渐发展成持续性剧痛。不少患者伴有自主神经功能紊乱症状。每次发作大多持续1～3天,大部分病例每次发作均在同一侧,也有左右侧交替发作者。

3.眼肌麻痹型偏头痛和偏瘫型偏头痛

偏瘫型偏头痛极少见。有固定于一侧的头痛发作史在1次较剧烈头痛发作后或头痛已开始减轻时,出现头痛同侧的眼肌麻痹,以动眼神经麻痹的上睑下垂最多见。神经影像学检查排除颅内(包括鞍旁)器质性病损。

4.儿童期良性发作型眩晕(偏头痛等位发作)

发作过程及周期性都极像偏头痛,有偏头痛家族史但儿童本人无头痛。表现为多次、短暂的晕厥发作,也可出现发作性平衡失调、焦虑,伴有眼球震颤或呕吐。间隙期一切正常。部分儿童后可转为偏头痛。

5.视网膜型偏头痛

本型特点为反复发作的单眼暗点或视觉缺失并伴有头痛。这种视觉障碍持续时间<1小时,可完全恢复,发作后眼科检查正常。

6.基底动脉型偏头痛

女孩或年轻妇女多见,发作与月经期有关,为突然发作的短暂视觉障碍、眩晕、步态共济失调、发音困难、肢体感觉异常和伴有呕吐的枕部搏动性头痛。有偏头痛家族史。

7.腹型偏头痛

腹型偏头痛是一种少见情况,临床表现为周期性上腹部疼痛,伴有呕吐,但很少或甚至没有头痛,发作持续数小时或长达48小时。可被误诊为阑尾炎、胰腺炎或肠胃炎。

四、实验室检查

偏头痛主要依靠病史和临床症状进行诊断,现尚没有特异性的辅助检查。因95%的病例不能提供有助于诊断头痛的资料。但对头痛疑为颅内病变者需进行辅助检查。

(一)脑血流图

偏头痛患者的发作期和间歇期脑血流图的主要变化是两侧波幅不对称,一侧偏高或一侧偏低。

(二)经颅多普勒超声扫描(TCD)

发作间歇期,TCD不能鉴别典型和普通型偏头痛。仅能提供一些血流动力学改变的基础依据,如血流速度增快,双侧流速不对称、出现血管杂音和血流速度不稳定等;偏头痛发作期,普通偏头痛患者平均降流速(V_m)下降,血嘈杂音减弱消失。

(三)脑电图检查

一般认为,偏头痛患者无论是在发作期或间歇期,脑电图的异常发生率皆比正常对照组高。但是偏头痛患者的脑电图改变不具有特异性,因为它可有正常波形,普通性慢波、棘波放电、局灶性棘波、尖波,以及对过度通气、闪光刺激有异常反应等各种波形。小儿偏头痛脑电图可出现棘波、阵发性慢波、快波波动及弥漫性慢波。

(四)头颅 CT 检查

临床发现偏头痛患者头颅 CT 扫描多为正常,偶有显示局灶性梗死或水肿的现象。偏头痛患者 CT 检查不作为常规,当有神经系统检查异常或疑有颅内占位病变时才做该项检查。

(五)脑血管造影检查

当偏头痛患者有以下情况存在时,建议行脑血管造影检查。①发作时合并神经缺失体征:偏瘫、眼肌麻痹等;②颅内有血管杂音;③头痛发作剧烈且长期位于一侧;④颅骨平片有异常;⑤抗偏头痛治疗无效;⑥无阳性偏头痛家族史。

五、诊断及鉴别诊断

(一)诊断

偏头痛的诊断主要依靠详细询问病史及尽可能地排除其他疾病。

(1)以发作性搏动性头痛为主,也可呈胀痛。

(2)以一侧头痛为主,也可为全头痛。

(3)为间歇性反复发作,起止较突然。间歇期如常人,病程较长。

(4)常于青春期起病,女性居多。

(5)有或无视觉性、感觉性、运动性、精神性等先兆或伴随症状,但多数伴有恶心、呕吐等明显的自主神经症状。

(6)有或无偏头痛家族史。

(7)某些饮食、月经、情绪波动、过劳等因素可诱发;压迫颈总动脉、颞浅动脉、眶上动脉或短时休息、睡眠可减轻发作。

(二)鉴别诊断

偏头痛常与下列疾病作鉴别。

1.紧张性头痛

其致病原因为精神因素造成自主神经功能紊乱,而使血管收缩,组织缺血,致痛物质释放及持续性肌肉收缩。其特点为持续性钝痛,患者常述为头部"紧箍感",多位于颞顶部或枕部。除头痛外常伴有睡眠障碍、情绪焦虑等症状。抗偏头痛治疗效果差,应用抗抑郁剂及地西泮类药物效果良好。

2.头痛性癫痫

偏头痛有周期发作性,多有家族史,应与头痛性癫痫鉴别。两者发作时均以头痛为主,可伴有恶心、呕吐等胃肠道症状,但癫痫发作先兆短暂仅数秒钟,且头痛多为双侧且持续半小时至1小时,而偏头痛视觉先兆时间长可数分至数十分钟,头痛常为一侧搏动性头痛,可持续4~72小时。头痛性癫痫发作时脑电图主要为阵发性高波幅的4~7波/秒的θ波节律,或棘波、尖波、棘慢综合波等,常双侧对称出现、间歇期正常;偏头痛发作期可有局限慢波,偶有发作波。

3.颅内压增高性头痛

头痛是颅内压增高症的主要症状。早期头痛较轻,呈持续性钝痛,以额部为主,清晨起床时明显,活动后减轻,这可能与平卧时颈静脉回流差有关。随着颅内压不断增高,头痛呈进行性加重咳嗽、喷嚏、大便等使颅内压增高活动可加重头痛,可伴有恶心呕吐症状,后期可出现视盘水肿等,这些有助于与偏头痛鉴别。

4.高血压性头痛

严重高血压可伴头痛,头痛多为全头痛,以胀痛为主,常位于额及枕部,低头或屏气用力可使头痛加重,血压控制后头痛多随之缓解。

5.颞动脉炎

颞动脉炎头痛为主要症状,常位于颞皮肤表浅部位及眼眶周围,亦可能扩散至额、枕部,是一种烧灼样的强烈持续性搏动性痛,这种特点为其他血管性头痛中所没有的;患者颞动脉触痛明显颞动脉可有条索样改变,除此患者可有发热、红细胞沉降率增快、全身无力、游走性多发肌内痛等。动脉活检可做最后确诊。

6.短暂性脑缺血发作(TIA)

TIA应与偏瘫性或基底性偏头痛鉴别。TIA是由于颈内动脉系统或椎基底动脉系统一过性缺血造成的短暂性脑功能障碍,可反复发作,头痛发生率约29.9%,TIA多发生于中年以上者,常有高血压、动脉粥样硬化、糖尿病、高脂血症、高黏血症、颈椎病等病史,1次发作不超过24小时,发作后不留任何神经症状和体征,压迫颈总动脉或转颈有时可诱发症状。

7.Tolosa-Hunt综合征

Tolosa-Hunt综合征与眼肌麻痹性偏头痛相鉴别。前者多在中年发病,发病前多有感染诱因,如上呼吸道感染、面部等感染灶,头痛以眼球后钻痛为主,眼肌麻痹以全部眼内、外肌麻痹常见。视神经亦常受累,持续时间长,影像学或脑血管造影有异常发现,对激素治疗反应较好。后者多在儿童或青少年起病,通常以普通偏头痛发病,多在1次剧烈头痛时或头痛消失后发生眼肌麻痹,以动眼神经受累最多,持续时间短,多为可逆性,颈动脉造影等常无异常发现。

六、治疗

(一)辨证要点

1.辨虚实

本病大多由脏腑功能失调所致,一般起病缓慢,病程较长,多表现为隐痛、空痛、昏痛,痛势悠悠,时作时止,遇劳则剧,多为虚证,或本虚标实证。或因外感而发病,一般痛势较剧,多表现为掣痛、跳痛、灼痛、胀痛、重痛、痛无休止,多属实证。

2.辨部位

太阳经头痛,多在头后部,下连于颈项;阳明经头痛,多在前额部及眉棱等处;少阳经头痛,多

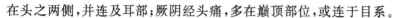

在头之两侧,并连及耳部;厥阴经头痛,多在巅顶部位,或连于目系。

3.辨性质

痛势剧烈,或遇热或激动时头痛加重者为肝火头痛;跳痛或痛而头颤,伴眩晕者为肝阳头痛;头脑空痛伴耳鸣、腰膝酸软者为肾虚头痛;痛势绵绵,心悸面白,遇劳加重者为血虚头痛。瘀血头痛,则多见刺痛、钝痛、固定痛,或头部外伤史及久痛不愈史;痰浊头痛,则常兼见恶心、呕吐、痰涎。

(二)治疗原则

急性发作期多由风邪、肝阳、痰浊、血瘀诱发,以疏风、降火或潜阳、化痰、祛瘀为主。缓解期应着重健脾、养肝、补肾以防复发。根据疼痛的部位不同,可在辨证的基础上选用引经药治疗。

(三)分型论治

本病临床分为6型辨证。

1.肝阳上亢

主症:头痛胀痛或跳痛,以额颞部疼痛多见,或眩晕,情绪不畅,或正值月经期头痛加重,或心烦易怒,夜寐不安,口干口苦,舌质红,苔黄,脉弦或弦细数。

治法:平肝潜阳。

方药:天麻钩藤饮(《杂病诊治新义》)加减:天麻12 g,石决明30 g(先煎),钩藤9 g(后下),栀子12 g,刺蒺藜12 g,川牛膝12 g,川芎6 g,黄芩9 g,当归12 g。每天1剂,水煎服。

加减:兼有面红目赤者加龙胆草;心烦不眠,加炒酸枣仁、柏子仁、磁石;便秘者加生何首乌、决明子。

2.风火上扰

主症:头痛而胀,甚则头痛如裂,或跳痛,面红目赤,口苦口干,急躁易怒,失眠多梦,舌红苔黄,脉弦数。

治法:平肝息风泻火。

方药:龙胆泻肝汤(《兰室秘藏》)加减:龙胆草6 g,生地黄12 g,黄芩9 g,栀子12 g,泽泻12 g,车前子15 g,柴胡6 g,羚羊角2 g(分冲),钩藤9 g(后下)。每天1剂,水煎服。

加减:头晕目眩者,加菊花、天麻、磁石;阴虚口干明显者加麦冬、玄参;大便干者加生大黄。

3.瘀血阻络

主症:痛有定处,头痛如刺,经久不愈,面色晦暗,舌质暗红或紫暗,或舌上有瘀斑、瘀点,苔薄白,脉涩或弦。

治法:活血祛瘀。

方药:血府逐瘀汤(《医林改错》)加减:当归12 g,生地黄12 g,桃仁12 g,红花8 g,赤芍9 g,川芎6 g,丹参12 g。每天1剂,水煎服。

加减:头痛严重者可加蜈蚣、全蝎;健忘失眠者加石菖蒲、远志;血虚者加阿胶、制何首乌、熟地黄;气虚者加黄芪。

4.痰浊阻窍

主症:头痛头胀,头沉重,头晕胸闷伴恶心呕吐痰涎,肢重体倦,纳呆,舌苔白腻,脉弦滑。

治法:化痰开窍,降逆止痛

方药:半夏白术天麻汤(《医学新悟》)加减:法半夏12 g,天麻12 g,白术8 g,胆南星9 g,石菖蒲12 g,远志12 g,地龙12 g。每天1剂,水煎服。

加减:胸脘痞闷,纳呆呕恶者,加藿香、厚朴、佩兰;兼有瘀血者加川芎、当归;有风痰者加制白附子。

5.气血亏虚

主症:头痛,痛势绵绵,时发时止,遇劳痛甚,神疲体倦,面白无华,舌淡苔白,脉沉细而弱。

治法:益气补血。

方药:四物汤(《仙授理伤续断秘方》)加减。当归9 g,熟地黄12 g,白芍9 g,天麻12 g,川芎6 g,党参8 g,白术8 g,黄芪12 g,刺蒺藜9 g,白芷6 g,升麻6 g,甘草4.5 g。每天1剂,水煎服。

加减:血虚重者,加何首乌、阿胶;心悸失眠者加炒枣仁、柏子仁;畏风怕冷加党参、细辛、防风。

6.肾精亏虚

主症:头痛头晕且空,腰膝酸软,神疲乏力,遗精带下,耳鸣失眠,舌红少苔,脉细无力。

治法:养阴补肾。

方药:大补元煎(《景岳全书》)加减。熟地黄15 g,山茱萸12 g,山药12 g,天麻12 g,枸杞子9 g,甘草9 g,人参10 g,当归12 g,黄芪12 g,杜仲10 g。每天1剂,水煎服。

加减:如病情好转,亦可常服杞菊地黄丸补肾阴潜肝阳。若头痛而畏寒,面白,四肢不温,舌淡,脉沉细而缓,属肾阳不足,可用右归丸温补肾阳,填补精血。若兼有外感寒邪,侵犯少阴经脉,可用麻黄附子细辛汤。

(刘　丹)

第十一节　颅内静脉窦血栓形成

一、概述

颅内静脉窦血栓形成常伴有剧烈的头痛,其发生往往与感染有关,可分为乙状窦血栓、海绵窦血栓和上矢状窦血栓形成引起的头痛。它是颅内静脉窦的血栓引起窦腔狭窄、闭塞,脑静脉血回流和脑脊液吸收障碍的一种疾病,分为炎性和非炎性两类,以矢状窦、海绵窦、横窦血栓多见。急性起病者,症状在48小时内突然出现或加重;亚急性起病者,病情进展超过48小时,少于30天;慢性起病者,病情进展超过30天,在个别情况下,病情进展也可超过6个月。其中,亚急性起病最常见,约为42%,其次为慢性起病,占39%,急性起病较少,占28%左右。急性起病在产褥期最常见,其次见于感染性疾病。

二、病因病机

病因病机比较复杂。感染性静脉系统血栓主要由于感染后引起的血栓性静脉炎和静脉窦炎,而非感染性静脉系统血栓则以血流瘀滞,造成的高凝血状态为主要发病因素。有时感染性和非感染性机制同时相互作用而促成血栓形成。由于静脉窦互相沟通,静脉间吻合支丰富,因此轻者可没有症状。但血栓形成可以向其分支延伸,常使脑内多条静脉受累,而且可以从一个静脉窦蔓延到另一个静脉窦。由于血栓形成速度、波及范围及代偿能力等不同,因此临床症状常不典型,具有多样性和波动性。静脉窦阻塞后可引起静脉和脑脊液回流障碍,导致脑组织充血、水肿、颅内压力增高。

三、临床表现

(1)该病多为急性或亚急性发病,少数起病缓慢。炎性者病前有颜面、眼部、口腔、咽喉、鼻旁窦、中耳、乳突或颅内感染史;非炎性者病前有全身衰竭、脱水、产褥期、心肌梗死、血液病、高热或颅脑外伤、脑瘤等病史。

(2)神经症状因受累静脉窦的部位、范围、血栓形成的程度、速度以及侧支循环建立情况的不同而异。老年人症状多较轻,可造成诊断困难。一般多有以下几种表现。①颅内压增高是颅内静脉血栓最常见的临床表现,可出现头痛、呕吐、视盘水肿等症状和体征。其发生机制包括颅内血管极度扩张、脑脊液吸收受阻、脑和脑膜水肿、脑及蛛网膜下腔出血、脉络膜丛充血和分泌增加。②邻近栓塞静脉窦的头皮、颜面肿胀,静脉迂曲怒张;海绵窦血栓则更有眼睑、结膜肿胀充血和眼球突出(非搏动性且无血管杂音,可与海绵窦内动脉瘤和动静脉瘘鉴别的表现),且可通过环窦而使对侧海绵窦出现相同症状。③除横窦、窦汇和上矢状窦中段不全闭塞外,脑部因水肿、继发的出血性梗死或出血、血肿而呈现各种局限症状。上矢状窦血栓:以下肢或近端为重的肢体瘫痪(双下肢瘫、偏瘫、三肢或四肢瘫)、局限性癫痫、双眼同向偏斜、皮质觉障碍、精神症状和一过性尿潴留等。海绵窦血栓:因动眼神经和三叉神经1、2支受累,眼球活动受限或固定,颜面疼痛和角膜反射消失。乙状窦血栓:岩窦受累时三叉神经和展神经麻痹;血栓扩展至颈静脉时,舌咽神经、迷走神经和副神经受累。直窦血栓:出现去大脑性强直和不自主运动。

(3)炎性者可伴发败血症,久病或症状严重者又可继发脑膜-脑炎而出现精神错乱、谵妄或昏迷。

四、实验室检查

脑脊液压力增高,炎性者尚有炎性改变。横窦或乙状窦血栓时,Tobey-Ayer 征阳性。可有陈旧或新鲜出血。

放射线检查:①外伤所致者头颅平片可见静脉窦附近有骨折或横越其上的骨折线。②双侧脑血管造影可发现病变静脉窦不显影,或部分显影,但时间延长,并可有附近静脉和静脉窦的迂曲、扩张和异常吻合。③头颅 CT 检查可见梗死静脉窦分布区内脑回显影增强,病变静脉窦两侧有出血性软化灶。

核素扫描可见脑软化灶处核素浓集,可持续数月。

五、鉴别诊断

(一)良性颅内压增高

上矢状窦、横窦、乙状窦、直窦等血栓形成时都可导致颅内压增高。因此,应与颅内占位病变引起的颅内压增高相鉴别。脑静脉血栓造成的颅内压增高易被误诊为良性颅内压增高,特别是上矢状窦或横窦血栓,它们的头颅 CT 检查结果可能正常,或因脑轻微肿胀而使脑室轻度缩小。脑脊液压力增高,约在0.13 kPa(1 mmHg),考虑为良性颅内压增高患者,应行头颅 MRI 或脑血管造影检查,以便进一步明确诊断。

（二）颅内占位病变

上矢状窦、横窦、乙状窦、直窦等血栓形成都可导致颅内压增高，因此，应与颅内占位性病变相鉴别。脑静脉血栓可产生类似占位病变的症状和体征，尤其呈慢性经过的脑静脉血栓需与占位性病变相鉴别。占位性病变中的颅内肿瘤是呈进行性增长的，因此颅内压增高呈进行性加重。随着病变的发展和所处的部位不同，可逐渐出现不同的局灶性症状。其他占位性病变也会有各自特征性表现，结合头颅 CT、MRI 或各种脑血管造影检查，即能明确诊断。脑膜肿瘤晚期可造成静脉窦或上矢状窦的阻塞，产生与静脉窦血栓相同的症状和体征，但脑膜肿瘤的颅内压往往呈进行性增高，降颅内压治疗无效，脑脊液病理检查可找到癌细胞，或存在其他与肿瘤相关的证据，可资鉴别。

（三）动脉性脑梗死

脑动脉炎或脑动脉粥样硬化造成的脑梗死，往往是卒中样起病，为突发性，而脑静脉血栓的起病形式多种多样，在多数情况下病情是逐渐发展的，其临床表现除有肢体瘫痪外，往往伴有癫痫、意识障碍及头痛、呕吐等颅内压增高症状，脑梗死灶也不符合动脉血管分布的特点。通过脑血管造影检查可明确诊断。

（四）引起眼部症状的疾病

眼眶蜂窝织炎：多引起眼球红肿及明显压痛，眼球突出不明显。多为单眼受累。无动眼神经受累，故眼球运动障碍轻，且瞳孔不受损，无明显静脉回流异常及其他脑部症状，可与海绵窦血栓相区别。海绵窦动静脉瘘：本病常有外伤史，其病程缓慢，眼球突出呈波动性，无局部炎症性水肿表现。眼部可听到杂音，压迫颈内动脉，杂音可减弱，脑血管造影显示眼静脉、海绵窦、岩窦在动脉期即可见到造影剂，海绵窦段轮廓模糊，其远段及分支显影差。眼部、鞍旁及海绵窦肿瘤均能引起眼部症状，但起病缓慢，症状进行性发展，无感染、中毒征象，可与海绵窦血栓相区别，可行颅骨、眼眶 X 射线片及 CT 扫描检查，以进一步鉴别。

（五）颅内炎症性病变

脑膜炎患者起病即出现脑膜刺激征，头痛、呕吐、发热、感染症状较突出，脑脊液检查白细胞数增多，细菌培养可呈阳性。炎性脑静脉血栓虽有头痛、呕吐、发热症状，但很少有脑膜刺激征，即使偶有合并脑膜炎者，也往往在发病后期出现，脑脊液培养常为阴性。脑炎、脑脓肿患者常表现为发热、颅内压增高及局灶性神经功能损害、意识障碍、精神异常。有些炎性脑静脉血栓可有上述症状，在早期进行头颅 CT 和 MRI 检查、脑电图检查、脑脊液病毒性检查后即可鉴别。虽然炎性脑静脉血栓偶可合并脑水肿，但一般均在恢复期或痊愈后 3～6 个月才发病，两者较易区别。

（六）其他脑血管疾病

脑静脉血栓患者发病形式多样，有时可类似偏头痛，或短暂性脑缺血发作或蛛网膜下腔出血。部分患者早期可出现间断性偏侧头痛，易被误诊为偏头痛。个别患者可出现一过性肢体麻木、无力，易被误诊为短暂性脑缺血发作（transient ischemic attack，TIA）。在这两种情况下，应结合患者的其他临床表现如颅内压增高等，并结合影像学检查加以鉴别。有些脑静脉血栓患者突然出现剧烈撕裂样头痛，伴有颈项强直，脑脊液检查呈血性，头颅 CT 检查示蛛网膜下腔出血，这种情况下，血管造影可进一步明确诊断。

（七）其他

分娩后脑静脉血栓引起的精神障碍易和分娩后精神障碍相混淆，应予以鉴别。

六、治疗

(一)上矢状窦血栓形成的中医学治疗

中医学理论对本病无相应的认识,根据其临床表现可归属于"头痛""偏瘫""偏身麻木""痫证"等范围。病机可因外邪或外伤侵害,损及相应的头部脉络;或久病气血虚衰,血行不畅,相应头部血脉凝滞。脑络阻滞,不通则痛;患侧半身麻木,甚或半身不遂;也可因窍络痰瘀互阻而出现神昏抽搐、强痉流涎之痫证。

1.辨证要点

(1)察发病:本病常见于老年人、小儿、产妇,特别是因疾病虚损,或有外伤病史,而出现头痛、身麻、半身不遂时,应想到本病的可能。

(2)识病性:本病具有冲逆之性,头痛多伴剧胀感觉,同时可伴有目胀、呕吐;小儿患者往往伴有头部青筋勃起、前囟膨胀、颅缝增宽等症。本病以老人、小儿及妇女多见,为阴血不足之体,究病之源多因本虚标实,极易动风上扰。

(3)辨脏腑:本病与肝肾关系密切,以气血逆乱为主要表现。老年人精血亏虚,小儿精血未全,产后气血未复;或复因外邪直犯、外伤头脑,均易导致气血逆乱而发生本病。

2.中医中药治疗

(1)痰浊上逆。①临床表现:头痛头胀,呕恶痰涎,胸脘满闷,舌淡胖或有齿痕,脉沉弦或弦滑。②治法方药:化痰开窍,降逆止痛。用半夏白术天麻汤主治,严重者可配服苏合香丸;若有化热而见舌红苔黄腻者,加竹茹、枳实、黄芩清热燥湿。③若痰浊闭窍,突然仆倒、抽搐、口吐涎沫,则按痫病论治。阳痫者面色潮红、牙关紧闭、两目上视,舌红苔黄,则以清开灵注射液静脉滴注,急灌黄连解毒汤,并服定痫丸。阴者面色青灰,手足清冷,双目半全半开,舌淡苔白,则宜参附注射液静脉滴注,继服五生饮合二陈汤。

(2)肝风内动。①临床表现:眩晕头痛,头胀面赤,口干舌燥,烦躁易怒,腰膝酸软,睡有鼾声,渐见项强肢颤,或四肢抽搐,舌红,苔薄黄,脉弦紧或弦数。②治法方药:滋阴潜阳。治用滋生青阳汤。

(3)气虚血瘀。①临床表现:半身不遂,偏身麻木,面色苍白,气短乏力,口角流涎,舌质暗淡,苔薄白,脉沉细。②治法方药:益气活血,扶正祛邪。方用补阳还五汤主治。

3.针灸治疗

针灸具体取穴及针刺手法视病情选定,常用穴位有以下几组。①上肢瘫痪:大枢、肩井、曲池、手三里、外关、合谷、三间、尺泽、曲泽、内关、大陵等。②下肢瘫痪:环跳、风门、伏兔、阳陵泉、足三里、悬钟、昆仑、丘墟、三阴交、委中、曲泉、商丘等。③语言謇涩:廉泉、哑门、通里、三阴交、太溪,舌强加金津、玉液。

4.验方精选

(1)半夏白术天麻汤(《医学心语》)组成:半夏、天麻、茯苓、橘红、白术、甘草、生姜、大枣。

(2)苏合香丸(《太平惠民和剂局方》)组成:苏合香油、冰片、乳香、安息香、麝香、丁香、沉香、檀香、香附、诃子、荜茇、白术、朱砂、青木香。

(3)滋生青阳汤(《医醇剩义》)组成:生地黄、石决明、磁石、石斛、麦冬、牡丹皮、白芍、甘菊、薄荷、柴胡、天麻、桑叶。

(4)黄连解毒汤(《外台秘要》)组成:黄连、黄檗、黄芩、山栀。

(5)定痫丸(《医学心悟》)组成:天麻、川贝母、胆南星、半夏。

(6)二陈汤(《太平惠民和剂局方》)组成:半夏、陈皮、茯苓、炙甘草。

(7)补阳还五汤(《医林改错》)组成:黄芪、当归、川芎、红花、地龙、赤芍、桃仁。

(二)急性海绵窦血栓形成的中医学治疗

本病的临床表现常有发热、头痛及眼部症状,如球结膜充血水肿、眼球突出、局部压痛,有的可出现复视、视物不清、眼珠偏斜、眼睑下垂等症。其眼部证候表现与中医学的"风牵偏视"近似,本节仅就此证进行辨证论治。

1.辨证要点

风牵偏视可因风热外袭、痰湿阻络、筋络失养等而成。发病突然,以眼球偏斜、复视为主症。

(1)辨红肿:本病常有白睛红赤肿胀,甚者眼球外突;有的可见上眼睑下垂,瞳孔散大。为风热外袭,直中经络,筋脉拘挛所致。

(2)辨疼痛:本病因脉络瘀滞,眼周气血运行不畅,所以常有患侧眼胀且痛,按之加剧。为痰湿阻络,复受外邪所致。

(3)辨视觉:大多有视物不清、灼热流泪者,为风热之候;目光暗淡,视物渐昏为病久肝肾不足,气血两虚所致;暴盲者为气逆血闭,眼络瘀阻不通所致;复视、视物变形为眼部血运不畅,脉络瘀阻所致;眼球运动障碍,为风邪内袭,邪急正缓所致。

2.中医中药治疗

(1)风热外袭。①临床表现:发热、头痛、白睛红赤,或眼球外突、偏视,伴有胀痛、拒按,舌红、苔薄黄、脉浮数。②治法方药:清热解毒,祛风通络。用小续命汤加减,热甚者去附子、人参、桂心,加蒲公英、野菊花、夏枯草;脉络瘀阻见眼胀眼痛较剧者,加决明子、红花、石菖蒲。

(2)痰湿阻络。①临床表现:眼怕风流泪、眼突胀痛,上睑下垂,偏视或复视,舌淡、苔白腻、脉弦滑。②治法方药:祛风除痰,通利脉络。用二陈汤合正容汤,偏热见舌红,苔黄腻者,加黄芩、山栀、蒲公英;偏寒者见舌苔白滑,则加白芥子。

(3)脉络失养。①临床表现:病久而视物不清、久视渐暗,眼球运动迟钝,或伴发半身不遂,舌淡、苔薄白、脉细弱。②治法方药:益气养血,通利络脉。用补阳还五汤主治。若阴虚阳亢,眩晕肢麻,口眼㖞斜,倾头偏视,黑睛呆定,为风阳动痰,宜平肝息风,化痰通络,改用天麻钩藤饮或镇肝息风汤。

3.中成药治疗

牛黄清心丸,1丸/次,2次/天。龙胆泻肝颗粒,10粒/次,2次/天。石斛夜光丸,1丸/次,2次/天。六味地黄丸,1丸/次,2次/天。

4.针灸治疗

针灸具体取穴及针刺手法视病情选定,常用穴位有以下几组。

(1)上肢瘫痪:大枢、肩井、曲池、手三里、外关、合谷、三间、尺泽、曲泽、内关、大陵等。

(2)下肢瘫痪:环跳、风门、伏兔、阳陵泉、足三里、悬钟、昆仑、丘墟、三阴交、委中、曲泉、商丘等。

(3)语言謇涩:廉泉、哑门、通里、三阴交、太溪,舌强加金津、玉液。

5.验方精选

(1)小续命汤(《千金方》)组成:麻黄、防己、人参、黄芩、桂心、甘草、芍药、川芎、杏仁、附子、防风、生姜。

(2)二陈汤(《太平惠民和剂局方》)组成:半夏、陈皮、茯苓、炙甘草。

(3)正容汤(《审视瑶函》)组成:羌活、白附子、防风、秦艽、胆南星、僵蚕、法半夏、木瓜、松节、甘草、生姜。

(4)补阳还五汤(《医林改错》)组成:黄芪、当归、川芎、红花、地龙、赤芍、桃仁。

(5)天麻钩藤饮(《中医内科杂病证治新义》)组成:天麻、钩藤、生石决明、川牛膝、桑寄生、杜仲、山栀、黄芩、益母草、朱茯苓、夜交藤。

(6)镇肝息风汤(《医学衷中参西录》)组成:怀牛膝、白芍、生龟甲、玄参、天冬、生赭石、生龙骨、川楝子、生麦芽、茵陈、甘草。

(刘　丹)

第十二节　颅内动脉瘤

颅内动脉瘤是引起自发性蛛网膜下腔出血最常见的原因。

一、临床表现

(一)发病年龄

发病年龄多在 40～60 岁,女多于男,男女比例约为 3：2。

(二)症状

(1)动脉瘤破裂出血:主要表现为蛛网膜下腔出血,但少数出血可发生于脑内或积存于硬脑膜下,分别形成脑内血肿或硬膜下血肿,引起颅内压增高和局灶性脑损害的症状。颅内动脉瘤一旦出血以后将会反复出血,每出一次血,病情也加重一些,病死率也相应增加。

(2)疼痛:常伴有不同程度的眶周疼痛,成为颅内动脉瘤最常见的首发症状;部分患者表现为三叉神经痛,偏头痛并不多见。

(3)抽搐:比较少见。

(4)下丘脑症状:如尿崩症、体温调节障碍及脂肪代谢紊乱。

(三)体征

(1)动眼神经麻痹:是颅内动脉瘤所引起的最常见的症状。可以是不完全的,以眼睑下垂的表现最为突出。

(2)三叉神经的部分麻痹:较常见于海绵窦后部及颈内动脉管内的动脉瘤。

(3)眼球突出:常见于海绵窦部位的颈内动脉瘤。

(4)视野缺损:是由于动脉瘤压迫视觉通路的结果。

(5)颅内血管杂音:不多见,一般都限于动脉瘤的同侧,声音很微弱,为收缩期吹风样杂音。

二、辅助检查

(一)腰穿

腰穿用于检查有潜在出血的患者,或临床怀疑出血而头颅 CT 蛛网膜下腔未见高密度影患者。

(二)影像学检查

1.头颅 CT 检查

在急性患者,CT 平扫可诊断 90% 以上的出血,并可发现颅内血肿、水肿,脑积水。

2.头颅 MRI 和 MRA 检查

其可提供动脉瘤更多的资料,可作为脑血管造影前的无创伤筛选方法。

(三)脑血管造影检查

脑血管造影在诊断动脉瘤上占据绝对优势,可明确动脉瘤的部位和形状,评价对侧循环情况,发现先天性异常以及诊断和治疗血管痉挛有重要价值。

三、诊断

既往无明确高血压病史,突然出现自发性蛛网膜下腔出血症状时,均应首先怀疑有颅内动脉瘤的可能,如患者还有下列情况时,则更应考虑颅内动脉瘤可能。

(1)有一侧动眼神经麻痹症状。

(2)有一侧海绵窦或眶上裂综合征(即有一侧第Ⅲ、Ⅳ和Ⅵ对脑神经麻痹症状),并有反复大量鼻出血。

(3)有明显视野缺损,但又不属于垂体腺瘤中所见的典型的双颞侧偏盲,且蝶鞍的改变不明显者,应考虑颅内动脉瘤的可能,应积极行血管造影检查,以明确诊断。

四、鉴别诊断

(一)颅内动脉瘤的鉴别

颅内动脉瘤与脑动静脉畸形的鉴别其鉴别如表 3-2 所示。

表 3-2 颅内动脉瘤与脑动静脉畸形的鉴别

项目	颅内动脉瘤	脑动静脉畸形
年龄	较大,20 岁以下,70 岁以上少见,发病高峰为 40~60 岁	较小,50 岁以上少见,发病高峰 20~30 岁
性别	女多于男,约 3:2	男多于女 2:1
出血症状	蛛网膜下腔出血为主,出血量多,症状较重,昏迷深、持续久,病死率高	蛛网膜下腔出血及脑内出血均较多,脑脊液含血量相对较少,症状稍轻,昏迷较浅而短,病死率稍低
癫痫发作	少见	多见
动眼神经麻痹	多见	少见或无
神经功能障碍	偏瘫、失语较少	偏瘫、失语较多
再出血	相对较多,间隔时间短	较少,间隔时间长
颅内杂音	少见	相对较多
CT 扫描	增强前后阴性者较多,只有在适当层面可见动脉瘤影	未增强时多数可见不规则低密度区,增强后可见不规则高密度区,伴粗大的引流静脉及供血动脉

(二)有动眼神经麻痹的颅内动脉瘤的鉴别

有动眼神经麻痹的颅内动脉瘤应与糖尿病、重症肌无力、鼻咽癌、蝶窦炎或蝶窦囊肿、眼肌麻痹性偏头痛、蝶骨嵴内侧或鞍结节脑膜瘤及 Tolosa-Hunt 综合征鉴别。

（三）有视觉及视野缺损的颅内动脉瘤的鉴别

有视觉及视野缺损的颅内动脉瘤应与垂体腺瘤、颅咽管瘤、鞍结节脑膜瘤和视神经胶质瘤鉴别。

（四）后循环上的颅内动脉瘤的鉴别

后循环上的颅内动脉瘤应与桥小脑角的肿瘤、小脑肿瘤及脑干肿瘤做鉴别。

五、治疗

（一）手术治疗

首选手术治疗，由于外科手术技术的不断进步，特别是显微神经外科的发展及各种动脉瘤夹的不断完善，使其手术效果大为提高，手术的病残率与病死率都降至比其自然病残率及病死率远为低的程度。因此，只要手术能达到，都可较安全的采用不同的手术治疗。

（二）非手术治疗

颅内动脉瘤的非手术治疗适用于急性蛛网膜下腔出血早期，病情的趋向尚未能明确时；病情严重不允许作开颅手术，或手术需要延迟进行者；动脉瘤位于手术不能达到的部位；拒绝手术治疗或等待手术治疗的病例。

1.一般治疗

卧床应持续 4 周。

2.脱水药物

脱水药物主要选择甘露醇、呋塞米等。

3.降压治疗

药物降压须谨慎使用。

4.抗纤溶治疗

抗纤溶治疗可选择 6-氨基己酸（EACA），但对于卧床患者应注意深静脉栓塞的发生。

（侯　静）

第四章　脑神经疾病

第一节　面肌痉挛

一、概述

面肌痉挛又称面肌抽搐,以一侧面肌阵发性不自主抽动为表现。发病率约为64/10万。

二、病因与病理生理

病因未明。多数认为是面神经行程的某一部位受到刺激或压迫导致异位兴奋或为突触传导所致,邻近血管压迫较多见。

三、诊断步骤

(一)病史采集

1.起病情况

慢性起病,多见于中老年人,女性多见。

2.主要临床表现

从眼轮匝肌的轻微间歇性抽动开始,逐渐扩散至口角、一侧面肌,严重时可累及同侧颈阔肌。疲劳、精神紧张可诱发症状加剧,入睡后抽搐停止。

3.既往病史

少数患者曾有面神经炎病史。

(二)体格检查

(1)一般情况:好。

(2)神经系统检查:可见一侧面肌阵发性不自主抽搐,无其他阳性体征。

(三)门诊资料分析

根据典型的临床表现和无其他阳性体征,可以做出诊断。

(四)进一步检查项目

在必要时可行下列检查。

(1)肌电图：可见肌纤维震颤和肌束震颤波。

(2)脑电图检查：结果正常。

(3)极少数患者的颅脑 MRI 可以发现小血管对面神经的压迫。

四、诊断与鉴别诊断

(一)诊断

一侧面肌阵发性抽动、无神经系统阳性体征可以诊断。

(二)鉴别诊断

1.继发性面肌痉挛

炎症、肿瘤、血管性疾病、外伤等均可出现面肌痉挛，但常常伴有其他神经系统阳性体征，不难鉴别，颅脑 CT/MRI 检查可以帮助明确诊断。

2.部分运动性发作癫痫

面肌抽搐幅度较大，多伴有头颈、肢体的抽搐。脑电图可有癫痫波发放，颅脑 CT/MRI 可有阳性发现。

3.睑痉挛-口下颌肌张力障碍综合征(Meige 综合征)

多见于老年女性，双侧眼睑痉挛，伴有口舌、面肌、下颌和颈部的肌张力障碍。

4.舞蹈病

可出现双侧性面肌抽动，伴有躯干、四肢的不自主运动。

5.习惯性面肌抽搐

多见于儿童和青少年，为短暂的面肌收缩，常为双侧，可由意志力短时控制，发病和精神因素有关。肌电图和脑电图正常。

6.功能性眼睑痉挛

多见于中年以上女性，局限于双侧的眼睑，不累及下半面部。

五、治疗

(一)治疗原则

消除痉挛，病因治疗。

(二)治疗方案

1.药物治疗

药物治疗可用抗癫痫药或镇静药，如卡马西平开始每次 0.1 g，每天 2～3 次，口服，逐渐增加剂量，最大量不能超过 1.2 g/d；巴氯芬开始每次 5 mg，每天 2～3 次，口服，以后逐渐增加剂量至 30～40 mg/d，最大量不超过 80 mg/d；氯硝西泮，0.5～6 mg/d，维生素 B_{12}，500 μg/次，每天 3 次，口服，可酌情选用。

2.A 型肉毒毒素(BTXA)注射治疗

本法是目前最安全有效的治疗方法。BTXA 作用于局部胆碱能神经末梢的突触前膜，抑制乙酰胆碱囊泡的释放，减弱肌肉收缩力，缓解肌肉痉挛。根据受累的肌肉可注射于眼轮匝肌、颊肌、颧肌、口轮匝肌、颏肌等，不良反应有注射侧面瘫、视蒙、暴露性角膜炎等。疗效可维持 3～6 个月，复发可重复注射。

3.面神经梳理术

通过手术对茎乳孔内的面神经主干进行梳理,可缓解症状,但有不同程度的面瘫,数月后可能复发。

4.面神经阻滞

可用酒精、维生素 B_{12} 等对面神经主干或分支注射以缓解症状。伴有面瘫,复发后可重复治疗。

5.微血管减压术

通过手术将面神经和相接触的微血管隔开以解除症状,并发症有面瘫、听力下降等。

(三)治疗方案的选择

对于早期症状轻的患者可先予药物治疗,效果欠佳可用 BTXA 局部注射治疗,无禁忌也可考虑手术治疗。

六、病程观察及处理

定期复诊,记录治疗前后的痉挛强度分级的评分(0 级无痉挛;1 级外部刺激引起瞬目增多;2 级轻度,眼睑面肌轻微颤动,无功能障碍;3 级中度,痉挛明显,有轻微功能障碍;4 级重度,严重痉挛和功能障碍,如行走困难、不能阅读等)变化,评估疗效。

七、预后评估

本症一般不会自愈,积极治疗疗效满意,如 BTXA 注射治疗的有效率高达 95% 以上。

(侯　静)

第二节　三叉神经痛

一、概述

三叉神经痛是指原因未明的三叉神经分布范围内的突发性、短暂性、反复性及刻板性的剧烈的疼痛。

三叉神经痛常见于中年女性。该病的发病率为 $(5.7 \sim 8.1)/10$ 万。患病率为 45.1/10 万。

二、病因及发病机制

三叉神经痛的病因及发病机制目前还不清楚。

(一)周围病变学说

有的学者根据手术、尸体解剖或 MRA 检查的资料,发现很多三叉神经痛的患者在三叉神经入脑桥的地方有异常的血管网压迫,刺激三叉神经根,从而产生疼痛。

(二)中枢性学说

根据患者的发作具有癫痫发作的特点,学者认为患者的病变是在中枢神经系统,是与面部疼痛有关的丘脑-皮质-三叉神经脊束核的刺激性病变所致。

(三)短路学说

三叉神经进入脑桥有一段无髓鞘区,由于受血管压迫等因素的作用,可以造成无髓鞘的神经纤维紧密的结合,在这些神经纤维之间形成假性"突触",相邻神经纤维之间的传入、传出冲动之间发生"短路"(传入、传出的冲动由于"短路",而都可以成为传入的信号)冲动的叠加,容易达到神经元的痛阈,诱发疼痛。

三、病理

有关三叉神经痛的病理报道很少。有的研究发现,患者的三叉神经节细胞有变性,轴突有增生,其髓鞘有节段性的脱失等。

四、临床表现

(一)发病情况

常见于 50 岁左右的女性患者,男女患者的比例为 1∶3。

(二)疼痛部位

三叉神经一侧的下颌支疼痛最为常见,其次是上颌支、眼支。有部分患者可以累及两支(多为下颌支和上颌支)甚至三支。有的学者提出,如果疼痛区域在三叉神经第一支,尤其是单独影响三叉神经第一支的,诊断三叉神经痛要特别慎重!

(三)疼痛特点

疼痛具有突发性、短暂性、反复性及刻板性的特点。发作前没有先兆,突然发作,发作常常持续数秒,很少超过 2 分钟,每次发作的疼痛性质及部位固定,疼痛的程度剧烈,患者难以忍受,疼痛的性质常常为电击样、刀割样。

(四)疼痛伴随症状

疼痛发作时可伴有面部潮红、流泪、结膜充血。

(五)疼痛扳机点

患者疼痛的发作常常可以由触摸、刺激(如说话、咀嚼、洗脸、刷牙)以下部位诱发:口角、面颊、鼻翼。

(六)疼痛诱发因素

因吞咽动作能诱发疼痛,所以可摄取流食。与舌咽神经痛不同,因睡眠中吞咽动作不能诱发疼痛,故睡眠中不出现疼痛发作。温暖时不易疼痛发作,故入浴可预防疼痛发作,也有的患者愿在洗浴中进食。

(七)体征

神经系统检查没有异常的神经系统体征(除刺激"扳机点"诱发疼痛)。

五、诊断与鉴别诊断

(一)诊断

三叉神经痛的诊断根据患者的临床表现,尤其是其发作特点,诊断并不困难。但是要与继发性的三叉神经痛鉴别。继发性三叉神经痛有以下特点:①疼痛的程度常常不如原发性三叉神经痛剧烈,尤其是在起病的初期。②疼痛往往为持续性隐痛、阵痛,阵发性加剧。③有神经系统的阳性体征(尤其是角膜反射的改变、同侧面部的感觉障碍及三叉神经运动支的功能障碍)。常见的继发性三叉神经痛的病因有鼻咽癌颅内转移、听神经瘤、胆脂瘤及多发性硬化等（表 4-1）。

表 4-1　原发性三叉神经痛与继发性三叉神经痛的鉴别

项目	原发性三叉神经痛	继发性三叉神经痛
病因	不明	鼻咽癌颅内转移、听神经瘤、胆脂瘤等
疼痛程度	剧烈	较轻,常为钝痛
疼痛的范围	局限	常累及整个半侧面部
疼痛的持续时间	短暂	持续性痛
扳机点	有	没有
神经系统体征	无	有

(二)鉴别诊断

三叉神经痛还应与以下几种疾病鉴别。

1.颞下颌关节综合征

常常为一侧面部的疼痛,以颞下颌关节处为甚,颞下颌关节活动可以诱发、加重疼痛。患者张口受限,颞下颌关节有压痛。

2.牙痛

很多三叉神经痛的患者被误诊为牙痛,有的甚至拔了多颗牙。牙痛常常为持续性,进食冷、热食品可以诱发、加重疼痛。

3.舌咽神经痛

该病的发作特点及疼痛的性质与三叉神经痛极其相似,但是疼痛的部位有很大的不同。舌咽神经痛的疼痛部位在舌后部及咽部,说话、吞咽及刺激咽部可以诱发疼痛,所以,常有睡眠中疼痛发作。

4.颞动脉炎

常常见于老年男性,疼痛为一侧颞部的持续性跳痛、胀痛,常常伴有低热、乏力、精神差等全身症状。查体可见患侧颞动脉僵硬,呈"竹筷"样改变。经激素治疗症状可以缓解、消失。

5.偏头痛

此病的发病率远较三叉神经痛的发病率高,常常见于青年女性,疼痛发作前常常有前驱症状,主要表现为乏力、注意力不集中、精神差等。约 65％的患者有先兆症状,主要有视觉的先兆,表现为闪光、暗点、视野的改变等。疼痛表现为一侧头部的跳痛,发作以后,疼痛的程度渐进加重,持续数小时到 72 小时。发作时患者常常有自主神经功能障碍的表现。

六、治疗

(一)药物治疗

目前,三叉神经痛还没有有效的治疗方法。药物治疗控制疼痛的程度及发作的频率仍为首选的治疗方法。药物治疗的原则为个体化原则,从小剂量开始用药,尽量单一用药并适时注意药物的不良反应。

常用的药物有以下几种。

1.卡马西平

由于卡马西平的半衰期为 12～35 小时,故理论上可以每天只服 2 次。常常从小剂量开始:

0.1 g,2 次/天,3 天后根据患者症状控制的程度来决定加量。每次加 0.1 g（早、晚各 0.05 g），直到疼痛控制为止。卡马西平每天的用量不要超过 1.2 g。

卡马西平常见的不良反应有头昏、共济运动障碍，尤其是女性发生率更高。长期用药要注意检测血常规及肝功能的变化。此外，卡马西平可以引起过敏，导致剥脱性坏死性皮炎，所以，用药的初期一定要观察有无皮疹。孕妇忌用。

卡马西平是目前报道的治疗三叉神经痛的有效率最高的药物，其有效率据国内外的报道可达70%～80%。

2.苯妥英钠

苯妥英钠也可以作为治疗三叉神经痛的药物，但是有效率远较卡马西平低。据国内外文献报道，其有效率为 20%～64%。剂量为 0.1 g，口服，3 次/天。效果不佳时可增加剂量，通常每天增加 0.05 g。最大剂量不超过 0.6 g。

苯妥英钠的常见不良反应有头昏、共济运动障碍、肝功能损害及牙龈增生等。

3.托吡酯（妥泰）

托吡酯为一种多重机制的新型抗癫痫药物。近年来，国内外有文献报道，在用以上两种经典的治疗三叉神经痛的药物治疗无效时，可以选用该药。通常可以从 50 mg，2 次/天开始，3～5 天症状控制不明显可以加量，每天加 25 mg，观察 3～5 天，直到症状控制为止。每天的最大剂量不要超过 250～300 mg。

托吡酯的不良反应极少。常见的不良反应有头昏、食欲下降及体重减轻。国内外还有报道，有的患者用药以后出现出汗障碍。

4.氯硝西泮（氯硝安定）

通常作为备选用的药物。4～6 mg/d。常见的不良反应为头昏、嗜睡、共济运动障碍，尤其在用药的前几天。

5.氯甲酰氮䓬

300 mg/d，分 3 次餐前 30 分钟口服，无效时可增加到 600 mg。该药不良反应发生率高，常见的不良反应有困倦、蹒跚、药疹和粒细胞减少等。有时可见肝功能损害。应用该药治疗应每 2 个月进行 1 次血液检查。

6.中（成）药

如野木瓜片（七叶莲），3 片，4 次/天。据临床观察，该药单独使用治疗三叉神经痛的有效率不高，但是可以作为以上药物治疗的辅助治疗药物。此外，还有痛宁片，4 片，3 次/天。

7.常用的方剂

（1）麻黄附子细辛汤加味：麻黄、川芎、附子各 20～30 g，细辛、荆芥、蔓荆子、菊花、桃仁、石膏、白芷各 12 g，全虫 10 g。

（2）面痛化解汤：珍珠母 30 g，丹参 15 g，川芎、当归、赤芍、秦艽、钩藤各 12 g，僵蚕、白芷各 10 g，红花、羌活各 9 g，防风 6 g，甘草 5 g，细辛 3 g。

（二）非药物治疗

三叉神经痛的"标准（经典）"治疗为药物治疗，但有以下情况时可以考虑非药物治疗：①经应用各种药物正规的治疗（足量、足疗程）无效；②患者不能耐受药物的不良反应；③患者坚决要求不用药物治疗。非药物治疗的方法有很多，主要原理是破坏三叉神经的传导。常用的方法有以下几种。

1.神经阻滞(封闭)治疗

该方法是用一些药物(如无水乙醇、甘油、酚等),选择地注入三叉神经的某一支或三叉神经半月神经节内。现在由于影像技术的发展,在放射诱导下,可以较准确地将药物注射到三叉神经半月节,达到治疗的作用。由于甘油注射维持时间较长,故目前多采用甘油半月神经节治疗。神经阻滞(封闭)治疗的方法,患者面部的感觉通常能保留,没有明显的并发症。但是复发率较高,尤其是1年以后。

2.其他方法的三叉神经半月神经节毁坏术

如用射频热凝、伽马刀治疗等。这些方法的远期疗效目前尚未肯定。

3.手术治疗

(1)周围支切除术:通常只适用于三叉神经第一支疼痛的患者。

(2)显微的三叉神经血管减压术:这是目前正在被大家接受的一种手术治疗方法。该方法具有创伤小、安全、并发症少(尤其是对触觉及运动功能的保留)及有效率高的特点。

(3)三叉神经感觉神经根切断术:该方法止痛疗效确切。

(4)三叉神经脊束切断术:目前射线(X刀、伽马刀等)治疗在三叉神经痛的治疗中以其微创、安全、疗效好越来越受到大家的重视。

4.经皮穿刺微球囊压迫

自Mullan等1983年首次报道使用经皮穿刺微球囊压迫治疗三叉神经痛的技术以来,至今已有大量学者报道他们采用该手段所取得的临床结果。一般认为,经皮穿刺微球囊压迫方法与当代使用的微血管减压手术及射频热凝神经根切断术在成功率、并发症及复发率方面都有明显的可比性。其优点是操作简单、安全性高,尤其对于高龄或伴有严重疾病不能耐受较大手术者更是首选方法。其简要的方法:丙芬诱导气管内插管全身麻醉。在整个治疗过程中监测血压和心率。患者取仰卧位,使用14号穿刺针进行穿刺,皮肤进入点为口角外侧2 cm及上方0.5 cm。在荧光屏指引下调正方向直至进入卵圆孔。应避免穿透卵圆孔。撤除针芯,放入带细不锈钢针芯的4号Fogarty Catheter直至其尖端超过穿刺针尖12～14 cm。去除针芯,在侧位X线下用Omnipaque造影剂充盈球囊直至凸向颅后窝。参考周围的骨性标志(斜坡、蝶鞍、岩骨)检查和判断球囊的形状及位置;必要时排空球囊并重新调整导管位置,直至获得乳头凸向颅后窝的理想的梨形出现。球囊充盈容量为0.4～1.0 mL,压迫神经节3分钟后,排空球囊,撤除导管,手压穿刺点5分钟。该法具有疗效确切、方法简单及不良反应少等优点。

(侯 静)

第三节 舌咽神经痛

舌咽神经痛是一种出现于舌咽神经分布区的阵发性剧烈疼痛,疼痛的性质与三叉神经痛相似。本病远较三叉神经痛少见,为1:(70～85)。

一、病因及发病机制

原发性舌咽神经痛的病因,迄今不明。可能为舌咽及迷走神经的脱髓鞘性病变引起舌咽神经的传入冲动与迷走神经之间发生"短路"所致。以致轻微的触觉刺激即可通过短路传入中枢，中枢传出的脉冲也可通过短路再传入中枢，这些脉冲达到一定总和时，即可激发上神经节及岩神经节、神经根而产生剧烈疼痛。近年来神经血管减压术的开展，发现舌咽神经痛患者椎动脉或小脑后下动脉压迫于舌咽及迷走神经上，解除压迫后症状缓解，这些患者的舌咽神经痛可能与血管压迫有关。造成舌咽神经根部受压的原因可能有多种情况，除血管因素外，还与小脑脑桥角周围的慢性炎症刺激，致蛛网膜炎性改变逐渐增厚，使血管与神经根相互紧靠，促成神经受压的过程。因为神经根部受增厚蛛网膜的粘连，动脉血管也受其粘连发生异位而固定于神经根部敏感区，致使神经受压而缺乏缓冲余地，引起神经的脱髓鞘改变。

继发性原因可能是小脑脑桥角或咽喉部肿瘤，颈部外伤，茎突过长、茎突舌骨韧带骨化等压迫刺激舌咽神经。

二、临床表现

舌咽神经痛多于中年起病，男女发病率无明显区别，左侧发病高于右侧，偶有双侧发病者。表现为发作性一侧咽部、扁桃体区及舌根部针刺样剧痛，突然开始，持续数秒至数十秒，发作期短，但疼痛难忍，可反射到同侧舌面或外耳深部，伴有唾液分泌增多。说话、反复吞咽、舌部运动、触摸患侧咽壁、扁桃体、舌根及下颌角均可引起发作。2%丁卡因麻醉咽部，可暂时减轻或止住疼痛。按疼痛的部位一般可分为2型。

(一)口咽型

疼痛区始于咽侧壁、扁桃体、软腭及舌后1/3，而后放射到耳区，此型最为多见。

(二)耳型

疼痛区始于外耳、外耳道及乳突，或介于下颌角与乳突之间，很少放射到咽侧，此型少见。疼痛程度轻重不一，有如电击、刀割、针刺感觉，发作短暂，间歇期为数分钟到数月，少数甚至长达2~3年。一般发作期越来越短，痛的时间亦越来越长。严重时可放射到头顶和枕背部。个别患者发生昏厥，可能由于颈动脉窦神经过敏引起心脏停搏所致。

神经系统检查无阳性体征。

三、诊断

根据疼痛发作的性质和特点不难做出本病的临床诊断。有时为了进一步明确诊断，可刺激扁桃体窝的"扳机点"，能否诱发疼痛；或用1%丁卡因喷雾咽后壁、扁桃体窝等处，如能遏止发作，则可以证实诊断。如果经喷雾上述药物后，舌咽处的疼痛虽然消失，但耳痛却仍然保留，则可封闭颈静静脉孔，若能收效，说明不仅为舌咽神经痛，而且有迷走神经的耳后支参与。

临床表现呈持续性疼痛或有神经系统阳性体征的患者，应当考虑为继发性舌咽神经痛，需要进一步检查明确病因。

四、鉴别诊断

临床上应与三叉神经痛、喉上神经痛、蝶腭神经节痛及颅底、鼻咽部和小脑脑桥角肿瘤等病变引起的继发性舌咽神经痛相鉴别。

(一)三叉神经痛

两者的疼痛性质与发作情况完全相似，部位亦与其毗邻，三叉神经第三支疼痛时易与舌咽神经痛相混淆。两者的鉴别点为三叉神经痛位于三叉神经分布区、疼痛较浅表,"扳机点"在睑、唇或鼻翼;说话、洗脸、刮胡须可诱发疼痛发作。舌咽神经痛位于舌咽神经分布区,疼痛较深在,"扳机点"多在咽后壁、扁桃体窝、舌根;咀嚼、吞咽等动作常诱发疼痛发作。

(二)喉上神经痛

喉深部、舌根及喉上区间歇性疼痛,可放射到耳区和牙龈,说话和吞咽动作可以诱发,在舌骨大角间有压痛点。用1%丁卡因涂抹梨状窝区及舌骨大角处,或用2%普鲁卡因神经封闭,均能完全抑制疼痛等特点可与舌咽神经痛相鉴别。

(三)蝶腭神经节痛

此病的临床表现主要是在鼻根、眼眶周围、牙齿、颜面下部及颞部阵发性剧烈疼痛,其性质似刀割、烧灼及针刺样,并向颌、枕及耳部等放射。每天发作数次至数十次,每次持续数分钟至数小时。疼痛发作时多伴有流泪、流涕、畏光、眩晕和鼻塞等,有时伴有舌前1/3味觉减退。疼痛发作无明显诱因,也无"扳机点"。用1%丁卡因麻醉中鼻甲后上蝶腭神经节处,5分钟后疼痛即可消失为本病特点。

(四)继发性舌咽神经痛

颅底、鼻咽部及小脑脑桥角肿物或炎症等病变均可引起舌咽神经痛,但多呈持续性痛伴有其他颅神经障碍及神经系统局灶体征。X线颅底拍片,头颅CT扫描及MRI等影像学检查有助于寻找病因。

五、治疗

(一)药物治疗

卡马西平为最常用的药物,苯妥英钠也常用来治疗舌咽神经痛,其他的镇静止痛药物(安定、曲马朵)及传统中草药对该病也有一定的疗效。有研究发现NMDA受体在舌咽神经痛的发病机制中起一定作用,所以NMDA受体阻滞剂可有效地减轻疼痛,如氯胺酮。也有学者报道加巴喷丁可升高中枢神经系统5-HT水平,抑制痛觉,同时参与NMDA受体的调制,在神经病理性疼痛中发挥作用。这些药物为舌咽神经痛的药物治疗开辟了一个新领域。

(二)封闭疗法

维生素B_{12}和地塞米松等周围神经封闭偶有良效。有学者用95%乙醇或5%酚甘油于颈静脉孔处行舌咽神经封闭。但舌咽神经与颈内动脉、静脉、迷走神经、副神经等相邻,封闭时易损伤周围神经血管,故应慎用。

(三)手术治疗

对发作频繁或疼痛剧烈者,若保守治疗无效可考虑手术治疗。常用的手术方式有以下几种。

1.微血管减压术(MVD)

国内外学者行血管减压术治疗本病收到了良好的效果,因此有学者认为采用神经血管减压术是最佳治疗方案。可保留神经功能,避免了神经切断术所致的病侧咽部干燥、感觉消失和复发之弊端。

2.经颅外入路舌咽神经切断术

术后复发率较高,建议对不能耐受开颅的患者可试用这种方法。

3.经颅舌咽神经切断术

如术中探查没有明显的血管压迫神经,则可选用舌咽神经切断术。

4.经皮穿刺射频热凝术

在 CT 引导下可大大减少其并发症的发生。另外舌咽神经传入纤维在脑桥处加入了三叉神经的下支,开颅在此毁损可阻止舌咽神经痛的传导通路。

六、预后

舌咽神经痛如不给予治疗,一般不会自然好转,疼痛发作次数频繁,持续时间越来越少,严重影响患者的生活及工作。

(侯　静)

第四节　前庭蜗神经疾病

前庭蜗神经包括蜗神经和前庭神经,两者通常一起讨论。

一、蜗神经疾病

(一)病因

各种急、慢性迷路炎,药物中毒(如链霉素、新霉素、庆大霉素等),颞骨,内耳外伤,噪声,听神经炎,脑膜炎,蛛网膜炎,脑桥小脑角肿瘤,脑桥病变,动脉硬化症,神经衰弱,遗传因素和全身性疾病(贫血和高血压等)等。

(二)临床表现

最常见的症状是耳鸣、听觉过敏和耳聋(听力减退或丧失)。根据耳鸣和耳聋的特点可鉴别传导性和神经性。低音调耳鸣(轰轰、嗡嗡似雷声、飞机声)通常是传导器的病变。高音调耳鸣(吱吱声、蝉鸣声、鸟叫声)常为感音器的病变。神经性耳聋听力障碍的共同特点是以高音频率为主,气导大于骨导,Weber 试验偏向健侧。

(三)治疗

首先是病因治疗。其他对症治疗包括应用 B 族维生素、扩张血管药物及能量合剂等。还可行针灸治疗,严重者的听力障碍应佩戴助听器。

二、前庭神经疾病

前庭神经的功能是调节机体平衡和对各种加速度的反应。当前庭功能受到异常刺激和功能障碍时,可出现一系列的症状和体征。

(一)病因

迷路炎、内耳眩晕病、迷路动脉血液供应障碍及药物中毒;脑桥小脑角肿瘤和脑桥小脑角蛛网膜炎;听神经炎和前庭神经元炎;各种原因所致的脑干病变;心血管系统的病变等。

(二)临床表现

1.眩晕

患者感觉自身或外界物体旋转或晃动(或称为运动幻觉)常伴有眼球震颤和共济失调,以及迷走神经的刺激症状如面色苍白、恶心和呕吐、出汗及血压脉搏的变化,严重时可出现晕厥。

2.眼球震颤

通常为自发性眼球震颤,由快相和慢相组成,快相代表眼球震颤的方向。前庭周围性眼球震颤多为水平性,而且伴有明显的眩晕,闭眼后症状并不能减轻。

3.自发性肢体偏斜

表现为站立不稳或向一侧倾倒。肢体偏斜的方向与前庭周围神经病变侧和眼球震颤的慢相是一致的。而前庭中枢性损害三者的方向是不定的。

(三)诊断与鉴别诊断

首先应确定病变是否位于前庭神经,前庭神经损害的部分患者通常伴有听力障碍。其次是根据眩晕的性质和伴发症状、自发性眼球震颤的特点、肢体倾倒的方向,以及各种前庭功能试验的结果鉴别是前庭周围性病变还是中枢性病变。最后结合以上临床特点和借助于各种辅助检测手段对病变进行进一步的定性诊断或病因诊断。

(四)治疗

1.病因治疗

根据不同的病因采取针对性的治疗,如肿瘤行手术切除;炎症进行抗感染;缺血性病变用扩张血管药物等。

2.对症治疗

(1)常规剂量的各种安定剂和镇静剂。

(2)常规剂量的抗组胺类药物,如盐酸苯海拉明、氯苯那敏、异丙嗪等。

(3)伴有严重呕吐的患者可肌内注射东莨菪碱 0.3 mg,或阿托品 0.5 mg。

(4)维生素、谷维素等。

(侯 静)

第五节 前庭神经元炎

前庭神经元炎也称为病毒性迷路炎、流行性神经迷路炎或急性迷路炎。常发生于上呼吸道感染后数天之内,临床特征为急性起病的眩晕、恶心、呕吐、眼球震颤和姿势不平衡。炎症仅限局于前庭系统,耳蜗和中枢神经系统均属正常,是一种不伴有听力障碍的眩晕病。

一、病因及发病机制

病因目前仍不明确,通常认为,前庭神经元炎患者发病前常有感染病史。Shimizu 等在57例前庭神经元炎病例中测定血清各种病毒抗体水平,26 例显示病毒抗体效价升高达 4 倍以上,故推断此病与病毒感染有直接关系。Chen 等研究认为前庭神经元炎主要影响前庭神经上部,其支配水平半规管和前垂直半规管,而后垂直半规管和球囊的功能受前庭神经下部支配而不受影响。Goebel 等以解剖标本作研究认为,前庭神经上部的骨道相对较长,其和小动脉通过相对狭窄的通道,使前庭神经上部更易受到侵袭和可能起迷路缺血性损害。

另外,亦有报道认为,前庭神经遭受血管压迫或蛛网膜粘连,甚至可因内听道狭窄引起前庭神经缺氧变性而发病。Schuknecht 等认为,糖尿病可引起前庭神经元变性萎缩,导致眩晕反复发作。

二、病理生理

病理学研究显示,一些前庭神经元炎患者前庭神经切断后,可发现前庭神经有孤立或散在的退行性变和再生现象,神经纤维减少,节细胞空泡形成,神经内胶原沉积物增加。

三、临床表现

(1)本病多发生于中年人,两性发病率无明显差异。

(2)起病突然,病前有发热、上感或泌尿系统感染病史,多为腮腺炎、麻疹及带状疱疹病毒引起。

(3)临床表现以眩晕最突出,头部转动时眩晕加剧,多于晚上睡醒时突然发作眩晕,数小时达到高峰,伴有恶心、呕吐,可持续数天或数周,多无耳鸣、耳聋,也有报道约30%病例有耳蜗症状;严重者倾倒、恶心、呕吐、面色苍白。可以一家数人患病,亦有集体发病呈小流行现象。该病一般可以自愈,可能为仅有一次的发作,或在过了12个月后有几次后续发作;每次后续发作都不太严重,持续时间较短。

(4)病初有明显的自发性眼震,多为水平性和旋转性,快相向健侧。

(5)前庭功能检查显示单侧或双侧反应减弱,部分病例痊愈后前庭功能恢复正常。

四、辅助检查

(1)眼震电图(ENG)可以客观记录一侧前庭功能丧失的情况,但 ENG 并非必要,因在急性期自发性眼震等客观体征有助于病变定位,患者也难于耐受检查。

(2)可行听力检查排除听力损害。

(3)头颅 MRI,特别要注意内听道检查以排除其他诊断的可能性,如桥小脑角肿瘤,脑干出血或梗死。必要时行增强扫描。

五、诊断

根据感染后突然起病,剧烈眩晕,站立不稳,头部活动时加重,不伴耳鸣、耳聋。前庭功能检查显示单侧或双侧反应减弱,无耳蜗功能障碍;无其他神经系异常症状、体征;预后良好可诊断。

六、鉴别诊断

(一)内耳眩晕病

内耳眩晕病又称梅尼埃病,本病为一突然发作的非炎性迷路病变,具有眩晕、耳聋、耳鸣及眼震等临床特点,有时有患侧耳内闷胀感等症状。多为单耳发病,男女发病率无明显差异,患者多为青壮年,60 岁以上老人发病罕见,近年亦有儿童病例报道。眩晕有明显的发作期和间歇期。发作时患者常不敢睁眼、恶心、呕吐、面色苍白、出汗、甚至腹泻、血压多数偏低等一系列症状。本病病因学说甚多,如变态反应、内分泌障碍、维生素缺乏及精神神经因素等引起自主神经功能紊乱,因之使血管神经功能失调,毛细血管渗透性增加,导致膜迷路积水,蜗管及球囊膨大,刺激耳蜗及前庭感受器时,引起耳鸣、耳聋、眩晕等一系列临床症状。梅尼埃病的间歇期长短不一,从数月到数年,每次发作和程度也不一样。而听力随着发作次数的增加而逐渐减退,最后导致耳聋。

（二）位置性眩晕

眩晕发作常与特定的头位有关，无耳鸣、耳聋。中枢性位置性眩晕，常伴有特定头位的垂直性眼震，且常无潜伏期，反复试验可反复出现，呈相对无疲劳现象。外周性位置性眩晕，又称良性阵发性位置性眩晕，为常见的前庭末梢器官病变；亦称为管石症或耳石症；多数病例发病并无明显诱因，而可能的诱因则多见于外伤；眼震常有一定的潜伏期，呈水平旋转型，多次检查可消失或逐渐减轻，属疲劳性。预后良好，能够自愈。

（三）颈源性眩晕

由颈部疾病所致的眩晕。其特征是既有颈部疾病的表现，又有前庭及耳蜗系统受累的表现，冷热试验此类患者一般均为正常。其病因可能为颈椎病、颈部外伤、枕大孔畸形、后颈部交感神经综合征。颈椎病是椎动脉颅外段血流受阻的主要原因。由于颈椎骨刺及退行性关节炎、椎间盘病变，使椎动脉受压，转颈时更易受压。若动脉本身已有粥样硬化，而对侧椎动脉无法代偿时即出现症状。眩晕与头颈转动有关，可伴有枕部头痛、猝倒、视觉闪光、视野缺失及上肢麻痛。颈椎核磁共振检查可以协助诊断。

（四）药物中毒性眩晕

以链霉素最常见。其他有新霉素、卡那霉素、庆大霉素、万古霉素、多黏菌素 B、奎宁、磺胺类等药物。有些药物性损害主要影响前庭部分，但多数对前庭与耳蜗均有影响。链霉素中毒引起的眩晕通常于疗程第四周出现，也有短至 4 天者。在行走、头部转动或转身时眩晕更为明显。于静止、头部不动时症状明显好转或消失。前庭功能检查多无自发性眼震，闭目难立征阳性。变温试验显示双侧前庭功能均减退或消失。如伴耳蜗损害，尚有双侧感音性耳聋。眩晕消失缓慢，需数月甚或 1～2 年，前庭功能更难恢复。

（五）桥小脑角肿瘤

特别是听神经瘤，早期可出现轻度眩晕、耳鸣、耳聋。病变进一步发展可出现邻近颅神经受损的体征，如病侧角膜反射减退、面部麻木、复视、周围性面瘫、眼震、同侧肢体共济失调。至病程后期，还可出现颅内压增高症状。诊断依据单侧听力渐进性减退、耳鸣；听力检查为感音性耳聋；伴同侧前庭功能早期消失；邻近颅神经（Ⅴ、Ⅶ、Ⅷ）中有一支受累应怀疑为听神经瘤。头颅核磁共振检查可以协助诊断。

七、治疗

临床治疗原则是急性期的对症治疗、皮质激素治疗和尽早地前庭康复治疗。一项小规模的对照研究发现治疗前庭神经炎，皮质激素比安慰剂更有效。最近的一项临床研究比较了甲泼尼龙、阿昔洛韦和甲泼尼龙＋阿昔洛韦三种治疗方法的疗效，结果表明，甲泼尼龙可明显改善前庭神经炎的症状，抗病毒药物无效，两者联合无助于提高疗效。

临床常用治疗方法如下。

(1)一般治疗：卧床休息，避免头、颈部活动和声光刺激。

(2)对症处理：对于前庭损害而产生的眩晕症状应给予镇静、安定剂，眩晕、呕吐剧烈者可肌内注射盐酸异丙嗪(12.5～25 mg)或地西泮(10～20 mg)每 4～6 小时 1 次。症状缓解不明显者，可酌情重复上述治疗。对长时间呕吐者，必要时行静脉补液和电解质以作补充和支持治疗。

(3)类固醇皮质激素：可用地塞米松 10～15 mg/d，7～10 天；或服泼尼松 1 mg/(kg·d)，顿服或分 2 次口服，连续 5 天，以后 7～10 天逐渐减量。注意补钾、补钙、保护胃黏膜。

（4）维生素：维生素 B_1 100 mg,肌内注射,每天 1 次,维生素 B_{12} 500 μg,肌内注射,每天 1 次。治疗2周后改为口服。

（5）前庭康复治疗：前庭神经炎的恢复往往需要数周的时间,患者越早开始前庭康复锻炼,功能恢复就越快、越完全。前庭康复锻炼的目的是加速前庭康复的进程,并改善最终的康复水平。前庭康复计划一般包括前庭-眼反射的眼动训练和前庭-脊髓反射的平衡训练。早期眼震存在,患者应尝试抑制各方向的凝视眼震。眼震消失后,开始头-眼协调练习。患者应尝试平衡练习和步态练习。症状好转后应加运动中的头动练习,开始慢,逐渐加快。前庭康复锻炼每天至少2 次,每次数分钟,只要患者能够耐受,应尽可能多进行锻炼,并少用抗晕药物。

（侯　静）

第六节　特发性面神经麻痹

一、概述

特发性面神经麻痹是指原因未明的、茎乳突孔内面神经非化脓性炎症引起的、急性发病的面神经麻痹。发病率为 20/10 万～42.5/10 万,患病率为 258/10 万。

二、病因与病理生理

病因未明。可能因受到风寒、病毒感染或自主神经功能障碍,局部血管痉挛致骨性面神经管内的面神经缺血、水肿、受压而发病。

三、诊断步骤

(一)病史采集

1.起病情况

急性起病,数小时至 3～4 天达到高峰。

2.主要临床表现

多数患者在洗漱时感到一侧面颊活动不灵活,口角漏水、面部歪斜,部分患者病前有同侧耳后或乳突区疼痛。

3.既往病史

病前常有受凉或感冒、疲劳的病史。

(二)体格检查

（1）一般情况好。

（2）查体可见一侧周围性面瘫的表现:病侧额纹变浅或消失,不能皱额或蹙眉,眼裂变大,闭眼不全或不能,试闭目时眼球转向外上方,露出白色巩膜称贝耳现象;鼻唇沟变浅,口角下垂,示齿时口角歪向健侧,鼓腮漏气,吹口哨不能,食物常滞留于齿颊之间。

（3）鼓索神经近端病变,可有舌前 2/3 味觉减退或消失,唾液减少。

（4）镫骨肌神经病变,出现舌前 2/3 味觉减退或消失与听觉过敏。

(5)膝状神经节病变,除上述表现外还有乳突部疼痛,耳郭和外耳道感觉减退,外耳道或鼓膜出现疱疹,见于带状疱疹引起的膝状神经节炎,称 Hunt 综合征。

(三)门诊资料分析

根据急性起病,典型的周围性面瘫症状和体征,可以做出诊断。但是必须排除中枢性面神经麻痹、耳源性面神经麻痹、脑桥病变、吉兰-巴雷综合征等。

(四)进一步检查项目

(1)如果疾病演变过程或体征不符合特发性面神经麻痹时,可行颅脑 CT/MRI、腰穿脑脊液检查,以利于鉴别诊断。

(2)病程中的电生理检查可对预后做出估计。

四、诊断与鉴别诊断

(一)诊断

急性起病,出现一侧周围性面瘫的症状和体征可以诊断。

(二)鉴别诊断

1.中枢性面神经瘫

局限于下面部的表情肌瘫痪,而上面部的表情肌运动如闭目、皱眉等动作正常,且常伴有肢体瘫痪等症状,不难鉴别。

2.吉兰-巴雷综合征

可有周围性面瘫,但多为双侧性,可以很快出现其他颅神经损害,有对称性四肢弛缓性瘫痪、感觉和自主神经功能障碍,脑脊液呈蛋白-细胞分离。

3.耳源性面神经麻痹

多并发中耳炎、乳突炎、迷路炎等,有原发病的症状和体征,头颅或耳部 CT 或 X 线片有助于鉴别。

4.后颅窝病变

如肿瘤、感染、血管性疾病等,起病相对较慢,有其他脑神经损害和原发病的表现,颅脑 MRI 对明确诊断有帮助。

5.莱姆病

莱姆病是由蜱传播的螺旋体感染性疾病,可有面神经和其他脑神经损害,可单侧或双侧,伴有多系统损害表现,如皮肤红斑、血管炎、心肌炎、脾大等。

6.其他

如结缔组织病、各种血管炎、多发性硬化、局灶性结核性脑膜炎等,可有面神经损害,伴有原发病的表现,要注意鉴别。

五、治疗

(一)治疗原则

减轻面神经水肿和压迫,改善局部循环,促进功能恢复。

(二)治疗方案

1.药物治疗

(1)类固醇皮质激素:起病早期 1～2 周应用,有助于减轻水肿。泼尼松 30～60 mg/d,连用

5 天后逐渐减量。地塞米松 $10\sim15$ mg/d,静脉滴注,1 周后改口服渐减量。

(2)神经营养药:维生素 B_{12}(500 μg/次,隔天 1 次,肌内注射)、维生素 B_1(100 mg/次,每天 1 次,肌内注射)、地巴唑(30 mg/d,口服)等可酌情选用。

(3)抗病毒治疗:对疑似病毒感染所致的面神经麻痹,应尽早使用阿昔洛韦($1\sim2$ g/d),连用10~14 天。

2.辅助疗法

(1)保护眼睛:采用消炎性眼药水或眼药膏点眼,带眼罩等预防暴露性角膜炎。

(2)物理治疗:如红外线照射、超短波透热等治疗。

(3)运动治疗:可采用增强肌力训练、自我按摩等治疗。

(4)针灸和低脉冲电疗:一般在发病 2 周后应用,以促进神经功能恢复。

3.手术治疗

病后半年或 1 年以上仍不能恢复者,可酌情施行面-舌下神经或面-副神经吻合术。

(三)治疗方案的选择

对于药物治疗和辅助疗法,可以数种联用,以期促进神经功能恢复,针灸和低脉冲电疗应在水肿消退后再行选用。恢复不佳者可考虑手术治疗。

六、病程观察及处理

治疗期间定期复诊,记录体征的变化,调整激素等药物的使用。鼓励患者自我按摩,配合治疗,早日康复。

七、预后评估

70%的患者在 $1\sim2$ 个月可完全恢复,20%的患者基本恢复,10%的患者恢复不佳,再发者约占0.5%。少数患者可遗留有面肌痉挛、面肌联合运动、耳颞综合征和鳄泪综合征等后遗症状。

(侯　静)

第五章 自主神经疾病

第一节　间　脑　病　变

间脑由丘脑、丘脑底、下丘脑、膝状体及第三脑室周围结构所组成,是大脑皮质与各低级部位联系的重要结构。"间脑病变"一词,一般用于包括与间脑有关的自主神经功能障碍、精神症状和躯体方面的体重变化、水分潴留、体温调节、睡眠-觉醒节律、性功能、皮肤素质等异常和反复发作性的症状群,脑电图中可有特征性变化。

一、病因和病理

引起间脑病变最主要的原因为肿瘤,如颅咽管瘤、垂体瘤或丘脑肿瘤的压迫。其次是感染、损伤、中毒和血管疾病等。据文献报道160例的综合性统计中,肿瘤占52%,炎症(如脑膜炎、脑炎、结核、蛛网膜炎等)占20%,再次为血管病变、颅脑损伤等。少数病因不明。

间脑病变的症状与间脑破坏的程度不成比例。在动物实验中,破坏第三脑室的底部达1/4可不发生任何症状;破坏下丘脑后部达2/3则可引起恶病质而死亡。据对第一、二次世界大战中大量的脑损伤病例的观察,发现间脑损害患者而所谓间脑病变的症状并不多见。有学者分析了2 000例脑损伤的间脑反应,认为"间脑病"的诊断应当小心。反之,某些患者有较严重的自主神经、心血管系统、水代谢、睡眠-觉醒系统的功能紊乱,但在死后的检查中并不一定有严重的间脑破坏和组织学改变,或仅见轻度脑萎缩等。

二、临床表现

间脑病变的临床表现极为复杂,基本可分为定位性症状和发作性症状两大方面。

(一)定位性症状

1.睡眠障碍

睡眠障碍是间脑病变的突出症状之一。下丘脑后部病变时,大部分患者有睡眠过多现象,即嗜睡,但少数患者失眠。当下丘脑后区大脑脚受累时,则表现为发作性嗜睡病和猝倒症等。常见的临床类型如下。

(1)发作性睡病:表现为发作性的不分场合的睡眠,持续数分钟至数小时,睡眠性质与正常人相似。这是间脑特别是下丘脑病变中最常见的一种表现形式。

(2)异常睡眠症:发作性睡眠过多,每次发作时可持续睡眠数天至数周,但睡眠发作期常可喊醒吃饭、小便等,饭后又睡,其睡眠状态与正常相同。

(3)发作性嗜睡-强食症:患者不可控制地出现发作性睡眠,每次睡眠持续数小时至数天,醒后暴饮暴食,食量数倍于常量,且极易饥饿。患者多数肥胖,但无明显内分泌异常。数月至数年反复发作 1 次,发作间并无异常。起病多在 10~20 岁,男性较多,至成年后可自愈。

2.体温调节障碍

下丘脑病变产生的体温变化,可表现如下特征。

(1)低热:一般维持于 37.3~37.8 ℃,很少达 39 ℃以上。如连续测量几天体温,有时可发现体温的曲线是多变性的,这种 24 小时体温曲线,有助于了解温度调节障碍。

(2)体温过低:下丘脑的前部和邻近的隔区与身体的散热可能有关,主要通过皮肤血管扩张和排汗(副交感神经)调节,而下丘脑的后侧部则可能与保热和产热有关,主要通过肌肉的紧张和皮肤血管收缩(交感神经)造成。故当下丘脑前部或灰结节区病变时,散热发生故障,这时很容易使温度过高;而下丘脑后侧部病变时产热机制减弱或消失,常可引起体温过低。

(3)高热:下丘脑视前区两侧急性病变常有体温很快升高,甚至死亡后仍然有很高体温。神经外科手术或急性颅脑损伤影响该区域时,往往在 12 小时内出现高热,但肢体是冰冷的,躯干温暖,有些患者甚至心率及呼吸保持正常。高热时服解热剂无效,体表冷敷及给氯丙嗪降温反应良好。但是下丘脑占位性病变,可因破坏区域极广而没有体温的明显变化;反之,亦可因下丘脑肿瘤选择性地破坏而引起体温持久升高,脑桥中脑血管性病变也可出现高热。

3.尿崩症

下丘脑的病变损害视上核、室旁核或视上核-垂体束,均常发生血管升压素分泌过少,可引起尿崩症。各种年龄均可得病,但以 10~20 岁为多,男性稍多于女性。起病可骤可缓。主要症状有多尿(失水)、口渴、多饮。每昼夜排尿总量常在 5~6 L,多至 10 L 余,尿比重低(<1.006),但不含糖。每天饮水也多,总量与尿量相接近,如限制喝水,尿量往往仍多而引起失水。患者有头痛、疲乏、肌肉疼痛、体温降低、心动过速、体重减轻。久病者常因烦渴多饮,日夜不宁,发生失眠、焦虑、烦躁等神经情绪症状。若下丘脑前部核群功能亢进,或双侧视交叉上核损害,偶尔亦发生少饮及乏尿症。

4.善饥

下丘脑病变引起过分饥饿较烦渴症状为少见。善饥症发现在额叶双侧病变,包括大脑皮质弥散性疾病及双侧前额叶切除后。轻度善饥症状见于激素治疗及少数精神分裂症患者。这些患者对食欲估计不能。在强食症中,表现过分饥饿,伴周期性发作性睡眠过度等症状,常归因于下丘脑病变。双额叶病变时,偶亦发生善饥,表现贪食,吃不可食的东西,同时有视觉辨别功能丧失、攻击行为及性活动增加等症状。

5.性功能和激素代谢障碍性功能异常

表现为性欲减退,儿童病例有发育迟缓或早熟,青春期后女性则月经周期改变或闭经,男性则精子形成障碍甚至阳痿。Bauer 分析 60 例为下丘脑病变,有 24 例为发育早熟,19 例为性功能减退。此种障碍之出现常用下丘脑脊髓纤维及下丘脑垂体纤维通过神经体液的调节紊乱来解释。若下丘脑的乳头体,灰结节部附近患有肿瘤,则来自结节漏斗核的下丘脑垂体纤维受阻,能影响腺垂体的促性腺激素的释放,使内分泌发生异常。下丘脑的脊髓纤维可调节脊髓各中枢活动,改变性功能。成人脑底部肿瘤,刺激下丘脑前方或腹内侧区时,偶亦发生性欲过旺者。

闭经-溢乳综合征的主要机制是催乳素分泌过多,高催乳素血症抑制下丘脑促性腺释放激素的分泌。常由肿瘤(垂体肿瘤等)、下丘脑与垂体功能障碍或服用多巴胺受体阻滞剂(硫代二苯胺、氟哌啶醇)等各种因素所致。间脑病时激素代谢的改变以 17-酮类固醇类最明显。因 17-酮类固醇类是许多肾上腺皮质激素和性激素的中间代谢产物,正常人每昼夜排出量为 10～20 mg,某些患者可增高到 20～40 mg。17-羟皮质固醇的测定同样也可有很大的波动性,排出量可以增高达 14 mg。

6.脂肪代谢障碍

肥胖是由于下丘脑后方病变累及腹内侧核或结节附近所致,常伴有性器官发育不良症,称肥胖性生殖不能性营养不良综合征。继发性者常为下丘脑部肿瘤或垂体腺瘤压迫下丘脑所致,其次为下丘脑部炎症。原发性者多为男性儿童,起病往往颇早,有肥胖和第二性征发育不良,但无垂体功能障碍。肥胖为逐渐进展性,后期表现极其明显,脂肪分布以面部、颈及躯干最著,其次为肢体的近端。皮肤细软,手指细尖,常伴有骨骼过长现象。

消瘦在婴儿多见,往往因下丘脑肿瘤或其他病变引起,如肿瘤破坏双侧视交叉上核、下丘脑外侧区或前方,均可发生厌食症,吞咽不能,体重减轻。在成人有轻度体重下降,乏力,但极端恶病质常提示有垂体损害。垂体性恶病质(Simmond 综合征)的特征为体重减轻,厌食,皮肤萎缩,毛发脱落,肌肉软弱,怕冷,心跳缓慢,基础代谢率降低等。本征亦发生于急性垂体病变,例如头颅外伤、肿瘤、垂体切除术后。垂体性恶病质反映腺垂体促甲状腺素、促肾上腺皮质激素及促性腺激素的损失。近年来研究,下丘脑还能分泌多种释放因子(主要是由蛋白质或多肽组成)调节腺垂体各种内分泌激素的分泌功能,因此单纯下丘脑损伤时,可以出现许多代谢过程的紊乱。

7.糖、蛋白代谢及血液其他成分的改变

下丘脑受损时,血糖往往升高或降低。当下丘脑受急性损伤或刺激时,可产生高血糖,但血清及小便中酮体往往阴性。在动物实验中,损伤下丘脑之前方近视交叉处或破坏室旁核时,能引起低血糖及增加胰岛素敏感性。蛋白质代谢障碍表现为血浆蛋白中清蛋白减低,球蛋白增高,因而 A/G 系数常常低于正常。用电泳法观察,发现球蛋白中以 α_2 球蛋白的上升比较明显,β 部分减低。间脑疾病时血中钠含量一般都处于较低水平,血溴测定常增高。其次也可以发生真性红细胞增多症,在无感染情况下也可出现中性粒细胞计数的增多。

8.胃十二指肠溃疡和出血

在人及动物的急性下丘脑病变中,可伴有胃十二指肠溃疡及出血。但下丘脑的前方及下行至延髓中的自主神经纤维,在其径路上的任何部位,有急性刺激性病变时,均可引起胃和十二指肠黏膜出血和溃疡形成。产生黏膜病变的原理有两种意见,一种认为由于交感神经血管收缩纤维的麻痹,可发生血管扩张,而导致黏膜出血;另一种认为是迷走神经活动过度的结果,使胃肠道肌肉发生收缩,引起局部缺血与溃疡形成。

消化性溃疡常发生于副交感神经过度紧张的人。颅内手术后并发胃十二指肠溃疡的发生率不高。根据颅内病变(脑瘤、血管病变)352 例尸检病例报道,有上消化道出血及溃疡的占 12.5%,内科病例(循环、呼吸系统病变等)非颅内病变的 1 580 例,伴上消化道出血及溃疡的占 6%,显然以颅内病变合并上消化道出血的比率为高。上海市仁济医院神经科 298 例脑出血、鞍旁及鞍内肿瘤病例的统计,有上消化道出血的仅占 6%,发病率似较偏低。

9.情绪改变

动物实验中见到多数双侧性下丘脑病损的动物,都有较为重要的不正常行为。研究指出,下丘脑的情绪反应不仅决定于丘脑与皮质关系,当皮质完整时,在刺激乳头体、破坏下丘脑的后腹外核及视前核有病变时均可引起。主要的精神症状包括兴奋、病理性哭笑、定向力障碍、幻觉及激怒等。

10.自主神经功能症状

下丘脑前部及灰结节区为副交感神经调节,下丘脑后侧部为交感神经调节。下丘脑病变时自主神经是极不稳定的,心血管方面的症状常是波动性的,血压大多偏低,或有位置性低血压,但较少有血压增高现象。一般下丘脑后方及腹内核病变或有刺激现象时,有血压升高、心率加快、呼吸加快、胃肠蠕动和分泌抑制、瞳孔扩大;下丘脑前方或灰结节区刺激性病变,则血压降低、心率减慢、胃肠蠕动及分泌增加、瞳孔缩小。但新近研究指出,在视上核及室旁核或视前区类似神经垂体,有较高浓度的血管升压素及催产素,说明下丘脑前方也可引起高血压。若整个下丘脑有病变则血压的改变更为复杂、不稳。伴有心率、脉搏减慢,有时出现冠状动脉的供血不足,呼吸浅而慢,两侧瞳孔大小不对称,偶可引起排尿障碍,常有心脏、胃肠、膀胱区不适感,因结肠功能紊乱,偶有大便溏薄,便秘与腹泻交替出现的情况。

(二)发作性症状

常以间脑癫痫为主要表现。所谓间脑性癫痫发作,实为下丘脑疾病所引起的阵发性自主神经系统功能紊乱综合征。发作前患者多先有情绪波动,食欲改变(增高或低下),头痛,打哈欠,恐惧不安,和心前区不适。发作时面色潮红或苍白、流涎、流泪、多汗、战栗、血压骤然升高、瞳孔散大或缩小、眼球突出、体温上升或下降、脉速、呼吸变慢、尿意感及各种内脏不适感,间或有意识障碍和精神改变等。发作后全身无力、嗜睡或伴有呃逆。每次发作持续数分钟到数小时。有的则突然出现昏迷,甚至心脏停搏而猝死。总之,每个患者的发作有固定症状和刻板的顺序,而各个患者之间则很少相同。

三、检查

(一)脑脊液检查

除占位病变有压力增高及炎性病变,有白细胞计数增多外,一般均属正常。

(二)X 线头颅正侧位摄片检查

偶有鞍上钙化点,蝶鞍扩大,或后床突破坏情况,必要时行血管造影及 CT 脑扫描。

(三)脑电图检查

脑电图能见到 14 Hz 的单向正相棘波或弥散性异常,阵发性发放的、左右交替的高波幅放电有助于诊断。

四、诊断

下丘脑病变的病因较多,临床症状表现不一,诊断较难,必须注意详细询问病史,并结合神经系统检查及辅助检查,细致分析考虑。时常发现下丘脑病理的改变很严重,而临床症状却不明显,亦有下丘脑病理改变不明显,而临床症状却很严重。必须指出,在亚急性或慢性的病变中,自主神经系统具有较强的代偿作用。因此不要忽略详细的自主神经系统检查,如出汗试验、皮肤划痕试验、皮肤温度测定、眼心反射、直立和卧倒试验及药物肾上腺素试验等,以测定自主神经的功能状况。脑电图的特征性改变有助于确定诊断。

五、治疗

(一)病因治疗

首先要分别肿瘤或炎症。肿瘤引起者应根据手术指征进行开颅切除或深度 X 线治疗。若为炎症,应先鉴别炎症性质为细菌性或病毒性,然后选用适当的抗生素、激素及中药等治疗。若为损伤和血管性病变所致,则应根据具体情况,采用手术、止血或一般支持治疗。若为非炎症性的慢性退行性的下丘脑病变,一般以对症治疗、健脑和锻炼身体为主。

(二)特殊治疗

(1)下丘脑病变,若以嗜睡现象为主者,则选用中枢兴奋药物口服,如苯丙胺、哌甲酯,甲氯芬酯等。

(2)尿崩症采用血管升压素替代治疗。神经垂体制剂常用者有下列三种:①垂体加压素以鞣酸盐油剂的作用时间为最长,肌内注射每次 0.5～1 mL,可维持 7～10 天;②神经垂体粉剂。可由鼻道给药,成人每次 30～40 mg,作用时间 6～8 小时,颇为方便。③氢氯噻嗪。若对此类药物有抗药、过敏或不能耐受注射者,可以本品代替。

(3)病变引起腺垂体功能减退者,可补偿周围内分泌腺(肾上腺、甲状腺、性腺)分泌不足,用合并激素疗法。例如甲状腺制剂合并可的松适量,口服,丙酸睾酮 25 mg,每周 1～3 次肌内注射,高蛋白饮食。若有电解质紊乱可考虑合用去氧皮质酮或甘草。

(4)间脑性癫痫发作,可采用苯妥英钠、地西泮或氯氮䓬等口服治疗。精神症状较明显的患者可应用氯丙嗪口服。但如有垂体功能低下的病例须注意出现危象。

(5)颅内压增高用脱水剂,如氨苯蝶啶 50 mg,3 次/天,口服;氢氯噻嗪 25 mg,3 次/天,口服;20％甘露醇 250 mL,静脉滴注等。

(三)对症治疗

血压偶有升高,心跳快,可给适量降压剂,必要时口服适量普萘洛尔。发热者可用中枢退热药物(阿司匹林、氯丙嗪)、苯巴比妥、地西泮、甲丙氨酯等或物理降温。合并胃及十二指肠出血,可应用适量止血剂,如酚磺乙胺及氨甲苯酸等。神经症状明显者,应采取综合疗法,首先要增强体质锻炼,如广播操、太极拳及气功等,建立正常生活制度,配合适当的休息,适量服用吡拉西坦或健脑合剂等。对失眠者晚间用适量催眠剂,白天也可用适当镇静剂,头痛严重者也可用镇痛剂。

(张海波)

第二节　自发性多汗症

正常人在生理情况下排汗过多,可见于运动、高温环境、情绪激动及进食辛辣食物时。另一类可为自发性,也可为炎热季节加重,这种出汗多常为对称性,且以头颈部、手掌、足底等处为明显。

一、病因

自发性多汗症病因多数不明。临床常见到下列因素。

(一)局限性及全身性多汗症

常发生于神经系统的某些器质性疾病,如丘脑、内囊、纹状体或脑干等处的损害时,可见偏身多汗。某些偏头痛、脑炎后遗症亦可见之。此外,小脑、延髓、脊髓、神经节、神经干的损伤、炎症及交感神经系统的疾病,均可引起全身或局部多汗。头部一侧多汗,常由于炎症、肿瘤或动脉瘤等刺激一侧颈交感神经节所引起。神经症患者因大脑皮质兴奋与抑制过程的平衡失调,亦可表现自主神经系统不稳定性,而有全身或一侧性过多出汗。

(二)先天性多汗症

往往局限于腋部、手掌、足趾等处,皮肤经常处于湿冷状态,可能与遗传因素有关。见于一些遗传性综合征,如 Spanlang-Tappeiner 综合征、Riley-Day 综合征等。

(三)其他疾病

多种内科疾病皆有促使全身汗液分泌过多的情况,例如结核病、伤寒等传染病、甲状腺功能亢进、糖尿病、肢端肥大病、肥胖症及铅、砷的慢性中毒等。

二、临床表现

多数病例表现为阵发性、局限性多汗,亦有泛发性、全身性,或偏侧性及两侧对称性。汗液分泌量不定,常在皮肤表面结成汗珠。气候炎热、剧烈运动或情感激动时加剧。依多汗的形式可有以下几种。

(一)全身性多汗

表现周身易出汗,外界或内在因素刺激时加剧,患者皮肤因汗液多,容易发生擦破、汗疹及毛囊炎等并发症。见于甲状腺功能亢进、脑炎后遗症、下丘脑损害后等。

(二)局限性多汗

好发于头、颈、腋及肢体的远端,尤以掌、跖部最易发生,通常对称地发生于两侧,有的仅发生于一侧或身体某一小片部位。有些患者的手部及足底经常淌流冷汗,尤其在情绪紧张时,汗珠不停渗流。有些患者手足部皮肤除湿冷以外,又呈苍白色或青紫色,偶尔发生水疱及湿疹样皮炎。有些患者仅有过多的足汗,汗液分解放出臭味,有时起泡或脱屑、角化层增厚。腋部、阴部也容易多汗,可同时发生臭汗症。多汗患者的帽子及枕头,可以经常被汗水中的油脂所污染。截瘫患者在病变水平以上常有出汗过多,颈交感神经刺激产生局部头面部多汗。

(三)偏身多汗

表现为身体一侧多汗,除临床常遇到卒中后遗偏瘫患者有偏瘫侧肢体多汗外,常无明显神经体征。自主神经系统检查,可见多汗侧皮温偏低,皮肤划痕试验可呈阳性。

(四)耳颞综合征

一侧脸的颞部发红,伴局限性多汗症。多汗常发生于进食酸、辛辣食物刺激味觉后,引起反射性出汗,某些病例尚伴流泪。这些刺激味觉后所致的出汗,同样见于颈交感神经丛、耳大和舌神经支配范围。颈交感性味觉性出汗常见于胸出口部位病变手术后。上肢交感神经切除无论是神经节或节前切除后数周或数年,约 1/3 患者发生味觉性出汗。

三、诊断

根据临床病史,症状及客观检查,诊断并不困难。

四、治疗

以去除病因为主。有时根据患者情况,可以应用下列方法。

(一)药物治疗

局限性出汗特别是以四肢远端或颈部为主者,可用 3%～5%甲醛溶液局部擦拭,或用 0.5%醋酸铝溶液浸泡,1 次/天,每次 15～20 分钟。全身性多汗者可口服抗胆碱能药物,如阿托品或颠茄合剂、溴丙胺太林等以抑制全身多汗症。对情绪紧张的患者,可给氯丙嗪、地西泮、氨氮䓬等。有学者采用20%～25%氯化铝液酊(3 次/周)或 5%～10%硫酸锌等收敛剂局部外搽,亦有暂时效果。足部多汗患者,应该每天洗脚及换袜,必要时擦干皮肤后用 25%氯化铝溶液,疗效较好。

(二)物理疗法

可应用自来水离子透入法,2～3 次/周,以后每月 1～2 次维持,可获得疗效。有学者曾提出对严重的掌、跖多汗症,可试用深部 X 线照射局部皮肤,1 Gy/次,1～2 次/周,总量 8～10 Gy。

(三)手术疗法

对经过综合内科治疗而无效的局部性顽固性多汗症,且产生工作及生活上妨碍者,可考虑交感神经切除术。术前均应先做普鲁卡因交感神经节封闭,以测试疗效。封闭后未见效果者,一般不宜手术。

(张海波)

第三节 面偏侧萎缩症

面偏侧萎缩症为一种单侧面部组织的营养障碍性疾病,其临床特征是一侧面部各种组织慢性进行性萎缩。

一、病因

本症的原因尚未明了。由于部分病例伴有包括 Horner 综合征在内的颈交感神经障碍的症状,一般认为和自主神经系统的中枢性或周围性损害有关。其他学说牵涉到局部或全身性感染、损伤、三叉神经炎、结缔组织病、遗传变性等。起病多在儿童、少年期,一般在 10～20 岁,但无绝对年限。女性患者较多。

二、病理

面部病变部位的皮下脂肪和结缔组织最先受累,然后牵涉皮肤、皮下组织、毛发和脂腺,最重者侵犯软骨和骨骼。受损部位的肌肉因所含的结缔组织与脂肪消失而缩小,但肌纤维并不受累,且保存其收缩能力。面部以外的皮肤和皮下组织、舌部、软腭、声带、内脏等也偶被涉及。同侧颈交感神经可有小圆细胞浸润。部分病例伴有大脑半球的萎缩,可能是同侧、对侧或双侧的。个别并伴发偏身萎缩症。

三、临床表现

起病隐袭。萎缩过程可以在面部任何部位开始,以眶上部、颧部较为多见。起始点常呈条状,略与中线平行,皮肤皱缩,毛发脱落,称为"刀痕"。病变缓慢地发展到半个面部,偶然波及头盖部、颈部、肩部、对侧面部,甚至身体其他部分,病区皮肤萎缩、皱褶,常伴脱发,色素沉着,毛细血管扩张,汗分泌增加或减少,唾液分泌减少,颧骨、额骨等下陷,与健区皮肤界限分明。部分病例并呈现瞳孔变化、虹膜色素减少、眼球内陷或突出,眼球炎症、继发性青光眼、面部疼痛或轻度病侧感觉减退、面肌抽搐,以及内分泌障碍等。面偏侧萎缩症者,常伴有身体某部位的皮肤硬化。仅少数伴有临床癫痫发作或偏头痛,但约半数的脑电图记录有阵发性活动。

四、病程

发展的速度不定。大多数病例在进行数年至十余年后趋向缓解,但伴发的癫痫可能继续。

五、诊断

本症形态特殊,当患者出现典型的单侧面部萎缩,而肌力量不受影响时,不难诊断。仅在最初期可能和局限性硬皮病混淆。头面部并非后者的好发部位,本症的"刀痕"式分布也可帮助鉴别。

六、治疗

目前的治疗尚限于对症处理。有学者用氢溴酸樟柳碱 5 mg 与生理盐水 10 mL 混合,做面部穴位注射,对轻症可获一定疗效。还可采取针灸、理疗、推拿等。有癫痫、偏头痛、三叉神经痛、眼部炎症者应给相应治疗。

(李沛珊)

第四节　红斑性肢痛症

红斑性肢痛症为一少见的阵发性血管扩张性疾病。其特征为肢端皮肤温度升高,皮肤潮红、肿胀,产生剧烈灼热痛,尤以足底、足趾为著,环境温度增高时,则灼痛加剧。

一、病因

本症原因未明。多见于青年男女,是一种原发性血管疾病。可能是由于中枢神经、自主神经紊乱,使末梢血管运动功能失调,肢端小动脉极度扩张,造成局部血流障碍,局部充血。当血管内张力增加,压迫或刺激邻近的神经末梢时,则发生临床症状。应用 5-羟色胺拮抗剂治疗本病获得良效,因而认为本症可能是一种末梢性 5-羟色胺被激活的疾病。有学者认为本症是前列腺素代谢障碍性疾病,其皮肤潮红、灼热及阿司匹林治疗有效,皆可能与之有关。营养不良与严寒气候均是主要的诱因。毛细血管血流研究显示这些微小血管对温度的反应增强,形成毛细血管内压力增加和明显扩张。

二、临床表现

主要的症状多见于肢端,尤以双足最为常见。表现为足底、足趾的红、肿、热、痛。疼痛为阵发性,非常剧烈,如烧灼、针刺,夜晚发作次数较多,在发作之间仍有持续性钝痛。温热、行动、肢端下垂或长时站立,皆可引起或加剧发作。晚间入寝时,常因足温暖而发生剧痛,双足露在被外可减轻疼痛。若用冷水浸足、休息或将患肢抬高时,灼痛可减轻或缓解。

由于皮内小动脉及毛细血管显著的扩张,肢端的皮肤发红及充血,轻压可使红色暂时消失。患部皮肤温度增高,有灼热感,有轻微指压性水肿。皮肤感觉灵敏,患者不愿穿袜或戴手套。患处多汗。屡次发作后,可发生肢端皮肤与指甲变厚或溃破,偶见皮肤坏死,但一般无感觉及运动障碍。

三、诊断

注意肢端阵发性的红、肿、热、痛四大症状,其次病史中有受热时疼痛加剧,局部冷敷后可减轻疼痛的表现,则大多数病例的诊断并不困难。

四、鉴别诊断

但应与闭塞性脉管炎、红细胞增多症、糖尿病性周围神经炎、轻度蜂窝织炎等相鉴别,鉴别的要点在于动脉阻塞或周围神经炎时,受累的足部是冷的。雷诺病是功能性血管间歇性痉挛性疾病,通常有苍白或发绀的阶段,受累时的指、趾呈寒冷、麻木或感觉减退。此外,脊髓结核、亚急性脊髓联合变性、脊髓空洞症等,可发现肢端感觉异常。但它们除轻度苍白外,发作时无客观征象,各病种有感觉障碍等其他特点。

五、治疗

应注意营养,发作时将患肢抬高及施行冷敷可使症状暂时减轻。患者应穿着透气的鞋子,不要受热,避免任何足以引起血管扩张的局部刺激。

(1)对症止痛,阿司匹林小剂量口服,每次 0.3 g,1～2 次/天,可使症状显著减轻,或去痛片、可卡因、肾上腺素及其他止痛药物等均可服用,达到暂时止痛。近年来应用 5-羟色胺拮抗剂,如美西麦角,每次 2 mg,3 次/天,或苯噻啶,每次 0.5 mg,1～3 次/天服用,常可获完全缓解。

(2)B 族维生素药物应用,也有学者主张短期肾上腺皮质激素冲击治疗。

(3)患肢用 1％利多卡因和 0.25％丁卡因混合液 10 mL,另加生理盐水 10 mL 稀释后做踝上部环状封闭及穴位注射,严重者或将其液体做骶部硬膜外局部封闭治疗,亦有一定的效果。必要时施行交感神经阻滞术。

六、预后

本病常很顽固,往往屡次复发与缓解,经好多年而不能治愈;但也有良性类型,对治疗的反应良好。至晚期皮肤指甲变厚,甚至有溃疡形成,但决不至伴有任何致命或丧失肢体的并发症。

(李家雪)

第五节　进行性脂肪营养不良

进行性脂肪营养不良是一罕见的脂肪组织代谢障碍性疾病。主要临床表现为进行性的皮下脂肪组织消失或消瘦,起病于脸部,继之影响颈、肩、臂及躯干。常对称分布,进展缓慢。多数于5～10岁前后起病,女性较为常见。

一、病因

病因尚不明,且无家族因素。大多数认为自主神经之节后交感神经障碍,或可能与自主神经中枢下丘脑的病变有关,因下丘脑对促性腺激素、促甲状腺激素及其他内分泌腺均有调节作用,并与节后交感神经纤维及皮下脂肪细胞在解剖联系上极为密切。起病前可有急性发热病史,内分泌缺陷,如甲状腺功能亢进症、垂体功能不足、间脑炎。而损伤、精神因素、月经初期及妊娠可为诱因。

二、临床表现

起病及进展均缓慢,常开始于儿童期。首先发现面部脂肪组织消失或消瘦,面部表现为两侧颊部及颞颥部凹入,眼眶深陷,皮肤松弛,失去正常弹性,以后发展到颈、肩、臂、胸或腹部,常呈对称性。有些病例脂肪组织的进行性消失仅局限于面部,或半侧面部、半侧躯体。有时可合并局限的脂肪组织增生、肥大。尤其臀部、髋部仍有丰富的脂肪沉着,表现特殊肥胖。但手、足部常不受影响。

可并发其他病变,如自主神经系统功能的异常,表现为血管性头痛、神经过敏、出汗异常、皮温异常、心动过速、腹痛、呕吐、精神及性格改变等。本病也可并发有其他障碍,如糖尿病、高脂血症、肝脾大、肾脏病变等。个别病例合并内分泌功能障碍,如生殖器发育不全、甲状腺功能异常、女性月经异常及多尿症。基础代谢除少数病例外都正常。多数病例在1～2年病情进展较快,经2年后进展自行停止,保持原状不变,少数达10年而后静止。肌肉、骨质、毛发、乳腺及汗腺均正常。无肌力障碍,多数体力不受影响。活组织检查显示皮下脂肪组织消失。也有部分患者血脂低于正常。

三、诊断

依据脂肪组织消失而肌肉、纤维、皮、骨质正常,即可诊断。

四、鉴别诊断

(一)面偏侧萎缩症
表现为一侧面部进行性萎缩,皮肤、皮下组织及骨质全部受累。

(二)局限型肌营养不良(面-肩-肱型)
面肌消瘦伴肌力软弱,而皮下脂肪仍有保留。

五、治疗

目前尚无特殊治疗。若用纯胰岛素针剂直接注入萎缩区,有些患者常逐渐引起局部脂肪组织增长,恢复正常形态。另外,甲状腺、卵巢及垂体激素、紫外线、甲状腺切除术等均曾尝试治疗,已发现无大价值。有些患者在适当注意休息和营养,并做按摩和体疗后可重新获得失去的脂肪。一般强壮剂、各种维生素均可试用。如病变比较局限或由于职业上的需要,可以进行局部脂肪埋植或注射填充剂等整形手术。

(何玉兰)

第六节　神经源性直立性低血压

神经源性直立性低血压是一组原因未明的周围交感神经或中枢神经系统变性病变,直立性晕厥为其最突出表现。

一、诊断

直立性低血压是直立耐受不良的主要原因之一,临床表现主要由器官低血流灌注引起,脑血流灌注不足表现(头晕、眩晕、视物模糊、眼前发黑、无力、恶心、站立不稳、步态不稳、面色苍白、出冷汗、意识水平下降或丧失等)最为突出和常见,可合并肌肉灌注不足表现(枕、颈、肩、臀部疼痛或不适)、心脏灌注不足表现(心绞痛)、脊髓灌注不足表现(跛行或跌跤)、肾脏灌注不足表现(少尿)等,虚弱、嗜睡和疲倦亦为其常见表现症状通常在患者从平卧位改为站立位后 30～60 秒内出现,部分患者可在站立后 15 秒内出现或迟至30分钟后出现。一般持续短暂时间后消失,亦可迅速发展为晕厥。一般在晨间较为严重,体位突然改变、过多摄入食物、高环境温度、洗热水澡、用力排便或排尿、饮酒、服用扩血管药物等常可诱发或加重直立性低血压。

有关诊断直立性低血压的标准尚未完全统一,目前采用较多的直立性低血压的诊断标准:患者从平卧位改为站立位后,动脉收缩压下降 2.7 kPa(20 mmHg)以上,或舒张压下降 1.3 kPa(10 mmHg)以上,且伴有脑血流灌注不足的表现。

如果症状提示直立性低血压,但初步检查不能确诊,应在患者早晨离床站立时或进食后测量。一次测量直立时血压没有明显下降并不足以排除直立性低血压。

临床上对诊断直立性低血压最有帮助的检查是倾斜试验,患者平卧于电动试验床,双足固定,待一定时间心血管功能稳定后,升高床头 45°～60°或直立,适时测量患者的心率和血压,可以比较准确地反映患者对体位改变的代偿功能。

直立耐受不良指站立时出现脑血流灌注不足或自主神经过度活动表现(心悸、震颤、恶心、晕厥等),转为卧位后相应症状减轻或消失,血管迷走性晕厥、体位性心动过速综合征、直立性低血压等均以直立耐受不良为主要表现,因此诊断神经源性直立性低血压首先应与血管迷走性晕厥和体位性心动过速综合征等鉴别。与神经源性直立性低血压比较,体位性心动过速综合征交感神经过度活动表现(震颤、焦虑、恶心、出汗、肢端血管收缩等)突出,卧位变直立位时心率明显增加,而血压下降不明显。

神经源性直立性低血压尚需与继发性直立性低血压相鉴别,神经源性直立性低血压常见于中年男性,起病隐匿,早期患者症状较轻,直立相当时间后才出现症状,且较轻微;直立时不伴明显心率增加和血浆去甲肾上腺素的改变;随着病情发展,症状逐渐加重以致不能连续站立 1～2 小时;严重者于直立位时立即出现晕厥,需长期卧床直立性低血压亦可继发于糖尿病性自主神经病变、血容量不足等。继发性直立性低血压除有相应原发疾病表现外,头晕、晕厥等脑供血不足症状出现较急,伴有直立时心率明显加快,随着原发疾病的好转,脑供血不足等症状亦随着好转。一种或多种继发性直立性低血压的因素可同时存在于神经源性直立性低血压患者,使低血压症状加重。

二、病理生理

在人体全身静脉容纳大约 70% 的血容量,15% 的血容量在心肺,10% 的血容量在全身动脉,而毛细血管只有 5% 的血容量。因此,体内绝大部分血容量是在低压系统内,包括全身静脉、肺循环等。当人体从卧位变直立时,由于重力的效应及循环调节作用,500～700 mL(7～10 mL/kg)的血液快速转移至盆部和双下肢。血液的重新分布通常在 2～3 分钟完成。由于静脉回流减少,导致心室充盈减少,可使心排血量下降约 20%,每搏输出量下降 20%～50%,导致动脉血压的下降。

正常情况下,动脉血压的急剧改变会启动体内心血管系统的代偿机制,可分别刺激心肺的容量感受器及位于主动脉弓与颈动脉窦的压力感受器,冲动经迷走神经及舌咽神经传至延髓的血压调节中枢,经中枢整合后,提高交感神经的兴奋性并降低副交感神经的兴奋性,致效应器部位的去甲肾上腺素及肾上腺素水平提高,引起静脉及小血管收缩,心率加快,心脏收缩力提高及肾脏水钠潴留,同时激活肾上腺素-血管紧张素-醛固酮系统。当这些代偿机制健全时,一般直立后收缩压有轻度下降 0.7～1.3 kPa(5～10 mmHg),而舒张压有轻微提高 0.4～0.7 kPa(3～5 mmHg),心率加快可达 5～20 次/分。下肢的骨骼肌与单向静脉瓣的共同作用,亦阻止血液反流,驱使血液回流至心脏。下肢骨骼肌收缩可产生 12.0 kPa(90 mmHg)的驱动力,在站立或运动时都是保证血液回流的重要因素。

以上代偿机制的任一环节出现功能紊乱,都可以导致直立后血压明显下降。根据引起直立性低血压的不同病理生理机制,直立性低血压可分为以下类型:①慢性、进行性、不可逆的直立性低血压,通常是中枢或外用神经系统的进行性、退化性的病变引起,这一类直立性低血压的病理主要是血管中枢的进行性、不可逆的损害,或者是部分或全部交感神经反应的损害,此型直立性低血压最常见的原因是自主神经功能紊乱或衰竭。因此,在站立时,外周血管的收缩能力明显减弱。②急性、一过性、可逆性的直立性低血压,通常是短暂的外源性因素作用,如低血容量、麻醉、外科手术、制动或药物影响等。在直立性低血压中,此类患者占大多数。此类型直立性低血压患者,尽管交感神经系统未受损害,但有功能上的失调,如下肢静脉 α 肾上腺素能受体功能下降,而 β 肾上腺素能受体的功能却正常,导致被动性血管扩张。

由交感神经节后神经元病变引起者,副交感神经系统相对完整,中枢神经系统亦不受影响,临床表现性为单纯自主神经功能衰竭(pure autonomic failure,FAF),其特点为直立时头昏、头晕、晕厥、视物模糊、全身无力、发音含糊及共济失调。患者卧位时血压正常,但站立时则收缩压及舒张压较快地下降达 3～5 kPa(20～40 mmHg)或更多。在昏厥发作时,除早期患者偶有心率代偿性增快外,一般发作时无心率的变化,也无苍白、出汗和恶心等先兆表现。可伴有无汗、阳痿、大小便障碍。血浆去甲肾上腺素水平在患者平卧时低于正常,站立时升高不明显,注射去甲肾上腺素存在失神经支配高敏现象。

由胸段脊髓侧角细胞变性引起者,病变常波及基底核、橄榄、脑桥和小脑。其自主神经功能障碍表现与由交感神经节后神经元病变引起者无差别,但随时间推移,常有帕金森综合征、小脑症状和锥体束征等出现,此时称为多系统萎缩(MSA)。该病变患者安静时血浆去甲肾上腺素水平正常,但站立时不升高,对注射去甲肾上腺素的敏感性反应正常。

三、治疗

直立性低血压的治疗目的并非一定要使血压恢复正常,而是要减轻因血流灌注不足而出现的症状。因此,原则上只有在有症状时才有必要治疗。继发性直立性低血压通过积极病因治疗多可自行恢复。原发性直立性低血压因无明确病因,治疗以对症支持等综合治疗为主,而疾病以后的发展进程则由其存在的基础疾病来决定。通过教育让患者了解认识疾病及其治疗措施对争取患者配合,达到治疗效果最大化有重要作用。

认识和去除可加重原发性直立性低血压症状的因素是首要步骤。引起继发性直立性低血压的原因均可合并存在于原发性直立性低血压,因此对明确诊断的原发性直立性低血压患者,亦应注意搜寻和祛除这些可加重直立性低血压的因素。

物理治疗是直立性低血压的基础治疗,维持或恢复血容量、使用拟交感性药物促血管收缩为一线治疗措施,血管升压素类似物、重组促红细胞生成素、咖啡因等为一线治疗措施的补充,α肾上腺素受体阻滞剂、β肾上腺素受体阻滞剂、生长抑素及其类似物、双羟苯丝氨酸、双氢麦角碱、多巴胺拮抗剂(甲氧氯普胺、多潘立酮)、乙酰胆碱酯酶抑制剂(溴吡斯的明)等对直立性低血压可能有效,临床研究结果尚未一致。

(一)物理治疗

物理治疗的目标是提高循环血容量和防止静脉淤血。提高患者对体位改变的耐受性。常见措施:①改善饮食习惯,应少食多餐。患者进餐后2小时以内避免进行过度活动,进餐后最好坐或躺一会儿,尤其是在早餐后(因更易诱发直立性低血压)。避免浓茶,戒酒。②加强肢体活动或锻炼。在床上进行双下肢锻炼,可防止下肢肌肉失适应性。当患者坐立或双下肢垂于床边时,应间歇运动双下肢。③促进静脉回流。站立时,间歇踮脚尖或双下肢交替负重,通过肌肉收缩,可促进静脉回流。采用高至腰部的下肢弹力袜,尤在下肢静脉曲张患者,以利静脉回流。站立时使用,平卧后则取下。鼓励患者进行深而慢的呼吸运动,避免过度用力,因可增加胸腔压力而影响静脉回流。④从卧位到坐位和立位时缓慢变换体位使其有一个适应时间,减轻相应的症状。⑤夜间睡眠时,抬高上身(15°~30°)睡眠可激活肾素-血管紧张素-醛固酮系统,减少夜尿,保持血容量,并降低夜间高血压。⑥保持病室温度,不宜过高。避免直接日晒及洗热水澡或睡眠时用电热毯等。

独立按治疗计划训练和用生物反馈增强的行为训练,可以减少症状出现的次数和减轻症状。在严重病例,可以在药物治疗的同时附加倾斜训练,这样通过有规律的训练直立体位性适应过程可以完善和改善自主性反射。

(二)增加血容量治疗

适度增加血容量有助于缓解症状,但有时可促发卧位高血压,除有充血性心力衰竭外,均不应限制钠盐的摄入,此类患者在低钠饮食时,体内保留钠的能力不足,若无禁忌,高盐饮食(每天

12~14 g)和增加饮水量(每天 2~5 L)有一定效果。

口服肾上腺皮质激素-α 氟氢可的松可增加水钠潴留,有一定治疗效果。开始每天 0.1~0.3 mg口服,之后可根据血压调整剂量,每天剂量可达 1.0 mg,最佳有效作用为用药后 1~2 周。有卧位高血压、心肾功能不全者慎用。

吲哚美辛每天 75~150 mg,分 3 次口服可抑制肾上腺髓质前列腺素(PGA$_2$ 和 PGE$_2$)合成,减少血液在外周血管的积聚。使用时注意保护胃黏膜。

(三)促血管收缩治疗

米多君亦名甲氧胺福林,为 α 受体激动剂,每次口服 10 mg,每天 3 次可增加站立时的收缩压,明显改善起立时头昏、头晕、晕厥等症状,是目前治疗直立性低血压效果最好的药物,不良反应有立毛反应、尿潴留和卧位时高血压等。

口服盐酸麻黄碱,每次 25 mg,每天 3~4 次;或服用苯异丙胺,每次 10~20 mg,每天 2~3 次,有一定效果。服用单胺氧化酶抑制剂如异烟肼、呋喃唑酮后可促使交感神经末梢释放去甲肾上腺素,并抑制其重吸收,常使血压增高,严重病例亦可同时应用酪胺治疗,但治疗期间,每天早晚测量血压。L-DOPS 为去甲肾上腺素的前体,每次口服 100 mg,每天 3 次可提高平均动脉压、舒张压及局部血流量,但忌用于有高热的患者。

对合并低血浆去甲肾上腺素的重症患者,可用肾上腺素口服,剂量从 15 mg,1 天 3 次开始,逐渐增加剂量到 30~45 mg,1 天 3 次。剂量大时常见不良反应有失眠、食欲降低、肢体震颤、快速心律失常等。

(四)其他治疗

对伴有贫血的患者,使用重组促红细胞生成素 50 U/kg,每周 3 次,连用 6~10 周,可明显改善起立时头昏、头晕、晕厥等症状和贫血。血管升压素类似物去氨加胍素乙酸盐 5~40 μg 经鼻喷雾或 100~800 μg 口服可防止夜尿、体重丧失和减轻夜间直立性低血压下降。咖啡因通过阻滞血管扩张性腺苷受体减轻直立性低血压患者的餐后低血压,用量为每天 100~250 mg,口服。

卧位高血压常伴随原发性直立性低血压患者,给治疗带来困难。大多数直立性低血压患者耐受连续的卧位高血压而无不幸效应,高血压性终末器官损害亦不常见。少量饮酒或用短作用降压药物可以降低卧位高血压。

盐酸哌甲酯(利他林)10~20 mg,早晨及中午各服 1 次,可提高大脑兴奋性。复方左旋多巴可改善锥体外系症状,开始剂量为每次 125 mg,每天 2 次,逐渐增加到每次 250 mg,每天 3~4 次,随时根据患者的反应调整剂量。

(张海波)

第七节　家族性自主神经功能失调

家族性自主神经功能失调以神经功能障碍、特别是自主神经失调为特征的一种先天性疾病,于1949 年由 Riley-Day 等首先报道,因此又被称为 Riley-Day 综合征,主要发病在犹太家族或其他种族的小儿的一种少见的常染色体隐性遗传病。

一、病因和机制

本病的确切病因不明。是常染色体隐性遗传,具有家族性,其发病可能与儿茶酚胺代谢异常有关,由于多巴胺-β-羟化酶活力降低,使多巴胺转变为去甲肾上腺素过程发生障碍。新近研究指出,患儿尿中的去甲肾上腺素、肾上腺素代谢产物香草酰扁桃酸(VMA)降低,高香草酸(HVA)大量增多,这可能由于体内儿茶酚胺代谢异常,去甲肾上腺素及其衍生物形成障碍;另一些认为由于周围交感神经装置的缺陷。此外,副交感神经有去神经现象,在患儿表现无泪液,静脉内注射醋甲胆碱反应降低。病理变化主要表现丘脑背内侧核、颈髓与胸髓侧灰质细胞、背根神经节及交感神经节的异常改变,脑干网状结构变性、蝶腭神经节、睫状神经节的神经细胞异常;此外,脊髓脊柱、脊根、脊丘束等有脱髓鞘改变,少数发现脊髓交感神经节的色素变性。

二、临床表现

本病为一种少见的家族性疾病,几乎全部发生于北欧之犹太人,男女均可罹患,出生后即有自主神经系统功能障碍。

(一)血压不稳定

情感刺激可诱发血压显著升高,易发生直立性低血压,血压经常突然变动。

(二)消化系统症状

出生后不会吸奶,年龄大些可有吞咽困难、食物反流、周期性呕吐、发作性腹痛。

(三)神经精神方面

说话晚,构音障碍,情绪不稳,感情呆滞,运动性共济失调,反射消失,有时有神经病性关节病,脊柱后凸,Romberg 征阳性。

(四)泪液缺乏

反射性泪液减少,50％患者有角膜溃疡,角膜知觉消失。

(五)呼吸道症状

3/4 病例有呼吸道反复感染和肺炎(可为大叶性或散在性),单侧或双侧,皆由于咽部吸入感染所致。

(六)舌

缺乏味蕾和蕈状乳头,流涎。

(七)体温调节异常

常有原因不明发热、出汗。

(八)皮肤

皮疹及皮色异常。

(九)躯体

发育缓慢,身材矮小,体重较轻,常合并脊柱侧弯和足外翻。

(十)对交感及副交感药物反应异常

如注射组胺后常无疼痛及皮肤潮红。对醋甲胆碱和去甲肾上腺素过度反应,前者滴于球结膜后可引起瞳孔缩小。

(十一)实验室检查

尿中高香草酸和香草扁桃酸比例升高,尿中 VMA 和 HMPG(3-甲氧基-4 羟基苯乙二醇)减少,尿中和脑脊液中 HVA 增加,血清中多巴胺-B-羟化酶活性降低。

三、诊断

根据上述植物性神经功能紊乱的症状及体征,结合实验室检查可诊断。脑电图、骨关节X线检查等可能有助诊断。

四、鉴别诊断

(一)急性自主神经病

急性起病,临床表现为视力模糊,瞳孔对光及调节反射异常,出汗少,无泪液,直立性低血压,尿潴留等。多数病例在数月或数周后自行恢复。2.5％醋甲胆碱滴液常引起瞳孔缩小,而皮内注射组胺后反应正常。

(二)Sjögren 综合征

主要特征为泪、唾液分泌明显减少,表现为干燥性角膜炎,口腔干燥,黏膜干裂,腮腺肿大,伴有类风湿关节炎,以及皮肤干燥无汗、胃酸缺乏、肝脾大等。

五、治疗

无有效的治疗方法。主要为对症处理和预防感染,可行缝睑术,但应注意麻醉有高度危险。

六、预后

总体预后较差。因肺炎、呕吐发作、脱水、癫痫,或小儿尿毒症、肺水肿等,多在儿童期死亡;若早期诊断,及时预防并发症及处理,不少患者可以生存至成年期。

(石义永)

第六章　周围神经疾病

第一节　多发性周围神经病

多发性周围神经病旧称末梢性神经炎,是肢体远端的多发性神经损害,主要表现为四肢末端对称性的感觉、运动和自主神经障碍。

一、病因

引起周围神经病的病因有很多。

(一)感染性

病毒、细菌、螺旋体感染等。

(二)营养缺乏和代谢障碍

各种营养缺乏,如慢性酒精中毒、B族维生素缺乏、营养不良等;各种代谢障碍,如糖尿病、肝病、尿毒症、淀粉样变性、血卟啉病等。

(三)毒物

如工业毒物、重金属中毒、药物等。

(四)感染后或变态反应

血清注射或疫苗接种后。

(五)结缔组织病

如系统性红斑狼疮、结节性多动脉炎、巨细胞性动脉炎、硬皮病、类风湿关节炎等。

(六)癌性

如淋巴瘤、肺癌、多发性骨髓瘤等。

二、病理

周围神经炎的主要病理过程是轴突变性和节段性髓鞘脱失。轴突变性可原发于轴突或细胞体的损害,并可引起继发的髓鞘崩解;恢复缓慢,常需数月至1年或更久。节段性髓鞘脱失可见于急性感染性多发性神经炎、白喉、铅中毒等,其原发损害神经膜细胞使髓鞘呈节段性破坏。恢复迅速,使原先裸露的轴突恢复功能。

三、诊断步骤

(一)病史采集

1.起病情况

根据病因的不同,病程可有急性、亚急性、慢性、复发性等,可发生于任何年龄。多数患者呈数周至数月的进展病程,进展时由肢体远端向近端发展,缓解时由近端向远端发展。

2.主要临床表现

大致相同,出现肢体远端对称性的感觉、运动和自主神经功能障碍。

3.既往病史

注意询问是否有可能致病的病因,如感染、营养缺乏、代谢性疾病、化学物质接触史、肿瘤病史、家族史等。

(二)体格检查

一般情况尚可,可能有原发病的体征,如发热、多汗、消瘦等。高级神经活动无异常。

1.感觉障碍

四肢远端对称性深浅感觉障碍。肢体远端有感觉异常,如刺痛、蚁走感、灼热感、触痛等。检查可发现四肢末梢有手套-袜套型的深浅感觉障碍,病变区皮肤可有触痛。

2.运动障碍

四肢远端对称性下运动神经元性瘫痪。肢体远端对称性无力,其程度可从轻瘫至全瘫,可有垂腕、垂足的表现。受累肢体肌张力减低,病程久可出现肌萎缩。上肢以骨间肌、蚓状肌、大小鱼际肌为明显,下肢以胫前肌、腓骨肌为明显。

3.反射异常

上下肢的腱反射常见减低或消失。

4.自主神经功能障碍

自主神经功能障碍呈对称性异常,肢体末梢的皮肤菲薄、干燥、变冷、苍白或发绀,少汗或多汗,指(趾)甲粗糙、松脆等。

(三)门诊资料分析

从症状和体征即末梢型感觉障碍、下运动神经元性瘫痪和自主神经功能障碍等临床特点,可诊断为多发性周围神经病。

根据详细的病史询问,了解相关的病因、病程、特殊症状等,以利于综合判断。

1.药物性

呋喃类(如呋喃妥因)和异烟肼最常见,均为感觉-运动型。呋喃类可引起感觉、运动和自主神经联合受损,疼痛明显。大剂量或长期服用异烟肼干扰了维生素 B_6 代谢而致病,常见双下肢远端感觉异常或减退,浅感觉可达胸部,深感觉以震动觉改变最常见,合用维生素 B_6(剂量为异烟肼的 1/10)可以预防。

2.中毒性

如群体发病应考虑重金属或化学品中毒,需检测血、尿、头发、指甲等的重金属含量。

3.糖尿病性

表现为感觉、运动、自主神经或混合型,以混合型最常见,通常感觉障碍较重,早期出现主观感觉异常,损害主要累及小感觉神经纤维,以疼痛为主,夜间尤甚;累及大感觉纤维可引起感觉性共济失调,可发生无痛性溃疡和神经源性骨关节病。某些患者以自主神经损害为主,部分患者出现近端肌肉非对称性肌萎缩。

4.尿毒症性

该类型约占透析患者的半数,典型症状与远端性轴索病相同,大多数为感觉-运动型,初期多表现感觉障碍,下肢较上肢出现早且严重,夜间发生感觉异常及疼痛加重,透析后可好转。

5.营养缺乏性

如贫血、烟酸、维生素 B_1 缺乏等,见于慢性酒精中毒、慢性胃肠道疾病、妊娠和手术后等。

6.癌肿

可以是感觉型或感觉-运动型,前者以四肢末端开始、上升性、自觉强烈不适及疼痛,伴深浅感觉减退或消失,运动障碍较轻;后者呈亚急性经过,恶化和缓解反复出现,可在癌原发症状前期或后期发病,约半数脑脊液蛋白增高。

7.感染后

如 Guillain-Barre 综合征、疫苗接种后多发性神经病可能为变态反应。白喉性多发性神经病是白喉外毒素作用于血神经屏障较差的后根神经节和脊神经根,见于病后 8～12 周,为感觉-运动性,数天或数周可恢复。麻风性多发性神经病潜伏期长,起病缓慢,周围神经增粗并可触及,可发生大疱、溃烂和指骨坏死等营养障碍。

8.POEMS 综合征

POEMS 综合征是一种累及周围神经的多系统病变,多中年以后起病,男性较多见,起病隐袭、进展慢。依照症状、体征可有如下表现,也是病名组成。

(1)多发性神经病:呈慢性进行性感觉-运动性多神经病,脑脊液蛋白质含量增高。

(2)脏器肿大:肝脾大,周围淋巴结肿大。

(3)内分泌病:男性出现勃起功能障碍、女性化乳房,女性出现闭经、痛性乳房增大和溢乳,可合并糖尿病。

(4)M 蛋白:血清蛋白电泳出现 M 蛋白,尿检可有本周蛋白。

(5)皮肤损害:因色素沉着变黑,并有皮肤增厚与多毛。

(6)水肿:视盘水肿、胸腔积液、腹水、下肢指凹性水肿。

(7)骨骼改变:可在脊柱、骨盆、肋骨和肢体近端发现骨硬化性改变,为本病的影像学特征,也可有溶骨性病变,骨髓检查可见浆细胞增多或骨髓瘤。

9.遗传性疾病

如遗传性运动感觉性神经病(HMSN)、遗传性共济失调性多发性神经病(Refsum 病)、遗传性淀粉样变性神经病等,起病隐袭,进展缓慢,周围神经对称性、进行性变性导致四肢无力,下肢重于上肢。远端重于近端,常出现运动和感觉障碍。

10.其他

某些疾病如动脉硬化、肢端动脉痉挛症、系统性红斑狼疮、结节性多动脉炎、硬皮病、风湿病等,可致神经营养血管闭塞,为感觉-运动性表现,有时早期可有主观感觉异常。代谢性疾病如血卟啉病、巨球蛋白血症也影响周围神经,多为感觉-运动性,血卟啉病以运动损害为主,双侧对称性近端为重的四肢瘫痪。1/3～1/2 伴有末梢型感觉障碍。

(四)进一步检查项目

1.神经传导速度和肌电图检查

如果仅有轻度轴突变性,传导速度尚可正常;当有严重轴突变性及继发性髓鞘脱失时传导速度变慢,肌电图呈去神经性改变;节段性髓鞘脱失而轴突变性不显著时,传导速度变慢,肌电图可正常。

2.血生化检查

根据病情,可检测血糖水平、维生素 B_{12} 水平、尿素氮、肌酐、甲状腺功能、肝功能等。

3.免疫学检查

对疑有免疫疾病者,可做免疫球蛋白、类风湿因子、抗核抗体、抗磷脂抗体等检测。

4.可疑中毒者

对可疑中毒者,可根据病史做相关毒物或重金属、药物的血液浓度检测。

5.脑脊液检查

大多数无异常发现,少数患者可见脑脊液蛋白增高。

6.神经活检

对不能明确诊断或疑为遗传性的患者,可行腓神经活检。

四、诊断与鉴别诊断

(一)诊断

根据患者临床表现的特点,即以四肢远端为主的对称性下运动神经元性瘫痪、末梢型感觉障碍和自主神经功能障碍,可以临床诊断。注意临床工作时要认真询问病史,掌握不同病因所致的多发性周围神经病的特殊临床表现,有助于病因的诊断。肌电生理检查和神经肌肉活检对诊断很有帮助;神经传导速度测定,有助于亚临床型的早期诊断,并可区别轴索变性和节段性脱髓鞘改变。

(二)鉴别诊断

1.亚急性联合变性

早期表现类似于多发性周围神经病,随着病情进展逐渐出现双下肢软弱无力、步态不稳,双手动作笨拙;肌张力增高、腱反射亢进、锥体束征阳性和感觉性共济失调是其与多发性周围神经病的主要鉴别点。

2.周期性瘫痪

周期性瘫痪为周期性发作的短时期的肢体近端弛缓性瘫痪,无感觉障碍,发作时血清钾低于3.5 mmol/L,心电图呈低钾改变,补钾后症状改善,不难鉴别。

3.脊髓灰质炎

肌力降低常为不对称性,多数仅累及一侧下肢的一至数个肌群,呈节段性分布,无感觉障碍,肌萎缩出现早;肌电图可明了损害部位。

五、治疗

(一)治疗原则

去除病因,积极治疗原发病,改善周围神经的营养代谢,对症处理。

(二)治疗计划

1.去除病因

根据不同的病因采取针对性强的措施,以消除或阻止其病理性损害。重金属和化学品中毒应立即脱离中毒环境,避免继续接触有关毒物;急性中毒可大量补液,促使利尿、排汗和通便等,加速排出毒物。重金属如铅、汞、锑、砷中毒,可用二巯丙醇(BAL)、依地酸钙钠等结合剂;如砷中毒可用二巯丙醇3 mg/kg肌内注射,4～6小时1次,2天后改为每天2次,连用10天;铅中毒用二巯丁二酸钠1 g/d,加入5％葡萄糖液500 mL静脉滴注,5～7天为1个疗程,可重复2～3个疗程;或用依地酸钙钠1 g,稀释后静脉滴注,3～4天为1个疗程,停用2天后重复应用,一般用3～4个疗程。

对各种疾病所致的多发性周围神经病,要积极治疗原发病。如糖尿病控制好血糖;尿毒症行血液透析或肾移植;黏液水肿用甲状腺素;结缔组织病、硬皮病、类风湿关节病、血清注射或疫苗接种后、感染后神经病,可应用皮质类固醇治疗;麻风病用砜类药;肿瘤行手术切除,也可使多发性神经病缓解。

2.改善神经的营养代谢

营养缺乏和代谢障碍可能是病因,或在其发病机制中起重要作用,在治疗中必须予以重视并纠正。应用大剂量B族维生素有利于神经损伤的修复和再生,地巴唑、加兰他敏也有促进神经功能恢复的作用,还可使用神经生长因子、神经节苷脂等。

3.对症处理

急性期应卧床休息,疼痛可用止痛剂、卡马西平、苯妥英钠等;恢复期可用针灸、理疗和康复治疗,以促进肢体功能恢复;重症患者护理时要定期翻身,保持肢体功能位,防止挛缩和畸形。

(张海波)

第二节　多灶性运动神经病

多灶性运动神经病为仅累及运动神经的脱髓鞘性神经病,是一种免疫介导的、以肢体远端为主的、非对称性的、慢性进展的、以运动障碍为主要表现的慢性多发性单神经病,电生理特点为持续性、节段性、非对称性运动神经传导阻滞,免疫球蛋白及环磷酰胺治疗有效。

一、病因及病理

一般认为本病为自身免疫性疾病,20％～84％的患者血中有抗神经节苷脂抗体(GM$_1$),并且抗体的滴度与临床表现平行,病情进展与复发时升高,使用免疫抑制剂后,随该抗体的下降病情即好转。神经节苷脂抗体选择性地破坏运动神经的体磷脂,导致运动神经的脱髓鞘改变,继之以施万细胞的再生,使病变部的周围神经呈"洋葱球"样改变,无炎症细胞浸润及水肿,严重的伴轴突变性。病变呈灶性分布,可发生于脊神经根,多条周围神经干,同一神经干上多个部位,有的有脊髓前角神经元的脱失和尼氏小体的溶解,甚至有皮质脊髓束的损坏。

二、临床表现

本病多见于 20~50 岁的男性,儿童及老年人也可见到,男女比例为 4∶1。大多数慢性起病,病情缓慢进展,中间可有不同时段的"缓解",在缓解期病情相对稳定,病程可达几年或几十年,少数人也可急性或亚急性起病,病情进展较快,但很快又进入慢性病程。临床表现以运动障碍为主,主要临床特点如下。

(一)运动障碍

呈进行性缓慢加重的肌肉无力,并且无力的肌肉,大多数伴有肌束颤动和肌肉痉挛,晚期出现肌萎缩。肌无力多从上肢远端开始,逐渐累及下肢,肌无力分布与周围神经干或其分支的支配范围一致,正中神经、桡神经、尺神经支配的肌肉最易受累;脑神经支配的肌肉及呼吸肌一般不受累。

(二)腱反射

受累的肌肉腱反射减弱,一部分正常,个别甚至亢进,无锥体束征。

(三)感觉障碍不明显

受损的神经干分布区可出现一过性疼痛或感觉异常,客观检查无感觉减退。

三、辅助检查

(一)血清学检查

血清肌酸磷酸激酶轻度增高,20%~84%的患者抗 GM_1 抗体阳性。

(二)脑脊液检查

一般正常,极少数患者蛋白有轻微的一过性升高。

(三)神经电生理检查

运动神经传导速度测定表现如下:节段性、非对称性、持续性的传导阻滞,复合肌肉动作电位,近端较远端波幅及面积下降 50% 以上,时限增加<30%,感觉神经传导速度正常。

(四)神经活检

病变段神经脱髓鞘复髓鞘、"洋葱球"样形成,施万细胞增殖,无炎症细胞浸润。

(五)MRI 检查

MRI 检查可发现传导阻滞段的周围神经呈灶性肿大。

四、诊断

主要根据临床特点(典型的肌无力特征、感觉大致正常)及典型的神经电生理特征(节段性、非对称性和持续性的传导阻滞等)做出诊断,抗 GM_1 抗体滴度升高,神经活检的特征性改变有助于确定诊断。

五、鉴别诊断

(一)慢性吉兰-巴雷综合征(CIDP)

本病有客观的持久的感觉障碍,肌无力的同时不伴有肌束震颤及肌肉痉挛,腱反射减弱或消失,脑脊液蛋白明显升高,可持续 12 周,免疫激素治疗效果良好。血中无抗 GM_1 抗体。

(二)运动神经元病

该病影响脊髓前角运动细胞和锥体束,临床表现为肌无力及肌萎缩,可累及脑神经,无感觉障碍,腱反射亢进,锥体束征阳性。而 MMN 无锥体束征,病灶与周围神经支配区一致,血中可出现抗 GM_1 抗体,运动神经传导阻滞特点可以鉴别。

六、治疗

(一)静脉注射免疫球蛋白

用量 0.4 g/(kg·d)(具体用法见 GBS 的治疗),连用 5 天为 1 个疗程,用药数小时至7天即开始见效,90%的患者肌力在用药 2 周内明显提高,运动神经传导速度明显好转,疗效可维持3~6 周,症状即复发,因此,需要根据病情复发的规律,定期维持治疗。免疫球蛋白不能使抗 GM_1 抗体滴度降低。

(二)环磷酰胺

可先给大剂量治疗,而后以 1~3 mg/(kg·d)的剂量维持治疗,85%的患者症状改善,血清抗 GM_1 抗体滴度下降。

以上两种方法同时使用,可减少静脉免疫球蛋白的用量,减少复发,但明显萎缩的肌肉对治疗反应差。因部分患者经上述治疗后,原有症状好转的同时仍有新病灶的产生,所以目前认为,上述治疗只是改善症状,不能阻止新病灶的产生,病情仍处于缓慢进展状态。

(三)糖皮质激素及血浆置换

基本无效,糖皮质激素甚至可加重病情。

七、预后

本病为缓慢进行性病程,病程可达几十年,94%的患者始终能够保持工作能力。

(张海波)

第三节 吉兰-巴雷综合征

吉兰-巴雷综合征(Guillain-Barrésyndrome,GBS)是一种由多种因素诱发,通过免疫介导而引起的自身免疫性脱髓鞘性周围神经病,原称格林-巴利综合征。1916 年,Guillain、Barré、Strohl 报道了 2 例急性瘫痪的士兵,表现运动障碍、腱反射消失、肌肉压痛、感觉异常,无客观感觉障碍,并首次提出该病会出现脑脊液蛋白-细胞分离现象,经病理检查发现与 1859 年 Landry 报道的"急性上升性瘫痪"的病理改变非常相似。因此,被称为兰兑-吉兰-巴雷-斯特尔综合征。

急性炎性脱髓鞘性多发性神经病(acute inflammatory demyelinating polyneuropathy,AIDP)是最早被认识的经典 GBS,也是当今世界多数国家最常见的一种类型,又称急性炎性脱髓鞘性多发性神经根神经炎、急性感染性多发性神经根神经炎、急性感染性多发性神经病、急性特发性多发性神经根神经炎、急性炎性多发性神经根炎。病理特点是周围神经炎症细胞浸润、节段性脱髓鞘。临床主要表现为对称性弛缓性四肢瘫痪,可累及呼吸肌致呼吸肌麻痹而危及生命;脑脊液呈蛋白-细胞分离现象等。

151

该病在世界各地均有发病,其发病率在多数国家是(0.4~2.0)/10.0万。1984年,我国21省农村24万人口调查中,GBS的年发病率为0.8/10.0万。1993年,北京郊区两县98万人口采用设立监测点进行前瞻性监测,其年发病率为1.4/10.0万。多数学者报道GBS发病无季节倾向,但我国河北省石家庄地区多发生于夏、秋季,并有数年1次流行趋势,或出现丛集发病。

一、病因与发病机制

有关GBS的病因及发病机制目前仍不十分明确,但经研究已取得较大进展。

(一)病因

1.感染因素

流行病学资料提示发病前的前驱非特异性感染,是促发GBS的重要因素。如Hutwitz报道1 034例GBS,约有70%的患者在发病前8周内有前驱感染因素,其中呼吸道感染占58%,胃肠道感染占22%,二者同时感染占10%。前驱感染的主要病原体如下:①空肠弯曲菌(*Campylobacter jejuni*,CJ)。Rhodes首先注意到GBS与CJ感染有关。Hughes提出CJ感染常与急性运动轴索性神经病有关。在我国和日本,42%~76%的GBS患者血清中CJ特异性抗体增高。CJ是革兰阴性微需氧弯曲菌,是引起人类腹泻的常见致病菌之一,感染潜伏期为24~72小时,腹泻开始为水样便,以后出现脓血便,高峰期为24~48小时,1周左右恢复。GBS患者常在腹泻停止后发病。②巨细胞病毒(cytomegalovirus,CMV)是欧洲和北美洲地区GBS的主要前驱感染病原体。研究证明CMV感染与严重感觉型GBS有关,发病症状严重,常出现呼吸肌麻痹,脑神经及感觉神经受累多见。③其他病毒,如EB病毒(Epstein-Barr virus,EBV)、肺炎支原体(Mycoplasma pneumonia,MP)、乙型肝炎病毒(HBV)、带状疱疹病毒(varicella zoster virus,VZV)、单纯疱疹病毒(human herpes virus,HHV)、麻疹病毒、流行性感冒病毒、腮腺炎病毒、柯萨奇病毒、甲型肝炎病毒等。新近研究又发现屡有流感嗜血杆菌、幽门螺杆菌等感染与GBS发病有关。还有人类免疫缺陷病毒(human immunodeficiency virus,HIV)与GBS的关系也越来越受到关注。但是,研究发现人群中经历过相同病原体前驱感染,仅有少数人发生GBS,又如流行病学调查发现,许多人即使感染了CJ也不患GBS,提示感染因素不是唯一的病因,可能还与存在遗传易感性个体差异有关。

2.遗传因素

目前认为GBS的发生是具有某种易感基因的人群感染后引起的自身免疫病。国外学者报道GBS与人类白细胞抗原(HLA)基因分型(如HLA-DR3、DR2、DQBI、B35)相关联;李春岩等对31例AIDS、33例急性运动轴索型神经病(AMAN)患者易感性与人白细胞抗原(HLA)-A、B基因分型关系的研究,发现HLA-A33与AIDP易患性相关联;HLA-B15、B35与AMAN易患性相关联;郭力等发现HLA-DR16和DQ5与GBS易患性相关,而且不同GBS亚型HLA等位基因分布不同。还发现在GBS患者携带*TNF2*等位基因频率、*TNF1/2*和*TNF2/2*的基因频率都显著高于健康对照组,说明携带*TNF2*等位基因的个体较不携带者发生GBS的危险性增加,编码*TAFa*基因位于人类6号染色体短臂上(6p21区),HLA-Ⅲ类基因区内,因*TAFa*基因多个位点具有多态性,转录起始位点为上游第308位(-308位点),故提示*TAFa*基因启动子-308G—A的多态性与GBS的遗传易感性相关。所以,患者遗传素质可能决定个体对GBS的易感性。

3.其他因素

有报道患者发病前有疫苗接种史、外伤史、手术史等,还有学者报道因其他疾病用免疫抑制剂治疗发生 GBS；也有患有其他自身免疫性疾病者合并 GBS 的报道。

（二）发病机制

目前主要针对其自身免疫机制进行了较深入研究。

1.分子模拟学说

如果感染的微生物或寄生虫等生物性因子的某些抗原成分的结构与宿主自身组织的表位相似或相同，便可通过交叉反应启动自身免疫性疾病的发生，这种机制在免疫学称为"分子模拟"。该学说是目前解释 GBS 与感染因子之间关系的主要理论依据。机体感染细菌或病毒后，由于它们与机体神经组织有相同的表位，针对感染原的免疫应答的同时，发生错误的免疫识别，通过抗原抗体交叉反应导致自身神经组织的免疫损伤，则引起 GBS 的发生。如空肠弯曲菌(CJ)的菌体外膜上脂多糖(LPS)结构与人类周围神经神经节苷脂的结构相似，当易患宿主感染空肠弯曲菌后，产生保护性免疫反应消除感染的同时，也发生错误的免疫识别，激活了免疫细胞产生抗神经结苷脂自身抗体，攻击有共同表位的周围神经组织，导致周围神经纤维髓鞘脱失，干扰神经传导，而形成 GBS 的临床表现。又如研究发现，乙型肝炎表面抗原(HBsAg)分子的氨基酸序列中有一段多肽与人类及某些实验动物的周围神经髓鞘碱性蛋白分子的氨基酸序列中某段多肽完全相同，以此段多肽来免疫动物，可引起实验动物的周围神经病；某些个体感染了 HBV，HBsAg 分子中的某段多肽，刺激机体免疫系统产生细胞免疫及体液免疫应答，以攻击、排斥此段多肽；因人的周围神经髓鞘碱性蛋白分子中有与此段多肽完全相同的多肽段，于是机体发生错误的免疫识别，也启动攻击周围神经髓鞘碱性蛋白分子中的此段多肽的自身免疫，导致周围神经髓鞘脱失而发生 GBS。

2.实验性自身免疫性神经炎动物模型研究

通过注射、口服或吸入抗原致敏，以及免疫细胞被动转移诱发等造成实验性自身免疫性神经炎(experimental autoimmune neuritis，EAN)。如用牛 P2 蛋白免疫 Lewis 大鼠可诱发典型 EAN。其病理表现为周围神经、神经根节段性脱髓鞘及炎症反应，在神经根的周围可见到单核细胞及巨噬细胞浸润，自主神经受累，严重者可累及轴索。把 EAN 大鼠抗原特异性细胞被动转移给健康 Lewis 大鼠，经 4～5 天潜伏期后可发生 EAN。EAN 与 GBS 两者的临床表现及病理改变相似。均提示 GBS 是一种主要以细胞免疫为介导的疾病。但研究发现，将 P2 抗体(EAN 动物的血清)直接注射到健康动物的周围神经也可引起神经传导阻滞及脱髓鞘，提示体液因子也参与免疫病理过程。

3.细胞因子与 GBS 发病的研究

(1)细胞因子在 GBS 发病中起至关重要的作用。

1)干扰素-γ(IFN-γ)是主要由 Th_1 细胞分泌的一种多效性细胞因子，能显著增加抗原呈递细胞表达等作用，与神经脱髓鞘有关。因病毒感染，伴随产生的干扰素-γ，引起血管内皮细胞、巨噬细胞、施万细胞的 MHC-Ⅱ型抗原表达。活化的巨噬细胞可直接吞噬或通过分泌炎症介质引起髓鞘脱失，是致病的关键性因子。

2)肿瘤坏死因子-α(TNF-α)是由巨噬细胞和抗原激活的 T 细胞分泌，是引起炎症、自身免疫性组织损伤及选择性损害周围神经髓鞘的介质。GBS 患者急性期血清 TNF-α 质量浓度增高，且增高的程度与病变的严重程度相关，当患者康复时血清 TNF-α 质量浓度也恢复正常。

3)白细胞介素-2(IL-2)是由活化的 T 细胞分泌，能刺激 T 细胞增殖分化，激活 T 细胞合成更多的 IL-2 及 IFN-γ、TNF-α 等细胞因子，促发炎症反应。

4)白细胞介素-12(IL-12)是由活化的单核/巨噬细胞、B细胞等产生,IL-12诱导CD4$^+$T细胞分化为Th1细胞并使其增殖、合成IFN-γ、TNF-α、IL-2等,使促炎细胞因子合成增加;同时IL-12抑制CD4$^+$T细胞分化为Th2细胞而合成IL-4、IL-10,使IL-4、IL-10免疫下调因子合成减少。IL-12在GBS中的致病作用可能是使IFN-γ、TNF-α、IL-2等炎细胞因子合成增加,使IL-4、IL-10免疫下调因子合成减少,最终促使神经脱髓鞘、轴索变性而发病。

5)白细胞介素-6(IL-6)是由T细胞或非T细胞产生的一种多功能的细胞因子。IL-6的一个主要的生物学功能是促使B细胞增殖、分化并产生抗体。IL-6对正常状态的B细胞无增殖活性,但可促进病毒感染的B细胞增殖,促进抗体产生。IL-6在GBS发病中通过激发B细胞产生致病的抗体而发病。

6)白细胞介素-18(IL-18)主要由单核巨噬细胞产生,启动免疫级联反应,使各种炎症细胞、细胞因子及其炎症介质释放,进入周围神经组织中引起一系列免疫病理反应,导致髓鞘脱失。总之,这一类细胞因子(TNF-α、IFN-γ、IL-2、IL-6、IL-12、IL-18等)是促炎因子,与GBS发病及病情加重有关。

(2)另一类细胞因子对GBS具有调节免疫、减轻炎症性损害、终止免疫病理反应、促进髓鞘修复等作用。

1)白细胞介素-4(IL-4)是由Th$_2$分泌的一种B细胞生长因子和免疫调节剂,可下调Th$_1$细胞的活性,在疾病的发展中起免疫调节作用,可抑制GBS的发生。

2)白细胞介素-10(IL-10)是由Th$_2$分泌,能抑制Th$_1$细胞、单核/巨噬细胞合成TNF-a、TNF-γ、IL-2等致炎因子,是一种免疫抑制因子,有助于脱髓鞘的修复,则GBS患者症状减轻。

3)白细胞介素-13(IL-13)是由活化的Th$_2$细胞分泌的,具有免疫抑制和免疫调节作用,能抑制单核巨噬细胞产生多种致炎因子和趋化因子,从而具有显著抗炎作用。

4)干扰素-β(IFN-β)是由成纤维细胞产生,具有抗病毒、抗细胞增殖和免疫调节作用,能减轻组织损伤,有利于疾病的恢复。故细胞因子IL-4、IL-10、IL-13、TGF-β等是抑炎细胞因子,与GBS临床症状缓解有关。

总之,细胞因子在GBS的发病过程中起至关重要的作用,促炎症细胞因子如TNF-α、IFN-γ、IL-2、IL-6、IL-12、IL-18等与GBS发病及病情加重有关,对GBS的发病起促进作用;抑炎症细胞因子IL-4、IL-10、IL-13、TGF-β等可下调炎症反应,有利于机体的恢复。促炎症细胞因子和抑炎症细胞因子两者在人体内的平衡情况影响着GBS的发生、发展和转归。

目前研究较公认的GBS发生是因某些易感基因的人群感染(如空肠弯曲菌)后,经过一段潜伏期,机体产生抗抗原成分(抗空肠弯曲菌)的抗体后发生交叉反应,抗体作用于靶位导致神经组织脱髓鞘和功能改变而致病。李海峰报道IgM型CM1抗体与CJ近期感染有关,CJ感染后可通过CM1样结构发生交叉反应导致神经组织结构和功能的改变。李松岩报道CM1IgG抗体与AMAN及AIDP均相关。该抗体的产生机制可能为病原菌CJ及其脂多糖具有与人类神经节苷脂类似的结构,因而针对细菌的免疫反应产生了自身抗体,抗体攻击神经组织髓鞘,致使髓鞘破坏而引起发病。研究发现,在髓鞘裂解处及神经膜上有IgG、IgM和C$_3$的沉积物,而血清中补体减少。补体C$_3$降低提示补体参与免疫过程,该抗原抗体反应同时在补体参与及细胞因子的协同作用下发生GBS。

综上所述,GBS的发病,感染为始动因素,细胞免疫介导、细胞因子网络之间的调节紊乱和体液免疫等共同参与导致免疫功能障碍,促使周围神经髓鞘脱失而发生自身免疫性疾病。

二、临床表现

约半数以上的患者在发病前数天或数周曾有感染史,以上呼吸道及胃肠道感染较为常见,或有其他病毒感染性疾病发生,或有疫苗接种史、手术史等。多以急性或亚急性起病。一年四季均可发病,但以夏秋季(6～10月约占75.4%)为多发;男女均可发病,男女之比1.4:1.0;任何年龄均可发病,但以30岁以下者最多。国内报道儿童和青少年为GBS发病的两个高峰。

(一)症状与体征

1.运动障碍

首发症状常为双下肢无力,从远端开始逐渐向上发展,四肢呈对称性弛缓性瘫痪,下肢重于上肢,近端重于远端,也有远端重于近端者。轻者尚可行走,重者四肢完全性瘫痪,肌张力低,腱反射减弱或消失,部分患者有轻度肌萎缩。长期卧床可出现失用性肌萎缩。GBS患者呈单相病程,发病4周后肌力开始恢复,一般无复发-缓解。急性重症患者对称性肢体无力,在数天内从下肢上升至躯干、上肢或累及支配肋间及膈肌的神经,导致呼吸肌麻痹,称为Landry上升性麻痹,表现除四肢弛缓性瘫痪外,有呼吸困难、说话声音低、咳嗽无力、缺氧、发绀,严重者可因完全性呼吸肌麻痹,而丧失自主呼吸。

2.脑神经损害

舌咽-迷走神经受损较为常见,表现吞咽困难、饮水呛咳、构音障碍、咽反射减弱或消失等;其次是面神经受损,表现为周围性面瘫;动眼神经也可受累,表现眼球运动受限;三叉神经受累,表现为张口困难及面部感觉减退。总的来说,单发脑神经受损较少,多与脊神经同时受累。

3.感觉障碍

发病后多有肢体感觉异常,如麻木、蚁行感、烧灼感、针刺感及不适感等。客观感觉障碍不明显,或有轻微的手套样、袜套样四肢末端感觉障碍,少数人有位置觉障碍及感觉性共济失调。常有Lasègue征阳性及腓肠肌压痛。

4.自主神经障碍

皮肤潮红或苍白,多汗,四肢末梢发凉,血压升高或降低,心动过速或过缓,尿潴留或尿失禁等。

5.其他

少数患者有精神症状,或有头疼、呕吐、视盘水肿,或一过性下肢病理征,或有脑膜刺激征等。

(二)GBS变异型

1.急性运动轴索型神经病(acute motor axonal neuropathy,AMAN)

免疫损伤主要的靶位是脊髓前根和运动神经纤维的轴索,导致轴索损伤,或免疫复合物结合导致轴索功能阻滞,病变多集中于周围神经近段或末梢,髓鞘相对完整无损,无明显的炎症细胞浸润,多伴有血清抗神经节苷脂GM1、GM1b、GD1a或Ga1Nac-CD1a抗体滴度增高。

AMAN的病因及发病机制不清,目前认为与CJ感染有关。据报道GBS发病前CJ感染率美国为4%、英国为26%、日本为41%、中国为51%或66%。病变以侵犯神经远端为主,临床表现主要为肢体瘫痪,无感觉障碍症状,病情严重者发病后迅速出现四肢瘫痪,伴有呼吸肌受累。早期出现肌萎缩者,预后相对不好。年轻患者神经功能恢复较好。本型流行病学特点是儿童多见,夏秋季多见,农村多见。

2.急性运动感觉性轴索型神经病

急性运动感觉性轴索型神经病(acute motor and sensory axonal neuropathy,AMSAN)也称暴发轴索型 GBS。免疫损伤主要的靶位在轴索,但同时波及脊髓前根和背根,以及运动和感觉纤维。临床表现病情大多严重,恢复缓慢,预后较差。患者常有血清抗 GM1、GM1b 或 GD1a 抗体滴度增高。此型不常见,占 GBS 的 10% 以下。

3.Miller-Fisher 综合征(MFS)

Miller-Fisher 综合征(MFS)简称 Fisher 综合征。此型约占 5%,以急性或亚急性发病。临床表现以眼肌麻痹、共济失调和腱反射消失三联征为特点,无肢体瘫,若伴有肢体肌力减低也极轻微。部分电生理显示受累神经同时存在髓鞘脱失、炎症细胞浸润和轴索传导阻滞,患者常有血清抗 GQ1b 抗体滴度增高。MFS 呈单相性病程,病后2~3 周或数月内大多数患者可自愈。

4.复发型急性炎性脱髓鞘性多发性神经根神经病

复发型急性炎性脱髓鞘性多发性神经根神经病(relapsing type of AIDP)是 AIDP 患者数周致数年后再次复发,5%~9% 的 AIDP 患者有 1 次以上的复发。复发后治疗仍有效。但恢复不如第一次完全,有少数复发患者呈慢性波动性进展病程,变成慢性型 GBS。

5.纯感觉型 Guillain-Barré 综合征

纯感觉型 Guillain-Barré 综合征表现为四肢对称性感觉障碍和疼痛,感觉性共济失调,伴有肢体无力,电生理检查符合脱髓鞘性周围神经病,病后 5~14 个月肌无力恢复良好。

6.多数脑神经型 Guillain-Barré 综合征

多数脑神经型 Guillain-Barré 综合征是 GBS 伴多数运动性脑神经受累。

7.全自主神经功能不全型 Guillain-Barré 综合征

全自主神经功能不全型 Guillain-Barré 综合征是以急性或亚急性发作的单纯全自主神经系统功能失调综合征,病前有感染史。表现为全身无汗、口干、皮肤干燥、便秘、排尿困难、直立性低血压、勃起功能障碍等,无感觉障碍和瘫痪。病程呈单相性,预后良好。

(三)常与多种疾病伴发

1.心血管功能紊乱

GBS 患者可伴有心律失常,心电图 ST 段改变;血压升高或降低;并发心肌炎、心源性休克等。经追踪观察,随神经功能恢复心电图变化也随之好转。学者们认为是交感神经脱髓鞘或交感神经节的病损所致;还有学者认为是血管活性物质儿茶酚胺和肾上腺素升高所致。因心功能障碍可致心脏骤停,故对重症 GBS 患者要心功能监护。

2.甲状腺功能亢进症

甲状腺功能亢进症与 GBS 两者是伴发还是继发尚不清楚,两者均与自身免疫功能失调有关,故伴发可能性大。

3.流行性出血热

有报道流行性出血热与 GBS 伴发。GBS 是感染后激发免疫反应致周围神经脱髓鞘病;流行性出血热是由汉坦病毒感染的自然疫源性疾病,尚未见 GBS 感染该病毒的报道,有待进一步观察研究。

4.其他

临床报道还有 GBS 与钩端螺旋体病、伤寒、支原体肺炎、流行性腮腺炎、白血病、神经性肌强直、低血钾、多发性肌炎等伴发,都有待临床观察研究。

(四)临床分型

1.轻型

四肢肌力 3 度以上,可独立行走。

2.中型

四肢肌力 3 度以下,不能独立行走。

3.重型

第Ⅸ、Ⅹ对脑神经和其他脑神经麻痹。不能吞咽,同时四肢无力到瘫痪,活动时有轻度呼吸困难,但不需要气管切开行人工呼吸。

4.极重型

在数小时至 2 天,发展到四肢瘫痪,吞咽不能,呼吸机麻痹,必须立即气管切开行人工呼吸,伴有严重心血管功能障碍或暴发型并入此型。

5.再发型

数月(4～6 个月)至 10 多年可有多次再发,轻重如上述症状,应加倍注意,往往比首发重,可由轻型直到极重型症状。

6.慢性型或慢性炎症脱髓鞘多发性神经病

由 2 个月至数月乃至数年缓慢起病,经久不愈,脑神经受损少,四肢肌肉萎缩明显,脑脊液蛋白含量持续增高。

7.变异型

纯运动型 GBS;感觉型 GBS;多脑神经型 GBS;纯自主神经功能不全型 GBS;其他还有 Fisher 综合征、少数 GBS 伴一过性锥体束征和伴小脑共济失调等。

三、辅助检查

(一)脑脊液检查

1.蛋白-细胞分离

病初期蛋白含量与细胞数均无明显变化,1 周后蛋白含量开始增高,病后 4～6 周达高峰,最高可达 10 g/L,一般为 1～5 g/L。蛋白含量高低与病情不呈平行关系。在疾病过程中,细胞数多为正常,有少数可轻度增高,表现蛋白-细胞分离现象。

2.免疫球蛋白含量升高

脑脊液中 IgG、IgM、IgA 含量明显升高,可出现寡克隆 IgG 带,阳性率在 70％以上。

(二)血液检查

1.血常规

白细胞计数多数正常,部分患者中等多核白细胞计数增多,或核左移。

2.外周血

T 淋巴细胞亚群异常,急性期患者抑制 T 细胞(Ts)减少,辅助 T 细胞(Th)与 Ts 之比(Th/Ts)升高。

3.血清免疫球蛋白含量

血清中 IgG、IgM、IgA 等含量均明显升高。

(三)电生理检查

1.肌电图

约有 80％的患者神经传导速度减慢,运动神经传导速度减慢更明显,常有神经传导潜伏期延长,F波的传导速度减慢。当临床症状消失后,神经传导速度仍可减慢,可持续几个月或更长时间。此项检查可预测患者的预后情况。

2.心电图

多数患者的心电图正常,部分患者出现 ST 段降低、T 波低平、窦性心动过速,以及心肌劳损、传导阻滞、心房颤动等表现。

四、诊断与鉴别诊断

(一)诊断

根据如下表现,典型患者诊断并不困难:①儿童与青少年多发;②病前多有上呼吸道或胃肠道感染或疫苗接种史;③急性或亚急性起病;④表现双下肢或四肢无力,对称性弛缓性瘫痪,腱反射减弱或消失;⑤可有脑神经受损;⑥多有感觉异常;⑦脑脊液有蛋白-细胞分离现象等。

(1)进行性肢体力弱,基本对称,少数也可不对称,轻则下肢无力,重则四肢瘫,包括躯体瘫痪、延髓性麻痹、面肌至眼外肌麻痹,最严重的是呼吸机麻痹。

(2)腱反射减弱或消失,尤其是远端常消失。

(3)起病迅速,病情呈进行性加重,常在 1～2 周达高峰,到第 4 周停止发展,稳定,进入恢复期。

(4)感觉障碍主诉较多,客观检查相对较轻,可呈手套样、袜子样感觉异常或无明显感觉障碍,少数有感觉过敏,神经干压痛。

(5)脑神经受损以舌咽神经、迷走神经、面神经多见,其他脑神经也可受损,但视神经、听神经几乎不受累。

(6)可合并自主神经功能障碍,如心动过速、高血压、低血压、血管运动障碍、出汗多,可有一时性排尿困难等。

(7)病前 1～3 周约半数有呼吸道、肠道感染,不明原因发热、水痘、带状疱疹、腮腺炎、支原体、疟疾等,或淋雨受凉、疲劳、创伤、手术等。

(8)发病后 2～4 周进入恢复期,也可迁延至数月才开始恢复。

(9)脑脊液检查,白细胞计数常少于 10×10^6/L,1～2 周蛋白含量增高,呈蛋白-细胞分离现象,如细胞数超过 10×10^6/L,以多核为主,则需排除其他疾病。细胞学分类以淋巴细胞、单核细胞为主,并可出现大量吞噬细胞。

(10)电生理检查,病后可出现神经传导速度明显减慢,F 反应近端神经干传导速度减慢。

(二)鉴别诊断

1.多发性周围神经病

(1)缓慢起病。

(2)感觉神经、运动神经、自主神经同时受累,远端重于近端。

(3)无呼吸肌麻痹。

(4)无神经根刺激征。

(5)脑脊液正常。

(6)多能查到病因,如代谢障碍、营养缺乏、药物中毒,或有重金属及化学药品接触史等。

2.低钾型周期麻痹

(1)急性起病,四肢瘫痪,近端重、远端轻,下肢重、上肢轻。

(2)有反复发作史或家族史,病前常有过饱、过劳、饮酒史。

(3)无脑神经损害,无感觉障碍。

(4)脑脊液正常。

(5)发作时可有血清钾低。

(6)心电图出现 Q-T 间期延长,ST 段下移,T 波低平或倒置,可出现宽大的 U 波或 T 波、U 波融合等低钾样改变。

(7)补钾后症状迅速改善。

3.全身型重症肌无力

(1)四肢无力,晨轻夕重,活动后加重,休息后症状减轻。

(2)无感觉障碍。

(3)常有眼外肌受累,表现上眼睑下垂、复视等。

(4)新斯的明试验或疲劳试验阳性。

(5)肌电图重复刺激波幅减低。

(6)脑脊液正常。

4.急性脊髓炎

(1)先驱症状发热。

(2)急性起病,数小时或数天达高峰。

(3)脊髓横断性损害,有明显的节段性感觉平面,有传导束性感觉障碍,脊髓休克期后应出上单位瘫。

(4)括约肌症状明显。

(5)脑脊液多正常,或有轻度的细胞数和蛋白含量增多。

5.急性脊髓灰质炎

患者常未服或未正规服用脊髓灰质炎疫苗。

(1)起病时常有发热。

(2)急性肢体弛缓性瘫痪,多为节段性,瘫痪肢体多明显不对称。

(3)无感觉障碍,肌萎缩出现较早。

(4)脑脊液蛋白含量和细胞数均增多。

(5)肌电图呈失神经支配现象,运动神经传导速度可正常,或有波幅减低。

6.多发性肌炎

(1)常有发热、皮疹、全身不适等症状。

(2)全身肌肉广泛受累,以近端多见,表现酸疼无力。

(3)无感觉障碍。

(4)血常规白细胞计数增高、红细胞沉降率快。

(5)血清肌酸激酶、醛缩酶和谷丙氨酸氨基转移酶明显增高。

(6)肌电图呈肌源性改变。

(7)病理活检呈肌纤维溶解断裂,炎细胞浸润,毛细血管内皮细胞增厚。

7.血卟啉病

(1)急性发作性弛缓性瘫痪。

(2)急性腹痛伴有恶心、呕吐。

(3)有光感性皮肤损害。

(4)尿呈琥珀色,暴露在日光下呈深黄色。

8.肉毒中毒

(1)有进食物史,如食用家制豆腐乳、豆瓣酱后发病,且与同食者一起发病。

(2)有眼肌麻痹、吞咽困难、呼吸肌麻痹、心动过缓等。

(3)肢体瘫痪轻。

(4)感觉无异常。

(5)脑脊液正常。

9.脊髓肿瘤

(1)起病缓慢。

(2)常有单侧神经根痛,后期可双侧持续痛。

(3)早期一般来说病侧肢体无力,后期双侧受损或出现脊髓横断性损害。

(4)腰椎穿刺椎管梗阻。

(5)脊髓 MRI 检查可显示占位性病变。

五、治疗

(一)一般治疗

由于 GBS 病因及发病机制不清,目前尚无特效治疗,但 GBS 的病程自限,如能精心护理及给予恰当的支持治疗,一般预后良好。急性期患者需要及时住院观察病情变化,GBS 最严重和危险的情况是发生呼吸肌麻痹,因此要严密监控患者的自主呼吸;新入院患者病情尚未得到有效控制,尤其需要观察有无呼吸肌麻痹的早期症状,如通过询问患者呼吸是否费力,有无胸闷、气短,能否吞咽及咳嗽等;观察患者的精神状态、面色改变等可了解其呼吸情况。同时注意:①加强口腔护理,常拍背,有痰要及时吸痰,或体位引流,清除口腔内分泌物,保持呼吸道畅通,预防呼吸道感染。②对重症患者应进行心肺功能监测,发现病情变化及时处置,如呼吸肌麻痹则及时抢救,尽早使用呼吸器,是减少病死率的关键。③有吞咽困难者应尽早鼻饲,防止食物流入气管内而窒息或引起肺部感染。④瘫痪肢体要保持功能位,适当进行康复训练,防止肌肉萎缩,促进瘫痪肢体的功能恢复。⑤定时翻身,受压部位要经常给予按摩,改善局部的血液循环,预防压疮。

(二)呼吸肌麻痹抢救

呼吸肌麻痹表现如下:①患者说话声音低,咳嗽无力;②呼吸困难或矛盾呼吸(当肋间肌麻痹时吸气时腹部下陷)。

1.呼吸肌麻痹的处理

当患者有轻度呼吸肌麻痹时,首先是口腔护理,及时清除口腔内分泌物,湿化呼吸道,用蒸汽吸入或超声雾化,2~4 次/天。每次 20 分钟,可降低痰液黏稠度,有利痰液的排出。对重症 GBS 患者要床边监护,每 2 小时测量呼吸量,当潮气量<1 000 mL 时或患者连续读数字不超过 4 时,说明换气功能不好,患者已血氧不足、二氧化碳潴留,需及时插管行人工呼吸。

2.应用人工呼吸机的指标

(1)患者呼吸浅、频率快、烦躁不安等呼吸困难,四肢末梢轻度发绀有缺氧。

(2)检测二氧化碳分压达 8.0 kPa(60 mmHg)。

(3)氧分压低于 6.5 kPa(50 mmHg)或动脉 pH 在 7.3 及以下时,均提示有缺氧和二氧化碳潴留,要尽快使用人工辅助呼吸纠正缺氧。

3.停用人工呼吸机的指征

(1)患者神经系统症状改善,呼吸功能恢复正常。

(2)平静呼吸时矛盾呼吸基本消失。

(3)肺通气功能维持正常生理需要。

(4)肺部炎症基本控制。

(5)血气分析正常。

(6)间断停用呼吸器无缺氧现象。

(7)已达 24 小时的正常自主呼吸。

4.气管切开插管的指征

(1)GBS 患者发生呼吸肌麻痹。

(2)或伴有舌咽神经、迷走神经受累。

(3)或伴有肺部感染,患者咳嗽无力,呼吸道分泌物排出有困难时,应及时行气管切开,保持呼吸道畅通。气管切开后要严格执行气管切开护理规范。

5.拔管的指征

(1)患者有正常的咳嗽反射。

(2)口腔内痰液能自行咯出。

(3)深吸气时无矛盾呼吸。

(4)肺部炎症已控制。

(5)吞咽功能已恢复。

(6)血气分析正常。

(三)静脉注射免疫球蛋白(intravenousimmunoglobulin,IVIG)

(1)免疫球蛋白治疗 GBS 的机制:①通过 IgG 的 Fc 段封闭靶细胞 Fc 受体,阻断抗原刺激和自身免疫反应。②通过 IgG 的 Fab 段结合抗原,防止产生自身抗体,或与免疫复合物中抗原结合,更易被巨噬细胞清除。③中和循环中的抗体,可影响 T、B 细胞的分化及成熟,抑制白细胞免疫反应及炎症细胞因子的产生等。

(2)临床应用指征:①急性进展期不超过 2 周,且独立行走不足 5 m 的 GBS 患者。②使用其他疗法后,病情仍继续恶化者。③对已用 IVIG 治疗,病情仍继续加重者或 GBS 复发者。④病程超过4周,可能为慢性炎性脱髓鞘性多发性神经病者。

(3)推荐用量:人免疫球蛋白制剂 400 mg/(kg·d),开始速度要慢,40 mL/h,以后逐渐增加至 100 mL/h,静脉滴注,5 天为 1 个疗程。该治疗见效快,不需要复杂设备,用药安全,故已推荐为重型 GBS 患者的一线用药。

(4)不良反应:有发热、头痛、肌痛、恶心、呕吐、皮疹及短暂性肝功能异常等,经减慢滴速或停药即可消失。偶见如变态反应、溶血、肾衰竭等。不良反应发生率在 1%～15%,通常低于 5%。

(5)禁忌证:免疫球蛋白过敏、高球蛋白血症、先天性 IgA 缺乏患者。

(四)血浆置换疗法

血浆置换疗法可清除患者血中的有害物质,特别是髓鞘毒性抗体及致敏的淋巴细胞、抗原-免疫球蛋白的免疫复合物、补体等,从而减轻和避免神经髓鞘的损害,改善和缓解临床症状,并缩短患者从恢复到独立行走的时间,缩短患者使用呼吸机辅助呼吸的时间,能明显降低重症的病死率。每次交换血浆量按40～50mL/kg体重计算或1.0～1.5倍血浆容量计算,血容量恢复主要依靠5％人血清蛋白。从患者静脉抽血后分离血细胞和血浆,弃掉血浆,将洗涤过的血细胞与5％人血清蛋白重新输回患者体内。轻度、中度和重度患者每周应分别做2次、4次和6次。不良反应有血容量减少、心律失常、心肌梗死、血栓、出血、感染及局部血肿等。血浆置换疗法的缺点是价格昂贵及费时等。

严重感染、心律失常、心功能不全和凝血功能异常者禁止使用。

(五)糖皮质激素

目前糖皮质激素对GBS的治疗作用及疗效意见尚不一致,有的学者认为急性期应用糖皮质激素治疗无效,不能缩短病程和改善预后,甚至推迟疾病的康复和增加复发率。也有报道称应用甲泼尼龙治疗轻、中型GBS效果较好,减轻脱髓鞘程度,改善神经传导功能;重型GBS患者肺部感染率较高,还有合并应激性上消化道出血者,不主张应用。临床诊疗指南:规范的临床试验未能证实糖皮质激素治疗GBS的疗效,应用甲泼尼龙冲击治疗GBS也没有发现优于安慰剂对照组。因此,AIDP患者不宜首先推荐应用大剂量糖皮质激素治疗。

糖皮质激素不良反应:①大剂量甲泼尼龙冲击治疗能升高血压,平均动脉压增高1.7～3.6 kPa(12～27 mmHg)。②静脉滴注速度过快可出现心律失常。③有精神症状,如语言增多、欣快等。④其他有上消化道出血、血糖升高、面部潮红、踝部水肿等。

(六)神经营养药

神经营养药可促进周围损害的神经修复和再生;促进神经功能的恢复。常用有B族维生素、辅酶A、ATP、细胞色素C、肌苷、胞磷胆碱等。

(七)对症治疗

1.呼吸道感染

重型GBS患者易合并呼吸道感染,如有呼吸道感染者,除加强护理及时清除呼吸道分泌物外,还要应用有效足量的抗生素控制呼吸道炎症。

2.心律失常

重型GBS患者出现心律失常,多由机械通气、肺炎、酸碱平衡失调、电解质紊乱、自主神经功能障碍等引起。首先明确引起心律失常的病因,再给予相应的处理。

3.尿潴留、便秘

尿潴留可缓慢加压按摩下腹部排尿。预防便秘应鼓励患者多进食新鲜蔬菜、水果,多饮水,每天早晚按摩腹部,促进肠蠕动以防便秘。

4.心理护理

因突然发病,进展又快,四肢瘫,或不能讲话,患者会很紧张、恐惧、焦虑、悲观,心理负担很大,医护人员要鼓励开导患者,树立信心和勇气,消除不良情绪,配合治疗。

(八)康复治疗

GBS是周围神经脱髓鞘疾病,肌肉出现失神经支配,肌肉萎缩,所以对四肢瘫痪的患者要尽早开始康复治疗,可明显改善神经功能。对肌力在Ⅲ级以上者,鼓励患者要进行主动运动锻炼。肌力在0～Ⅱ级者,支具固定,保持肢体关节功能位,同时做被动运动训练和按摩,其作用是保持和增加关节活动度,防止关节挛缩变形、肌肉萎缩及足下垂,改善局部血液循环,有利于瘫痪肢体的恢复。另外,还要进行日常生活能力的训练,复合动作训练及作业(即职业)训练等。康复治疗的效果与疾病的严重程度、病程、坚持训练等有关。从患者就诊开始,早期治疗的同时就要注意早期康复治疗。康复治疗不是一朝一夕之事,要鼓励患者持之以恒、循序渐进地坚持功能练习。

(周群超)

第四节 POEMS 综合征

POEMS 综合征又称 Crow-ukase 综合征。本病为多系统受累的疾病,临床上以多发性神经炎(Polyneuropathy)、脏器肿大(Organomegaly)、内分泌病(Endocrinopathy)、M 蛋白(M protein)、皮肤损害为主要表现,这五大临床表现的每一个英文首字母,组合成缩写词,命名为 POEMS 综合征。因 Crow 于 1956 年首先报道骨髓瘤伴发该综合征的临床表现,Fukase 于 1968 年将其作为一个综合征提出来,故又称为 Crow-Fukase 综合征。

一、病因及病理

不完全清楚,目前多认为与浆细胞瘤、自身免疫有关。浆细胞瘤分泌毒性蛋白,对周围神经及垂体和垂体-下丘脑结构产生免疫损害,从而导致周围神经损害、内分泌和皮肤的改变。自身免疫异常,导致浆细胞产生异常免疫球蛋白,从而损害多系统,形成 POEMS 综合征。

二、临床表现

青壮年男性多见,男女比例为 2∶1,起病或急或缓,从发病到典型临床表现出现的时间不一,数月至数年,首发临床表现不一,有时不典型,病程的不同时期表现复杂多变,病情进行性加重,主要临床表现可归纳为以下 7 种。

(一)慢性进行性多发性神经病
慢性进行性多发性神经病见于所有患者,大多为首发症状,表现为从远端开始的肢体对称性逐渐加重的感觉、运动障碍,感觉障碍表现为向心性发展的"手套-袜套"状感觉减退,肌无力下肢较上肢为重,很快出现肌萎缩,腱反射减弱,后期消失,脑神经主要表现为视盘水肿,其支配的肌肉很少瘫痪,自主神经功能障碍主要表现为多汗,个别患者在疾病的后期可出现括约肌功能障碍。

(二)脏器肿大
主要表现为肝脾大,一般为轻中度肿大,质地中等硬度,胰腺肿大也十分常见,个别患者可出现心脏扩大,一部分患者可出现全身淋巴结肿大。在病后期小部分患者可出现肝硬化,门脉高压,一般不出现脾功能亢进。

(三)皮肤改变
大部分患者在病后 30 天左右即可出现明显的皮肤发黑,暴露部位明显,乳晕呈黑色,皮肤增厚、粗糙、多毛。也可出现红斑、皮疹、硬皮病样改变。皮肤改变有时可作为首发症状就诊。

(四)内分泌紊乱
明显的改变为雄性激素降低,而雌激素减低不明显,有的患者轻微升高,血催乳素升高,从而出现男性乳房发育,勃起功能障碍,男性女性化,女性乳房增大、溢乳、闭经。胰岛素分泌不足,可

163

导致血糖升高,其中合并糖尿病的人数占总人数的28%。甲状腺功能低下,T_3、T_4降低,约占全部患者的24%。

(五)血中 M 蛋白阳性

多为 IgG,其次为 IgA,国外报道可见于一半以上的患者,国内报道不足50%。

(六)水肿

疾病的早期即可出现水肿,中期明显加重,最初眼睑及双下肢出现水肿,腹水、胸腔积液、心包积液几乎见于全部中期患者,积液量中等,有时是患者首次就诊的原因。有的患者出现腹水的同时可出现腹痛。

(七)其他

本病可引起广泛的血管病变,包括大、中、小动脉血管及微血管、静脉等,主要表现为闭塞性血管病,多发生在脑血管、腹腔的静脉,心血管偶可受累,表现为脑梗死、腹腔的静脉血栓形成及心绞痛等。疾病的中后期可出现低热、盗汗、体重下降、消瘦、杵状指等。

三、辅助检查

(一)血常规检查

血常规示贫血,红细胞沉降率增快。

(二)尿液检查

尿液检查可有本周氏蛋白。

(三)血清学检查

血清蛋白电泳可呈现 M 蛋白,但增高不明显。

(四)脑脊液检查

脑脊液压力增高,蛋白轻、中度升高,细胞数正常,个别患者可有轻微增加。

(五)内分泌检查

血 T_3、T_4 降低,血雄性激素降低,血催乳素升高,胰岛素降低等。

(六)骨体检查

骨体检查可见浆细胞增生,或可出现骨髓瘤表现。

(七)肌电图检查

显示神经源性损害、周围神经传导速度减慢,神经活检为轴索变性及节段性脱髓鞘,间质可见淋巴细胞和浆细胞浸润。

(八)X 线检查

X 线检查可见骨硬化、溶骨病灶,骨硬化常见,主要累及盆骨、肋骨、股骨、颅骨等。

四、诊断

本病表现复杂,诊断主要依靠症状,Nakaniski 提出7个方面的诊断标准。

(1)慢性进行性多发性神经病。

(2)皮肤改变。

(3)全身水肿。

(4)内分泌紊乱。

(5)脏器肿大。

(6)M 蛋白。

(7)视盘水肿、脑脊液蛋白升高。

其他可有低热、多汗,原因如下:①慢性多发性神经病见于所有患者;②M 蛋白是该病的主要原因。所以这两项为必备条件,具备这两项后,如再加上其他一项临床表现即可确诊。

五、鉴别诊断

(一)吉兰-巴雷综合征

该病以肢体对称性的运动障碍,从下肢开始,脑脊液有蛋白-细胞分离现象,但不具内脏肿大、M 蛋白、皮肤改变等多系统的改变。

(二)肝硬化

肝硬化主要表现为肝脾大、腹水、食管静脉曲张等门脉高压表现,可有脾功能亢进,虽可并发周围神经损害,但无 M 蛋白、骨髓瘤或髓外浆细胞瘤、皮肤等多系统表现。

(三)结缔组织病

结缔组织病表现为多脏器多系统损害,可有低热、红细胞沉降率快、皮肤改变、肌炎等,但同时出现周围神经病变及脏器肿大、水肿者不常见,也不出现 M 蛋白。

六、治疗

本病无特效治疗方法,治疗的远期效果很不理想,病情反复加重。常用的治疗手段如下。

(一)免疫抑制剂

(1)泼尼松 30~80 mg,每天或隔天 1 次口服,病情缓解后减量,改为维持量维持。

(2)环磷酰胺 100~200 mg,每天 1 次。

(3)硫唑嘌呤 100~200 mg,每天 1 次。

泼尼松效果差时,联合环磷酰胺或硫唑嘌呤,如联合使用效果仍差,可加服或改服他莫昔芬,每次10~20 mg,每天 3 次,可提高疗效。

(二)神经营养药物

针对末梢神经炎可使用 B 族维生素口服,维生素 B_1 30 mg,每天 3 次,维生素 B_{12} 500 μg,每天 3 次,也可使用神经生长因子,适量肌内注射。

(三)对症治疗

血糖升高的,可使用胰岛素,根据血糖水平及反应效果适量皮下注射。甲状腺功能低下患者口服甲状腺素片,根据 T_3、T_4 水平调整用量。水肿患者适量使用利尿剂,胸腔积液及腹水多时,穿刺抽水,改善症状。重危患者可应用血浆置换法,除去 M 蛋白。

(四)化疗

对有浆细胞瘤或骨髓瘤的患者,进行有效的化疗,可迅速缓解症状。

七、预后

本病经免疫抑制剂治疗,多数患者症状可暂时缓解,但停药即复发,即使维持用药,病情也反复加重。有报道称 5 年生存率 60%,个别患者可存活 10 年以上,对药物反应好的生存期长,说明生存期与药物的反应有关。

(周群超)

第七章　神经系统感染性疾病

第一节　脑蛛网膜炎

脑蛛网膜炎又称浆液性脑膜炎、局灶性粘连性蛛网膜炎,是脑的蛛网膜发生炎症,慢性者可粘连或形成囊肿,可引起脑组织损害及脑脊液循环障碍。

本病多数继发于急性或慢性软脑膜感染,以结核最为常见,颅脑外伤、蛛网膜下腔异物刺激、颅外感染也可引起,以蛛网膜急慢性炎症性损害为病理基础。

一、病因

引起本病的主要原因大致包括三方面。

(1)特发性蛛网膜炎:部分患者的病因尚不明确。

(2)继发性蛛网膜炎:既可继发于颅内疾病,又可继发于颅外的疾病,颅内见于蛛网膜下腔出血、急性或慢性脑膜感染、颅脑外伤、脑寄生虫病等。颅外分为局灶性和全身性感染,前者如中耳炎、鼻及鼻窦炎、乳突炎、龋齿、咽喉部感染等;后者如结核、流行性感冒、梅毒、流行性腮腺炎、风湿热、伤寒、百日咳、白喉、败血症、疟疾等,其中以结核、流行性感冒最常见。

(3)医源性蛛网膜炎:见于诊疗操作过程中所引起的蛛网膜炎,如脑室或髓鞘内药物注射、脑池造影检查、颅脑手术及介入治疗等。

二、病理

蛛网膜呈弥漫性或局限性增厚,常与硬脑膜、软脑膜、甚至脑组织、脑神经发生粘连。有的形成囊肿,其中含脑脊液。脑蛛网膜炎粘连可以影响脑脊液循环及吸收,从而引起脑室扩大,形成脑积水。镜下见大量的炎性细胞浸润,网状结构层呈现纤维增殖型变化。脑部病变部位主要侵犯大脑半球凸面、脑底部、小脑半球凸面及脑桥小脑角。

三、临床表现

任何年龄均可发病,以中年多见,大多数患者以慢性或亚急性起病,少部分急性发病。根据起病的形式和病变部位不同,临床表现可以分为下列5型。

（一）急性弥漫型

主要为急性脑膜炎综合征的表现，但程度较轻，局灶性神经系统体征不明显。症状数天或数周内可改善，或呈波动性发病。

（二）慢性弥漫型

慢性起病，除脑膜炎综合征的表现外，常伴有颅内压增高和脑神经损害的症状。

（三）半球凸面型

常有局限性癫痫，单瘫、偏瘫、失语、感觉障碍、精神及行为异常，临床表现与脑肿瘤相似。此外，还可伴有颅内压增高的症状。

（四）幕上脑底型

病变主要累及视交叉与第二脑室底部。视交叉损害表现为头痛、视力减退或失明、视野缺损，视神经检查可见一侧或两侧视力下降，单侧或双颞侧偏盲，中心暗点、旁中心暗点或向心性周边视野缩小，眼底可见视神经盘水肿或视神经萎缩。第三脑室底部损害表现为烦渴、尿崩、肥胖、嗜睡、糖代谢异常等。

（五）颅后窝型

病变堵塞第四脑室出口可造成阻塞性脑积水，常表现为颅内高压症、眼球震颤、共济失调及外展神经麻痹。病变累及脑桥小脑角常出现第 Ⅴ、Ⅵ、Ⅶ、Ⅷ 对脑神经损害及小脑体征等。

四、辅助检查

（一）实验室检查

脑脊液：压力正常或增高，细胞数及蛋白含量轻度增高，多数患者完全正常。

（二）影像学检查

CT 和 MRI 显示颅底部脑池闭塞及脑室扩大。脑 MRI 在 T_2 加权像上可见脑表面局部脑脊液贮积与囊肿形成。

（三）放射性核素脑显像

放射性核素脑池扫描可见核素在脑池及蛛网膜颗粒内淤积，吸收延迟。

五、诊断

根据发病前有蛛网膜下腔出血、头部外伤、颅内或颅外感染。脑室内介入治疗史，起病的形式，症状缓解与复发的特点，结合颅脑 CT 或 MRI 影像学改变，可以做出诊断。病因方面在排除继发性和医源性的蛛网膜炎外，应考虑特发性的可能。

六、治疗

（一）病因治疗

对已明确的细菌或结核菌感染者必须应用抗生素或抗结核药物治疗。

（二）抗感染治疗

对弥漫性蛛网膜炎患者可应用肾上腺皮质激素治疗，如地塞米松 5～10 mg/d，静脉滴注，连用7～14 天。

（三）抗粘连治疗

解除粘连可用糜蛋白酶 5 mg 或胰蛋白酶 5～10 mg 肌内注射，每天 1 次。严重粘连的患者可髓鞘内注射糜蛋白酶或地塞米松,每周一次。药物治疗无效者可根据病情进行蛛网膜粘连松解术。

(四)颅内高压处理

有颅内高压者应给予高渗性脱水剂,如 20％甘露醇、甘油果糖等。经药物治疗无效、脑积水进行性加重或颅内压增高脑疝形成的早期患者,可施行脑脊液分流术。

(五)手术治疗

造成明显压迫症状的蛛网膜囊肿,可考虑手术摘除。

（张海波）

第二节 急性细菌性脑膜炎

急性细菌性脑膜炎引起脑膜、脊髓膜和脑脊液化脓性炎性改变,又称急性化脓性脑膜炎,多种细菌如流感嗜血杆菌、肺炎链球菌、脑膜炎双球菌或脑膜炎奈瑟菌为最常见的引起急性脑膜炎者。

一、临床表现

(一)一般症状和体征

呈急性或暴发性发病,病前常有上呼吸道感染、肺炎和中耳炎等其他系统感染。患者的症状、体征可因具体情况表现不同,成人多见发热、剧烈头痛、恶心、呕吐和畏光、颈强直、Kernig 征和 Brudzinski 征等,严重时出现不同程度的意识障碍,如嗜睡、精神错乱或昏迷。患者出现脑膜炎症状前,如患有其他系统较严重的感染性疾病,并已使用抗生素,但所用抗生素剂量不足或不敏感,患者可能只以亚急性起病的意识水平下降作为脑膜炎的唯一症状。

婴幼儿和老年人患细菌性脑膜炎时脑膜刺激征可表现不明显或完全缺如,婴幼儿临床只表现发热、易激惹、昏睡和喂养不良等非特异性感染症状,老年人可因其他系统疾病掩盖脑膜炎的临床表现,应高度警惕,须腰椎穿刺方可确诊。

脑膜炎双球菌脑膜炎可出现暴发型脑膜脑炎,是因脑部微血管先痉挛后扩张,大量血液聚积和炎性细胞渗出,导致严重脑水肿和颅内压增高。暴发型脑膜炎的病情进展极为迅速,患者于发病数小时内死亡。华-佛综合征发生于 10％～20％的患者,表现为融合成片的皮肤瘀斑、休克及肾上腺皮质出血,多合并弥散性血管内凝血(DIC),皮肤瘀斑首先见于手掌和脚掌,可能是免疫复合体沉积的结果。

(二)非脑膜炎体征

如可发现紫癜和瘀斑,被认为是脑膜炎双球菌感染疾病的典型体征,发现心脏杂音应考虑心内膜炎的可能,应进一步检查,特别是血培养发现肺炎球菌和金黄色葡萄球菌时更应注意:蜂窝织炎,鼻窦炎,肺炎,中耳炎和化脓性关节炎;面部感染。

(三)神经系统并发症

细菌性脑膜炎病程中可出现局限性神经系统症状和体征。

1.神经麻痹

炎性渗出物在颅底积聚和药物毒性反应可造成多数颅神经麻痹,特别是前庭耳蜗损害,以展神经和面神经多见。

2.脑皮质血管炎性改变和闭塞

表现为轻偏瘫、失语和偏盲。可于病程早期或晚期脑膜炎性病变过程结束时发生。

3.癫痫发作

局限和全身性发作皆可见。包括局限性脑损伤、发热、低血糖、电解质紊乱(如低血钠)、脑水肿和药物的神经毒性(如青霉素和亚胺培南),均可能为其原因。癫痫发作在疾病后期脑膜炎经处理已控制的情况下出现,则意味着患者存有继发性并发症。

4.急性脑水肿

细菌性脑膜炎可出现脑水肿和颅内压增高,严重时可导致脑疝。颅内压增高必须积极处理,如给予高渗脱水剂,抬高头部,过度换气和必要时脑室外引流。

5.其他

脑血栓形成和颅内静脉窦血栓形成,硬膜下积脓和硬膜下积液,脑脓肿形成甚或破裂。长期的后遗症除神经系统功能异常外,10%～20%的患者还可出现精神和行为障碍,以及认知功能障碍。少数儿童患者还可遗留有发育障碍。

二、诊断

(一)诊断要点

根据患者呈急性或暴发性发病,表现为高热、寒战、头痛、呕吐、皮肤瘀点或瘀斑等全身性感染中毒症状,颈强直及 Kernig 征等,可伴动眼神经、展神经和面神经麻痹,严重病例出现嗜睡、昏迷等不同程度的意识障碍,脑脊液培养发现致病菌方能确诊。

(二)辅助检查

1.外周血常规

白细胞计数增高和核左移,红细胞沉降率增高。

2.血培养

血培养应作为常规检查,常见病原菌感染阳性率可达 75%,若在使用抗生素 2 小时内腰椎穿刺,脑脊液培养不受影响。

3.腰椎穿刺和脑脊液检查

该检查是细菌性脑膜炎诊断的金指标,可判断严重程度、预后及观察疗效,腰椎穿刺对细菌性脑膜炎几乎无禁忌证,相对禁忌证包括严重颅内压增高、意识障碍等;典型 CSF 为脓性或浑浊外观,细胞数(1 000～10 000)×10^6/L,早期中性粒细胞占 85%～95%,后期以淋巴细胞及浆细胞为主;蛋白增高,可达1～5 g/L,糖含量降低,氯化物亦常降低,致病菌培养阳性,革兰染色阳性率达 60%～90%,有些病例早期脑脊液离心沉淀物可发现大量细菌,特别是流感杆菌和肺炎球菌。

4.头颅 CT 或 MRI 等影像学检查

早期可与其他疾病鉴别,后期可发现脑积水(多为交通性)、静脉窦血栓形成、硬膜下积液或积脓、脑脓肿等。

三、治疗方案及原则

(一)一般处理

一般处理包括降温、控制癫痫发作、维持水及电解质平衡等,低钠可加重脑水肿,处理颅内压增高和抗休克治疗,出现 DIC 应及时给予肝素化治疗。应立即采取血化验和培养,保留输液通路,头颅 CT 检查排除颅内占位病变,立即行诊断性腰椎穿刺。当 CSF 结果支持化脓性脑膜炎的诊断时,应立即转入感染科或内科,并立即开始适当的抗生素治疗,等待血培养化验结果才开始治疗是不恰当的。

(二)抗生素选择

表 7-1 中的治疗方案可供临床医师选择,具体方案应由感染科医师决定。

表 7-1 急性细菌性脑膜炎治疗的抗生素选择

人 群	常见致病菌	首选方案	备选方案
新生儿<1 个月	B 或 D 组链球菌、肠杆菌科、李斯特菌	氨苄西林＋庆大霉素	氨苄西林＋头孢噻肟或头孢曲松
婴儿 1～3 个月	肺炎链球菌、脑膜炎球菌、流感杆菌、新生儿致病菌	氨苄西林＋头孢噻肟或头孢曲松±地塞米松	氯霉素＋庆大霉素
婴儿>3 个月,儿童<7 岁	肺炎链球菌、脑膜炎球菌、流感杆菌	头孢噻肟或头孢曲松±地塞米松±万古霉素	氯霉素＋万古霉素或头孢吡肟替代头孢噻肟
儿童 7～17 岁和成人	肺炎链球菌、脑膜炎球菌、李斯特菌、肠杆菌科	头孢噻肟或头孢曲松＋氨苄西林±万古霉素	青霉素过敏者用氯霉素＋TMP/SMZ
儿童 7～17 岁和成人(对肺炎链球菌抗药发生率高组)		万古霉素＋三代头孢＋利福平	氯霉素(非杀菌)
HIV 感染	同成人＋梅毒、李斯特菌、隐球菌、结核杆菌	病原不清时同成人＋抗隐球菌治疗	
外伤或神经外科手术	金黄色葡萄球菌、革兰阴性菌、肺炎链球菌	万古霉素＋头孢他啶(假单胞菌属加用静脉±鞘内庆大霉素)甲硝唑(厌氧菌)	万古霉素＋美罗培南

(三)脑室内用药

脑室内使用抗生素的利弊尚未肯定,一般情况下不推荐使用,某些特殊情况如脑室外引流、脑脊液短路术或脑积水时,药代动力学及药物分布改变可考虑脑室内给药。表 7-2 供参考。

表 7-2 脑室内应用抗生素的剂量

抗生素	指 征	每天剂量
万古霉素	苯甲异噁唑青霉素抗药	5～20 mg(或 5～10 mg/48 h)
庆大霉素	革兰阴性菌严重感染	2～8 mg(典型剂量 8 mg/d)
氨基丁卡霉素	庆大霉素抗药	5～50 mg(典型剂量 12 mg/d)

(四)皮质类固醇治疗

为预防神经系统后遗症如耳聋等,可在应用抗生素前或同时应用类固醇激素治疗。小儿流感杆菌脑膜炎治疗前可给予地塞米松,0.15 mg/kg,每 6 小时一次,共 4 天;或 0.4 mg/kg,每12 小时一次,共 2 天。

(张海波)

第三节　新型隐球菌性脑膜炎

一、概述

新型隐球菌性脑膜炎是由新型隐球菌感染所致,是中枢神经系统最常见的真菌感染。本病发病率虽很低,但病情重,病死率高,且临床表现与结核性脑膜炎颇为相似,常易误诊。

隐球菌是条件致病菌,接触鸽子排泄物是发生新型隐球菌病的主要原因,但只有当宿主免疫力低下时才会致病,该病常见于全身性免疫缺陷性疾病、慢性衰竭性疾病,如获得性免疫缺陷综合征(AIDS)、淋巴肉瘤、网状细胞肉瘤、白血病、霍奇金淋巴瘤、多发性骨髓瘤、结节病、结核病、糖尿病、肾病及红斑狼疮等。

二、临床表现

本病通常起病隐袭,多呈亚急性或慢性起病,急性起病仅占 10%,进展缓慢。30~60 岁多见,男性较多,鸽子饲养者的患病率较一般人群高数倍,免疫功能低下或缺陷患者多见,5%~10% 的 AIDS 患者可发生隐球菌性脑膜炎。几乎所有的患者均有肺部感染,但由于症状短暂、轻微,临床易被忽略。

本病典型表现为间歇性头痛、呕吐及不规则低热,常见脑膜刺激征如颈强直、Kernig 征,可见意识障碍、痫性发作及精神障碍等。发热仅见于半数病例,头痛可为持续性或进行性加重,大多数患者可出现脑内压增高、视盘水肿和小脑受累症状、体征。由于脑底部蛛网膜下腔渗出明显,蛛网膜粘连常引起多数颅神经受损,如听神经、面神经及动眼神经等,可因脑室系统梗阻出现脑积水。少数患者以精神症状如烦躁不安、人格改变、记忆减退及意识模糊为主,偶可因大脑、小脑或脑干的较大肉芽肿引起偏瘫、失语和共济失调等局灶性神经体征,少见症状如视力模糊、眼球后疼痛、复视和畏光等。约 15% 的患者无脑膜炎症状、体征。

新型隐球菌感染也可引起遍及全脑的隐球菌结节,可大至肉眼见到,小至显微镜下方可查见,炎性反应较轻。隐球菌结节聚积于视神经可引起视神经萎缩,较大的隐球菌结节可出现颅内占位病变症状,隐球菌结节偶见于脑室内、脊髓、脊髓硬膜外或硬膜下等。

本病通常呈进行性加重,平均病程为 6 个月,偶见几年内病情反复缓解和加重者。本病预后不良,无并发症的新型隐球菌性脑膜炎病死率为 40%,未经抗真菌治疗的患者病死率高达 87%,但极个别患者也可自愈。

三、诊断

(一)诊断要点

根据患者隐袭起病,慢性病程,具有真菌感染的条件,如鸽子饲养者、免疫缺陷患者等。以间歇性头痛、呕吐及不规则低热等起病,出现脑膜刺激征、颅内压增高、精神障碍、意识障碍、痫性发作、脑神经损害和局灶性神经体征等;CSF压力增高,淋巴细胞数增高,蛋白增高和糖含量降低等,脑脊液墨汁染色检出隐球菌可确诊。

(二)辅助检查

1.脑脊液检查

脑脊液压力增高[>1.96 kPa(200 mmH$_2$O)],淋巴细胞计数增高[(10~500)×10^6/L],蛋白增高和糖含量降低。

2.脑脊液隐球菌检查

脑脊液中检出隐球菌是确诊的关键,脑脊液经离心沉淀后沉渣涂片做印度墨汁染色,隐球菌检出率可达30%~50%。Sabouraud琼脂培养基培养或动物接种发现隐球菌也具有确诊价值。

3.影像学检查

头颅CT或MRI检查可发现脑膜炎和脑膜脑炎的各种原发和继发的影像学表现,比较有特征的是见到扩张的Virchow-Robin腔、凝胶状假性囊肿和脉络丛肉芽肿,以及非特异性表现如弥漫性脑水肿、弥漫性脑膜强化、脑实质低密度灶、交通性或梗阻性脑积水、脑实质或室管膜钙化等多种。偶可见到脑实质内低密度病灶,有增强现象,是隐球菌性肉芽肿的表现。25%~50%的隐球菌性脑膜炎患者头颅CT可无任何变化。

四、治疗方案及原则

(一)抗真菌治疗

1.单独两性霉素B治疗

两性霉素B目前仍是治疗中枢神经系统隐球菌感染最有效的药物。两性霉素无口服制剂,只能静脉给药。也可经小脑延髓池、侧脑室或椎管内给药,或经Ommaya储液鼓做侧脑室或鞘内注射。

单独应用时多从小剂量开始,突然给予大剂量或有效剂量可使病情恶化,成人开始用药,一般每天静脉给0.3~0.75 mg/kg,逐渐增加至每天1.0~1.5 mg/kg,按患者寒战、发热和恶心的反应大小决定增长的量和速度。当支持剂量达到时,因其半衰期较长该药可改为隔天1次。其间应按临床反应和有无毒副作用,特别是肾的毒性反应来调节剂量。血清肌酐升高至221 μmol/L(2.5 mg/dL)时应减量或停药,直至肝功能改善。治疗1个疗程的用药总剂量远比每次用药的单剂量大小重要,前者是治疗成败的决定因素。治疗中枢神经系统感染,成人用药总剂量至少2~3 g。两性霉素的毒副作用较多。该药不良反应多且严重,最常见的是肾脏毒性、低血钾和血栓形成性静脉炎,此外还可引起高热、寒战、头痛、呕吐、血压下降、氮质血症等,偶可出现心律失常、惊厥、血尿素氮水平增高、白细胞或血小板计数减少等。阿司匹林、抗组胺药物,输血和暂时减低给药剂量,是控制不良反应的有效手段。

2.合并用药

两性霉素B[0.3 mg/(kg·d)开始,逐渐增量,总剂量2~3 g]与口服氟胞嘧啶[100 mg/(kg·d)]

172

合并使用是较理想的治疗方案。比单纯使用一种药物的治疗有效率和改善率皆高,复发病例亦较少,减少不良反应。疗效观察要依赖 CSF 的改变,合并治疗 2～4 周,当 CSF 转变为正常后,可改为氟康唑治疗,剂量为400～800 mg/d[10 mg/(kg·d),口服或静脉滴注],疗程为 1～3 个月。若同时服用苯妥英钠,应检测肝功能。

(二)手术治疗

脑和脊髓肉芽肿压迫脑室系统导致梗阻性脑积水和颅内压增高,药物治疗常难奏效,可行骨片减压术,脑积水者可行侧脑室穿刺引流术或侧脑室分流减压术。

(三)对症及全身支持疗法

颅内压增高者可用脱水剂如 20%甘露醇、甘油果糖和呋塞米等降颅压治疗,预防脑疝,保护视神经。因病程长,病情重,机体慢性消耗很大,须注意患者的全身营养,防治肺部感染及泌尿系统感染等,应注意水、电解质平衡,进行全面护理。

(周群超)

第四节 单纯疱疹病毒性脑炎

神经系统病毒感染性疾病的临床分类较多,依据发病及病情进展速度可分为急性和慢性病毒感染,根据病原学中病毒核酸特点可分为 DNA 病毒感染和 RNA 病毒感染两大类,具有代表性的人类常见的神经系统病毒有单纯疱疹病毒、巨细胞病毒、柯萨奇病毒等。单纯疱疹病毒性脑炎(HSE)也称急性出血坏死性脑炎,是由 I 型单纯疱疹病毒(HSV-I)感染引起的急性脑部炎症,是最常见的一种非流行性中枢神经系统感染性疾病,是成年人群中散发性、致命性脑炎的最常见病因。病毒通常潜伏于三叉神经半月节内,当机体免疫功能降低时,潜伏的病毒再激活,沿轴突入脑而发生脑炎。病变主要侵犯颞叶内侧面、扣带回、海马回、岛叶和额叶眶面。

一、诊断

(一)临床表现

无明显季节性和地区性,无性别差异。

(1)急性起病,部分患者可有口唇疱疹病史。

(2)前驱症状有卡他、咳嗽等上呼吸道感染症状及头痛、高热等,体温可达 40 ℃。

(3)神经系统症状多种多样,常有人格改变、记忆力下降、定向力障碍、幻觉或妄想等精神症状,重症病例可有不同程度意识障碍,如嗜睡、昏睡、昏迷等,且意识障碍多呈进行性加重。

(4)局灶性神经功能受损症状多两侧明显不对称,如偏瘫、偏盲、眼肌麻痹等,常有不同形式的癫痫发作,严重者呈癫痫持续状态,全身强直阵挛性发作;也可有扭转、手足徐动或舞蹈样多动等多种形式锥体外系表现。肌张力增高、腱反射亢进,可有轻度的脑膜刺激征,重者还可表现为去脑强直发作或去皮质状态。

(5)脑膜刺激征,重症者可见去大脑强直。

(6)颅内压增高,甚至脑疝形成。

(二)辅助检查

95％以上的 HSE 患者脑脊液存在异常,细胞数轻度增多(通常为 $10\sim200$ 个细胞/mm^3),多为单核细胞和红细胞,反映了脑实质感染过程中的出血性质。80％以上的患者脑脊液蛋白轻度升高。与通过脑活检获得的组织学金标准相比,PCR 检测 HSV-l DNA 的敏感性和特异性分别为 98％和 94％。在疾病的最初几天之内可能会出现假阴性结果,当有疑问时,建议在 2 天后复查腰椎穿刺检查。CSF 的 PCR 检测最佳时间为发病后 $2\sim10$ 天。

HSE 是起于颞叶内侧区域逐渐向额叶及海马等边缘系统扩展的进行性的炎症过程。病变先累及颞叶,单侧或双侧,双侧呈不对称性,部分病例可向额叶或枕叶发展,但单独发生于额叶或枕叶者非常少见。病灶范围与豆状核边界清楚,凸面向外,呈"刀切征"(图 7-1),是本病最具特征性的表现。

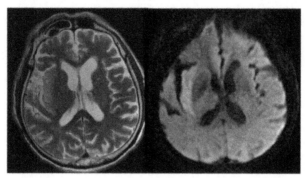

图 7-1　颅脑 MRI 轴位 T_2WI、DWI 示岛叶病灶与豆状核边界清楚——"刀切征"

(三)诊断依据

(1)急性起病、有发热、脑膜刺激征、脑实质局灶性损害症状。

(2)以意识障碍、精神紊乱等颞叶综合征为主。

(3)结合脑脊液变化特点压力增高、细胞数轻中度增加,最多可达 $1\ 000\times10^6$/L,以淋巴细胞和单核细胞占优势;蛋白质轻、中度增高,一般低于 1.5 g/L;糖和氯化物一般正常。EEG 出现以颞叶为中心的、左右不对称、$2\sim3$ Hz 周期同步性弥漫性高波幅慢波,最有诊断价值。头颅 CT 扫描可在颞叶、额叶出现边界不清的低密度区,有占位效应,其中可有不规则的高密度点、片状出血影,增强后可见不规则线状影。MRI 扫描早期在 T_2 加权像上可见颞叶和额叶底面周围边界清楚的高信号区。

(4)确诊需做血和脑脊液的病毒学及免疫学检查。

二、鉴别诊断

(一)结核性脑膜炎

亚急性起病、中毒症状重、脑膜刺激症状明显、特异性脑脊液改变:外观无色透明或混浊呈毛玻璃状,放置数小时后可见白色纤维薄膜形成,直接涂片可找到结核杆菌。脑脊液压力正常或升高,细胞数增至 $(11\sim500)\times10^6$/L,以淋巴细胞为主,糖和氯化物含量降低,氯化物低于 109.2 mmol/L,葡萄糖低于2.2 mmol/L,蛋白含量多中度增高,抗结核治疗有效等。

(二)化脓性脑膜炎

起病急,感染症状重、多好发于婴幼儿、儿童和老年人。常有颅内压增高,脑膜刺激症状,脑实质受累表现,血常规示白细胞升高,中性粒细胞升高,脑电图表现为弥漫性慢波。脑脊液白细胞增多,常在$(1.0 \sim 10) \times 10^9 / L$,蛋白升高,糖和氯化物降低,脑脊液细菌培养和细菌涂片可检出病原菌。

(三)新型隐球菌性脑膜炎

以头痛剧烈、视力下降为主要临床表现,无低热、盗汗等结核毒血症状,脑脊液墨汁染色阳性和真菌培养可资鉴别。

(四)其他病毒引起的中枢神经系统感染

如巨细胞病毒性脑炎,亚急性或慢性起病,出现意识模糊、记忆力减退、情感障碍、头痛等症状和体征,血清、脑脊液的病毒学和免疫学检查可明确具体的病毒型别。

三、治疗

为减少神经系统后遗症,治疗应该及早进行。因此,当临床考虑 HSE 诊断时,应立即开始治疗,并根据影像学、血清学和分子检测结果进行调整。主要治疗手段仍然是阿昔洛韦,它是一种鸟嘌呤衍生物,它通过抑制被感染细胞内病毒 DNA 聚合酶来阻止病毒复制。

阿昔洛韦的治疗剂量为 10 mg/kg,每 8 小时 1 次,目前推荐治疗时间为 $2 \sim 3$ 周。对于免疫抑制和<12 的儿童,治疗时间应>21 天。皮质醇作为 HSE 的辅助治疗是有争议的。当脑炎并发严重脑水肿并有神经影像学证据显示中线偏移时,大剂量类固醇(地塞米松)可能在治疗中发挥作用。虽然阿昔洛韦降低了 HSE 的死亡率,但大多数幸存者有持续的神经症状、体征,或两者兼有。认知障碍仍然是主要问题。

(周群超)

第八章　神经系统遗传与变性疾病

第一节　额颞叶痴呆

额颞叶痴呆（frontotemporal dementia，FTD）是始于中年的进行性痴呆，特点是缓慢发展的性格改变及社会性衰退（包括社会品行极度改变、释抑制行为）。随后出现智力、记忆和言语功能的损害，（偶然）伴有淡漠、欣快和锥体外系症状。神经病理学表现是选择性额叶或颞叶萎缩，而神经炎斑及神经纤维缠结的数量未超出正常的老龄化进程，社交及行为异常的表现出现在明显的记忆损害之前。目前已认为 FTD 是仅次于阿尔茨海默病和路易小体痴呆的另一种常见中枢神经系统退行性疾病，约占老年期痴呆人群 20%。由于对本病的认识不足，诊断上多将其划归在阿尔茨海默病或其他痴呆症群，加上流行病调查资料有限，因此其诊断率可能远低于实际发病率。综合各国痴呆的尸检提示 FTD 的患病率为 1%～12%。

FTD 的发病年龄低于阿尔茨海默病，好发于老年前期，以 45～65 岁为多发年龄段。

FTD 可合并运动神经元病（motor neural disease，MND）或帕金森综合征。尽管与额颞叶变性有关的症状群很多，而且组织病理改变也不尽相同。但近年来，已倾向采用 FTD 这一诊断来概括这一临床症状群。

随着临床研究的进展，研究者提出了额颞叶退行性病变（frontotemporal lobar degeneration，FTLD）这一概念，包括额颞叶痴呆（FTD）、语义性痴呆（SD）和进行性非流畅性失语（progressive nonfluent aphasia，PNFA）。

一、病因和发病机制、病理

FTD 的病因及发病机制尚不清楚。研究显示额颞叶痴呆与 Pick 病患者额叶及颞叶皮质 5-HT 能递质减少，推测额颞叶功能减退可能与 5-HT 系统改变有关。脑组织及脑脊液中 DA 释放也有下降，而未发现胆碱能系统异常。但有报道发现在不具有 Pick 小体的 FTD 患者的颞叶中，毒蕈碱样乙酰胆碱受体的数量明显减少，尤其是 M1 型受体。与突触前胆碱能神经元受损不同，这种胆碱受体神经元损害更为严重，并且胆碱酯酶抑制剂治疗无效。40%～50%患者有阳性家族史。在具有常染色体显性遗传家族的患者中，发现与 17 号染色体长臂 17q6-22 有关。

（一）病因和发病机制

在 Pick 型和微空泡化型中观察到有 *tau* 基因突变，提示这两种病理类型有共同的基因基础。在临床表现为单纯额颞叶痴呆的患者中,观察到与3号染色体的突变有关,而额颞叶痴呆伴发运动神经元病的患者与9号染色体突变有关。其他的危险因素有电抽搐治疗和酒精中毒。

正常成年人脑表达有6种tau的异构体,这6种异构体是由单一基因编码,通过对外显子2、3和10的可变剪接(alternative splicing)而产生的。外显子10的编码决定了tau蛋白是含有3个还是4个微管结合重复片段(three or four microtubule binding repeats,3R-tau或4R-tau)。4R-tau比3R-tau具有更强的刺激微管组装的能力,但也更容易被磷酸化而聚集形成双螺旋纤维细丝。在正常人脑中,3R-tau和4R-tau的表达比例大约是1,但在某些17号染色体连锁性额颞叶痴呆合并帕金森综合征(frontotemporal dementia with Parkinsonismlinked to chromosome17,FTDP-17)的患者,至少发现有15种发生在tau基因上的突变引起tau外显子10的可变剪接失调,导致患者脑中3R-tau和4R-tau的比例失衡。此外,3R-tau/4R-tau比例失调不仅见于FTD(3R-tau>4R-tau),还见于进行性核上性麻痹(progressive supranuclear palsy,PSP)(3R-tau<4R-tau)、基底节退行性病(corticobasal degeneration,3R-tau<4R-tau)以及Down综合征(Down's syndrome,3R-tau>4R-tau)。

常染色体显性遗传家族史的FTD患者中有25%~40%可检测到微管相关蛋白tau(MAPT)基因突变,包括第9、10、11、12、13外显子等位点突变。这种tau蛋白异常所致疾病,现又被命名为tau蛋白病(tauopa thies),它包括FTD和PSP。但仍有60%有阳性家族史的FTD患者不能发现MAPT基因存在突变。

Morris(2001)对22个常染色体显性遗传的FTD的家族进行了tau基因突变分析,结果表明有半数的家族存在着位于17q6-22的tau基因突变,目前已发现30余个突变位点。病理上发现在神经元或胶质细胞有tau蛋白沉积的病例中,全部观察到tau基因突变。而另两个病理上分别表现为泛素沉积和细胞丢失伴空泡化的家族均未观察到tau基因突变。但由于来源于不同研究小组的报告提示FTD的基因突变的多相性,目前在FTD的基因突变类型、病理类型和临床类型之间还找不出一致性。

有关FTD精神症状神经生物学基质的研究甚少,影像学研究发现,有语言障碍的FTD患者左额-颞叶萎缩显著,而那些有行为综合征的FTD患者表现为双侧或右侧左额-颞叶病理改变。还有证据表明,攻击行为与FTD患者左侧眶额部皮质灌流减少有关。

(二)病理

FTD脑部大体病理表现为双侧额叶,颞叶前端的局限性萎缩。有时可见纹状体、基底节、桥核、脑神经核和黑质改变,杏仁核与海马的CA1区有明显萎缩,而Meynert基底核相对完好。光镜下可见萎缩脑叶皮质神经元缺失、微空泡形成、胶质增生和海绵样变,这种改变以皮质Ⅱ层明显。神经元和胶质可见tau的沉积,部分神经元胞质内含有均匀的界限清楚的嗜银Pick小体,约15%病理出现Pick小体。此外还有其他病理改变,如老年斑、神经原纤维缠结或Lewy小体。FID的组织学观察分为3种主要类型。

1.组织微空泡变型

该型最常见,占全部病例的60%,主要以皮层神经元的丢失和海绵样变性或表层神经毡的微空泡化为特征,胶质增生轻微,无肿胀的神经元,残留细胞内无Pick小体。边缘系统和纹状体可受累但轻微。

2.Pick型

Pick型约占25%,表现为皮层神经元丢失,伴广泛和明显的胶质细胞增生,细胞微空泡化,残留细胞内可出现 Pick 小体,大多数病例中 tau 蛋白及泛素免疫组化染色阳性,边缘系统和纹状体受累可能比较严重。

3.混合型

混合型约占 15%,患者临床表现为 FTD 伴运动神经元病变,病理上多表现为微空泡化型,极少情况下为 Pick 型,同时伴有运动神经元病的组织病理改变。许多免疫组织化学方法有助于 FTD 的诊断和排除诊断,tau 蛋白抗体免疫组化染色是诊断 FTD 的最基本方法,泛素免疫组化染色也作为常规检查的重要手段,因部分 tau 染色阴性的组织可能会呈现泛素阳性。有些病例泛素染色可显示 Lewy 小体,此时采用α-共核蛋白(α-synuclein)免疫组化染色可排除路易体痴呆。

由于目前对 FTD 的退行性病变发生及进展的机制并不清楚,对 FTD 的病理诊断有一定的局限性。而且 FTD 众多的临床症群中并不全部具有相应的病理改变。采用病理诊断的手段主要是用于确定病理改变的部位,累及的范围及程度,排除我们已知的某些疾病,并试图确立与某些症群相关的病理基础,如 FTD 的去抑制症状与眶额和颞叶前端受累有关。情感淡漠提示病变累及额极及后外侧额叶皮层,刻板性动作的出现与纹状体及颞叶的累及有关,颞叶新皮层尤其颞叶中下回的损害与语义性痴呆有关。另外有些研究表明半球病变的非对称性受累可影响其行为学表现,右半球病变与患者社会性行为异常改变相关。

最近研究发现,FTD 特别是 17-染色体关联的 FTD[即连锁于 17 号染色体伴帕金森综合征的额颞叶痴呆(hereditary frontotemporal dementia with Parkinsonismlinked to chromosome,简称 FTDP-17)],呈常染色体显性遗传,在第 17 号染色体上已发现 *Tau* 基因编码区和内含子的多个错义和缺失突变,导致 tau 蛋白功能改变、过度磷酸化,形成 FTDP-17 病理性 tau 蛋白,引起了额颞叶痴呆和帕金森综合征表现)。FTDP-17 病理性 tau 蛋白等位基因的发现强烈表明病理性 tau 蛋白是神经退行性病变的一个主要原因,或者至少与一些病理心理学表现形式有关。

二、临床表现

(一)症状

行为改变可能是由于前额皮层和皮层下边缘系统密集连接变化所致,这些区域是产生和调节人类行为特别是情绪和人格特质的脑部重要结构。行为改变是 FTD 的主要症状,称为行为型 FTD 综合征,包括行为脱抑制、冲动和粗鲁的社会行为。在行为型 FTD 综合征中,还有各种不同的症状:①脱抑制综合征,脱抑制、随境转移和无目的的活动过多,这些症状与扣带回前额叶和颞叶萎缩有关联。②淡漠综合征,情感淡漠、缺乏活力和意志丧失,发生于额叶广泛萎缩并延续到额颞叶皮质。

由于 FTD 隐袭性起病,渐进性发展,且早期记忆力和空间定向力保留,故早期难以辨认。FTD 最早最常见的症状是人格和行为的变化。至中晚期,主要临床特征为有明显的性格和行为异常、明显的语言障碍。

1.早期症状

(1)社会人际交往能力下降:表现为不遵循社会行为道德规范,脱抑制,有放纵自身行为。

(2)个人行为障碍:表现为明显偏离日常行为表现,出现消极,懒惰,或者有时表现为活动过度,如徘徊等。

(3)表达能力下降:表现为不能描述个人的症状,在遇上困难时不能表达自己的要求;而记忆和空间定向力早期相对保留。

2.中晚期症状

(1)情感障碍:情感迟钝,表现为丧失表达感情的能力,如不能表达个人的喜怒哀乐,社会情感障碍表现为局促不安,缺乏同情心。

(2)言语障碍:较为明显,表现为表达困难,而模仿能力相对保留。刻板性使用单句、词甚至是某个音节,最后患者多出现缄默状态。

(3)行为障碍:可有刻板性的动作,如不自主搓手、踮脚等。使用物品的行为异常表现为"利用行为",即患者仅去抓拿、使用出现在他们视野中的物品,而不管该物品是否合适,如患者可能去端眼前的空杯子喝酒。

(4)饮食紊乱:饮食习惯常改变,表现为食欲增加,爱吃甜食。

(5)控制能力削弱:思维僵化,固执,注意力涣散和冲动行为。

(6)Kluve-Buay综合征:即表现为额叶损害症状,常见摸索行为、抓握反射、口探索症,强迫探索周围物体(抓、摸眼前物体)。

(7)幻觉:与其他痴呆相比,FTD的幻觉比较少见。

(8)人格改变:表现为不修边幅,不讲卫生。

由于FTD患者的认知状态相对正常,空间和时间准确定位可维持很长时间,经常惹是生非,家属因难以忍受他们这种异常行为而前来就诊者较多。这类患者在晚期可出现运动障碍,加之以前与家属成员积怨较多,缺乏照料,往往生活质量十分低劣。

(二)分型

目前的临床分型主要根据早期临床表现,也有根据影像学资料和病理变化分型。

1.行为型FTD(behavioral FTD)

行为型FTD占FTD的40%～60%。该型以进行性人格特征和行为改变为标记,空间技能和记忆相对保留。患者内省力缺失,不能意识到自己疾病的发展,对自身的人格改变不关心、不苦恼。临床表现为性兴趣明显增加或减退,失抑制性如愚蠢样、无目的的活动过度、使用物品的行为异常、不恰当的诙谐,以及个人卫生和修饰能力下降。不过,偶尔有患者能够获得或利用艺术或音乐技能,特别是FTD的"颞叶变异者"。部分患者表现为刻板、仪式样行为。40%～65%有冲动行为,情感淡漠、不关心、冷淡、兴趣减退、人际疏远及缺乏同情心也较常见,而抑郁症状相对少见。

失抑制性的FTD病理改变主要限于额眶中和颞前区;而淡漠性的病理改变多半在右侧额叶,也遍及额叶并向额皮质背外侧延伸;刻板性行为的FTD病理改变主要为纹状体变化及皮质(以颞叶为主而非额叶)受累。

2.语义性痴呆(semantic dementia,SD)

有关SD的患病比例报道颇不一致,为6%～40%。SD以言语障碍为特征,即言语缺乏流畅性、词义丧失、找词时的停顿或语义性言语错乱,知觉障碍主要表现为家庭成员脸面再认或物体命名损害。而知觉对比、模仿画图、单词的重复应用、根据音标调整单词的听写能力均保持。SD总伴有颞叶萎缩,但颞叶萎缩并不是SD的唯一病理解释。SD病理表现可各种各样,有时可合并阿尔茨海默病。

3.原发性进行性失语(primary progressive aphasia,PPA)

PPA在FTD中的比例为2%～20%,其主要临床症状为慢性、进行性语言功能衰退,找词困难,说话流利性降低(非流利性失语)或踌躇不定,以及语言理解困难和构音障碍,痴呆发展比较晚。这种发病形式提示为左侧半球语言皮质存在局灶性病损(即左侧额颞叶),但影像学通常并不能发现脑萎缩。这种仅出现语言功能障碍而无明显认知功能衰退证据的病程可长达 10～12 年。PPA 患者的痴呆发生率可能在数年后达到 50％左右。

需要说明的是,在疾病后期,额颞叶变性、原发性进行性失语、语义性痴呆等,症状多重叠,不易分型。例如约有 16％的 FTD 是 SD 与 PPA 的混合型。

三、辅助检查

(一)临床检查

神经系统查体一般无局灶性阳性体征,或仅存有病理反射。可出现原始反射,如吸吮反射与强握反射,大小便失禁,低血压及血压不稳等躯体征。部分患者合并有帕金森病,可有肌强直及运动减少。部分患者合并有肌萎缩性侧索硬化症,可有该疾病的典型表现。

(二)神经心理学

FTD 的神经心理学特征是执行功能受损、持续言语、排序功能障碍、反馈使用不当和额叶测试功能缺陷。表现为额叶相关的功能如抽象、计划和自我调控行为的严重异常,不能良好完成顺序动作。与阿尔茨海默病相比,FTD 患者早期即出现判断力、解决问题能力、社会、家庭事务处理能力及自理能力等方面明显降低,建构和计算能力优于阿尔茨海默病患者,概念、空间和运用能力保留完好。所以日常生活能力量表评定(ADL)较阿尔茨海默病患者差,而记忆和计算能力优于阿尔茨海默病。在散发型、有家族史无 *tau* 基因突变和有 *tau* 基因突变的 3 类 FTD 中,淡漠在散发型与 tau 阴性组多见,tau 阴性组执行运用障碍更为多见,而抑郁、偏执、妄想等精神症状只见于散发型。

尽管 FTD 与阿尔茨海默病在症状学上有差异,但对于绝大多数常见的痴呆或其他痴呆性疾病来说,要把他们区别开来可能是困难的。那种生前被诊断为阿尔茨海默病,死后在病理学上诊断为 FTD 的情况并不少见。其中原因是那些符合 FTD 诊断的患者也可能符合 NINCDS-ADR-DA 中阿尔茨海默病的诊断。认知变化指明额叶功能受损,患者表现为注意缺陷,抽象思维贫乏,精神活动转移困难,这些现象可反映在额叶功能损害的神经心理测验中,如威斯康星卡片分类测试(WCST)、伦敦塔测试(tower of London test)或 Hanoi 塔测试(tower of Hanoi test)、线索标记测试(trail making test)和 Stroop 测试。

FTD 各类亚型的认知损害也有差异,颞叶萎缩严重的 FTD 患者显示严重的语义记忆损害,而额叶萎缩明显的 FTD 患者表现为注意和执行功能的缺陷。虽然 FTD 的记忆障碍发生率较高,但患者通常能保留定向,甚至到了疾病晚期还能够良好地追踪最近某人所发生的事情,他们在顺行性记忆的测定上损害没有阿尔茨海默病明显。不过,顺行性记忆测试的具体操作有较多的变数,与认知功能测试不同,患者常不能根据"自由回忆"完成测试。在疾病晚期,伴随远期记忆的严重丧失,可发生明显的遗忘。因此,虽然严重遗忘是阿尔茨海默病最初的特征,但是由于 FTD 的疾病早期阶段就很有可能累及海马和内嗅区,遗忘也存在于许多 FTD 患者。FTD 在音素流畅性任务(给予一个特殊的字,然后让受试者在有限的时间内尽可能说出更多单词的能力。如给予一个"公"字,可以有公正、公证、公信、公平等)和分类流畅性任务(在有限的时间内,说出归属于某种语义分类的词汇的能力,例如让患者说出动物的名称,狮、虎、豹等)的执行能力较差,甚至差于阿尔茨海默病患者,但他们又能够较好地进行图片命名、词-图匹配和其他一些语言测验。FTD与阿尔茨海默病最显著的差异是神经心理学结果显示FTD通常保持视觉空间能力。不过,神经心理学测试的操作可能会受到注意缺损、无效的补救策略、不良的组织能力、自我监督的缺乏和兴趣缺乏等因素干扰。

FTD常常会受到优势半球不对称的影响,左脑受损的FTD显示词汇测定的操作能力较差,右侧FTD显示IQ测试和非词汇评定(例如设计流畅性、图片排列)的操作能力较差,以及WCST的持续反应数增加和概括力水平数下降。

对于FTD,简易精神状态检查(MMSE)不是有用的筛检工具,因为严重受损的FTD患者(甚至在需要护理的时候)会显示正常的26～30的MMSE分值。有的研究发现FTD与阿尔茨海默病之间仅有词汇性顺行性记忆方面的差异。多数研究发现,在应用MMSE评定痴呆的严重性时,阿尔茨海默病患者仅存在非语言性测验如视觉结构、非词汇性记忆和计算等方面的操作缺陷。总体上,FTD在执行功能和语言功能上的损害比记忆操作更严重,而阿尔茨海默病则相反。FTD具有较好的编码功能,可以通过提示回忆,其记忆下降的速度要慢于阿尔茨海默病。FTD可以根据WAIS-R的词汇(vocabulary)、积木图案(block design)亚测试配对联系学习评定与阿尔茨海默病鉴别,其精确率达84%。

(三)神经影像学

Lund和Manchester标准的效度一直以神经影像学为金标准来评定,其中与"口部活动过度、社交意识丧失、持续和刻板行为、进行性言语减少以及空间定向和行为能力保持"等有关的标准能够成功地区别FTD和阿尔茨海默病,但诸如"抑郁/焦虑、疑病、心理僵化、模仿言语、隐袭起病以及晚期缄默症"等标准则对FTD和阿尔茨海默病的鉴别诊断无帮助。

1.CT/常规MRI

CT发现FTD有对称或不对称性额颞叶萎缩,而半球后部相对正常,侧脑室可扩大,尾状核头部可见萎缩。根据病程不同,受累区域显示不同程度的萎缩,最终显示"刀片"样改变。不同亚型显示不同的区域萎缩:行为改变者显示右侧额叶萎缩,进行性失语者显示优势半球外侧裂周围区域的萎缩。

MRI在测定脑体积方面比CT优越,MRI对局部脑萎缩的研究具有较好的空间解决能力、几乎没有颅骨伪影以及在FTD受累的眶额区和颞区更能提供证据,并可用于与阿尔茨海默病的鉴别。MRI可发现FTD额颞叶的显著萎缩,当然也有例外,如顶叶萎缩。受累皮质下白质T_2WI呈现显著增强的信号。FTD和阿尔茨海默病两者虽都有多部位的萎缩,但FTD在额中部和颞前区的萎缩较阿尔茨海默病明显。

虽然颞中叶萎缩与阿尔茨海默病有关,但FTD也能出现颞叶改变。行为型FTD在MRI的特征是右侧额叶萎缩,或者说FTD的行为表现可能与右侧额叶萎缩相关。阿尔茨海默病则显示两侧额叶萎缩。

PPA最常见的结构特征是在CT/MRI上被描述为左外侧裂周围区域萎缩,更典型的表现是在前外侧裂周围区域。SD的脑萎缩与之相反,更多地表现在后外侧裂周围区域。或者是颞中叶、颞内侧和颞的两极萎缩,萎缩在颞前叶最明显,颞后叶较轻。左侧颞叶萎缩比右侧颞叶或两侧颞叶更多见。

FTD海马萎缩的类型和阿尔茨海默病不同,阿尔茨海默病表现为海马均匀性萎缩,而FTD表现为前端萎缩。

2.磁共振波谱法

与阿尔茨海默病相鉴别的另一有效手段是磁共振波谱法(MRS),MRS 为研究活体人脑内大量精神药物及代谢物提供了有用的方法,使用锂-7MRS 和氟-19MRS 已经获取精神药物对于靶器官(如大脑)的药代动力学和药效动力学特点资料。质子和磷-31MRS 可测量几种重要脑代谢物的脑内浓度,明显提高了人们对大量精神障碍病理生理学的认识。

MRS 对鉴别诊断可提供有价值的资料,MRS 显示 FTD 患者额叶乙酰天冬氨酸、谷氨酸和谷氨酰胺浓度下降比阿尔茨海默病显著,而肌醇浓度上升明显高于阿尔茨海默病患者,提示神经元丧失和胶质增生。MRS 对 FTD 与阿尔茨海默病的鉴别诊断准确率高达 92%。FTD 与阿尔茨海默病相比,FTD 患者额叶乙酰天冬氨酸浓度下降 28%,谷氨酸和谷氨酰胺下降 16%,肌醇上升 19%。

3.PET/SPECT

功能性影像学显示左侧 Sylvian 区低灌流是 PPA 或 SD 的特征,而行为型 FTD 则表现为右侧或双侧额叶低灌流。PET 检测发现,FTD 患者脑部代谢降低主要见于额前皮质的背外侧和腹侧、额极和扣带回前部区域,亦可见于双侧额叶前部、右侧顶叶下部和双侧纹状体。

SPECT 扫描可发现双侧对称性额颞叶的局限性异常。采用突触后多巴胺 D_2 受体的配体 [123]I-苯甲酰胺(^{123}I-benzamide,[123]I-BZM)SPECT 检查 FTD 和阿尔茨海默病,并与 ^{99m}Tc-MPAO SPECT 结果比较,[99m]Tc-HMPAO SPECT 提示阿尔茨海默病和 FTD 均呈额叶低灌注,而 ^{123}I-BZM SPECT 提示 FTD 额叶上部区域配体吸收率明显低于阿尔茨海默病,表明在 FTD 患者额叶皮质 DA 系统受损比阿尔茨海默病明显严重。

显示灌流特性的 HMPAO-SPECT 和显示代谢特征的 FDG-PET 研究典型的显示额颞叶区功能下降,这些缺陷在 FTD 的早期就能看到,相反在阿尔茨海默病病例中,要到较晚时期才能看到(颞顶叶缺陷)。

(四)实验室检查

1.CSF 检查

文献报道中有关 CSF 中 tau 蛋白浓度的结果大相径庭,或明显高于正常人群,明显低于健康对照者。而 Aβ-42 水平虽显著低于对照者,但又显著高于阿尔茨海默病患者。加上 CSF 中 tau 蛋白浓度与 MMSE 评分无关。因此,CSF 中 tau 蛋白和 Aβ-42 水平与 FTD 病情无相关性。CSF 星形细胞中的 S2100β,是一种钙结合蛋白,其浓度的升高可能反映 FTD 有明显的星形胶质细胞增生。但 S2100β 水平与 FTD 发病年龄、病情及病程等均无关。因此,S2100β 也不作为 FTD 的常规检查。

2.组织病理学

FTD 的萎缩皮质处,神经元数量明显减少,残存神经元呈现不同程度的变性、萎缩,其中胞体呈梨形膨大的变性细胞称为 Pick 细胞,而其胞质内存在与细胞核大小相似、嗜银性球形的包涵体称之为 Pick 小体。检测 Pick 小体的最佳标志为 tau 染色抗体,泛素也存在于 Pick 小体内,但泛素标志与 tau 并不一致。电镜研究 Pick 小体主要由大量 tau 原纤维杂乱排列形成,对泛素、α-共核蛋白和 ApoE 等抗体也可着色。这些 tau 免疫反应、分散的微丝样物,呈狭窄、不规则卷曲的带状,宽度约 15 nm,交叉空间>150 nm,且周围并无包膜。部分神经胶质细胞内也可发现有 Pick 小体样包涵物。

(五)电生理

疾病早期脑电图检查常表现为正常,在中晚期可见单侧或双侧额区或颞区出现局灶性电活动减慢,但无特异性诊断价值。P300 和 N400 均显示有认知功能缺损现象。

四、诊断和鉴别诊断

(一)诊断

由于本病临床、病理改变和基因类型之间缺乏一致性,在诊断上有难度。青壮年发病者有时可误诊为精神分裂症或心境障碍,而中老年发病者又容易与其他的变性疾病和系统疾病相混淆。其在症状学上最突出的特点为隐袭起病、进展性发展的行为异常和语言障碍。需除外中枢神经系统导致认知和行为异常的其他进行性疾病,如脑血管病性痴呆、帕金森病和进行性舞蹈病等。导致痴呆的系统疾病如甲状腺功能低下、人类免疫缺陷病毒感染等亦需除外。

既往诊断经典型 Pick 病必须在脑组织的神经元内观察到 Pick 小体,但大多数 FTD 并无Pick 小体出现,而且 Pick 小体也可见于其他神经变性病,如皮质基底节变性(CBD)及进行性核上性瘫痪(PSP)等。所以,是否存在 Pick 小体对于 FTD 的诊断并无肯定价值。

有关 FTD 诊断标准尚不统一,DSM-Ⅳ没有单独的额颞叶痴呆诊断。ICD-10 和我国的 CC-MD-3 虽然没有额颞叶痴呆诊断名称,但标出的匹克病(Pick disease)性痴呆实际性质与额颞叶痴呆相似,可供参考。

1.ICD-10 标准

(1)进行性痴呆。

(2)突出的额叶症状,伴欣快、情感迟钝、粗鲁的社交行为、脱抑制及淡漠或不能静止。

(3)异常的行为表现常在明显的记忆损害之前出现。

2.CCMD-3 标准

起始于中年(常在 50～60 岁之间)的脑变性病导致的精神障碍,先是缓慢发展的行为异常、性格改变,或社会功能衰退,随后出现智力、记忆及言语功能损害,偶可伴有淡漠、欣快及锥体外系症状。神经病理学改变为选择性额叶或颞叶萎缩,而老年斑及神经原纤维缠结的数量未超出正常老龄化进程。

(1)符合脑变性病所致精神障碍的诊断标准,在疾病早期记忆和顶叶功能相对完整。

(2)以额叶受损为主,至少有下列 3 项中的 2 项:①情感迟钝或欣快;②社交行为粗鲁、不能安静,或自控能力差;③失语。

(3)缓慢起病,逐步衰退。

(4)排除阿尔茨海默病、脑血管病所致精神障碍或继发于其他脑部疾病的智力损害。

3.Chow 标准

(1)50～60 岁时发病(平均 56 岁)。

(2)以失抑制或犯罪行为起病。

(3)社交意识丧失。

(4)强迫行为。

(5)精神错乱或冲动(此症也可见于阿尔茨海默病,但以 FTD 多见)。

(6)心境异常(常为忧郁,有时欣快)。

(7)刻板重复语言。

4.Lund 和 Manchester 标准

(1)核心诊断:①隐袭起病,进行性发展;②早期的社会人际行为下降或社交意识丧失;③早期的人际协调行为损害;④早期的情感平淡;⑤早期的内省力丧失。

(2)支持诊断:①行为障碍。个人卫生及修饰能力下降,心理僵化和缺乏灵活性,注意分散并不能持久,口部活动过度和进食改变,持续和刻板行为,利用行为(使用出现在他们视野中的物品);②言语障碍。言语表达改变(非自发地、节约地讲话),刻板言语,模仿言语,持续言语,晚期缄默症;③生理体征。原始反射,失禁,运动不能、僵直和木僵,血压下降或不稳定;④检查。神经心理学检查提示在没有严重遗忘、失语或空间知觉障碍的情况下额叶测验明显损害,脑电图检查提示尽管有痴呆证据但常规脑电图正常,结构性或功能性脑影像学检查提示优势半球的前额和颞前回异常。

(3)排除诊断:①突发事件后急性起病;②起病与颅脑外伤有关;③早期出现严重的健忘;④空间定向障碍;⑤讲话呈痉挛性、慌张和缺乏逻辑;⑥肌阵挛;⑦皮层脊髓衰弱;⑧小脑性共济失调症;⑨手足徐动症。

(4)相对排除诊断:①典型慢性酗酒史;②持续高血压;③血管性疾病史(如心绞痛、间歇性跛行);④全身性疾病(如甲状腺功能减退)或物质诱导性疾病等。

此标准可 100% 鉴别 FTD 与阿尔茨海默病。早期以个人和社交意识丧失、口部活动过度,以及刻板、重复行为对鉴别两种疾病的敏感度为 63%~73%,特异度可高达 97%~100%。

5.Work Group 标准

(1)出现行为或认知缺陷,表现为早期进行性人格改变,以行为调整困难为特征,常导致不合适的反应或活动;表现为早期进行性语言功能改变,以对语言理解异常或严重命名困难及词义异常为特征。

(2)社交或职业功能明显异常,或以往功能水平的明显降低。

(3)病程以渐进性发病、持续性进展为特征。

(4)第 1 条症状排除由其他神经系统疾病(如脑血管病)、全身性疾病(如甲状腺功能减退)或物质诱导性疾病等引起。

(5)这些缺陷症状在谵妄状态时不发生。

(6)这些异常不能以精神疾病诊断解释(如忧郁)。

6.Mckhann(2001 年)标准

(1)行为和认知功能的异常表现:①早期进行性人格改变,突出表现为难以调整行为规范,导致经常不适当的反应或行为;②早期进行性语言功能改变,其特点是语言表达困难、赘述或者严重的命名困难及词义理解困难。

(2)标准(1)中①或②列举的异常可以导致社会或者职业功能的严重损害。

(3)逐渐起病,功能持续性下降。

(4)标准(1)中①或②列举的功能障碍不是由于其他神经系统疾病(如脑血管病)、系统性原因(如甲状腺功能减退)或者某种物质诱发引起。

(5)此类功能障碍不是由于谵妄或精神疾病引起,如躁狂症、抑郁症。

(二)鉴别诊断

FTD 早期有各种行为异常,易被误诊为阿尔茨海默病、血管性痴呆、精神分裂症、抑郁症、路易体痴呆、麻痹性神经梅毒、正常压力脑积水、心境障碍等。

1.阿尔茨海默病

FTD 在症状上须和阿尔茨海默病进行鉴别。尽管 FTD 和阿尔茨海默病均可在老年前期发病,但阿尔茨海默病往往随年龄的增加发病率升高,而 FTD 很少在 75 岁以上发病。FTD 常在疾病的早期出现行为异常,而阿尔茨海默病则很少出现。与 FTD 不同,阿尔茨海默病早期可保留正常的社会行为,尽管存在记忆障碍,但患者还能通过主观努力克服其记忆缺陷,并保留其在社会的体面。

FTD 行为改变的特点是刻板和饮食行为,以及社会意识丧失,这些症状只发生在 FTD,而不发生在阿尔茨海默病患者。FTD 患者比阿尔茨海默病表现为更多的情感淡漠、脱抑制、欣快和异常的动作行为。

随着阿尔茨海默病病情的发展,可出现对某些情况的判断缺陷,比如借了钱不还,但这常因与他们的记忆障碍有关,而不像 FTD 带有某种主动性。阿尔茨海默病的情感淡漠多发生在个别情况下,而不像 FTD,其情感淡漠是贯穿性的,表现出对他人和社会的漠不关心。另外,阿尔茨海默病早期可出现明显的学习和记忆障碍,随着病情的发展,远近记忆都会丧失。但大多数 FTD 患者早期记忆损害轻微,比如存在记忆损害的 FTD 患者可回忆近期的某些事件,但当进行记忆测试的时候却不一定得到好的成绩,因为 FTD 虽然在早期记忆和空间定向力相对保留,但因患者注意力高度涣散,常缺乏主动性,可影响到该项检查的结果。另外,FTD 比阿尔茨海默病更有可能出现运动神经元病。

神经影像学方面,SPECT 提示阿尔茨海默病和 FTD 均呈额叶低灌注,而采用突触后多巴胺 D_2 受体的配体 SPECT 检查提示 FTD 额叶上部区域配体吸收率明显低于阿尔茨海默病,表明在 FTD 患者额叶皮质 DA 系统受损比阿尔茨海默病明显严重。这无疑是这两种痴呆鉴别的有效手段。与阿尔茨海默病相鉴别的另一有效手段是 MRS,其对 FTD 与阿尔茨海默病的鉴别诊断准确率高达 92%。FTD 患者额叶乙酰天冬氨酸、谷氨酸和谷氨酰胺浓度下降比阿尔茨海默病显著,而肌醇浓度上升明显高于阿尔茨海默病患者。

神经心理学方面,可应用 MMSE、CDR 测试,FTD 患者 CDR 分值明显低于阿尔茨海默病,早期即出现判断力、解决问题能力,社会、家庭事务处理能力及自理能力等方面明显降低,而阿尔茨海默病患者记忆损害最重。

2.血管性痴呆

血管性痴呆病程呈阶梯样进展或波动,生活和工作能力下降,但在个人卫生、修饰和人际交往等人格方面保持完整。认知损害分布不均匀,如记忆损害明显,而判断、推理及信息处理损害轻微,自知力可保持较好。而 FTD 隐袭性起病,渐进性发展,且早期记忆力和空间定向力保留。社会人际交往能力下降,表达能力下降,情感迟钝,可有刻板性的动作。

3.精神分裂症

FTD 的情感迟钝,刻板性的动作,刻板性使用单句,甚至缄默状态,以及不修边幅,不讲卫生,思维僵化,固执,注意力涣散等表现,可能会与精神分裂症相似。但中老年期出现的精神分裂症多以听幻觉、被害或嫉妒妄想症状突出,且生活自理能力基本正常,更无运动神经功能障碍。随着病程的进展,FTD 的智力下降更能作为鉴别要点。

4.抑郁症

中老年期抑郁症患者多思维困难,反应迟缓,音调低沉,动作笨拙,易与 FTD 早期伴有忧郁者相混。但抑郁症仅表现为词语学习和逻辑记忆的自由回忆,以及语义流畅的损害。而 FTD 表现为刻板性使用单句、词,甚至是某个音节。抑郁症患者可通过鼓励,在短时间内表现出良好的记忆力、注意力和计算力,一般无智力障碍和自我放纵的人格改变。

5.路易体痴呆

研究发现 FTD 与路易小体痴呆在 17 号染色体存在基因连锁关系,甚至有学者称为 17 号染色体连锁的额颞叶痴呆和帕金森病(frontotemporal dementia and parkinsonismlinked to chromosome17,FTDP-17)。FTD 至中晚期与路易体痴呆表现相似,有运动功能障碍,加之应用金刚烷胺和左旋多巴/卡比多巴治疗均有一定效果,故有学者认为两组可能是同一组疾病。路易体痴呆患者的 Pick 小体中 α-共核蛋白呈阳性,FTD 的 Pick 小体中 α-共核蛋白呈阴性,两者可以区别。海马的齿状颗粒细胞,额、颞叶皮层的中小细胞存在嗜银球形小体,这种嗜银小体同时表达 tau 和泛素。这不仅有利于 Pick 小体与 Lewy 小体的鉴别,也有利于与运动神经元型额颞叶痴呆的泛素阳性、tau 阴性的神经细胞包涵物区别。

6.麻痹性神经梅毒

麻痹性神经梅毒(paretic neurosyphilis,PN)又称为麻痹性痴呆,是由梅毒螺旋体侵犯大脑引起的一种晚期梅毒的临床表现,5%~10%的梅毒患者可发展成为麻痹性痴呆。该病隐袭起病,发展缓慢。以神经麻痹、进行性痴呆及人格障碍为特点。随后,出现进行性痴呆,常有欣快、夸大、抑郁或偏执等精神病色彩。不洁性交史,梅毒螺旋体感染可疑史,阿-罗瞳孔都可考虑麻痹性痴呆。麻痹性神经梅毒血清康华反应强阳性、螺旋体荧光抗体吸附(fluorescent treponema antibody absorption,FTA-ABS)试验几乎所有神经梅毒患者都呈阳性,可与 FTD 鉴别。

7.正常压力脑积水

正常压力脑积水是脑膜或蛛网膜增厚和粘连,阻碍了脑脊液正常循环,特别是在脑基底池或大脑凸面处阻止脑脊液正常流向上矢状窦所引起。表现为步态共济失调、皮质下痴呆和排尿中断临床三联症。正常压力脑积水虽然有意志缺失、记忆力减退和情感淡漠症状,但早期没有社会人际行为下降或人际协调行为损害。此外,健忘、注意力下降和思维缓慢伴有记忆力缺陷的皮质下痴呆特征,以及脑室扩张、腰穿 CSF 压力正常而无视盘水肿等均是正常压力脑积水的特征。

五、预防和治疗

本病目前尚缺乏特异性治疗,由于此类疾病并不出现阿尔茨海默病的胆碱能递质改变的神经生化学异常,所以用于治疗阿尔茨海默病的胆碱酯酶抑制剂并不能改善 FTD 症状。尸解和 PET 的神经生物化学研究表明该病有 5-HT 代谢异常,因此,使用某些选择性 5-羟色胺再摄取抑制剂(SSRIs)对 FTD 的症状可能有效,如氟伏沙明(fluvoxamine)、舍曲林(sertra line)、氟西汀(fluxetine)和帕罗西汀(paroxetine)可改善患者的脱抑制、抑郁、强迫动作和摄食过量等症状。

DA 受体激动剂应用尚有争议,因为有诱发精神症状的危险。溴隐亭(bromocriptine)可能改善部分额叶症状,如执行能力和双重任务操作能力。溴隐亭的使用剂量开始为 1.25~2.5 mg,每天 2 次,以后在 2~4 周每隔 3~5 天增加 2.5~5 mg,找到最佳疗效的最小剂量。

对于攻击性行为,推荐使用 $5-HT_2/D_2$ 受体比值较高的第二代抗精神病药物,如奥氮平与利培酮。

卡马西平对于 Klver-Bucy 综合征有效。如出现明显的反应性神经胶质增生,可用抗感染剂治疗。有运动功能障碍者,应用金刚烷胺和左旋多巴/卡比多巴治疗均有一定效果。

神经生长因子可能促进受累神经元的生长、存活和分化,神经肽的作用尚未确定。基因治疗可能有一定前景,干细胞的效果尚需进一步探讨。

FTD 患者的管理主要是通过社会、精神病专家和志愿者构建支持网络,向患者提供日间的、临时休息及最基本的居民护理的设施,以减轻患者家庭的负担。最好是由为老年患者提供服务的精神病机构来收治这类患者,即使有些早期发作的痴呆或行为损害者还未达到老年期也应如此。

(张海波)

第二节　血管性痴呆

血管性痴呆(vascular dementia,VD)是指由脑血管病变引起的认知功能障碍综合征。血管性痴呆是老年期痴呆最常见的类型之一,仅次于阿尔茨海默病。临床上通常表现为波动性病程及阶梯式进展,早期认知功能缺损呈"斑块"状分布。

一、流行病学

65 岁以上人群痴呆患病率约为 5%,血管性痴呆患病率为 2%~3%。随年龄增长,血管性痴呆的发病率呈指数增长。卒中后痴呆患病率为 12%~31%。欧美老年期痴呆中血管性痴呆占 20%~30%。目前认为,血管性痴呆是我国老年期痴呆的主要组成部分。

二、危险因素

血管性痴呆的危险因素包括年龄、吸烟、酗酒、文化程度低、高血压病、动脉粥样硬化、糖尿病、心肌梗死、心房颤动、白质损害、脂代谢紊乱和高同型半胱氨酸血症等。负性生活事件、脑卒中家族史、高脂饮食等是血管性痴呆发病相关因素。apoEε4 会增加血管性痴呆的危险性。

高血压病是血管性痴呆最重要的危险因素。有效控制高血压,尤其是收缩压,可明显降低血管性痴呆的发生。年龄是比较明确的危险因素。吸烟及酗酒能增加脑卒中和痴呆的危险性。文化程度与血管性痴呆的发病率呈负相关。文化程度愈高,血管性痴呆发病率愈低。

三、病因

病因包括全身性疾病如动脉粥样硬化、高血压病、低血压、心脏疾病(瓣膜病、心律失常、附壁血栓和黏液瘤等)、血液系统疾病(镰状细胞贫血、血黏度增高和血小板增多)及炎性血管病,也可以由颅内病变如腔隙性脑梗死、Binswanger 病、白质疏松、皮质下层状梗死、多发性梗死、出血(外伤性、自发性、蛛网膜淀粉样血管病)、颅内动脉病、炎症性(肉芽肿性动脉炎、巨细胞性动脉炎)及非炎症性(淀粉样血管病、烟雾病)所致。

四、发病机制

(一)分子机制
本病神经递质功能异常。
1.胆碱能通路受损
胆碱能神经元对缺血不耐受。基底前脑胆碱能神经元接受穿通动脉供血,而后者易受高血压影响而发生动脉硬化。缺血性卒中容易损伤胆碱能纤维投射,导致脑内胆碱不足。

2.兴奋性氨基酸的神经毒性作用

细胞内过量谷氨酸受体激活,继发钙超载,导致大量氧自由基产生,造成线粒体与 DNA 损伤。

3.局部脑血流改变

慢性脑内低灌注引起海马 CAI 区锥体细胞凋亡及神经元丧失,导致记忆功能障碍。血管性痴呆与脑缺血关系密切:缺血半暗带细胞内钙超载、兴奋性氨基酸、自由基,以及缺血后的基因表达、细胞凋亡和迟发性神经元坏死等。

(二)遗传机制

伴皮质下梗死和白质脑病的常染色体显性遗传性脑动脉病缺陷基因 *Notch* 3 基因定位于 19q12。*apoE* 基因多态性与血管性痴呆关系密切。*apoEε*4 等位基因增加了血管性痴呆的患病危险。

五、病理

血管性痴呆主要病理改变为脑微血管病变,包括脑卒中后严重的筛状变及白质病变。主要累及皮质、海马、丘脑、下丘脑、纹状体和脑白质等,导致纹状体-苍白球-丘脑-皮质通路破坏。

六、临床表现

临床表现与卒中发生的部位、大小及次数有关。

(一)认知功能损害

突然起病,病情呈阶梯性进展。早期表现为斑片状认知功能损害,最后出现全面性认知功能障碍。病变部位不同,引起的认知功能障碍领域不同,可表现为皮质、皮质下或两者兼而有之,或仅表现为某一重要部位的功能缺失。左侧大脑半球(优势半球)病变可能出现失语、失用、失读、失写及失算等症状;右侧大脑半球皮质病变可能有视空间障碍。皮质下神经核团及其传导束病变可能出现强哭强笑等症。有时,还可出现幻觉、自言自语、木僵、缄默和淡漠等精神行为学异常。通常首先累及言语回忆和与视空间技能损害有关的执行功能,记忆障碍较轻。因此,血管性痴呆筛查量表不应以记忆障碍作为筛查和评估的主要标准,应改为存在两种以上认知领域损害,可以包括或不包括记忆损害。

(二)精神行为学异常

病程不同阶段出现精神行为学异常,如表情呆滞、强哭、强笑、抑郁、焦虑、情绪不稳和人格改变等。典型的抑郁发作更为常见。

(三)局灶性神经功能缺损

多数患者有卒中史或短暂脑缺血发作史,有局灶性神经功能缺损的症状、体征以及相应的神经影像学异常。优势半球病变可出现失语、失用、失读和失算等症;大脑右半球皮质病变可出现视空间技能障碍;皮质下神经核团及传导束病变可出现运动、感觉及锥体外系症状,也可出现强哭、强笑等假性延髓性麻痹症状。影像学检查可见多发腔隙性软化灶或大面积脑软化灶,可伴有脑萎缩、脑室扩大及白质脱髓鞘改变。

(四)辅助检查

血液流变学异常、颅内多普勒超声检查可见颅内外动脉狭窄或闭塞。事件相关电位(P300)可辅助判断某些器质性或功能性认知功能障碍。脑电图可见脑血栓形成区域局限性异常。头颅

CT 或 MRI 可见新旧不等的脑室旁、半卵圆中心、底节区低密度病灶并存的特点。

七、临床类型

(一)多发梗死性痴呆

多发梗死性痴呆为最常见的类型,常有一次或多次卒中史,病变可累及皮质、皮质下白质及基底节区。当梗死脑组织容量累积达 80～150 mL 时即可出现痴呆。常有高血压、动脉硬化和反复发作的卒中史。典型病程为突然发作、阶梯式进展和波动性认知功能障碍。每次发作遗留不同程度的认知功能损害和精神行为学异常,最终发展为全面性认知功能减退。临床上主要表现为局灶性神经功能缺损症状和体征(如偏瘫、失语、偏盲和假性延髓性麻痹)和突发的认知功能损害。神经影像学可见脑内多发低密度影和脑萎缩。

(二)大面积脑梗死性痴呆

大面积脑梗死性痴呆为单次脑动脉主干闭塞引起的痴呆。大面积脑梗死患者常死于急性期,少数存活者遗留不同程度的认知功能障碍。

(三)关键部位梗死性痴呆

关键部位梗死性痴呆是指与脑高级皮质功能相关的特殊部位梗死所致的痴呆,包括皮质(海马与角回)或皮质下(丘脑、尾状核、壳核及苍白球)。

(四)皮质下血管性痴呆

皮质下血管性痴呆包括多发腔隙性梗死性痴呆、腔隙状态、Binswanger 病、伴皮质下梗死和白质脑病的常染色体显性遗传性脑动脉病、脑淀粉样血管病导致的痴呆,与小血管病变有关。主要表现为皮质下痴呆综合征,即执行功能障碍为主,记忆损害较轻,早期出现精神行为学异常。

(五)分水岭区梗死性痴呆或低灌注性痴呆

分水岭区梗死性痴呆或低灌注性痴呆急性脑血流动力学改变(如心搏骤停、脱水和低血压)后分水岭梗死所致痴呆。

(六)出血性痴呆

出血性痴呆指脑出血及慢性硬膜下血肿造成的痴呆。蛛网膜下腔出血及正常颅压脑积水导致的痴呆是否包括在内尚有争议。

(七)其他病因引起的痴呆

其他病因引起的痴呆包括原因不明和罕见的脑血管病引起的痴呆,如烟雾病和先天性血管异常等合并的痴呆。

八、诊断标准

2011 年美国国立神经系统疾病与卒中研究所和瑞士国际神经科学研究协会诊断标准如下。

(一)临床很可能血管性痴呆

(1)痴呆符合美国《精神障碍诊断与统计手册》第 4 版(diagnostic and staristical manual of disorders,fourth edition,DSM-Ⅳ)-R 诊断标准:临床主要表现为认知功能明显下降,尤其是自身前后对比。神经心理学检查证实有两个以上认知领域的功能障碍(如记忆、定向、注意、计算、言语、视空间技能及执行功能),其严重程度已干扰日常生活,并经神经心理学测验证实。同时,排除意识障碍、神经症、严重失语及脑变性疾病(额颞叶痴呆、路易体痴呆及帕金森痴呆等)或全身性疾病所引起的痴呆。

（2）脑血管疾病的诊断：临床表现有脑血管疾病引起的局灶性神经功能缺损症状和体征，如偏瘫、中枢性面舌瘫、感觉障碍、偏盲及言语障碍等，符合头颅 CT 或 MRI 上相应病灶，可有或无卒中史。Hachinski 缺血评分≥7 分。影像学检查（头颅 CT 或 MRI）有相应的脑血管病证据，如多发脑梗死、多个腔隙性脑梗死、大血管梗死、重要部位单个梗死（如丘脑、基底前脑）或广泛的脑室周围白质病变。

（3）痴呆与脑血管疾病密切相关：卒中前无认知功能障碍。痴呆发生在脑卒中后的 3 个月内，并持续 3 个月以上。或认知功能障碍突然加重、波动或呈阶梯样逐渐进展。支持血管性痴呆诊断：早期认知功能损害不均匀（斑块状分布）；人格相对完整；病程波动，多次脑卒中史；可呈现步态障碍、假性延髓性麻痹等体征；存在脑血管病的危险因素；Hachinski 缺血量表≥7 分。

（二）可能为血管性痴呆

（1）符合痴呆诊断。

（2）有脑血管病和局灶性神经系统体征。

（3）痴呆和脑血管病可能有关，但在时间或影像学方面证据不足。

（三）确诊血管性痴呆

（1）临床诊断为很可能或可能的血管性痴呆。

（2）尸检或活检证实不含超过年龄相关的神经元纤维缠结（NFTS）和老年斑（SP）数及其他变性疾病组织学特征。

当血管性痴呆合并其他原因所致的痴呆时，建议用并列诊断，而不用"混合性痴呆"的诊断。

九、鉴别诊断

（一）阿尔茨海默病

阿尔茨海默病患者的认知功能障碍以记忆障碍为主，呈进行性下降。血管性痴呆患者早期表现为斑片状认知功能损害，主要表现为执行功能受损。病程呈波动性进展或阶梯样加重。脑血管病史、神经影像学改变以及 Hachinski 缺血量表有助于鉴别血管性痴呆与阿尔茨海默病。评分≥7 分者为血管性痴呆；5～6分者为混合性痴呆；≤4 分者为阿尔茨海默病。

（二）谵妄

谵妄是以意识障碍为特征的急性脑功能障碍综合征。除意识障碍外，还有丰富的视幻觉及听幻觉，症状在短时间（数小时或数天）内出现，并且 1 天中有波动趋势（表 8-1）。

表 8-1　谵妄与血管性痴呆的鉴别诊断

症状	谵妄	痴呆
发病形式	急	不恒定
进展情况	快	缓慢
自诉能力减退	不经常	经常
注意力	佳	差
定向力	完全丧失	选择性失定向
记忆力	完全性记忆障碍	远期比近期好
语言	持续而不连贯	单调或失语
睡眠障碍	有	不定

(三)正常颅压性脑积水

当血管性痴呆患者出现脑萎缩或脑室扩大时,需要与本病鉴别。后者主要表现为进行性认知功能损害、共济失调步态和尿失禁三大主征。隐匿起病,无明确的脑卒中史,影像学无脑梗死的证据。

(四)某些精神症状

卒中累及额颞叶可能出现某些精神症状,如淡漠、欣快及易激惹,甚至出现幻觉。优势半球顶叶损害可出现 Gerstmann 综合征(失写、失算、左右分辨障碍及手指失认)及体象障碍等,容易误诊为痴呆。但上述症状与脑血管病同时发生,随病情加重而加重,随病情好转而好转,甚至消失。症状单一,持续时间短暂,不能认为是痴呆。

(五)去皮质状态

去皮质状态多由于严重或多次卒中所致双侧大脑半球广泛的损害。患者无思维能力,但保留脑干的生理功能,视、听反射正常。肢体可出现无意识动作。可以进食,但不能理解语言,不能执行简单的命令。而痴呆患者能听懂别人的叙述,执行简单的命令,保留一定的劳动与生活能力。

(六)各型失语

患者不能言语或者不能理解他人的言语,但患者一般能有条不紊地处理自己的日常生活和工作。行为合理,情绪正常。也可以借助某种表情或动作与他人进行简单的信息交流。痴呆患者早期一般无明显言语障碍。有自发言语,也能听懂别人的语言。

(七)麻痹性痴呆

麻痹性痴呆属于三期脑实质性梅毒。主要表现为进行性认知功能损害,常合并有某些神经系统体征(如瞳孔异常、腱反射减低及共济失调步态等),有特异性血清学及脑脊液免疫学阳性结果。

(八)皮质-纹状体-脊髓变性

皮质-纹状体-脊髓变性通常表现为迅速进展的痴呆,伴小脑性共济失调、肌阵挛。

十、治疗

血管性痴呆的治疗分为预防性治疗和对症治疗。预防性治疗着眼于血管性危险因素的控制,即卒中的一级和二级预防。对症治疗即三级预防,主要包括痴呆的治疗。

(一)一级预防

一级预防主要是控制血管性痴呆危险因素如高血压病、糖尿病、脂代谢紊乱、肥胖、高盐高脂饮食、高凝状态、脑卒中复发、心脏病、吸烟、睡眠呼吸暂停综合征及高同型半胱氨酸血症等。积极治疗卒中急性期的心律失常、充血性心力衰竭、癫痫及肺部感染有助于血管性痴呆预防。颅内外血管狭窄者进行介入治疗、球囊扩张术和颈动脉支架成形术改善脑血供。有高血压病、脑动脉硬化及卒中史者,定期进行认知功能测查。一旦发现认知功能减退,应积极给予治疗。重点预防卒中复发。低灌注引起者应增加脑灌注,禁用降压治疗。

(二)二级预防

二级预防主要是指脑血管病的处理,包括脑卒中急性期与康复期治疗及脑卒中复发的防治。积极改善脑循环、脑细胞供氧,预防新血栓与再梗死等。脑卒中急性期积极治疗脑卒中,防治各种并发症,改善脑功能,避免缺血脑细胞受到进一步损害。

（三）支持治疗

维持良好的心肺功能，保持水、电解质和酸碱平衡；警惕心律失常、心肌梗死和心力衰竭的发生；保证营养摄入，必要时可采取鼻饲或静脉营养。

（四）血压的管理

合理缓慢降压对防治脑卒中极为重要。卒中急性期除非血压过高，一般不主张降压治疗，以免血压过低导致脑灌注锐减而使梗死加重。治疗收缩型高血压［收缩压＞21.33 kPa（160 mmHg），舒张压＜12.67 kPa（95 mmHg）］收缩-舒张型高血压［收缩压＞21.33 kPa（160 mmHg），舒张压＞12.67 kPa（95 mmHg）］更为重要。可口服卡托普利，或静脉注射拉贝洛尔；对血压降低后血容量不足者可给予多巴胺等升压药物。

（五）溶栓及抗凝药物的使用

溶栓及抗凝药物的使用早期识别急性脑血管病，防止缺血半暗区进一步扩大并促使其恢复；预防脑卒中复发；消除或控制卒中后痴呆的危险因素；积极治疗并发症均可预防血管性痴呆的发生与发展。

（六）高压氧治疗

高压氧可增加血氧含量、提高血氧分压、加大血氧弥散距离和改善脑组织病变部位血液供应，保护缺血半影区，促进神经组织的恢复与再生，减轻缺血再灌流脑损伤，减少自由基损伤，以改善血管性痴呆患者的认知功能及精神行为学异常。

（七）三级预防

三级预防主要指对认知功能障碍的处理，主要包括胆碱酯酶抑制药、神经营养和神经保护药、N-甲基-D-天冬氨酸（N-methyl-D-aspartate，NMDA）受体拮抗剂、抗氧化药、改善微循环药、益智药、激素替代治疗和抗生素治疗等。目前，血管性痴呆的治疗分为作用于胆碱能及非胆碱能系统两大类。

1.作用于胆碱能的药物

胆碱酯酶抑制剂，如乙酰胆碱酯酶抑制剂（acetylcholinesterase inhibitor，AchEI）已开始用于轻中度血管性痴呆治疗。代表药物有盐酸多奈哌齐、重酒石酸卡巴拉汀和加兰他敏等。

（1）多奈哌齐：每天 5～10 mg 口服能改善轻中度血管性痴呆和混合性痴呆患者的认知功能。不良反应有恶心、呕吐、腹泻、疲劳和肌肉痉挛；但在继续治疗中会消失。无肝毒性。

（2）重酒石酸卡巴拉汀（rivastigmine）：为丁酰胆碱酯酶和乙酰胆碱酯酶双重抑制剂。口服吸收好，易通过血-脑屏障，对中枢神经系统的胆碱酯酶具有高度选择性，改善皮质下血管性痴呆患者的注意力、执行功能、日常生活能力和精神行为学异常。

（3）加兰他敏（galantamine）：具有抑制胆碱酯酶和调节烟碱型胆碱受体（nAChR）而增加胆碱能神经传导的双重调节作用。能明显改善血管性痴呆及轻中度阿尔茨海默病伴 CVD 患者的认知功能、整体功能、日常生活活动能力和精神行为学异常。

（4）石杉碱甲（huperzia A）：是我国科技人员从植物药千层塔中分离得到的一种选择性、可逆性 AChEI，可选择性降解中枢神经系统的乙酰胆碱，增加神经细胞突触间隙乙酰胆碱浓度，适用于轻中度血管性痴呆患者。

2.作用于非胆碱能的药物

（1）脑代谢活化剂：代表药物有吡拉西坦、奥拉西坦、胞磷胆碱、双氢麦角碱、都可喜、脑活素和双氢麦角碱等。吡拉西坦诱导钙内流，改善再记忆过程，还可提高脑葡萄糖利用率和能量储备,促进磷脂吸收及 RNA 与蛋白质合成,具有激活、保护和修复神经细胞的作用。都可喜为阿米三嗪和萝巴辛的复方制剂,可加强肺泡气体交换,增加动脉血氧分压和血氧饱和度,有抗缺氧及改善脑代谢和微循环的作用,尚可通过其本身的神经递质作用促进脑组织新陈代谢。双氢麦角碱能改善脑循环,促进脑代谢,直接作用于中枢神经系统多巴胺和 5-羟色胺受体,有增强突触前神经末梢释放递质与刺激突触后受体的作用;改善神经传递功能;抑制 ATP 酶、腺苷酸环化酶的活性,减少 ATP 分解,从而改善细胞能量平衡,使神经元电活动增加。甲氯芬酯可抑制体内某些氧化酶,促进神经元氧化还原作用,增加葡萄糖的利用,兴奋中枢神经系统,改善学习和记忆。另外,胞磷胆碱、脑活素、细胞色素 C、ATP 和辅酶 A 等亦可增强脑代谢。

(2)脑循环促进剂:减少脑血管阻力,增加脑血流量或改善血液黏滞度,提高氧利用度,但不影响正常血压。常用的有麦角衍生物,代表药物双氢麦角碱和尼麦角林,能阻断 α 受体,扩张脑血管,改善脑细胞代谢。

(3)脑血管扩张药:代表药物钙离子通道阻滞药尼莫地平,属于二氢吡啶类钙通道阻滞药,作用于 L 型钙通道,具有良好的扩张血管平滑肌的作用,增加容量依赖性脑血流量,减轻缺血半暗带钙超载。每天口服 90 mg,连续 12 周,可改善卒中后皮质下血管性痴呆的认知功能障碍。对小血管病特别有效,对皮质下血管性痴呆有一定益处。

(4)自由基清除剂:如维生素 E、维生素 C 以及银杏叶制剂。早期给予银杏叶制剂可以改善脑血液循环、清除自由基,保护脑细胞,起到改善痴呆症状及延缓痴呆进展的作用。

(5)丙戊茶碱(propentofylline):抑制神经元腺苷重摄取、CAMP 分解酶,还可通过抑制过度活跃的小胶质细胞和降低氧自由基水平而具有神经保护作用,能改善血管性痴呆患者的认知功能和整体功能。

(6)N-甲基-D-天冬氢酸(NMDA)受体阻断剂:代表药物有美金刚,被认为是治疗血管性痴呆最有前途的神经保护剂,能与 AChEI 联合应用。

十一、康复与护理

由于血管性痴呆患者通常表现为斑片状认知功能障碍,且常合并局灶性神经功能缺损体征,心理治疗、语言和肢体功能训练较阿尔茨海默病有一定的侧重性。

(宋伟慧)

第三节 阿尔茨海默病

一、病因

阿尔茨海默病的病因迄今不明,一般认为阿尔茨海默病是复杂的异质性疾病,多种因素可能参与致病,如神经递质、免疫因素和环境因素等。

(一)神经递质

阿尔茨海默病患者海马和新皮质的乙酰胆碱和胆碱乙酰转移酶显著减少,乙酰胆碱由胆碱乙酰转移酶合成,皮质胆碱能神经元递质功能紊乱被认为是记忆障碍及其他认知功能障碍的原因之一,Meynert 基底核是新皮质胆碱能纤维的主要来源,阿尔茨海默病早期此区胆碱能神经元减少,是阿尔茨海默病早期损害的主要部位,出现明显持续的乙酰胆碱合成不足;胆碱乙酰转移酶减少也与痴呆的严重性,老年斑数量增多及杏仁核和脑皮质神经原纤维缠结的数量有关,但对此观点尚有争议,阿尔茨海默病患者脑内毒蕈碱 M2 受体和烟碱受体显著减少,M1 受体数相对保留,但功能不全,与 G 蛋白第二信使系统结合减少;此外,也累及非胆碱能递质,如 5-羟色胺,γ-氨基丁酸减少 50%,生长抑素,去甲肾上腺素及 5-羟色胺受体,谷氨酸受体,生长抑素受体均减少,但这些改变为原发或继发于神经元减少尚未确定,给予乙酰胆碱前体如胆碱或卵磷脂和降解抑制剂毒扁豆碱,或毒蕈碱拮抗药直接作用于突触后受体,并未见改善。

(二)免疫因素

免疫系统激活可能是阿尔茨海默病病理变化的组成部分,如阿尔茨海默病脑组织 B 淋巴细胞聚集,血清脑反应抗体,抗 NFT 抗体,人脑 S100 蛋白抗体,β-AP 抗体和髓鞘素碱性蛋白抗体增高,阿尔茨海默病的 B 细胞池扩大,可能反映神经元变性和神经组织损伤引起的免疫应答,外周血总淋巴细胞,T 细胞和 B 细胞数多在正常范围,许多患者 CD4/CD8 细胞比值增加,提示免疫调节性 T 细胞缺损,阿尔茨海默病患者 IL-1、IL-2 和 IL-6 生成增加,IL-2 的生成与病情严重性有关,阿尔茨海默病患者外周血髓鞘素碱性蛋白和含脂质蛋白反应性 IFN-γ 分泌性 T 细胞显著高于对照组,脑脊液吧中髓鞘素碱性蛋白反应性 IFN-γ 分泌性 T 细胞是外周血的 180 倍,但这种自身应答性 T 细胞反应的意义还不清楚。

(三)环境因素

流行病学研究提示,阿尔茨海默病的发生亦受环境因素影响,文化程度低,吸烟,脑外伤和重金属接触史,母亲怀孕时年龄小和一级亲属患 Down 综合征等可增加患病风险;ApoE2 等位基因,长期使用雌激素和非甾体类抗炎药可能对患病有保护作用,年龄是阿尔茨海默病的重要危险因素,60 岁后阿尔茨海默病患病率每 5 年增长 1 倍,60~64 岁患病率约 1%,65~69 岁增至约 2%,70~74 岁约 4%,75~79 岁约 8%,80~84 岁约为 16%,85 岁以上 35%~40%,发病率也有相似增加,阿尔茨海默病患者女性较多,可能与女性寿命较长有关,头颅小含神经元及突触较少,可能是阿尔茨海默病的危险因素。

二、流行病学

阿尔茨海默病发病率随年龄增长而逐步上升。欧美国家 65 岁以上老人阿尔茨海默病患病率为 5%~8%,85 岁以上老人患病率高达 47%~50%。我国 60 岁以上人群阿尔茨海默病患病率为 3%~5%。目前我国约有 500 万痴呆患者,主要是阿尔茨海默病患者。发达国家未来 50 年内阿尔茨海默病的发病率将增加 2 倍。预计到 2025 年全球将有 2 200 万阿尔茨海默病患者,到 2050 年阿尔茨海默病患者将增加到 4 500 万。发达国家阿尔茨海默病已成为仅次于心血管病、肿瘤和卒中而位居第 4 位的死亡原因。

三、病因学

(一)遗传学因素——基因突变学说

迄今已筛选出 3 个阿尔茨海默病相关致病基因和 1 个易感基因,即第 21 号染色体的淀粉样前体蛋白(β amyloid precursor protein,APP)基因、第 14 号染色体的早老素 1(presenilin1,PS-1)基因、第 1 号染色体的早老素 2(presenilin2,PS-2)基因和第 19 号染色体的载脂蛋白 E(apolipoprotein E,apoE)ε4 等位基因。前三者与早发型家族性阿尔茨海默病有关,apoEε4 等位基因是晚发性家族性阿尔茨海默病的易感基因。

(二)非遗传学因素

脑外伤、感染、铝中毒、吸烟、高热量饮食、叶酸不足、受教育水平低下及一级亲属中有唐氏综合征等都会增加阿尔茨海默病患病风险。

四、发病机制

目前针对阿尔茨海默病的病因及发病机制有多种学说,如淀粉样变级联假说、tau 蛋白过度磷酸化学说、神经递质功能障碍学说、自由基损伤学说、钙稳态失调学说、内分泌失调学说、炎症反应学说等。任何一种学说都不能完全解释阿尔茨海默病所有的临床表现。

(一)淀粉样变级联假说

脑内 β 淀粉样蛋白(β amyloid,Aβ)产生与清除失衡所致神经毒性 Aβ(可溶性 Aβ 寡聚体)聚集和沉积启动阿尔茨海默病病理级联反应,并最终导致 NFT 和神经元丢失。Aβ 的神经毒性作用包括破坏细胞内 Ca^{2+} 稳态、促进自由基的生成、降低 K^+ 通道功能、增加炎症性细胞因子引起的炎症反应,并激活补体系统、增加脑内兴奋性氨基酸(主要是谷氨酸)的含量等。

(二)tau 蛋白过度磷酸化学说

神经原纤维缠结的核心成分为异常磷酸化的 tau 蛋白。阿尔茨海默病脑内细胞信号转导通路失控,引起微管相关蛋白——tau 蛋白过度磷酸化、异常糖基化以及泛素蛋白化,使其失去微管结合能力,自身聚集形成神经原纤维缠结。

(三)神经递质功能障碍学说

脑内神经递质活性下降是重要的病理特征。可累及乙酰胆碱系统(ACh)、兴奋性氨基酸、5-羟色胺、多巴胺和神经肽类等,尤其是基底前脑胆碱能神经元减少,海马突触间隙 ACh 合成、储存和释放减少,谷氨酸的毒性作用增加。

(四)自由基损伤学说

阿尔茨海默病脑内超氧化物歧化酶活性增强,脑葡萄糖-6-磷酸脱氢酶增多,脂质过氧化,造成自由基堆积。后者损伤生物膜,造成细胞内环境紊乱,最终导致细胞凋亡;损伤线粒体造成氧化磷酸化障碍,加剧氧化应激;改变淀粉样蛋白代谢过程。

(五)钙稳态失调学说

阿尔茨海默病患者神经元内质网钙稳态失衡,使神经元对凋亡和神经毒性作用的敏感性增强;改变 APP 剪切过程;导致钙依赖性生理生化反应超常运转,耗竭 ATP,产生自由基,造成氧化损伤。

(六)内分泌失调学说

流行病学研究结果表明,雌激素替代疗法能降低绝经妇女患阿尔茨海默病的危险性,提示雌激素缺乏可能增加阿尔茨海默病发病率。

(七)炎症反应学说

神经毒性 Aβ 通过与特异性受体如糖基化蛋白终产物受体、清除剂受体和丝氨酸蛋白酶抑制剂酶复合物受体结合,活化胶质细胞。后者分泌补体、细胞因子及氧自由基,启动炎症反应,形成由 Aβ、胶质细胞及补体或细胞因子表达上调等共同构成的一个复杂的炎性损伤网络,促使神经元变性。

五、病理特征

本病的病理特征大体上呈弥散性皮质萎缩,尤以颞叶、顶叶、前额区及海马萎缩明显。脑回变窄,脑沟增宽,脑室扩大。镜下改变包括老年斑(senile plaque,SP)、神经原纤维缠结(neural fibrillar ytangles,NFT)、神经元与突触丢失、反应性星形胶质细胞增生、小胶质细胞活化以及血管淀粉样变。老年斑主要存在于新皮质、海马、视丘、杏仁核、尾状核、豆状核、Meynert基底核与中脑。镜下表现为退变的神经轴突围绕淀粉样物质组成细胞外沉积物,形成直径 $50\sim200\ \mu m$ 的球形结构。主要成分为 Aβ、早老素1、早老素2、α_1 抗糜蛋白酶、apoE 和泛素等。神经原纤维缠结主要成分为神经元胞质中过度磷酸化的 tau 蛋白和泛素的沉积物,以海马和内嗅区皮质最为常见。其他病理特征包括海马锥体细胞颗粒空泡变性,轴索、突触异常断裂和皮质动脉及小动脉淀粉样变等。

六、临床表现

本病通常发生于老年或老年前期,隐匿起病,缓慢进展。以近记忆力减退为首发症状,逐渐累及其他认知领域,并影响日常生活与工作能力。早期对生活丧失主动性,对工作及日常生活缺乏热情。病程中可出现精神行为异常,如幻觉、妄想、焦虑、抑郁、攻击、收藏、偏执、易激惹性、人格改变等。最常见的是偏执性质的妄想,如被窃妄想、认为配偶不忠有意抛弃其的妄想。随痴呆进展,精神症状逐渐消失,而行为学异常进一步加剧,如大小便失禁、不知饥饱等,最终出现运动功能障碍,如肢体僵硬、卧床不起。1996 年国际老年精神病学会制定了一个新的疾病现象术语,即"痴呆的行为和精神症状"(the behavioral and psychological symptoms of dementia,BPSD),来描述痴呆过程中经常出现的知觉、思维内容、心境或行为紊乱综合征。这是精神生物学、心理学和社会因素综合作用的结果。

七、辅助检查

(一)神经影像学检查

(1)头颅 MRI:早期表现为内嗅区和海马萎缩。

(2)质子磁共振频谱(¹H-megnetic resonance spectroscoper,¹H-MRS):对阿尔茨海默病早期诊断具有重要意义,表现为扣带回后部皮质肌醇(myo-inositol,mI)升高。额颞顶叶和扣带回后部出现 N-乙酰门冬氨酸(N-acetylaspartate,NAA)水平下降。

(3)SPECT 及 PET:SPECT 显像发现额颞叶烟碱型 AChR 缺失以及额叶、扣带回、顶叶及枕叶皮质 5-HT 受体密度下降。PET 显像提示此区葡萄糖利用下降。

(4)功能性磁共振成像(functional MRI,fMRI):早期阿尔茨海默病患者在接受认知功能检查时相应脑区激活强度下降或激活区范围缩小和远处部位的代偿反应。

(二)脑脊液蛋白质组学

脑脊液存在一些异常蛋白的表达,如 apoE、tau 蛋白、APP 及 AChE 等。

(三)神经心理学特点

神经心理学特点通常表现为多种认知领域功能障碍和精神行为异常,以记忆障碍为突出表现,并且日常生活活动能力受损。临床常用的痴呆筛查量表有简明智力精神状态检查量表(mini-mental state examination,MMSE)、画钟测验和日常生活能力量表等。痴呆诊断常用量表有记忆测查(逻辑记忆量表或听觉词语记忆测验)、注意力测查(数字广度测验)、言语流畅性测验、执行功能测查(stroop 色词-干扰测验或威斯康星卡片分类测验)和神经精神科问卷。痴呆严重程度评定量表有临床痴呆评定量表(clinical dementia rating,CDR)和总体衰退量表(global deterioration scale,GDS)。总体功能评估常用临床医师访谈时对病情变化的印象补充量表(CIBIC-Plus)。额叶执行功能检查内容包括启动(词语流畅性测验)、抽象(谚语解释、相似性测验)、反应-抑制和状态转换(交替次序、执行-不执行、运动排序测验、连线测验和威斯康星卡片分类测验)。痴呆鉴别常用量表有 Hachinski 缺血量表评分(HIS)及汉密尔顿焦虑、抑郁量表。

1.记忆障碍

记忆障碍是阿尔茨海默病典型的首发症状,早期以近记忆力减退为主。随病情进展累及远记忆力。情景记忆障碍是筛选早期阿尔茨海默病的敏感指标。

2.其他认知领域功能障碍

其他认知领域功能障碍表现为定向力、判断与思维、计划与组织能力、熟练运用及社交能力下降。

3.失用

失用包括结构性失用(画立方体)、观念-运动性失用(对姿势的模仿)和失认、视觉性失认(对复杂图形的辨认)、自体部位辨认不能(手指失认)。

4.语言障碍

阿尔茨海默病早期即存在不同程度的语言障碍。核心症状是语义记忆包括语义启动障碍、语义记忆的属性概念和语义/词类范畴特异性损害。阿尔茨海默病患者对特定的词类(功能词、内容词、名词、动词等)表现出认知失常,即词类范畴特异性受损。可表现为找词困难、命名障碍和错语等。

5.精神行为异常

阿尔茨海默病病程中常常出现精神行为异常,如幻觉、妄想、焦虑、易激惹及攻击等。疾病早期往往有较严重的抑郁倾向,随后出现人格障碍、幻觉和妄想,虚构不明显。

6.日常生活活动能力受累

阿尔茨海默病患者由于失语、失用、失认、计算不能,通常不能继续原来的工作,不能继续理财。疾病晚期出现锥体系和锥体外系病变,如肌张力增高、运动迟缓及姿势异常。最终患者可呈强直性或屈曲性四肢瘫痪。

(四)脑电图检查

早期 α 节律丧失及电位降低,常见弥散性慢波,且脑电节律减慢的程度与痴呆严重程度相关。

八、诊断标准

(一)美国《精神障碍诊断与统计手册》第 4 版制定的痴呆诊断标准

(1)多个认知领域功能障碍。①记忆障碍:学习新知识或回忆以前学到的知识的能力受损。②以下认知领域至少有 1 项受损:失语;失用;失认;执行功能损害。

(2)认知功能障碍导致社交或职业功能显著损害,或者较原有水平显著减退。

(3)隐匿起病,认知功能障碍逐渐进展。

(4)同时排除意识障碍、神经症、严重失语以及脑变性疾病(额颞叶痴呆、路易体痴呆以及帕金森痴呆等)或全身性疾病所引起的痴呆。

(二)阿尔茨海默病临床常用的诊断标准

阿尔茨海默病临床常用的诊断标准有 DSM-Ⅳ-R、ICD-10 和 1984 年 Mckhann 等制定的美国国立神经病学或语言障碍和卒中-老年性痴呆及相关疾病协会研究用诊断标准(NINCDS-ADRDA),将阿尔茨海默病分为肯定、很可能、可能等不同等级。

1.临床很可能阿尔茨海默病

(1)痴呆:老年或老年前期起病,主要表现为记忆障碍和一个以上其他认知领域功能障碍(失语、失用和执行功能损害),造成明显的社会或职业功能障碍。认知功能或非认知功能障碍进行性加重。认知功能损害不是发生在谵妄状态,也不是由于其他引起进行性认知功能障碍的神经系统或全身性疾病所致。

(2)支持诊断:单一认知领域功能如言语(失语症)、运动技能(失用症)、知觉(失认症)的进行性损害;日常生活能力损害或精神行为学异常;家族史,尤其是有神经病理学或实验室证据者;非特异性 EEG 改变如慢波活动增多;头颅 CT 示有脑萎缩。

(3)排除性特征:突然起病或卒中后起病。病程早期出现局灶性神经功能缺损体征如偏瘫、感觉缺失、视野缺损、共济失调。起病时或疾病早期出现抽搐发作或步态障碍。

2.临床可能阿尔茨海默病

临床可能阿尔茨海默病有痴呆症状,但没有发现足以引起痴呆的神经、精神或躯体疾病;在起病或病程中出现变异;继发于足以导致痴呆的躯体或脑部疾病,但这些疾病并不是痴呆的病因;在缺乏可识别病因的情况下出现单一的、进行性加重的认知功能障碍。

3.肯定阿尔茨海默病

符合临床很可能痴呆诊断标准,并且有病理结果支持。

根据临床痴呆评定量表、韦氏成人智力量表(全智商)可把痴呆分为轻度、中度和重度痴呆三级。具体标准有以下几点。

(1)轻度痴呆:虽然患者的工作和社会活动有明显障碍,但仍有保持独立生活能力,并且个人卫生情况良好,判断能力几乎完好无损。全智商 55~70。

(2)中度痴呆:独立生活能力受到影响(独立生活有潜在危险),对社会和社会交往的判断力有损害,不能独立进行室外活动,需要他人的某些扶持。全智商 40~54。

(3)重度痴呆:日常生活严重受影响,随时需要他人照料,即不能维持最低的个人卫生,患者已变得语无伦次或缄默不语,不能作判断或不能解决问题。全智商 40 以下。

九、鉴别诊断

(一)血管性痴呆

血管性痴呆可突然起病或逐渐发病,病程呈波动性进展或阶梯样恶化。可有多次卒中史,既往有高血压、动脉粥样硬化、糖尿病、心脏疾病、吸烟等血管性危险因素。通常有神经功能缺损症状和体征,影像学上可见多发脑缺血软化灶。每次脑卒中都会加重认知功能障碍。早期记忆功能多正常或仅受轻微影响,但常伴有严重的执行功能障碍,表现为思考、启动、计划和组织功能障碍,抽象思维和情感也受影响;步态异常常见,如步态不稳、拖曳步态或碎步。

(二)Pick 病

与 Pick 病鉴别具有鉴别价值的是临床症状出现的时间顺序。Pick 病早期出现人格改变、言语障碍和精神行为学异常,遗忘出现较晚。影像学上以额颞叶萎缩为特征。约 1/4 的患者脑内存在 Pick 小体。阿尔茨海默病患者早期出现记忆力、定向力、计算力、视空间技能和执行功能障碍。人格与行为早期相对正常。影像学上表现为广泛性皮质萎缩。

(三)路易体痴呆

路易体痴呆主要表现为波动性持续(1～2 天)认知功能障碍、鲜明的视幻觉和帕金森综合征。视空间技能、近事记忆及注意力受损程度较阿尔茨海默病患者严重。以颞叶、海马、扣带回、新皮质、黑质及皮质下区域广泛的路易体为特征性病理改变。病程 3～8 年。一般对镇静剂异常敏感。

(四)增龄性记忆减退

50 岁以上的社区人群约 50% 存在记忆障碍。此类老年人可有记忆减退的主诉,主要影响记忆的速度与灵活性,但自知力保存,对过去的知识和经验仍保持良好。很少出现计算、命名、判断、思维、语言与视空间技能障碍,且不影响日常生活活动能力。神经心理学测查证实其记忆力正常,无精神行为学异常。

(五)抑郁性神经症

抑郁性神经症是老年期常见的情感障碍性疾病,鉴别如表 8-2。

表 8-2　真性痴呆与假性痴呆鉴别

类别	假性痴呆	真性痴呆
起病	较快	较缓慢
认知障碍主诉	详细、具体	不明确
痛苦感	强烈	无
近事记忆与远事记忆	丧失同样严重	近事记忆损害比远事记忆严重
界限性遗忘	有	无
注意力	保存	受损
典型回答	不知道	近似性错误
对能力的丧失	加以夸张	隐瞒
简单任务	不竭力完成	竭力完成
对认知障碍的补偿	不设法补偿	依靠日记、日历设法补偿
同样困难的任务	完成有明显的障碍	普遍完成差
情感	受累	不稳定,浮浅
社会技能	丧失较早,且突出	早期常能保存
定向力检查	常答"不知道"	定向障碍不常见
行为与认知障碍严重程度	不相称	相称
认知障碍夜间加重	不常见	常见
睡眠障碍	有	不常有
既往精神疾病史	常有	不常有

抑郁性神经症诊断标准(《中国精神疾病分类方案与诊断标准》,第 2 版,CCMD-Ⅱ-R)有以下几点。

1.症状

心境低落每天出现,晨重夜轻,持续 2 周以上,至少有下述症状中的 4 项。①对日常活动丧失兴趣,无愉快感;精力明显减退,无原因的持续疲乏感。②精神运动性迟滞或激越。伴发精神症状如焦虑、易激惹、淡漠、疑病症、强迫症状或情感解体(有情感却泪流满面地说我对家人无感情)。③自我评价过低、自责、内疚感,可达妄想程度。④思维能力下降、意志行为减退、联想困难。⑤反复想死的念头或自杀行为。⑥失眠、早醒、睡眠过多。⑦食欲缺乏,体重明显减轻或性欲下降。⑧性欲减退。

2.严重程度

社会功能受损;给本人造成痛苦和不良后果。

3.排除标准

不符合脑器质性精神障碍、躯体疾病与精神活性物质和非依赖性物质所致精神障碍;可存在某些分裂性症状,但不符合精神分裂症诊断标准。

(六)轻度认知功能损害

过去多认为轻度认知功能损害(mild cognitive impairment,MCI)是介于正常老化与痴呆的一种过渡阶段,目前认为 MCI 是一种独立的疾病,患者可有记忆障碍或其他认知领域损害,但不影响日常生活。

(七)帕金森痴呆疾病

帕金森痴呆疾病早期主要表现为帕金森病典型表现,多巴类药物治疗有效。疾病晚期出现痴呆及精神行为学异常(错觉、幻觉、妄想及抑郁等)。帕金森痴呆属于皮质下痴呆,多属于轻中度痴呆。

(八)正常颅压性脑积水

正常颅压性脑积水常见于中老年患者,隐匿性起病。临床上表现为痴呆、步态不稳及尿失禁三联征。无头痛、呕吐及视盘水肿等症。腰穿脑脊液压力不高。神经影像学检查有脑室扩大的证据。

(九)亚急性海绵状脑病

亚急性海绵状脑病急性或亚急性起病,迅速出现智力损害,伴肌阵挛,脑电图在慢波背景上出现特征性三相波。

十、治疗

由于本病病因未明,至今尚无有效的治疗方法。目前仍以对症治疗为主。

(一)神经递质药物治疗

1.拟胆碱能药物

拟胆碱能药物主要通过抑制 AChE 活性,阻止 ACh 降解,提高胆碱能神经元功能。有 3 种途径加强胆碱能效应:ACh 前体药物、胆碱酯酶抑制剂(acetylcholinesterase inhibitor,AChEI)及胆碱能受体激动剂。

(1)补充 ACh 前体:包括胆碱及卵磷脂。动物实验表明,胆碱和卵磷脂能增加脑内 ACh 生成,但在阿尔茨海默病患者身上未得到证实。

(2)胆碱酯酶抑制剂(AChEI)为最常用和最有效的药物。通过抑制乙酰胆碱酯酶而抑制乙酰胆碱降解,增加突触间隙乙酰胆碱浓度。第一代 AChEI 他克林,由于肝脏毒性和胃肠道反应而导致临床应用受限。第二代 AChEI 有盐酸多奈哌齐、艾斯能、石杉碱甲、毒扁豆碱、加兰他敏、美曲磷脂等,具有选择性好、作用时间长等优点,是目前治疗阿尔茨海默病的首选药物。①盐酸多奈哌齐:是治疗轻度阿尔茨海默病的首选药物。开始服用剂量为 5 mg/d,睡前服用。如无不良反应,4 周后剂量增加到 10 mg/d。不良反应主要与胆碱能作用有关,包括恶心、呕吐、腹泻、肌肉痉挛、胃肠不适、头晕等,大多在起始剂量时出现,症状较轻,无肝毒性。②重酒石酸卡巴拉丁:用于治疗轻中度阿尔茨海默病。选择性抑制皮质和海马 AChE 优势亚型-G1。同时抑制丁酰胆碱酯酶,外周胆碱能不良反应少。开始剂量 1.5 mg,每天 2 次或 3 次服用。如能耐受,2 周后增至 6 mg/d,逐渐加量,最大剂量 12 mg/d。不良反应包括恶心、呕吐、消化不良和食欲缺乏等,随着治疗的延续,不良反应的发生率降低。③石杉碱甲:是我国学者从石杉科石杉属植物蛇足石杉(千层塔)提取出来的新生物碱,不良反应小,无肝毒性。适用于良性记忆障碍、阿尔茨海默病和脑器质性疾病引起的记忆障碍。0.2~0.4 mg/d,分 2 次口服。④加兰他敏:由石蒜科植物沃氏雪莲花和水仙属植物中提取的生物碱,用于治疗轻中度阿尔茨海默病。推荐剂量为15~30 mg/d,1 个疗程至少 8~10 周。不良反应有恶心、呕吐及腹泻等。缓慢加大剂量可增强加兰他敏的耐受性。1 个疗程至少 8~10 周。无肝毒性。⑤美曲丰:属于长效 AChEI,不可逆性抑制中枢神经系统乙酰胆碱酯酶。胆碱能不良反应小,主要是胃肠道反应。⑥庚基毒扁豆碱:是毒扁豆碱亲脂性衍生物,属长效 AChEI。毒性仅为毒扁豆碱的 1/50,胆碱能不良反应小。推荐剂量 40~60 mg/d。

(3)胆碱能受体(烟碱受体或毒蕈碱受体)激动剂:以往研究过的非选择性胆碱能受体激动剂包括毛果芸香碱及槟榔碱等因缺乏疗效或兴奋外周 M 受体而产生不良反应,现已弃用。选择性作用于 M_1 受体的新药正处于临床试验中。

2.N-甲基-D-天冬氨酸(NMDA)受体拮抗剂

此型代表药物有盐酸美金刚,用于中重度阿尔茨海默病治疗。

(二)以 Aβ 为靶标治疗

未来治疗将以 Aβ 为靶点减少脑内 Aβ 聚集和沉积作为药物干预的目标。包括减少 Aβ 产生、加快清除、阻止其聚集,或对抗 Aβ 的毒性和抑制它所引起的免疫炎症反应与凋亡的方法都成为合理的阿尔茨海默病治疗策略。

此类药物目前尚处于研究阶段。α 分泌酶激动剂不是首选的分泌酶靶点。APPβ 位点 APP内切酶(beta site amyloid precursor protein cleavage enzyme,BACE)1 和高度选择性 γ 分泌酶抑制剂可能是较好的靶途径。

(1)Aβ 免疫治疗。Aβ42 主动免疫阿尔茨海默病小鼠模型能清除脑内斑块,并改善认知功能。Aβ 免疫治疗的可能机制:抗体 FC 段受体介导小胶质细胞吞噬 Aβ 斑块、抗体介导的淀粉样蛋白纤维解聚和外周 Aβ 沉积学说。2001 年轻中度阿尔茨海默病患者 Aβ42 主动免疫 I 期临床试验显示人体较好的耐受性。II 期临床试验结果提示,Aβ42 主动免疫后患者血清和脑脊液中出现抗 Aβ 抗体。IIA 期临床试验部分受试者出现血-脑屏障损伤及中枢神经系统非细菌性炎症。炎症的出现可能与脑血管淀粉样变有关。为了减少不良反应,可采取其他措施将潜在的危险性降到最低,如降低免疫剂量、诱发较为温和的免疫反应、降低免疫原的可能毒性、表位疫苗诱发特异性体液免疫反应,或是使用特异性被动免疫而不激发细胞免疫反应。通过设计由免疫原诱导的 T 细胞免疫反应,就不会直接对 Aβ 发生反应,因此不可能引起传统的 T 细胞介导的自身免疫反应。这种方法比单纯注射完整的 Aβ 片段会产生更多结构一致的 Aβ 抗体,并增强抗体反应。这一假设已经得到 APP 转基因鼠和其他种的动物实验的证实。将 Aβ 的第 16~33 位氨基酸进行部分突变后,也可以提高疫苗的安全性。通过选择性地激活针对 β 淀粉样蛋白的特异性体液免疫反应、改进免疫原等方法,避免免疫过程中所涉及的细胞免疫反应,可能是成功研制阿尔茨海默病疫苗的新方法。另外,人源化 Aβ 抗体的被动免疫治疗可以完全避免针对 Aβ 细胞反应。如有不良反应出现,可以停止给药,治疗药物会迅速从身体内被清除。虽然主动免疫能够改善阿尔茨海默病动物的精神症状,但那毕竟只是仅由淀粉样蛋白沉积引起行为学损伤的模型。Aβ42 免疫不能对神经元纤维缠结有任何影响。神经元纤维缠结与认知功能损伤密切相关。

(2)金属螯合剂的治疗。Aβ 积聚在一定程度上依赖于 Cu^{2+}/Zn^{2+} 的参与。活体内螯合这些金属离子可以阻止 Aβ 聚集和沉积。抗生素氯碘羟喹具有 Cu^{2+}/Zn^{2+} 螯合剂的功能,治疗 APP 转基因小鼠数月后 Aβ 沉积大大减少。相关药物已进入Ⅱ期临床试验。

(三)神经干细胞移植治疗

神经干细胞(nerve stem cell,NSC)移植临床应用最关键的问题是如何在损伤部位定向诱导分化为胆碱能神经元。目前,体内外 NSC 的定向诱导分化尚未得到很好的解决,尚处于实验阶段。

(四)Tau 蛋白与阿尔茨海默病治疗

以 Tau 蛋白为位点的药物研究和开发也成为国内、外学者关注的焦点。

(五)非胆碱能药物治疗

长期大剂量吡拉西坦、茴拉西坦或奥拉西坦能促进神经元 ATP 合成,延缓阿尔茨海默病病程进展,改善命名和记忆功能。银杏叶制剂可改善神经元代谢,减缓阿尔茨海默病进展。双氢麦角碱:为 3 种麦角碱双氢衍生物的等量混合物,有较强的 α 受体阻断作用,能改善神经元对葡萄糖的利用。可与多种生物胺受体结合,改善神经递质传递功能。1～2 mg,每天 3 次口服。长期使用非类固醇抗感染药物能降低阿尔茨海默病的发病风险。选择性COX-2抑制剂提倡用于阿尔茨海默病治疗。辅酶 Q 和单胺氧化酶抑制剂司来吉林能减轻神经元细胞膜脂质过氧化导致的线粒体 DNA 损伤。他汀类药物能够降低阿尔茨海默病的危险性。钙通道阻滞药尼莫地平可通过调节阿尔茨海默病脑内钙稳态失调而改善学习和记忆功能。神经生长因子和脑源性神经营养因子能够改善学习、记忆功能和促进海马突触重建,减慢残存胆碱能神经元变性,现已成为阿尔茨海默病治疗候选药物之一。

(六)精神行为异常治疗

一般选择安全系数高、不良反应少的新型抗精神病药物,剂量通常为成人的 1/4 左右。小剂量开始,缓慢加量。常用的抗精神病药物有奥氮平(5 mg)、维斯通(1 mg)或思瑞康(50～100 mg),每晚一次服用,视病情而增减剂量。阿尔茨海默病患者伴发抑郁时首先应加强心理治疗,必要时可考虑给予小剂量抗抑郁药。

十一、预后

目前的治疗方法都不能有效遏制阿尔茨海默病进展。即使治疗病情仍会逐渐进展,通常病程为4～12 年。患者多死于并发症,如肺部感染、压疮和深静脉血栓形成。加强护理对阿尔茨海默病患者的治疗尤为重要。

十二、康复与护理

康复应以护理和心理支持为主。通过行为治疗矫正患者各种不良行为如吸烟、饮酒及高盐高脂饮食等。对可能迷路的患者,衣兜里放置写有姓名、住址、联系电话等内容的卡片,防止走失。对于已经丧失环境适应能力的患者,应在家里护理,督促和训练进餐、穿衣、洗浴及如厕。同时合理地训练患者的记忆、理解、判断、计算和推理能力。必要时建立家庭病房,医务人员定期指导。医护人员和看护人员要与患者保持融洽的关系,给予患者安慰,取得信赖。鼓励患者参加适宜的社交活动,树立生活信心,消除心境低落和孤单感。

(宋伟慧)

第四节　多系统萎缩

多系统萎缩(multiple systematrophy,MSA)是一种少见的散发性、进行性的神经系统变性疾病。起病隐匿,症状多样,表现复杂。主要临床表现为锥体外系、小脑、自主神经和锥体系的损害,并可形成多种组合的临床表现。在生前有时难以与帕金森病或单纯性自主神经功能衰竭(pure autonomic failure,PAF)相鉴别。MSA 的概念于 1969 年首先提出,主要涵盖橄榄脑桥小脑萎缩(olivopontocerebellar atrophy,OPCA)、Shy-Drager 综合征(Shy-Drager syndrome,SDS)和纹状体黑质变性(striatonigral degeneration,SND)3 种主要临床病理综合征。1989 年发现少突胶质细胞包涵体(glial cytoplasmic inclusions,GCIs)是 MSA 的共同标志,1998 年发现 GCIs主要是由 α-突触核蛋白(α-synuclein)构成的,因此认定本病为一种有共同临床病理基础的单一疾病。

一、病因和病理

病因仍不明确。病理上发现中枢神经系统多部位进行性的神经元和少突胶质细胞的丢失。脊髓内中间外侧柱的节前细胞丧失,可引起直立性低血压、尿失禁和尿潴留。小脑皮质、脑桥核、下橄榄核的细胞丧失,可引起共济失调。壳核和苍白球的细胞丧失可致帕金森综合征表现。除细胞丧失外,还有严重的髓鞘变性和脱失。过去认为,灰质神经元破坏是导致 MSA 的原因,自从发现了 GCIs 以来,目前认为 MSA 更主要的是累及白质,GCIs 是原发病损还是继发的细胞损害标志仍不清楚。少突胶质细胞中存在大量的 GCIs 是 MSA 的标志之一,可用 Gallyas 银染识别,并且是泛素(ubiquitin)和 α-突触核蛋白染色阳性,可呈戒指状、火焰状和球形。电镜下,GCIs由直径 20~30 nm 的纤维丝松散聚集,包绕细胞器。另外,部分神经元中也有泛素和 α-突触核蛋白染色阳性的包涵体。

二、临床表现

MSA 多于中年起病,男性多发,常以自主神经功能障碍首发。据报道,美国、英国和法国的发病率各为(1.9~4.9)/10 万、(0.9~8.4)/10 万、(0.8~2.7)/10 万,国内尚无人群的调查报告。MSA 进展较快,发病后平均存活 6~9 年。根据其临床表现,可归纳如下。

(一)自主神经功能障碍

MSA 患者半数以上以自主神经症状起病,最终 97% 患者有此类症状。SDS 为主要表现者,直立性低血压是其主要临床表现,即站立 3 分钟内收缩压至少下降 2.67 kPa(20 mmHg)或舒张压至少下降 1.33 kPa(10 mmHg),而心率不增加。患者主诉头晕、眼花、注意力不集中、疲乏、口齿不清、晕厥,严重者只能长期卧床。进食 10 分钟后出现低血压也是表现之一,这是静脉容量改变和压力感受反射障碍所致。60％的 MSA 患者可同时有直立性低血压和平卧位高血压［＞25.33/14.67 kPa(190/110 mmHg)］。其他自主神经症状还有尿失禁和尿潴留，出汗减少、阳痿和射精困难，可有大便失禁。此类患者早期还常有声音嘶哑，睡眠鼾声，喘鸣。晚期患者常可出现周期性呼吸暂停。

(二)帕金森综合征

MSA 中 46％以帕金森综合征起病，最终 91％患者均有此类症状。运动迟缓和强直多见，震颤少见，但帕金森病特征性的搓丸样静止性震颤极少见。部分年轻患者早期对左旋多巴有效，多数患者对其无效。

(三)小脑功能障碍

5％患者以此为首发症状，但最终约有半数患者出现共济失调。主要表现为步态不稳、宽基步态、肢体的共济失调，以及共济失调性言语。

(四)其他

还有半数患者有锥体束受损表现，如腱反射亢进，巴宾斯基征阳性。神经源性和阻塞性的睡眠呼吸暂停也可发生。

MSA 患者的临床表现多样，但仍有规律可循，可以按不同症状群进行区分。在临床上，以帕金森症状为主者称为 MSA-P，以共济失调为主者称为 MSA-C，以直立性低血压为主者可称为 Shy-Drager 综合征。不管何种类型，随疾病发展，各个系统均可累及，最终卧床不起，直至死亡。

三、辅助检查

MSA 患者脑脊液检查正常。肌电图检查，特别是肛周和尿道括约肌的检查可见部分失神经支配。头颅 MRI 可见脑干、小脑有不同程度的萎缩，T_2 加权序列可见脑桥出现"＋"字征，以帕金森症样表现的 MSA 患者中，部分可见壳核外侧缘屏状核出现条状高信号。

四、诊断与鉴别诊断

根据缓慢起病，晕厥和直立性低血压、行动缓慢和步态不稳等表现，头颅 MRI 显示脑干小脑萎缩和脑桥"＋"字征者，可考虑本病。但是应与脊髓小脑性共济失调、帕金森病、进行性核上性麻痹以及 PAF 等相鉴别。临床上，本病强直多、震颤少，对多巴反应差等，可与帕金森病相鉴别。MSA 患者眼球运动上下视不受限，早期不摔倒，有明显的自主神经功能障碍等与进行性核上性麻痹相区别。MSA 患者无明确家族史，中年后起病，常伴头昏、喘鸣等，可与脊髓小脑性共济失调相鉴别。MSA 和 PAF 的鉴别主要依靠临床表现，即随病程延长是否出现中枢神经系统表现。PAF 较为少见，不累及中枢神经系统，仅累及周围的交感和副交感神经，病情进展缓慢，预后较好。

五、治疗

MSA 的病因不明确，其治疗只能是对症处理。对帕金森综合征可给予左旋多巴、多巴胺受体激动剂和抗胆碱能药，但效果不如帕金森病好。对于自主神经功能障碍以缓解症状和提高生活质量为目的。

(一)一般治疗

体位改变要慢，切忌突然坐起或站立。避免诱发血压降低，慎用影响血压药物。多采用交叉双腿、蹲位、压迫腹部、前倾等体位可能会预防直立性低血压的发作。穿束腹紧身裤和弹力袜能增加回心血量。在床上头部和躯干较腿部抬高 15°～20°,这种体位可促进肾素释放和刺激压力感受器。增加水和盐分摄入。在进食后低血压者,可少食多餐,饭前喝水或咖啡。

（二）药物治疗

有多种药物可治疗直立性低血压,但没有一种是理想的。

（1）口服类固醇皮质激素氟氢可的松,0.1～0.4 mg/d,可增加水钠潴留,升高血容量和血压,但应避免过度,防止心力衰竭。对平卧位高血压,要慎用。

（2）米多君（midodrine）是选择性 α 受体激动剂,每次 2.5 mg,2 次/天开始,逐步增加至10 mg,2～3 次/天。

（3）促红细胞生成素 25～50 U/kg 体重,皮下注射,3 次/周,防治贫血,增加红细胞容积,使收缩压升高。

（4）其他如去氨加压素、麻黄碱和吲哚美辛等效果有限。

（5）对平卧位高血压,应选用短效钙离子通道拮抗剂、硝酸酯类或可乐定等。应避免平躺时喝水、穿弹力袜,头高位多可避免平卧位高血压。

（6）对排尿功能障碍和性功能障碍,可作相应处理。有睡眠呼吸暂停者,可用夜间正压通气。对吸气性喘鸣可能需行气管切开。

（周群超）

第五节　腓骨肌萎缩症

腓骨肌萎缩症又称 Charcot-Marie-Tooth 病（CMT）或为遗传性运动感觉性周围神经病,由Charcot、Marie 和 Tooth（1886 年）首先报道,是遗传性周围神经病中最常见的类型,发病率为1/2 500。遗传方式多为常染色体显性遗传,少部分是常染色体隐性遗传、X-性连锁显性遗传和X-性连锁隐性遗传。临床特征为儿童或青少年起病,足内侧肌和腓骨肌进行性无力和萎缩、伴有轻到中度感觉减退、腱反射减弱和弓形足。根据神经传导速度不同将 CMT 分为 1 型（脱髓鞘型）和 2 型（轴索型）:正中神经运动传导速度<38 m/s 为 1 型,正常或接近正常为 2 型。基因定位后进一步将 CMT1 型分为 1A、1B、1C 和 1D 四个亚型,CMT2 型分为 2A、2B、2C 和 2D 四个亚型,以 CMT1A 型最常见。

一、病因与发病机制

CMT1 型是本病的标准型,占 CMT 的 50%,主要为常染色体显性遗传,少部分是常染色体隐性遗传、X-性连锁显性遗传和 X-性连锁隐性遗传。根据基因定位至少有四个亚型。①CMT1A:占 CMT1 型的 71%,基因位于染色体 17p11.2-12,该基因编码 22 kD 的周围神经髓鞘蛋白 22（peripheral myelin protein 22,PMP22）,主要分布在髓鞘施万细胞膜,占周围神经髓鞘蛋白的 2%～5%,其功能可能与维持髓鞘结构的完整性、调节细胞的增殖有关。它的重复突变导致 *PMP22* 基因过度表达（基因剂量效应）而使施万细胞的增殖失调,故引起髓鞘脱失（节段性脱髓鞘）和髓鞘再生（洋葱球样结构）,*PMP22* 基因重复突变的机制可能是父源精子生成过程中

的 *PMP*22 基因的同源重组;另有一小部分患者因 *PMP*22 基因的点突变,产生异常 PMP22 蛋白而致病。②CMT1B:较少见,基因位于染色体 1q22-23,该基因编码周围神经髓鞘蛋白零(peripheral myelin protein zero,PMP0,或 P0),主要分布在髓鞘,占周围神经髓鞘蛋白的 50%,其功能可能为髓鞘两个板层之间的黏附分子,以形成和维护髓鞘的致密结构,调节施万细胞的增殖。P0 基因突变可使 P0 蛋白减少而导致髓鞘的形成障碍和施万细胞的增殖失调。③CMT1C:基因定位尚不明确。④CMT1D:基因位于 10q21.1-22.1,为早生长反应 2(early growth response-2,*EGR*2)基因突变造成 Schwann 细胞增殖紊乱和髓鞘的生长障碍。

CMT2 型占 CMT 的 20%～40%,主要为常染色体显性遗传,与其有关的基因至少有五个位点:染色体 1p35-36(CMT2A)、3q13-22(CMT2B)、7p14(CMT2D)、8p21(CMT2E)和 7q11-21(CMT2F)。CMT2E 为神经丝轻链(neurofilament protein light polypeptide,NF-L)基因突变所致。正常时该基因编码神经丝轻链蛋白,它构成有髓轴突的细胞骨架成分,具有轴突再生和维持轴突寿命的功能。当该基因突变时可引起神经丝轻链蛋白减少而导致轴突的结构和功能障碍。

CMTX 型占 CMT 的 10%～20%,主要为 X 连锁显性遗传,基因位于 Xq13.1,该基因(Cx32)编码髓鞘间隙连结蛋白 Cx32,分布在周围神经髓鞘和脑。目前,发现 *Cx*32 基因有 30 多种突变,包括碱基置换、插入、缺失和移码突变等,大多发生在基因编码区,也可发生在启动子区和剪接位点,使 Cx32 蛋白减少,髓鞘的结构和功能障碍,并可引起男性患者脑干听觉诱发电位异常。

二、病理

周围神经轴突和髓鞘均受累,远端重于近端。CMT1 型神经纤维呈对称性节段性脱髓鞘,部分髓鞘再生,施万细胞增生与修复组成同心圆层而形成"洋葱头"样结构(因而也称为腓骨肌萎缩症肥大型),造成运动和感觉神经传导速度减慢。CMTX 型与 CMT1 型的病理改变类似。CMT2 型主要为轴突变性(故又称为腓骨肌萎缩症神经元型)和有髓纤维慢性进行性减少,运动感觉传导速度改变不明显;前角细胞数量轻度减少,当累及感觉后根纤维时,薄束变性比楔束更严重;自主神经保持相对完整,肌肉为簇状萎缩。

三、临床表现

(一)CMT1 型(脱髓鞘型)

(1)儿童晚期或青春期发病。周围神经对称性、进行性变性导致远端肌萎缩,开始是足和下肢,数月至数年可波及手肌和前臂肌。拇长伸肌、趾长伸肌、腓骨肌和足固有肌等伸肌早期受累,屈肌基本正常,产生马蹄内翻足和爪形趾、锤状趾畸形,常伴有弓形足和脊柱侧弯,腓肠肌神经变性导致行走时垂足,呈跨阈步态。仅少数病例先出现手肌和前臂肌肌萎缩,而后出现下肢远端肌萎缩。

(2)检查可见小腿肌肉和大腿的下 1/3 肌肉无力和萎缩,形似鹤腿,若大腿下部肌肉受累也称"倒立的香槟酒瓶"状,屈曲能力减弱或丧失,受累肢体腱反射消失。手肌萎缩,并波及前臂肌肉,变成爪形手。萎缩很少波及肘以上部分或大腿的中上 1/3 部分。深浅感觉减退可从远端开始,呈手套、袜套样分布;伴有自主神经功能障碍和营养代谢障碍,但严重的感觉缺失伴穿透性溃疡罕见。部分患者伴有视神经萎缩、视网膜变性、眼震、眼肌麻痹、突眼、瞳孔不对称、神经性耳聋、共济失调和肢体震颤等。

(3)病程缓慢,在很长时期内都很稳定,颅神经通常不受累。部分患者虽然存在基因突变,但无肌无力和肌萎缩,仅有弓形足或神经传导速度减慢,有的甚至完全无临床症状。

(4)脑脊液正常,少数病例蛋白含量增高。

(二)CMT2 型(轴索型)

CMT2 型发病晚,成年开始出现肌萎缩,部位和症状与 CMT1 型相似,但程度较轻;脑脊液蛋白含量正常。

四、辅助检查

(一)肌电图和神经传导速度检测

检查神经传导速度(NCV)对分型至关重要。CMT1 型正中神经运动 NCV 从正常的50 m/s 减慢为 38 m/s 以下,通常为 15～20 m/s,在临床症状出现以前可检测到运动 NCV 减慢。CMT2 型 NCV 接近正常。肌电图示两型均有运动单位电位波幅下降,有纤颤或束颤电位,远端潜伏期延长,呈神经源性损害。多数患者有感觉电位消失。

(二)诱发电位检测

X 连锁显性遗传患者脑干听觉诱发电位和视觉诱发电位异常,躯体感觉诱发电位的中枢和周围传导速度减慢,说明患者中枢和周围神经传导通路受损。

(三)肌肉及神经活检

肌肉活检显示为神经源性肌萎缩。神经活检 CMT1 型的周围神经改变主要是脱髓鞘和施万细胞增生形成"洋葱头";CMT2 型主要是轴突变性。神经活检还可排除其他遗传性神经病,如 Refsum 病(可见有代谢产物沉积在周围神经),自身免疫性神经病(可见淋巴细胞浸润和血管炎)。

(四)基因分析

临床上不易对 CMT1 型和 CMT2 型进一步分出各亚型,需用基因分析的方法来确定各亚型。如 CMT1A 可用脉冲电场凝胶电泳法检测 $PMP22$ 基因的重复突变,用 DNA 测序法检测其点突变;CMT1B 可用单链构象多态性(SSCP)法或 DNA 测序法检测 $P0$ 基因的点突变;CMTX 可用 DNA 测序法检测 $Cx32$ 基因的点突变。

(五)脑脊液检查

脑脊液通常正常,少数病例蛋白含量增高。血清肌酶正常或轻度升高。

五、诊断

(一)临床诊断依据

(1)儿童期或青春期出现缓慢进展的对称性双下肢无力。

(2)"鹤腿",垂足、弓形足,可有脊柱侧弯。

(3)腱反射减弱或消失,常伴有感觉障碍。

(4)常有家族史。

(5)周围神经运动传导速度减慢,神经活检显示"洋葱头"样改变(CMT1 型)或轴索变性(CMT2 型)及神经源性肌萎缩。

(6)基因检测 $CMT1A$ 基因重复及相应基因的点突变等。

(二)CMT1 型与 CMT2 型的鉴别

1.发病年龄

CMT1 型 12 岁左右,CMT2 型 25 岁左右。

2.神经传导速度

CMT1 型明显减慢,CMT2 型正常或接近正常。

3.基因诊断

CMT1 型中的 CMT1A 为 17 号染色体短臂(17p 11.2)1.5Mb 长片段(其中包含 *PMP22* 基因)的重复或 *PMP22* 基因的点突变;CMT2 型中的 CMT2E 为 *NF-L* 基因的点突变。

六、鉴别诊断

(一)远端型肌营养不良症

四肢远端肌无力、肌萎缩、渐向上发展,需与 CMT 鉴别;但该病成年起病,肌电图显示肌源性损害,运动传导速度正常可资鉴别。

(二)家族性淀粉样多神经病

家族性淀粉样多神经病通常在 20～45 岁起病,以下肢感觉障碍和自主神经功能障碍为早期特征,多需借助神经活检或 DNA 分析加以区别。

(三)慢性炎症性脱髓鞘性多发性神经病

慢性炎症性脱髓鞘性多发性神经病进展相对较快,无足畸形,CSF 蛋白含量增多,泼尼松治疗效果较好,易与 CMT 鉴别。

(四)慢性进行性远端型脊肌萎缩症

该病的肌萎缩分布和病程类似 CMT 病,但伴有肌肉跳动、EMG 显示为前角损害,无感觉传导障碍可与 CMT 鉴别。

(五)遗传性共济失调伴肌萎缩

遗传性共济失调伴肌萎缩又称 Roussy-Lévy 综合征。儿童期缓慢起病,有腓骨肌萎缩、弓形足、脊柱侧凸、四肢腱反射减弱或消失,肌电图运动传导速度减慢需与 CMT 鉴别;但该病尚有站立不稳、步态蹒跚和手震颤等共济失调表现与 CMT 不同,也有认为该病是 CMT 的变异型。

(六)遗传性压迫易感性神经病

因有肌无力、萎缩和传导速度减慢及显性遗传需与 CMT 鉴别,但 HNPP 是一种反复发作的轻微的一过性疾病,在轻微牵拉、压迫或外伤后反复出现肌无力、麻木和肌萎缩、踝反射消失及弥漫性神经传导速度减慢,神经活检为节段性脱髓鞘和腊肠样结构改变。预后良好。

(七)植烷酸贮积病

植烷酸贮积病也称遗传性共济失调性多发性神经炎样病(heredopathia atactica polyneuriti-formis),由挪威神经病学家 Refsum(1949)首先报道,故又称 Refsum 病。因有对称性肢体无力和肌萎缩及腱反射减弱而需与 CMT 鉴别。但本病除有多发性周围神经损害外,还有小脑性共济失调、夜盲、视网膜色素变性和脑脊液蛋白增高等特点,易与 CMT 区别。

七、治疗与预防

(一)治疗

目前,尚无特殊治疗方法,主要是对症治疗和支持疗法,垂足或足畸形可穿着矫形鞋。药物治疗可用维生素类促进病变神经纤维再生,神经肌肉营养药有一定帮助。针灸理疗及肌肉和跟腱锻炼、按摩可增强其伸缩功能。纠正垂足可穿高跟鞋、长筒靴或矫正鞋,踝关节挛缩严重者可手术松解或肌腱移植。勿过度劳累,注意保暖。

(二)预防

预防:应首先进行基因诊断,确定先证者的基因型,然后利用胎儿绒毛、羊水或脐带血,分析胎儿的基因型以建立产前诊断,终止妊娠。

八、预后

因病程进展缓慢,预后尚好。大多数患者发病后仍可存活数十年,对症处理可提高患者的生活质量。

(周群超)

第六节　遗传性共济失调

遗传性共济失调指一组以慢性进行性脑性共济失调为特征的遗传变性病。临床症状复杂,交错重叠,具有高度的遗传异质性,分类困难。

三大特征:①世代相接的遗传背景;②共济失调的临床表现;③小脑损害为主的病理改变。

部位:遗传性共济失调主要累及小脑及其传导纤维,并常累及脊髓后柱、锥体束、脑桥核、基底节、脑神经核、脊神经节及自主神经系统。

传统分类:根据主要受累部位分为脊髓型、脊髓小脑型和小脑型。

Harding(1993)提出根据发病年龄、临床特征、遗传方式和生化改变的分类方法已被广泛接受(表8-3)。近年来,常染色体显性小脑共济失调(autosomal dominant cerebellar ataxia,ADCA)部分亚型的基因已被克隆和测序,弄清了致病基因三核苷酸如(CAG)的拷贝数逐代增加的突变是致病原因。因为ADCA的病理改变以小脑、脊髓和脑干变性为主,故又称为脊髓小脑性共济失调(spinocerebellar ataxia,SCA),根据其临床特点和基因定位可分为SCA1-21种亚型。

表8-3　遗传性脊髓小脑性共济失调的分类方法

病名	遗传方式	染色体定位	三核苷酸重复	起病年龄/岁
早发性共济失调(20岁前发病)				
常染色体隐性遗传				
Friedrech 共济失调	AR	9q	GAA($N<42,P>65\sim1\,700$)	13(婴儿~50)
腱反射存在的 Friedrech 共济失调				
Marinese-Sjögnen 综合征				
晚发性共济失调				
常染色体显性小脑性共济失调(ADCA)				
伴有眼肌麻痹或锥体外系特征,但无视网膜色素变性(ADCA I)				
SCA1	AD	6q	CAG($N<39,P\geqslant40$)	30(6~60)

续表

病名	遗传方式	染色体定位	三核苷酸重复	起病年龄/岁
SCA2	AD	12q	CAG(N=14~32,P≥35)	30(婴儿~67)
SCA3(MJD)	AD	14q	CAG(N<42,P≥61)	30(6~70)
SCA4	AD	16q		
SCA8	AD	13q	CTG(N=16~37,P>80)	39(18~65)
伴有眼肌麻痹或锥体外系特征和视网膜色素变性(ADCAⅡ)				
SCA7	AD	3q	CAG(N<36,P≥37)	30(婴儿~60)
纯 ADCA(ADCAⅢ)				
SCA5	AD	11cent		30(10~68)
SCA6	AD	19q	CAG(N<20,P=20~29)	48(24~75)
SCA10	AD	22q		35(15~45)
齿状核红核苍白球丘脑底核萎缩	AD	12q	CAG(N<36,P≥49)	30(儿童~70)
已知生化异常的共济失调				
维生素 E 缺乏共济失调				
低β蛋白血症				
线粒体脑肌病	母系遗传		线粒体 DNA 突变	
氨基酸尿症				
肝豆状核变性	AR	13q14	点突变	18(5~50)
植烷酸累积症(Refsum)				
共济失调毛细血管扩张症	AR	11q		

一、Friedreich 型共济失调

(一)概述

1.概念

Friedreich 型共济失调是小脑性共济失调的最常见特发性变性疾病,由 Friedreich(1863 年)首先报道。

2.发病特点

Friedreich 型共济失调为常染色体隐性遗传,男女均受累,人群患病率为 2/10 万,近亲结婚发病率高,可达5.6%~28%。

3.临床特征

儿童期发病,肢体进行性共济失调,腱反射消失,Babinski 征阳性,伴有发音困难、锥体束征、深感觉异常、脊柱侧突、弓形足和心脏损害等。

(二)病因及发病机制

Friedreich 共济失调(FRDA)是由位于 9 号染色体长臂(9q13-12.1)frataxin 基因非编码区GAA 三核苷酸重复序列异常扩增所致。95%以上的患者有该基因第 18 号内含子 GAA 点异常扩增,正常人 GAA 重复 42 次以下,患者异常扩增(66~1 700 次)形成异常螺旋结构可抑制基因

转录。Friedreich共济失调的基因产物frataxin蛋白主要位于脊髓、骨骼肌、心脏及肝脏等细胞线粒体的内膜,其缺陷可导致线粒体功能障碍而发病。

(三)病理

肉眼脊髓变细,以胸段为著。镜下脊髓后索、脊髓小脑束和皮质脊髓束变性,后根神经节和Clark柱神经细胞丢失;周围神经脱髓鞘,胶质增生;脑干、小脑和大脑受累较轻;心脏因心肌肥厚而扩大。

(四)临床表现

1.发病年龄

通常4~15岁起病,偶见婴儿和50岁以后起病者。

2.主要症状

(1)进展性步态共济失调,步态不稳、步态蹒跚、左右摇晃及易于跌倒。

(2)2年内出现双上肢共济失调,表现动作笨拙、取物不准和意向性震颤。

(3)早期阶段膝腱反射和踝反射消失,出现小脑性构音障碍或暴发性语言,双上肢反射及部分患者双膝腱反射可保存。

(4)双下肢关节位置觉和振动觉受损,轻触觉、痛温觉通常不受累。

(5)双下肢无力发生较晚,可为上或下运动神经元损害,或两者兼有。

(6)患者在出现症状前5年内通常出现伸性跖反射,足内侧肌无力和萎缩导致弓形足伴爪型趾。

3.体格检查

体格检查可见水平眼震,垂直性和旋转性眼震较少,双下肢肌无力,肌张力低,跟膝胫试验和闭目难立征阳性,下肢音叉振动觉和关节位置觉减退是早期体征;后期可有Babinski征、肌萎缩,偶有括约肌功能障碍。约25%患者有视神经萎缩,50%有弓形足,75%有上胸段脊柱畸形,85%有心律失常、心脏杂音,10%~20%伴有糖尿病。

4.辅助检查

(1)骨骼X片:骨骼畸形。

(2)CT或MRI:脊髓变细,小脑和脑干受累较少。

(3)心电图:常有T波倒置、心律失常和传导阻滞。

(4)超声心动图:心室肥大、梗阻。

(5)视觉诱发电位:波幅下降。

(6)DNA分析:FRDA基因18号内含子GAA>66次重复。

(五)诊断及鉴别诊断

1.诊断

(1)儿童或少年期起病,逐渐从下肢向上肢发展的进行性共济失调,深感觉障碍,如下肢振动觉、位置觉消失和腱反射消失等。

(2)构音障碍,脊柱侧凸,弓形足,MRI显示脊髓萎缩,心脏损害及FRDA基因GAA异常扩增。

2.鉴别诊断

不典型病例需与以下几种疾病鉴别。

(1)腓骨肌萎缩症:遗传性周围神经病,可出现弓形足。

(2)多发性硬化:缓解-复发病史和 CNS 多数病变的体征。

(3)维生素 E 缺乏:可引起共济失调,应查血清维生素 E 水平。

(4)共济失调-毛细血管扩张症:儿童期起病小脑性共济失调,特征性结合膜毛细血管扩张。

(六)治疗

无特效治疗,轻症给予支持疗法和功能锻炼,矫形手术如肌腱切断术可纠正足部畸形。较常见的死因为心肌病变。在出现症状 5 年内不能独立行走,10～20 年卧床不起,平均患病期约为 25 年,平均死亡年龄约为 35 岁。

二、脊髓小脑性共济失调

(一)概述

1.概念

脊髓小脑性共济失调(spinocerebellar ataxia,SCA)是遗传性共济失调的主要类型,包括 SCA1-29。

2.特点

成年期发病,常染色体显性遗传和共济失调.并以连续数代中发病年龄提前和病情加重(遗传早现)为表现。

3.分类

Harding 根据有无眼肌麻痹、锥体外系症状及视网膜色素变性归纳为 3 组 10 个亚型,即 ADCA Ⅰ型、ADCA Ⅱ型和 ADCA Ⅲ型。这为临床患者及家系的基因诊断提供了线索,SCA 的发病与种族有关,SCA1-2 在意大利、英国多见,中国、德国和葡萄牙以 SCA3 最常见。

(二)病因及发病机制

常染色体显性遗传的脊髓小脑性共济失调具有遗传异质性,最具特征性的基因缺陷是扩增的 CAG 三核苷酸重复编码多聚谷氨酰胺通道,该通道在功能不明蛋白和神经末梢上发现的P/Q型钙通道 á1A 亚单位上;其他类型突变包括 CTG 三核苷酸(SCA8)和 ATTCT 五核苷酸(SCA10)重复序列扩增,这种扩增片断的大小与疾病严重性有关。

SCA 是由相应的基因外显子 CAG 拷贝数异常扩增产生多聚谷氨酰胺所致(SCA8 除外)。每一 SCA 亚型的基因位于不同的染色体,其基因大小及突变部位均不相同。

SCA 有共同的突变机制造成 SCA 各亚型的临床表现雷同。然而,SCA 各亚型的临床表现仍有差异,如有的伴有眼肌麻痹,有的伴有视网膜色素变性,提示除多聚谷氨酰胺毒性作用之外,还有其他因素参与发病。

(三)病理

SCA 共同的病理改变是小脑、脑干和脊髓变性和萎缩,但各亚型各有特点,如 SCA1 主要是小脑、脑干的神经元丢失,脊髓小脑束和后索受损,很少累及黑质、基底节及脊髓前角细胞;SCA2 以下橄榄核、脑桥和小脑损害为重;SCA3 主要损害脑桥和脊髓小脑束;SCA7 的特征是视网膜神经细胞变性。

(四)临床表现

SCA 是高度遗传异质性疾病,各亚型的症状相似,交替重叠。SCA 典型表现是遗传早现现象,表现为同一家系发病年龄逐代提前,症状逐代加重。

1.共同临床表现

(1)发病年龄:30～40 岁,也有儿童期及 70 岁起病者。

(2)病程:隐袭起病,缓慢进展。

(3)主要症状:首发症状多为下肢共济失调,走路摇晃、突然跌倒;继而双手笨拙及意向性震颤,可见眼震、眼球慢扫视运动阳性、发音困难、痴呆和远端肌萎缩。

(4)体格检查:肌张力障碍、腱反射亢进、病理反射阳性、痉挛步态和震颤觉和本体感觉丧失。

(5)后期表现:起病后 10～20 年患者不能行走。

2.各亚型表现

除上述共同症状和体征外,各亚型各自的特点构成不同的疾病。

(1)SCA1 的眼肌麻痹,尤其上视不能较突出。

(2)SCA2 的上肢腱反射减弱或消失,眼球慢扫视运动较明显。

(3)SCA3 的肌萎缩、面肌及舌肌纤颤、眼睑退缩形成凸眼。

(4)SCA5 病情进展非常缓慢,症状也较轻。

(5)SCA6 的早期大腿肌肉痉挛、下视震颤、复视和位置性眩晕。

(6)SCA7 的视力减退或丧失,视网膜色素变性,心脏损害较突出。

(7)SCA8 常有发音困难。

(8)SCA10 的纯小脑征和癫痫发作。

(五)辅助检查

(1)CT 或 MRI:小脑和脑干萎缩,尤其是小脑萎缩明显,有时脑干萎缩。

(2)脑干诱发电位可异常,肌电图:周围神经损害。

(3)脑脊液:正常。

(4)确诊及区分亚型可用外周血白细胞进行 PCR 分析,检测相应基因 *CAG* 扩增情况,证明 SCA 的基因缺陷。

(六)诊断及鉴别诊断

1.诊断

根据典型的共性症状,结合 MRI 检查发现小脑、脑干萎缩,排除其他累及小脑和脑干的变性病即可确诊。虽然各亚型具有特征性症状,但临床上仅根据症状体征确诊为某一亚型仍不准确(SCA7 除外),均应进行基因诊断,用 PCR 方法可准确判断其亚型及 CAG 扩增次数。

2.鉴别诊断

Friedreich 型共济失调与多发性硬化、CJD 及感染引起的共济失调鉴别。

(七)治疗

尚无特效治疗,对症治疗可缓解症状。

(1)药物治疗:左旋多巴可缓解强直等锥体外系症状;氯苯胺丁酸可减轻痉挛;金刚烷胺改善共济失调;毒扁豆碱或胞磷胆碱促进乙酰胆碱合成,减轻走路摇晃、眼球震颤等;共济失调伴肌阵挛首选氯硝西泮;试用神经营养药,如 ATP、辅酶 A、肌苷和 B 族维生素等。

(2)手术治疗:可行视丘毁损术。

(3)物理治疗、康复训练及功能锻炼可能有益。

(胡　克)

第七节　运动神经元病

运动神经元病(motor neuron disease,MND),是一组主要侵犯上、下运动神经元的慢性变性疾病。病变范围包括脊髓前角细胞、脑干运动神经元、大脑皮质锥体细胞及皮质脊髓束、皮质核束(皮质延髓束)。临床表现为下运动神经元损害所引起的肌萎缩、肢体无力和上运动神经元损害的体征,其中以上、下运动神经元合并受损者为最常见,一般无感觉缺损。这类患者俗称"渐冻人",大多数患者发生于30～50岁,90%～95%的患者为散发性,5%～10%为家族性,通常呈常染色体显性遗传。年患病率0.13/10万～1.4/10万,男女患病率之比为(1.2～2.5)∶1。起病隐袭,进展缓慢。患者常常伴有并发症。

MND在世界各地的发病率无多大差别,但是在关岛和日本纪伊半岛例外,当地MND的发病率高。MND的病死率为0.7/10万～1/10万。种族、居住环境和纬度与发病无关。

一、病因

本病病因至今尚未明了,为此提出了多种可能的病因学说,涉及病毒感染学说、环境学说、免疫学说、兴奋性氨基酸(EAA)学说、细胞凋亡学说及遗传学说等,但均未被证实。

(一)病毒感染学说

很早就提出慢病毒感染学说,但由于始终无确切证据证明肌萎缩侧索硬化(ALS)患者神经系统内存在慢病毒而几乎被放弃,1985年后该理论再度被提出。脊髓灰质炎病毒对运动神经元有特殊的选择性,似提示ALS可能是一种非典型的脊髓灰质炎病毒感染所致,但至今尚无从患者脑脊髓组织及脑脊液中分离出脊髓灰质炎病毒包涵体的报道。亦有提出,人类免疫缺陷病毒(HIV)可能损害脊髓运动神经元及周围神经引起运动神经元病。在动物实验中,应用ALS患者脑脊液组织接种至灵长类动物,经长期观察,未能复制出人类ALS的病理改变,未能证明ALS是慢病毒感染所致。

(二)环境学说

某些金属,如铅、铝和铜等,对神经元有一定的毒性。在某些ALS的高发地区,水及土壤中的铅含量增高。以铅等金属进行动物中毒实验,发现这些动物可出现类似人类ALS的临床及病理改变,只是除有运动神经元损害外,尚有感觉神经等的损害。此外,在有铜/锌超氧化物歧化酶(Cu/Zn-SOD即SOD-1)基因突变的家族性ALS(FALS)患者中,由于SOD酶的稳定性下降,体内可能产生过多的Cu和Zn,这些贮积的金属成分可能对神经元有毒性作用。而总的来说,目前尚无足够的证据说明人类ALS是由这些金属中毒所致的。

(三)免疫学说

ALS患者血及脑脊液中免疫球蛋白的异常增高,使人们注意到ALS与免疫异常间的关系。Duarte等还发现,患者血清单克隆免疫球蛋白较正常人明显升高。Zavalishin等也证实,ALS患者的血清及脑脊液中有抗神经元结构成分的抗体存在,且脑脊液中的含量高于血清。目前,研究较多的是ALS与抗神经节苷脂抗体间的关系,神经节苷脂为嗜酸性糖脂,是神经细胞的一种成分,对神经元的新陈代谢和电活性起调节作用。据报道,10%～15%ALS患者存在有此抗体,这些患者多为下运动神经元受损明显的患者,且研究显示,此抗体滴度似乎与病情严重程度有关,但不能证实 ALS 与抗体的因果关系。

新近研究还发现,ALS 患者血清中尚有抗钙通道抗体存在。Smith 等在动物实验中发现,75%ALS 患者血清 IgG 能与兔 L-型通道蛋白起抗原抗体反应,其强度与 ALS 病程进程呈正相关。Kimura 等也发现,ALS 患者 IgG 能特异性地与电压依赖性钙通道亚单位结合。以上实验都证实了 ALS 患者血清中存在抗电压依赖性钙通道的抗体,此抗体不仅能影响电压依赖性钙通道,还能改变激动药依赖性钙通道及钙依赖性神经递质的释放。

在细胞免疫方面,亦有报道 ALS 患者 CD3、CD8 及 CD4/CD8 比例异常,但对此方面尚无统一的结论。

(四)兴奋性氨基酸(EAA)学说

兴奋性氨基酸包括谷氨酸、天冬氨酸及其衍生物红藻氨酸(KA)、使君子氨酸(QA)、鹅膏氨酸(IA)和 N-甲基 D-天冬氨酸(NMDA)。兴奋性氨基酸的兴奋毒性可能参与 ALS 的发病。谷氨酸与 NMDA 受体结合可致钙内流,激活一系列蛋白酶和蛋白激酶,使蛋白质的分解和自由基的生成增加,脂质过氧化过程加强,神经元自行溶解。此外,过量钙还可激活核内切酶,使 DNA 裂解及核崩解。ALS 的病变主要局限在运动神经系统可能与谷氨酸的摄取系统有关。

(五)细胞凋亡学说

Tews 等在 ALS 患者肌肉组织中发现了大量 DNA 片段,大量凋亡促进因子 Bax、ICE 及抗凋亡因子 Bcl-2 的表达,推断程序性细胞死亡在 MND 发病机制中起重要作用,并为以后抗凋亡治疗提供了理论依据。

(六)遗传学说

Siddiqe 等以微卫星 DNA 标记对 6 个 FALS 家系进行遗传连锁分析,将 FALS 基因定位于 21 号染色体长臂。已确认,此区主要包括了 SOD-1、谷氨酸受体亚单位 GluR5、甘氨酰胺核苷酸合成酶和甘氨酰胺核苷酸甲酰转移酶四种催化酶基因,现今认为 FALS 的发病与 SOD-1 基因突变关系密切,20%~50%FALS 是由于 SOD-1 基因突变所致。迄今为止,已经发现 5 种遗传方式、139 种突变类型;其中,大多数是错义突变,少数是无义、插入和缺失突变。非神经元(包括小胶质细胞)的突变在 ALS 中的作用越来越受到重视。

SOD-1 基因突变所致的细胞毒性作用,可能与 SOD-1 酶不稳定性有关,此可加速体内毒性物质的聚积,并可能产生对神经细胞的高亲和力,从而加重对神经细胞的损害。但尚不足以解释运动神经元损害及中年后发病等现象。有学者提出,SOD-1 基因突变致基因产物的结构改变,使之产生新的蛋白功能,即所谓的"功能的获得"理论,但对这种具有"新"功能的蛋白质的作用尚有待进一步研究。

另外,近年来对神经微丝与 ALS 发病间的研究正逐渐受到重视。Hirano 等曾指出,无论是散发性或家族性 ALS 的神经元胞体及轴索内均有神经微丝的蓄积。Lee 等动物实验表明,神经微丝轻链基因点突变时,可复制出人类 ALS 的临床病理特征。众所周知,运动神经元较一级神经元大,且轴索极长,所以此细胞内的细胞骨架蛋白对维持运动神经元的正常生存较重要,此骨架蛋白功能异常,似可致运动神经元易损性增加。

Jemeen Sreedharan 及其在英国和澳大利亚的同僚,对英国的一个遗传性 ALS 的大家族进行了分析。他们在一个叫作 TAR DNA binding protein(TDP-43)的基因中发现了一种变异,而该变异看来与该疾病有关。研究人员在受 ALS 影响的神经元中发现了团簇状泛素化包涵体,其主要成分就是 TDP-43 蛋白,这些结果进一步加强了 TDP-43 与该疾病之间的关联性。研究显示,TDP-43 蛋白的生长不仅是这种基因导致的有害不良反应,而且可能是造成运动神经元最终死亡的原因。

综上所述,虽然 ALS 的病因有多种学说,但任何一种都不能很好地解释 ALS 的发病特点,可能是几种因素的综合作用,亦不能排除还有其他作用因素的存在。新近研究揭示出 SOD-1、TDP-43 基因突变与 FALS 间的联系最具振奋性,为最终揭示 ALS 病因提供了线索。

二、病理

脊髓前角和脑干神经运动核的神经细胞明显减少和变性,脊髓中以颈、腰膨大受损最重,延髓部位的舌下神经核和疑核也易受波及,大脑皮质运动区的巨大锥体细胞即 Betz 细胞也可有类似改变,但一般较轻。大脑皮质脊髓束和大脑皮质脑干束髓鞘脱失和变性。脊神经前根萎缩、变性。应用脂肪染色可追踪至脑干和内囊后肢甚至辐射冠,并可见髓鞘退变后反应性巨噬细胞的集结。动眼神经核很少被累及。肌肉表现出神经源性萎缩的典型表现。在亚急性与慢性病例中可看到肌肉内有神经纤维的萌芽,可能是神经再生的证据。

三、临床表现

根据病变部位和临床症状,可分为下运动神经元型(包括进行性脊肌萎缩症和进行性延髓麻痹),上运动神经元型(原发性侧索硬化症)和混合型(肌萎缩侧索硬化症)3 型。关于它们之间的关系尚未完全清楚,部分患者乃系这一单元疾病在不同发展阶段的表现,如早期只表现为肌萎缩以后才出现锥体束症状而呈现为典型的肌萎缩侧索硬化,但也有的患者病程中只有肌萎缩,极少数患者则在病程中只表现为缓慢进展的锥体束损害症状。

(一)肌萎缩侧索硬化症

肌萎缩侧索硬化症(amyotrophic lateral sclerosis,ALS)起病隐袭,缓慢进展,临床表现为进行性发展的上、下肢肌萎缩、无力、锥体束损害及延髓性麻痹,一般无感觉缺损。大多数患者发生于 30～50 岁,男性较女性发病率高 2～3 倍。多从一侧肢体开始,继而发展为双侧。首发症状为手指活动不灵,精细操作不准确,握力减退,继而手部肌肉萎缩,表现为"爪形手",然后向前臂、上臂和肩胛带肌发展,肌萎缩加重,肢体无力,直至瘫痪。肌萎缩区肌肉跳动感,与此同时患肢的腱反射亢进,并出现病理反射。上肢受累后不久或同时出现下肢症状,两下肢多同时发病,肌萎缩一般不明显,但腱反射亢进与病理反射较显著,即下肢主要表现为上运动神经元受累的特征。感觉系统客观检查无异常,患者主观有麻木、发凉感。随着病程延长,无力症状扩展到躯干及颈部,最后累及面部及延髓支配肌肉,表现延髓麻痹的临床表现。至疾病晚期,双侧胸锁乳突肌萎缩,患者无力转颈和抬头,多数病例还出现皮质延髓束、皮质脑桥束受累的脑干上运动神经元损害症状,如下颌反射、吸吮反射等亢进。病初一般无膀胱括约肌功能障碍,后期可出现排尿功能异常。呼吸肌受累,导致呼吸困难、胸闷和咳嗽无力,患者多死于肺部感染。

少数不典型病例的首发症状,可从下肢远端开始,以后累及上肢和躯干肌。关岛的 Chamorro 族及日本纪伊半岛当地人群的肌萎缩侧索硬化常合并帕金森病和痴呆,称帕金森痴呆和肌萎缩侧索硬化复合征。

(二)进行性脊肌萎缩症

运动神经元变性仅限于脊髓前角细胞,而不累及上运动神经元,表现为下运动神经元损害的症状和体征。发病年龄在 20～50 岁,男性较多,隐袭起病,缓慢进展,50 岁以后发病极少见。临床主要表现为上肢远端的肌肉萎缩和无力,严重者出现爪形手。再发展至前臂、上臂和肩部肌群的肌萎缩。肌萎缩区可见肌束震颤。肌张力低、腱反射减弱或消失,感觉正常,锥体束阴性。首发于下肢者少见,本病预后较肌萎缩侧索硬化症好。

(三)原发性侧索硬化

本病仅限于上运动神经元变性而不累及下运动神经元。本病少见,男性居多。临床表现为锥体束受损。病变多侵犯下胸段,主要表现为缓慢进行性痉挛性截瘫或四肢瘫,双下肢或四肢无力,肌张力高,呈剪刀步态,腱反射亢进,病理征阳性,无感觉障碍。上肢症状出现晚,一般不波及颈髓和骶髓,故无膀胱直肠功能障碍。

(四)进行性延髓麻痹

本病多发病于老年前期,仅表现为延髓支配的下运动神经元受累,大多数患者迟早会发展为肌萎缩侧索硬化症。临床特征表现为构音不良、声音嘶哑、鼻音、饮水呛咳、吞咽困难及流涎等。检查时可见软腭活动和咽喉肌无力,咽反射消失,舌肌明显萎缩,舌肌束颤似蚯蚓蠕动。下部面肌受累可表现为表情淡漠、呆板。如果双侧皮质延髓束受累时,可出现假性延髓性麻痹症状群。本病发展迅速,通常在 1～2 年,因呼吸肌麻痹或继发肺部感染而死亡。

四、辅助检查

(一)脑脊液检查

本病脑脊液的压力、成分和动力学检查均属正常,少数患者蛋白量可有轻度增高。虽有肌萎缩但血清酶学检查(磷酸肌酸激酶、乳酸脱氢酶等)多为正常。部分 MND 患者 CSF 及血中谷氨酸盐水平升高,这可能是由于谷氨酸盐转运异常所致。这一发现有助于临床对抗谷氨酸盐治疗效果的评价。脑脊液中神经递质相关因子如乙酰胆碱合成酶降低,细胞色素 c 降低,谷氨酸转氨酶降低,而胶原纤维酸性蛋白(GFAP)片段升高。这些生化改变往往先于临床症状而出现。

(二)肌电图检查

患肌的肌电图(EMG)可见纤颤、正尖和束颤等自发电位,运动单位电位的时限宽、波幅高和可见巨大电位,重收缩时运动单位电位的募集明显减少。肌电图检查时应多选择几块肌肉包括肌萎缩不明显的肌肉进行检测,胸锁乳突肌、胸段脊肌和舌肌 EMG 对诊断非常重要。腹直肌 EMG 检查本病胸段脊髓的临床下运动神经元损害,可提高临床早期诊断率。建立三叉神经颈反射(TCR)检测方法并用于检测 ALS 最早累及的上颈段及延髓区脑干的临床下运动神经元损害,可提高亚临床的检出率。应用运动单位计数的方法和技术对 ALS 病情变化进行动态评估和研究,可客观监测疾病发展的自然过程,定量评估病情进展与治疗的效果。应用单纤维 EMG 技术对早期 ALS 与颈椎病进行鉴别。

(三)MRI 检查

脊髓磁共振检查可显示脊髓萎缩。应用弥散张力磁共振显像(difusion tensor imaging, DTI)技术能早期发现 ALS 上运动神经元损害。

五、诊断依据

(1)中年后发病,进行性加重。

(2)表现为上、下运动神经元损害的症状和体征。

（3）无感觉障碍。

（4）脑脊液检查无异常。

（5）肌电图呈神经源性损害表现。神经传导速度往往正常。

（6）肌肉活检为失神经性肌萎缩的典型病理改变。

（7）已排除颈椎病、颈髓肿瘤、脊髓空洞症和脑干肿瘤等。

六、诊断标准

1998年，Rowland提出以下诊断标准。

（一）ALS必须具备的条件

（1）20岁以后起病。

（2）进展性，无明显的缓解期和平台期。

（3）所有患者均有肌萎缩和肌无力，多数有束颤。

（4）肌电图示广泛失神经。

（二）支持脊髓性肌萎缩（SMA）的条件

（1）上述的下运动神经元体征。

（2）腱反射消失。

（3）无Hoffmann和Babinski征。

（4）神经传导速度正常。

（三）支持ALS的条件

（1）具备支持脊髓性肌萎缩诊断的下运动神经元体征。

（2）必须有Hoffmann或Babinski征阳性或有膝、踝震挛。

（3）可有假性延髓性麻痹和情感不稳定或强哭强笑（emotional lability）。

（4）多为消瘦体型。

（四）有可疑上运动神经元体征的ALS（即ALS-PUMNS）

（1）上述下运动神经元受累体征。

（2）肢体有肌无力和肌萎缩但腱反射保留，有肌肉抽动。

（3）无Hoffmann或Babinski征或膝、踝震挛。

（五）原发性侧索硬化的诊断标准

（1）必要条件：①成年起病；②无卒中史或支持多发性硬化的缓解复发病史；③家族中无类似病史；④痉挛性截瘫；⑤下肢腱反射亢进；⑥Babinski征阳性或有踝震挛；⑦无局限性肌无力、肌萎缩及肢体或舌肌束颤；⑧无持续性的感觉异常或肯定的感觉缺失；⑨无痴呆；⑩肌电图无失神经的证据。

（2）符合和支持诊断的条件：①假性延髓性麻痹（吞咽困难、构音障碍）；②上肢的上运动神经元体征（手活动不灵活、轮替动作缓慢笨拙、双臂腱反射活跃、Hoffmann征阳性）；③痉挛性膀胱症状；④MRI示运动皮质萎缩及皮质脊髓束高信号；⑤磁共振光谱（magnetic resonance spectroscope，MRS）有皮质乙酰天门冬氨酸缺失的证据；⑥运动皮质磁刺激示中枢运动传导损害。

（3）诊断原发性侧索硬化还应注意：①MRI排除多发性硬化、后脑畸形、枕骨大孔区压迫性损害、颈椎病性脊髓病、脊髓空洞和多发性脑梗死；②血液检查排除维生素B_{12}缺乏、HTLV-1（human T lymphocyte leukemia virus）、肾上腺脑白质营养不良、Lyme病、梅毒和副蛋白血症；

③脑脊液检查排除多发性硬化、HTLV-1感染和神经梅毒。原发性侧索硬化的临床为排除性诊断，确诊要靠尸体解剖。

七、鉴别诊断

(一)颈椎病

颈椎病为中老年人普遍存在的脊椎退行性变，当引起上肢肌萎缩，伴下肢痉挛性肌力弱，且无感觉障碍时，与运动神经元病表现相似，有时鉴别甚为困难。但颈椎病病程十分缓慢，再根据颈椎X射线片或颈椎CT扫描或脊髓MRI上的阳性发现，并与临床症状仔细对比分析，可做出正确判断。

(二)颅颈区畸形

颅底凹陷症等颅颈区畸形，可引起后4对脑神经损害，上肢肌萎缩，下肢痉挛性瘫痪，但多早年起病，病程缓慢，常有颈项短、小脑损害症状及感觉障碍，X射线片有相应阳性发现，可做鉴别。

(三)脊髓和枕骨大孔附近肿瘤

颈髓肿瘤可引起一侧或两侧上肢肌萎缩伴痉挛性截瘫，后者还有后4对脑神经损害症状，但肿瘤有神经根性刺激症状和感觉障碍，膀胱排尿功能障碍常见，双侧症状往往不对称，脑脊液蛋白增高，可有椎管梗阻表现，脊髓造影和磁共振检查可提供较确切诊断依据。

(四)脊髓蛛网膜炎

颈髓蛛网膜炎也可引起上肢肌萎缩和下肢痉挛性瘫痪，但多呈亚急性起病，病情常有反复，双侧症状不对称，感觉障碍弥散而零乱，脑脊液常有异常。

(五)继发于其他疾病的肌萎缩侧索硬化症状群

如某些代谢障碍(低血糖等)、中毒(汞中毒等)，以及恶性肿瘤有时也可引起类似肌萎缩侧索硬化症的临床表现；此时，须注意查找原发疾病。

八、治疗

(一)治疗原则

MND作为一种神经系统慢性致死性变性疾病，目前尚无将其治愈的方法。在考虑MND治疗的具体方案时，可参考1999年美国神经病学会发布的运动神经元病处理原则。

(1)要高度重视患者自身的决定和自主性，要充分考虑患者及其家属的社会文化心理背景。

(2)给予患者及其家属充分的信息和时间以便做出对各种处理方案的选择，而且这些选择会随病情变化而改变。

(3)医务人员应给予患者连续和完整的医疗和护理。

(二)治疗方法

当前的主要治疗包括病因治疗、对症治疗和多种非药物的支持治疗。现阶段治疗研究的发展方向包括神经保护药、抗兴奋毒性药物、神经营养因子、抗氧化和自由基清除剂、干细胞和基因治疗等方面。

(1)维生素E和B族维生素口服。

(2)三磷腺苷(ATP)100 mg，肌内注射，每天1次；辅酶Ⅰ100 U，肌内注射，每天1次；胞磷胆碱250 mg，肌内注射，每天1次，可间歇应用。

(3)针对肌肉痉挛可用地西泮2.5～5.0 mg，口服，每天2～3次；巴氯芬(baclofen)50～100 mg/d，分次服。

（4）利鲁唑（力如太）：能延长 MND 患者的存活期，但不能推迟发病时间。它通过 3 种机制发挥抑制作用，即抑制兴奋性氨基酸的释放、抑制兴奋性氨基酸受体受刺激后的反应及维持电压门控钠离子通道的非活动状态。用药方法为 50 mg，每天 2 次，口服，疗程为 1～1.5 年。该药耐受性好，常见不良反应有恶心、乏力和丙氨转氨酶升高。

（5）患肢按摩，被动活动。

（6）吞咽困难者，以鼻饲维持营养和水分的摄入。

（7）呼吸肌麻痹者，以呼吸机辅助呼吸。

（8）防治肺部感染。

（9）干细胞移植：干细胞作为一种具有较强自我更新能力和多向分化潜能的细胞，近年来在神经系统疾病治疗方面引起了医学界的普遍关注。研究发现，把神经干细胞直接移植到成年鼠脊髓损伤部位，可明显减轻脊髓损伤所导致的神经功能缺损。但治疗 MND 是否有效，仍处于试验阶段。

（10）神经营养因子：常用的神经生长因子有碱性成纤维细胞生长因子（bFGF）。bFGF 是一种广谱的神经元保护剂，动物实验表明它可以延缓 MND 的进程，防止肌肉萎缩和运动神经元变性。其他还有胰岛素样生长因子-1（IGF-1）、睫状神经营养因子（CNTF）、脑源性神经营养因子（BDNF）、胶质细胞源性神经营养因子（GDNF）、非肽类神经营养因子和神经营养因子-3（NT-3）等。由于神经营养因子的半衰期短，体内生物利用度低，降解快，故应用到人体还受很多因素的限制。

（11）基因工程治疗：特异高产的生长因子基因可以通过肌内注射重组腺病毒转染而到达运动神经元，然后经轴突逆向传输至神经元胞体，并通过注射肌肉的选择来决定基因转至脊髓的特定部位。此方法在动物实验中已取得成功。

（12）过氧化物歧化酶（SOD）：磷脂酰胆碱铜/锌过氧化物歧化酶（PC-SOD）通过清除自由基，而达到延缓 MND 的进程，防止肌肉萎缩和运动神经元变性的作用。

（13）神经一氧化氮合酶抑制药：MND 患者 CNS 中一氧化氮含量增高，SOD 活性下降，因此神经一氧化氮合酶抑制药能推迟发病时间及延缓脊髓运动神经元变性。

（14）免疫治疗：IVIG（静脉注射免疫球蛋白）治疗抗 GM1 抗体阳性的运动神经元综合征。IVIG 含有抗 GM1 独特型抗体，能阻止抗 GM1 与相应抗原的结合，从而达到治疗目的。但也有报道认为其作用机制与此无关。

（15）免疫抑制药治疗：MND 存在免疫功能异常，有自身抗体存在，属于一种自身免疫性疾病，故免疫抑制药治疗理论上有效，实践中效果并不令人满意。IL-6 及可溶性 IL-6 受体复合物，可激发信号传导成分 gp130 形成同源二聚体，具有神经保护作用。

（16）其他治疗：钙离子通道拮抗药、中医中药、茛菪类药物（主要作用机制是改善患者的脊髓微循环，国内有报道此疗法效果尚可，但重复性并不理想）、变构蛇神经毒素、拟促甲状腺释放激素 JT-2942 等均可治疗 MND。

九、病程及预后

本病为一进行性疾病，但不同类型的患者病程有所不同，即使同一类型患者其进展快慢亦有差异。肌萎缩侧索硬化症平均病程 3 年左右，进展快的甚至起病后 1 年内即可死亡，进展慢的病程有时可达 10 年以上。成人型脊肌萎缩症一般发展较慢，病程长达 10 年以上。原发性侧索硬化症临床罕见，一般发展较为缓慢。死亡多因延髓性麻痹、呼吸肌麻痹、合并肺部感染或全身衰竭所致。

（胡　克）

第九章　神经系统运动障碍性疾病

第一节　帕金森病

帕金森病(Parkinson disease,PD)也称为震颤麻痹,是一种常见的神经系统变性疾病,临床上特征性表现为静止性震颤、运动迟缓、肌强直及姿势步态异常。病理特征是黑质多巴胺能神经元变性缺失和路易(Lewy)小体形成。

一、研究史

本病的研究已有 190 多年的历史。1817 年,英国医师 James Parkinson 发表了经典之作《震颤麻痹的论述》(*An Essay on the Shaking Palsy*),报道了 6 例患者,首次提出震颤麻痹一词。在此之前也有零散资料介绍过多种类型瘫痪性震颤疾病,但未确切描述过 PD 的特点。中国医学对本病早已有过具体描述,但由于传播上的障碍,未被世人所知。在 Parkinson 之后,Marshall Hall 在《神经系统讲座》一书中报道一例患病 28 年的偏侧 PD 患者尸检结果,提出病变位于四叠体区。随后 Trousseau 描述了被 Parkinson 忽视的体征肌强直,还发现随疾病进展可出现智力障碍、记忆力下降和思维迟缓等。Charcot(1877)详细描述 PD 患者的语言障碍、步态改变及智力受损等特点。Lewy(1913)发现 PD 患者黑质细胞有奇特的内含物,后称为 Lewy 体,认为是 PD 的重要病理特征。

瑞典 Arvid Carlsson(1958)确定兔脑内含有 DA,而且纹状体内 DA 占脑内 70%,提出 DA 是脑内独立存在的神经递质。他因发现 DA 信号转导在运动控制中作用,成为 2000 年诺贝尔生理学或医学奖的得主之一。奥地利 Hornykiewicz(1963)发现 6 例 PD 患者纹状体和黑质部 DA 含量显著减少,认为 PD 可能由于 DA 缺乏所致,推动了抗帕金森病药物左旋多巴(L-dopa)的研制。Cotzias 等(1967)首次用 L-dopa 口服治疗本病获得良好疗效。Birkmayer 和 Cotzia(1969)又分别将苄丝肼和卡比多巴与左旋多巴合用治疗 PD,使左旋多巴用量减少 90%,不良反应明显减轻。到 1975 年 Sinemet 和 Madopar 两种左旋多巴复方制剂上市,逐渐取代了左旋多巴,成为当今治疗 PD 最有效的药物之一。

Davis 等(1979)发现,注射非法合成的麻醉药品能产生持久性帕金森病。美国 Langston 等(1983)证明化学物质 1-甲基-4-苯基-1,2,3,6-四氢吡啶(MPTP)引起的 PD。1996 年,意大利 PD

大家系研究发现致病基因 α-突触核蛋白（α-synuclein,α-SYN）突变,20 世纪 90 年代末美国和德国两个研究组先后报道α-SYN基因 2 个点突变（A53T,A30P）与某些家族性常染色体显性遗传PD(ADPD)连锁,推动了遗传、环境因素、氧化应激等与 PD 发病机制的相关性研究。

二、流行病学

世界各国 PD 的流行病学资料表明,从年龄分布上看,大部分国家帕金森患者群发病率及患病率随年龄增长而增加,50 岁以上约为 500/100 000,60 岁以上约为 1 000/100 000;白种人发病率高于黄种人,黄种人高于黑种人。

我国进行的 PD 流行病学研究,选择北京、西安及上海 3 个相隔甚远的地区,在 79 个乡村和58 个城镇,通过分层、多级、群体抽样选择 29 454 个年龄≥55 岁的老年人样本,应用横断层面模式进行帕金森病患病率调查。依据标准化的诊断方案,确认 277 人罹患 PD,显示 65 岁或以上的老人 PD 患病率为 1.7%,估计中国年龄在 55 岁或以上的老年人中约有 170 万人患有帕金森病。这一研究提示,中国 PD 患病率相当于发达国家的水平,修正了中国是世界上 PD 患病率最低的国家的结论。预计随着我国人口的老龄化,未来我国正面临着大量的 PD 病例,将承受更大的PD 负担。

三、病因及发病机制

特发性帕金森病的病因未明。研究显示,农业环境如杀虫剂和除草剂使用,以及遗传因素等是 PD 较确定的危险因素。居住农村或橡胶厂附近、饮用井水、从事田间劳动、在工业化学品厂工作等也可能是危险因素。吸烟与 PD 发病间存在负相关,被认为是保护因素,但吸烟有众多危害性,不能因 PD 的"保护因素"而提倡吸烟。饮茶和喝咖啡者患病率也较低。

本病的发病机制复杂,可能与下列因素有关。

(一)环境因素

例如,20 世纪 80 年代初美国加州一些吸毒者因误用 MPTP,出现酷似原发性 PD 的某些病理变化、生化改变、症状和药物治疗反应,给猴注射 MPTP 也出现相似效应。鱼藤酮为脂溶性,可穿过血-脑屏障,研究表明鱼藤酮可抑制线粒体复合体 I 活性,导致大量氧自由基和凋亡诱导因子产生,使 DA 能神经元变性。与 MPP^+ 结构相似的百草枯（paraquat）及其他吡啶类化合物,也被证明与帕金森病发病相关。利用 MPTP 和鱼藤酮制作的动物模型已成为帕金森病实验研究的有效工具。锰剂和铁剂等也被报道参与了帕金森病的发病。

(二)遗传因素

流行病学资料显示,10%～15%的 PD 患者有家族史,呈不完全外显的常染色体显性或隐性遗传,其余为散发性 PD。目前已定位 13 个 PD 的基因位点,分别被命名为 PARK1-13,其中9 个致病基因已被克隆。

1.常染色体显性遗传性帕金森病致病基因

常染色体显性遗传性帕金森病致病基因包括 α-突触核蛋白基因（PARK1/PARK4）、UCH-L1 基因（PARK5）、LRRK2 基因（PARK8）、GIGYF2 基因（PARK11）和 HTRA2/Omi 基因（PARK13）。

(1)α-突触核蛋白（PARK1）基因定位于4 号染色体长臂 4q21～23,α-突触核蛋白可能增高DA 能神经细胞对神经毒素的敏感性,α-突触核蛋白基因 Ala53Thr 和 Ala39Pro 突变导致 α-

突触核蛋白异常沉积,最终形成路易小体。

(2)富亮氨酸重复序列激酶2(LRRK2)基因(*PARK*8),是目前为止帕金森病患者中突变频率最高的常染色体显性帕金森病致病基因,与晚发性帕金森病相关。

(3)HTRA2 也与晚发性 PD 相关。

(4)泛素蛋白 C 末端羟化酶-L1(UCH-L1)为 PARK5 基因突变,定位于 4 号染色体短臂 4p14。

2.常染色体隐性遗传性帕金森病致病基因

常染色体隐性遗传性帕金森病致病基因包括 *Parkin* 基因(*PARK*2)、*PINK*1 基因(*PARK*6)、*DJ-1* 基因(*PARK*7)和 *ATP* 13A2 基因(*PARK*9)。

(1)Parkin 基因定位于 6 号染色体长臂 6q25.2~27,基因突变常导致 Parkin 蛋白功能障碍,酶活性减弱或消失,造成细胞内异常蛋白质沉积,最终导致 DA 能神经元变性。Parkin 基因突变是早发性常染色体隐性家族性帕金森病的主要病因之一。

(2)*ATP*13A2 基因突变在亚洲人群中较为多见,与常染色体隐性遗传性早发性帕金森病相关,该基因定位在 1 号染色体,包含 29 个编码外显子,编码 1 180 个氨基酸的蛋白质,属于三磷腺苷酶的 P 型超家族,主要利用水解三磷腺苷释能驱动物质跨膜转运,ATP13A2 蛋白的降解途径主要有 2 个:溶酶体通路和蛋白酶体通路。蛋白酶体通路的功能障碍是导致神经退行性病变的因素之一,蛋白酶体通路 E3 连接酶 Parkin 蛋白的突变可以导致 PD 的发生。

(3)*PINK*1 基因最早在 3 个欧洲帕金森病家系中发现,该基因突变分布广泛,在北美、亚洲及中国台湾地区均有报道,该基因与线粒体的融合、分裂密切相关,且与 *Parkin*、*DJ-1* 和 *Htra*2 等帕金森病致病基因间存在相互作用,提示其在帕金森病发病机制中发挥重要作用。

(4)*DJ-1* 蛋白是氢过氧化物反应蛋白,参与机体氧化应激。*DJ-1* 基因突变后 *DJ-1* 蛋白功能受损,增加氧化应激反应对神经元的损害。*DJ-1* 基因突变与散发性早发性帕金森病的发病有关。

3.细胞色素 P4502D6 基因和某些线粒体 DNA 突变

细胞色素 P4502D6 基因和某些线粒体 DNA 突变可能是 PD 发病易感因素之一,可能使 P450 酶活性下降,使肝脏解毒功能受损,易造成 MPTP 等毒素对黑质纹状体损害。

(三)氧化应激与线粒体功能缺陷

氧化应激是 PD 发病机制的研究热点。自由基可使不饱和脂肪酸发生脂质过氧化(LPO),后者可氧化损伤蛋白质和 DNA,导致细胞变性死亡。PD 患者由于 B 型单胺氧化酶(MAO-B)活性增高,可产生过量 OH·,破坏细胞膜。在氧化的同时,黑质细胞内 DA 氧化产物聚合形成神经黑色素,与铁结合产生 Fenton 反应可形成 OH·。在正常情况下细胞内有足够的抗氧化物质,如脑内的谷胱甘肽(GSH)、谷胱甘肽过氧化物酶(GSH-PX)和超氧化物歧化酶(SOD)等,因而 DA 氧化产生自由基不会产生氧化应激,保证免遭自由基损伤。PD 患者黑质部还原型 GSH 降低和 LPO 增加,铁离子(Fe^{2+})浓度增高和铁蛋白含量降低,使黑质成为易受氧化应激侵袭的部位。近年发现线粒体功能缺陷在 PD 发病中起重要作用。对 PD 患者线粒体功能缺陷认识源于对 MPTP 作用机制研究,MPTP 通过抑制黑质线粒体呼吸链复合物 I 活性导致 PD。体外实验证实 MPTP 活性成分 MPP^+ 能造成 MES 23.5 细胞线粒体膜电势($\Delta\Psi m$)下降,氧自由基生成增加。PD 患者黑质线粒体复合物 I 活性可降低 32%~38%,复合物 I 活性降低使黑质细胞对自由基损伤敏感性显著增加。在多系统萎缩及进行性核上性麻痹患者黑质中未发现复合物 I 活性改变,表明 PD 黑质复合物 I 活性降低可能是 PD 相对特异性改变。PD 患者存在线粒体功能缺陷可能与遗传和环境因素有关,研究提示 PD 患者存在线粒体 DNA 突变,复合物 I 是由细胞核和线粒体两个基因组编码翻译,两组基因任何片段缺损都可影响复合物 I 功能。近年来 PARK1 基因突变受到普遍重视,它的编码蛋白就位于线粒体内。

(四)免疫及炎性机制

Abramsky(1978)提出 PD 发病与免疫/炎性机制有关。研究发现 PD 患者细胞免疫功能降低,白细胞介素-1(IL-1)活性降低明显。PD 患者脑脊液(CSF)中存在抗 DA 能神经元抗体。细胞培养发现,PD 患者的血浆及 CSF 中的成分可抑制大鼠中脑 DA 能神经元的功能及生长。采用立体定向技术将 PD 患者血 IgG 注入大鼠一侧黑质,黑质酪氨酸羟化酶(TH)及 DA 能神经元明显减少,提示可能有免疫介导性黑质细胞损伤。许多环境因素如 MPTP、鱼藤酮、百草枯、铁剂等诱导的 DA 能神经元变性与小胶质细胞激活有关,小胶质细胞是脑组织主要的免疫细胞,在神经变性疾病发生中小胶质细胞不仅是简单的"反应性增生",而且参与了整个病理过程。小胶质细胞活化后可通过产生氧自由基等促炎因子,对神经元产生毒性作用。DA 能神经元对氧化应激十分敏感,而活化的小胶质细胞是氧自由基产生的主要来源。此外,中脑黑质是小胶质细胞分布最为密集的区域,决定了小胶质细胞的活化在帕金森病发生发展中有重要作用。

(五)年龄因素

PD 主要发生于中老年,40 岁以前很少发病。研究发现自 30 岁后黑质 DA 能神经元、酪氨酸羟化酶(TH)和多巴脱羧酶(DDC)活力,以及纹状体 DA 递质逐年减少,DA 的 D_1 和 D_2 受体密度减低。然而,罹患 PD 的老年人毕竟是少数,说明生理性 DA 能神经元退变不足以引起 PD。只有黑质 DA 能神经元减少 50% 以上,纹状体 DA 递质减少 80% 以上,临床才会出现 PD 症状,老龄只是 PD 的促发因素。

(六)泛素-蛋白酶体系统功能异常

泛素-蛋白酶体系统(ubiquitin-proteasome system,UPS)可选择性降低细胞内的蛋白质,在细胞周期性增殖及凋亡相关蛋白的降解中发挥重要作用。Parkin 基因突变常导致 UPS 功能障碍,不能降解错误折叠的蛋白,错误折叠蛋白的过多异常聚集则对细胞有毒性作用,引起氧化应激增强和线粒体功能损伤。应用蛋白酶体抑制剂已经构建成模拟 PD 的细胞模型。

(七)兴奋性毒性作用

应用微透析及高压液相色谱(HPLC)检测发现,由 MPTP 制备的 PD 猴模型纹状体中兴奋性氨基酸(谷氨酸、天门冬氨酸)含量明显增高。若细胞外间隙谷氨酸浓度异常增高,过度刺激受体可对 CNS 产生明显毒性作用。动物试验发现,脑内注射微量谷氨酸可导致大片神经元坏死,谷氨酸兴奋性神经毒作用是通过 N-甲基-D-天冬氨酸受体(N-methyl-D-aspartic acid receptor,NMDA)介导的,与 DA 能神经元变性有关。谷氨酸可通过激活 NMDA 受体产生一氧化氮(NO)损伤神经细胞,并释放更多的兴奋性氨基酸,进一步加重神经元损伤。

(八)细胞凋亡

PD 发病过程存在细胞凋亡及神经营养因子缺乏等。细胞凋亡是帕金森病患者 DA 能神经元变性的基本形式,许多基因及其产物通过多种机制参与 DA 能神经元变性的凋亡过程。此外,多种迹象表明多巴胺转运体和囊泡转运体的异常表达与 DA 能神经元的变性直接相关。其他如神经细胞自噬、钙稳态失衡可能也参与帕金森病的发病。

目前,大多数学者认同帕金森病并非单一因素引起,是由遗传、环境因素、免疫/炎性因素、线粒体功能衰竭、兴奋性氨基酸毒性、神经细胞自噬及老化等多种因素通过多种机制共同作用所致。

四、病理及生化病理

(一)病理

PD 主要病理改变是含色素神经元变性、缺失,黑质致密部 DA 能神经元最显著。镜下可见神经细胞减少,黑质细胞黑色素消失,黑色素颗粒游离散布于组织和巨噬细胞内,伴不同程度神经胶质增生。正常人黑质细胞随年龄增长而减少,黑质细胞 80 岁时从原有 42.5 万减至 20 万个,PD 患者少于 10 万个,出现症状时 DA 能神经元丢失 50% 以上,蓝斑、中缝核、迷走神经背核、苍白球、壳核、尾状核及丘脑底核等也可见轻度改变。

残留神经元胞浆中出现嗜酸性包涵体路易小体(Lewy body)是本病重要的病理特点,Lewy 小体是细胞质蛋白质组成的玻璃样团块,中央有致密核心,周围有细丝状晕圈。一个细胞有时可见多个大小不同的 Lewy 小体,见于约 10% 的残存细胞,黑质明显,苍白球、纹状体及蓝斑等亦可见,α-突触核蛋白和泛素是 Lewy 小体的重要组分。α-突触核蛋白在许多脑区含量丰富,多集中于神经元突触前末梢。在小鼠或果蝇体内过量表达 α-突触核蛋白可产生典型的帕金森病症状。尽管 α-突触核蛋白基因突变仅出现在小部分家族性帕金森病患者中,但该基因表达的蛋白是路易小体的主要成分,提示它在帕金森病发病过程中起重要作用。

(二)生化病理

PD 最显著的生物化学特征是脑内 DA 含量减少。DA 和乙酰胆碱(ACh)作为纹状体两种重要神经递质,功能相互拮抗,两者平衡对基底核环路活动起重要的调节作用。脑内 DA 递质通路主要为黑质-纹状体系,黑质致密部 DA 能神经元自血流摄入左旋酪氨酸,在细胞内酪氨酸羟化酶(TH)作用下形成左旋多巴(L-dopa)→经多巴胺脱羧酶(DDC)→DA→通过黑质-纹状体束,DA 作用于壳核、尾状核突触后神经元,最后被分解成高香草酸(HVA)。由于特发性帕金森病 TH 和 DDC 减少,使 DA 生成减少。单胺氧化酶 B(MAO-B)抑制剂减少神经元内 DA 分解代谢,增加脑内 DA 含量。儿茶酚-氧位-甲基转移酶(COMT)抑制剂减少 L-dopa 外周代谢,维持 L-dopa 稳定血浆浓度(图 9-1),可用于 PD 治疗。

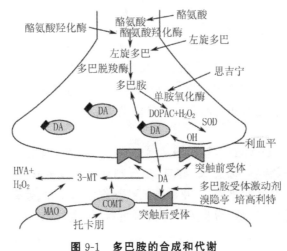

图 9-1　多巴胺的合成和代谢

PD 患者黑质 DA 能神经元变性丢失,黑质-纹状体 DA 通路变性,纹状体 DA 含量显著降低

（＞80％），使 ACh 系统功能相对亢进，是导致肌张力增高、动作减少等运动症状的生化基础。此外，中脑-边缘系统和中脑-皮质系统 DA 含量亦显著减少，可能导致智力减退、行为情感异常、言语错乱等高级神经活动障碍。DA 递质减少程度与患者症状严重度一致，病变早期通过 DA 更新率增加（突触前代偿）和 DA 受体失神经后超敏现象（突触后代偿），临床症状可能不明显（代偿期），随疾病的进展可出现典型 PD 症状（失代偿期）。基底核其他递质或神经肽如去甲肾上腺素（NE）、5-羟色胺（5-HT）、P 物质（SP）、脑啡肽（ENK）、生长抑素（SS）等也有变化。

五、临床表现

帕金森病通常在 40～70 岁发病，60 岁后发病率增高，在 30 多岁前发病者少见，男性略多。起病隐袭，发展缓慢，主要表现静止性震颤、肌张力增高、运动迟缓和姿势步态异常等，症状出现孰先孰后可因人而异。首发症状以震颤最多见（60％～70％），其次为步行障碍（12％）、肌强直（10％）和运动迟缓（10％）。症状常自一侧上肢开始，逐渐波及同侧下肢、对侧上肢与下肢，呈 N 字形的进展顺序（65％～70％）；25％～30％的病例可自一侧的下肢开始，两侧下肢同时开始极少见，不少病例疾病晚期症状仍存在左右差异。

（一）静止性震颤

静止性震颤常为 PD 的首发症状，多由一侧上肢远端（手指）开始，逐渐扩展到同侧下肢及对侧肢体，上肢震颤幅度较下肢明显，下颌、口唇、舌及头部常最后受累。典型表现静止性震颤，拇指与屈曲示指呈搓丸样动作，节律 4～6 Hz，静止时出现，精神紧张时加重，随意动作时减轻，睡眠时消失；常伴交替旋前与旋后、屈曲与伸展运动。令患者活动一侧肢体如握拳或松拳，可引起另侧肢体出现震颤，该试验有助于发现早期轻微震颤。少数患者尤其 70 岁以上发病者可能不出现震颤。部分患者可合并姿势性震颤。

（二）肌强直

锥体外系病变导致屈肌与伸肌张力同时增高，关节被动运动时始终保持阻力增高，似弯曲软铅管，称为铅管样强直，如患者伴有震颤，检查者感觉在均匀阻力中出现断续停顿，如同转动齿轮，称为齿轮样强直，是肌强直与静止性震颤叠加所致。这两种强直与锥体束受损的折刀样强直不同，后者可伴腱反射亢进及病理征。

以下的临床试验有助于发现轻微的肌强直：①令患者运动对侧肢体，被检肢体肌强直可更明显；②头坠落试验：患者仰卧位，快速撤离头下枕头时头常缓慢落下，而非迅速落下；③令患者把双肘置于桌上，使前臂与桌面成垂直位，两臂及腕部肌肉尽量放松，正常人此时腕关节与前臂约成 90°角屈曲，PD 患者腕关节或多或少保持伸直，好像竖立的路标，称为"路标现象"。老年患者肌强直可能引起关节疼痛，是肌张力增高使关节血供受阻所致。

（三）运动迟缓

运动迟缓表现为随意动作减少，包括始动困难和运动迟缓，因肌张力增高、姿势反射障碍出现一系列特征性运动障碍症状，如起床、翻身、步行和变换方向时运动迟缓，面部表情肌活动减少，常双眼凝视，瞬目减少，呈面具脸；以及手指精细动作如扣纽扣、系鞋带等困难，书写时字愈写愈小，称为写字过小征等。口、咽、腭肌运动障碍，使讲话缓慢，语音低沉单调，流涎等，严重时吞咽困难。

（四）姿势步态异常

患者四肢、躯干和颈部肌强直呈特殊屈曲体姿，头部前倾，躯干俯屈，上肢肘关节屈曲，腕关节伸直,前臂内收,指间关节伸直,拇指对掌。下肢髋关节与膝关节均略呈弯曲,随疾病进展姿势障碍加重,晚期自坐位、卧位起立困难。早期下肢拖曳,逐渐变为小步态,起步困难,起步后前冲,愈走愈快,不能及时停步或转弯,称慌张步态,行走时上肢摆动减少或消失;因躯干僵硬,转弯时躯干与头部联带小步转弯,与姿势平衡障碍导致重心不稳有关。患者害怕跌倒,遇小障碍物也要停步不前。

(五)非运动症状

PD的非运动症状包括疾病早期常出现的嗅觉减退、快动眼期睡眠行为障碍、便秘等症状。

(1)嗅觉缺失经常出现在运动症状前,是PD的早期特征,嗅觉检测作为一种可能的生物学标记物,有助于将来对PD高危人群的识别。

(2)抑郁症在PD患者中常见,约占患者的50%,多为疾病本身的表现,患者可能同时伴有5-羟色胺递质功能减低;通常应用5-羟色胺再摄取抑制剂,如舍曲林50 mg、西酞普兰20 mg等治疗可改善。运动症状好转常可使抑郁症状缓解。

(3)快动眼期睡眠行为障碍(RBD)可见于30%的PD患者,20%~38%的RBD患者可能发展为PD。与正常人相比,RBD患者存在明显的嗅觉障碍、颜色辨别力及运动速度受损。功能影像学显示特发性RBD患者纹状体内存在多巴胺转运体减少,RBD同样可能是PD的早期标志物,其确切的病理基础尚不清楚,可能与蓝斑下核及桥脚核等下位脑干病变有关。

(4)便秘是PD患者的常见症状,具有顽固性、反复性、波动性及难治性等特点。可能与肠系膜神经丛的神经元变性导致胆碱能功能降低,胃肠道蠕动减弱有关,此外,抗胆碱药等抗帕金森病药物可使蠕动功能下降,加重便秘。

(5)其他症状:诸如皮脂腺、汗腺分泌亢进引起脂颜、多汗,交感神经功能障碍导致直立性低血压等;部分患者晚期出现轻度认知功能减退或痴呆、视幻觉等,通常不严重。

(六)辅助检查

(1)PD患者的CT、MRI检查通常无特征性异常。

(2)生化检测:高效液相色谱-电化学法(HPLC-EC)检测患者CSF和尿中高香草酸(HVA)含量降低,放免法检测CSF中生长抑素含量降低。血及脑脊液常规检查无异常。

(3)基因及生物标志物检测:家族性PD患者可采用DNA印迹技术、PCR、DNA序列分析等检测基因突变。采用蛋白组学等技术检测血清、CSF、唾液中α-突触核蛋白、DJ-1等潜在的早期PD生物学标志物。

(4)超声检查可见对侧中脑黑质的高回声(图9-2)。

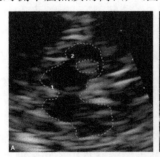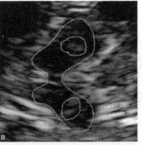

图9-2　帕金森的超声表现

A.偏侧帕金森病对侧中脑黑质出现高回声;B.双侧帕金森病两侧中脑黑质出现高回声

(5)功能影像学检测:①DA受体功能显像,PD纹状体DA受体,主要是D_2受体功能发生改变,PET 和 SPECT 可动态观察 DA 受体,SPECT 较简便经济,特异性 D_2 受体标记物 ^{123}I Iodo-benzamide (^{123}I-IBZM)合成使 SPECT 应用广泛。②DA 转运体(dopa-mine transporter,DAT)功能显像,纹状体突触前膜 DAT 可调控突触间隙中 DA 有效浓度,使 DA 对突触前和突触后受体发生时间依赖性激动,早期 PD 患者 DAT 功能较正常下降 31%～65%,应用 ^{123}I-β-CIT PET 或 ^{99m}Tc-TRODAT-1 SPECT 可检测 DAT 功能,用于 PD 早期和亚临床诊断(图 9-3)。③神经递质功能显像, ^{18}F-dopa 透过血-脑屏障入脑,多巴脱羧酶将 ^{18}F-dopa 转化为 ^{18}F-DA,PD 患者纹状体区 ^{18}F-dopa 放射性聚集较正常人明显减低,提示多巴脱羧酶活性降低。

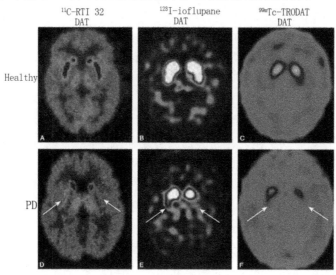

图 9-3　脑功能影像
显示帕金森病患者的纹状体区 DAT 活性降低

(6)药物试验:目前临床已很少采用。

1)左旋多巴试验:①试验前 24 小时停用左旋多巴、多巴胺受体激动剂、抗胆碱能药、抗组胺药;②试验前 30 分钟和试验开始前各进行 1 次临床评分;③早 8～9 时患者排尿便,然后口服 375～500 mg 多巴丝肼;④服药 45～150 分钟按 UPDRS-Ⅲ 量表测试患者的运动功能;⑤病情减轻为阳性反应。

2)多巴丝肼弥散剂试验:药物吸收快,很快达到有效浓度,代谢快,用药量较小,可短时间(10～30 分钟)内确定患者对左旋多巴反应。对 PD 诊断、鉴别诊断及药物选择等有价值。

3)阿扑吗啡试验:①②项同左旋多巴试验;③皮下注射阿扑吗啡 2 mg;④用药后 30～120 分钟,测试患者的运动功能,病情减轻为阳性反应,如阴性可分别隔 4 小时用 3 mg、5 mg 或 10 mg 阿扑吗啡重复试验。

六、诊断及鉴别诊断

(一)诊断

英国帕金森病协会脑库(UKPDBB)诊断标准及中国帕金森病诊断标准均依据中老年发病,缓慢进展性病程,必备运动迟缓及至少具备静止性震颤、肌强直或姿势步态障碍中的一项,结合对左旋多巴治疗敏感即可作出临床诊断(表 9-1)。联合嗅觉、经颅多普勒超声及功能影像(PET/SPECT)检查有助于早期发现临床前帕金森病。帕金森病的临床与病理诊断符合率约为 80%。

表 9-1 英国 PD 协会脑库诊断标准

包括标准	排除标准	支持标准
• 运动迟缓(随意运动启动缓慢,伴随重复动作的速度和幅度进行性减少) • 并至少具备以下中的一项:肌强直;4～6 Hz 静止性震颤;不是由于视力、前庭或本体感觉障碍导致的姿势不稳	• 反复卒中病史,伴随阶梯形进展的 PD 症状 • 反复脑创伤病史 • 明确的脑炎病史 • 动眼危象 • 在服用抗精神病类药物过程中出现症状 • 一个以上的亲属发病 • 病情持续好转 • 起病 3 年后仍仅表现单侧症状 • 核上性凝视麻痹 • 小脑病变体征 • 疾病早期严重的自主神经功能紊乱 • 早期严重的记忆、语言和行为习惯紊乱的痴呆 • Batinski 征阳性 • CT 扫描显示脑肿瘤或交通性脑积水 • 大剂量左旋多巴治疗无效(排除吸收不良导致的无效) • MPTP 接触史	确诊 PD 需具备以下 3 个或 3 个以上的条件 • 单侧起病 • 静止性震颤 • 疾病逐渐进展 • 持久性的症状不对称,以患侧受累更重 • 左旋多巴治疗有明显疗效(70%～100%) • 严重的左旋多巴诱导的舞蹈症 • 左旋多巴疗效持续 5 年或更长时间 • 临床病程 10 年或更长时间

(二)鉴别诊断

PD 主要须与其他原因引起的帕金森综合征鉴别(表 9-2)。在所有帕金森综合征中,约 75% 为原发性帕金森病,约 25% 为其他原因引起的帕金森综合征。

表 9-2 帕金森病与帕金森综合征的分类

1.原发性
 • 原发性帕金森病
 • 少年型帕金森综合征
2.继发性(后天性、症状性)帕金森综合征
 • 感染:脑炎后、慢病毒感染
 • 药物:神经安定剂(吩噻嗪类及丁酰苯类)、利血平、甲氧氯普胺、α-甲基多巴、锂剂、氟桂利嗪、桂利嗪
 • 毒物:MPTP 及其结构类似的杀虫剂和除草剂、一氧化碳、锰、汞、二硫化碳、甲醇、乙醇
 • 血管性:多发性脑梗死、低血压性休克
 • 创伤:拳击性脑病
 • 其他:甲状旁腺功能异常、甲状腺功能减退、肝脑变性、脑瘤、正压性脑积水
3.遗传变性性帕金森综合征
 • 常染色体显性遗传路易小体病、亨廷顿病、肝豆状核变性、Hallervorden-Spatz 病、橄榄脑桥小脑萎缩、脊髓小脑变性、家族性基底核钙化、家族性帕金森综合征伴周围神经病、神经棘红细胞增多症、苍白球黑质变性
4.多系统变性(帕金森叠加征群)
 • 进行性核上性麻痹、Shy-Drager 综合征、纹状体黑质变性、帕金森综合征-痴呆-肌萎缩性侧索硬化复合征、皮质基底核变性、阿尔茨海默病、偏侧萎缩-偏侧帕金森综合征

1.继发性帕金森综合征

有明确的病因可寻,如感染、药物、中毒、脑动脉硬化、创伤等。继发于甲型脑炎(即昏睡性脑炎)后的帕金森综合征,目前已罕见。多种药物均可导致药物性帕金森综合征,一般是可逆的。在拳击手中偶见头部创伤引起的帕金森综合征。老年人基底核区多发性腔隙性梗死可引起血管性帕金森综合征,患者有高血压、动脉硬化及卒中史,步态障碍较明显,震颤少见,常伴锥体束征。

2.伴发于其他神经变性疾病的帕金森综合征

不少神经变性疾病具有帕金森综合征表现。这些神经变性疾病各有其特点,有些为遗传性,有些为散发的,除程度不一的帕金森症状外,还有其他症状,如不自主运动、垂直性眼球凝视障碍(见于进行性核上性麻痹)、直立性低血压(Shy-Drager 综合征)、小脑性共济失调(橄榄脑桥小脑萎缩)、出现较早且严重的痴呆(路易体痴呆)、角膜色素环(肝豆状核变性)、皮质复合感觉缺失、锥体束征和失用、失语(皮质基底核变性)等。此外,所伴发的帕金森病症状,经常以强直、少动为主,静止性震颤很少见,对左旋多巴治疗不敏感。

3.早期患者须与原发性震颤、抑郁症、脑血管病鉴别

(1)原发性震颤较常见,约 1/3 的患者有家族史,在各年龄期均可发病,姿势性或动作性震颤为唯一的表现,无肌强直和运动迟缓,饮酒或用普萘洛而后震颤可显著减轻。

(2)抑郁症可伴表情贫乏、言语单调、随意运动减少,但无肌强直和震颤,抗抑郁剂治疗有效。

(3)早期帕金森病症状限于一侧肢体,患者常主诉一侧肢体无力或不灵活,若无震颤,易误诊为脑血管病,询问原发病和仔细体检易于鉴别。

七、治疗原则

帕金森病的治疗原则是采取综合治疗,包括药物治疗、手术及干细胞治疗、中医治疗、康复治疗、心理治疗等,目前应用的所有治疗手段,只能改善症状,不能阻止病情发展。其中药物治疗是首选的主要的治疗手段。

八、药物治疗

(一)药物治疗原则

应从小剂量开始,缓慢递增,以较小剂量达到较满意的疗效。治疗应考虑个体化特点,用药选择不仅要考虑病情特点,而且要考虑患者的年龄、就业状况、经济承受能力等因素。药物治疗目标是延缓疾病进展、控制症状,并尽可能延长症状控制的年限,同时尽量减少药物不良反应和并发症。

(二)保护性治疗

目的是延缓疾病发展,改善患者症状。原则上,帕金森病一旦被诊断就应及早进行保护性治疗。目前临床应用的保护性治疗药物主要是单胺氧化酶 B 型(MAO-B)抑制剂。曾报道司来吉兰＋维生素 E 疗法(deprenyl and tocopherol an-tioxidation therapy of parkinsonism,DATA-TOP)可推迟使用左旋多巴、延缓疾病发展约 9 个月,可用于早期轻症 PD 患者;但司来吉兰的神经保护作用仍未定论。多巴胺受体激动剂和辅酶 Q_{10} 也可能有神经保护作用。

(三)症状性治疗

选择药物的原则如下。

(1)老年前期(年龄＜65 岁)患者,且不伴智力减退,可以选择:①多巴胺受体激动剂;

②MAO-B抑制剂司来吉兰,或加用维生素 E;③复方左旋多巴＋儿茶酚-氧位-甲基转移酶(COMT)抑制剂;④金刚烷胺和/或抗胆碱能药;震颤明显而其他抗帕金森病药物效果不佳时,可试用抗胆碱能药;⑤复方左旋多巴:一般在①、②、④方案治疗效果不佳时加用。在某些患者,如果出现认知功能减退,或因特殊工作之需,需要显著改善运动症状,复方左旋多巴也可作为首选。

（2）老年期（年龄≥65 岁）患者或伴智力减退:首选复方左旋多巴,必要时可加用多巴胺受体激动剂、MAO-B 抑制剂或 COMT 抑制剂。尽可能不用苯海索,尤其老年男性患者,除非有严重震颤,并明显影响患者的日常生活或工作能力时。

（四）治疗药物

1.抗胆碱能药

抑制 ACh 的活力,可提高脑内 DA 的效应和调整纹状体内的递质平衡,临床常用盐酸苯海索（安坦,artane）。对震颤和强直有效,对运动迟缓疗效较差,适于震颤明显年龄较轻的患者。常用1～2 mg口服,每天 3 次。该药改善症状短期效果较明显,但常见口干、便秘和视物模糊等不良反应,偶可见神经精神症状。闭角型青光眼及前列腺肥大患者禁用。中国指南建议苯海索由于有较多的不良反应,尽可能不用,尤其老年男性患者。

2.金刚烷胺

促进神经末梢 DA 释放,阻止再摄取,可轻度改善少动、强直和震颤等。起始剂量 50 mg,每天2～3 次,1 周后增至 100 mg,每天 2～3 次,一般不超过 300 mg/d,老年人不超过 200 mg/d。药效可维持数月至一年。不良反应较少,如不安、意识模糊、下肢网状青斑、踝部水肿和心律失常等,肾功能不全、癫痫、严重胃溃疡和肝病患者慎用,哺乳期妇女禁用。

3.左旋多巴（L-dopa）及复方左旋多巴

PD 患者迟早要用到 L-dopa 治疗。L-dopa 可透过血-脑屏障,被脑 DA 能神经元摄取后脱羧变为 DA,改善症状,对震颤、强直、运动迟缓等运动症状均有效。由于 95％以上的 L-dopa 在外周脱羧成为 DA,仅约 1％通过血-脑屏障进入脑内,为减少外周不良反应,增强疗效,多用 L-dopa 与外周多巴脱羧酶抑制剂（DCI）按 4:1 制成的复方左旋多巴制剂,用量较 L-dopa 减少 3/4。

（1）药物分型:复方左旋多巴剂包括标准片、控释片、水溶片等。

1）标准片:多巴丝肼（Madopar）由 L-dopa 与苄丝肼按 4:1 组成,多巴丝肼 250 为 L-dopa 200 mg加苄丝肼 50 mg,多巴丝肼 125 为 L-dopa 100 mg 加苄丝肼 25 mg;国产多巴丝肼胶囊成分与多巴丝肼相同。息宁（Sinemet）250 和 Sinemet 125 是由 L-dopa 与卡比多巴按 4:1 组成。

2）控释片:有多巴丝肼液体动力平衡系统（madopar-HBS）和息宁控释片（sinemet CR）。①多巴丝肼-HBS:剂量为 125 mg,由 L-dopa100 mg 加苄丝肼 25 mg 及适量特殊赋形剂组成。口服后药物在胃内停留时间较长,药物基质表面先形成水化层,通过弥散作用逐渐释放,在小肠pH 较高的环境中逐渐被吸收。多种因素可影响药物的吸收,如药物溶解度、胃液与肠液的 pH、胃排空时间等。本品不应与制酸药同时服用。②息宁控释片（sinemet CR）:L-dopa 200 mg 加卡比多巴 50 mg,制剂中加用单层分子基质结构,药物不断溶释,达到缓释效果,口服后 120～150 分钟达到血浆峰值浓度;片中间有刻痕,可分为半片服用。

3）水溶片:弥散型多巴丝肼（madopar dispersible）,剂量为 125 mg,由 L-dopa 100 mg 加苄丝肼 25 mg 组成。其特点是易在水中溶解,吸收迅速,很快达到治疗阈值浓度。

（2）用药时机:何时开始复方左旋多巴治疗尚有争议,长期用药会产生疗效减退、症状波动及异动症等运动并发症。一般应根据患者年龄、工作性质、症状类型等决定用药。年轻患者可适当推迟使用,患者因职业要求不得不用 L-dopa 时应与其他药物合用,减少复方左旋多巴剂量。年老患者可早期选用 L-dopa,因发生运动并发症机会较少,对合并用药耐受性差。

(3)用药方法:从小剂量开始,根据病情逐渐增量,用最低有效量维持。

1)标准片:复方左旋多巴开始用 62.5 mg(1/4 片),每天 2～4 次,根据需要逐渐增至 125 mg,每天 3～4 次;最大剂量一般不超过 250 mg,每天 3～4 次;空腹(餐前 1 小时或餐后 2 小时)用药疗效好。

2)控释片:优点是减少服药次数,有效血药浓度稳定,作用时间长,可控制症状波动;缺点是生物利用度较低,起效缓慢,标准片转换成为控释片时每天剂量应相应增加并提前服用;适于症状波动或早期轻症患者。

3)水溶片:易在水中溶解,吸收迅速,10 分钟起效,作用维持时间与标准片相同,该剂型适用于有吞咽障碍或置鼻饲管、清晨运动不能、"开-关"现象和剂末肌张力障碍患者。

(4)运动并发症及其他药物不良反应:主要有周围性和中枢性两类,前者为恶心、呕吐、低血压、心律失常(偶见);后者有症状波动、异动症和精神症状等。前者的不良反应可以通过小剂量开始渐增剂量、餐后服药、加用多潘立酮等可避免或减轻上述症状。后者的不良反应都在长期用药后发生,一般经过 5 年治疗后,约 50% 患者会出现症状波动或异动症等运动并发症。具体处理详见本节运动并发症的治疗。

4.DA 受体激动剂

DA 受体包括 5 种类型,D$_1$ 受体和 D$_2$ 受体亚型与 PD 治疗关系密切。DA 受体激动剂可:①直接刺激纹状体突触后 DA 受体,不依赖于多巴脱羧酶将 L-dopa 转化为 DA 发挥效应;②血浆半衰期(较复方左旋多巴)长;③推测可持续而非波动性刺激 DA 受体,预防或延迟运动并发症发生;PD 早期单用 DA 受体激动剂有效,若与复方左旋多巴合用,可提高疗效,减少复方左旋多巴用量,且可减少或避免症状波动或异动症的发生。

(1)适应证:PD 后期患者用复方左旋多巴治疗产生症状波动或异动症,加用 DA 受体激动剂可减轻或消除症状,减少复方左旋多巴用量。疾病后期黑质纹状体 DA 能系统缺乏多巴脱羧酶,不能把外源性 L-dopa 脱羧转化为 DA,用复方左旋多巴无效,用 DA 受体激动剂可能有效。发病年纪轻的早期患者可单独应用,应从小剂量开始,渐增量至获得满意疗效。不良反应与复方左旋多巴相似,症状波动和异动症发生率低,直立性低血压和精神症状发生率较高。

(2)药物分型:麦角类和非麦角类。目前大多推荐非麦角类 DA 受体激动剂,尤其是年轻患者病程初期。这类长半衰期制剂能避免对纹状体突触后膜 DA 受体产生"脉冲"样刺激,从而预防或减少运动并发症的发生。麦角类 DA 受体激动剂可导致心脏瓣膜病和肺胸膜纤维化,多不主张使用。

1)麦角类:①溴隐亭为 D$_2$ 受体激动剂,开始 0.625 mg/d,每隔 3～5 天增加 0.625 mg,通常治疗剂量 7.5～15 mg/d,分 3 次口服;不良反应与左旋多巴类似,错觉和幻觉常见,精神病病史患者禁用,相对禁忌证包括近期心肌梗死、严重周围血管病和活动性消化性溃疡等。②α-二氢麦角隐亭,2.5 mg,每天 2 次,每隔 5 天增加 2.5 mg,有效剂量 30～50 mg/d,分 3 次口服。上述四种药物之间的参考剂量转换为:吡贝地尔∶普拉克索∶溴隐亭∶α-二氢麦角隐亭为 100∶1∶10∶60。③卡麦角林是所有 DA 受体激动剂中半衰期最长(70 小时),作用时间最长,适于 PD 后期长期应用复方左旋多巴产生症状波动和异动症患者,有效剂量 2～10 mg/d,平均 4 mg/d,只需每天 1 次,较方便。④利舒脲具有较强的选择性 D_2 受体激动作用,对 D_1 受体作用很弱。按作用剂量比,其作用较溴隐亭强 $10\sim20$ 倍,但作用时间短于溴隐亭;其 $t_{1/2}$ 短(平均 2.2 小时),该药为水溶性,可静脉或皮下输注泵应用,主要用于因复方左旋多巴治疗出现明显的"开-关"现象者;治疗须从小剂量开始,$0.05\sim0.1$ mg/d,逐渐增量,平均有效剂量为 $2.4\sim4.8$ mg/d。

2)非麦角类:被美国神经病学学会、运动障碍学会,以及我国帕金森病治疗指南推荐为一线治疗药物。①普拉克索:为新一代选择性 D_2、D_3 受体激动剂,开始 0.125 mg,每天 3 次,每周增加 0.125 mg,逐渐加量至 $0.5\sim1.0$ mg,每天 3 次,最大不超过 4.5 mg/d;服用左旋多巴的 PD 晚期患者加服普拉克索可改善左旋多巴不良反应,对震颤和抑郁有效。②罗匹尼罗:用于早期或进展期 PD,开始 0.25 mg,每天 3 次,逐渐加量至 $2\sim4$ mg,每天 3 次,症状波动和异动症发生率低,常见意识模糊、幻觉及直立性低血压。③吡贝地尔(泰舒达缓释片):为缓释型选择性 D_2、D_3 受体激动剂,对中脑-皮质和边缘叶通路 D_3 受体有激动效应,改善震颤作用明显,对强直和少动也有作用;初始剂量 50 mg,每天 1 次,第 2 周增至 50 mg,每天 2 次,有效剂量 150 mg/d,分 3 次口服,最大不超过 250 mg/d。④罗替戈汀:为一种透皮贴剂,有 4.5 mg/10 cm^2,9 mg/20 cm^2,13.5 mg/30 cm^2,18 mg/40 cm^2 等规格;早期使用 4.5 mg/10 cm^2,以后视病情发展及治疗反应可增大剂量,均每天 1 贴;治疗 PD 优势为可连续、持续释放药物,消除首关效应,提供稳态血药水平,避免对 DA 受体脉冲式刺激,减少口服药治疗突然"中断"状态,减少服左旋多巴等药物易引起运动波动、"开-关"现象等。⑤阿扑吗啡:为 D_1 和 D_2 受体激动剂,可显著减少"关期"状态,对症状波动,尤其"开-关"现象和肌张力障碍疗效明显,采取笔式注射法给药后 $5\sim15$ 分钟起效,有效作用时间 60 分钟,每次给药 $0.5\sim2$ mg,每天可用多次,便携式微泵皮下持续灌注可使患者每天保持良好运动功能;也可经鼻腔给药。

5.单胺氧化酶 B(MAO-B)抑制剂

抑制神经元内 DA 分解,增加脑内 DA 含量。合用复方左旋多巴有协同作用,减少 L-dopa 约 1/4 用量,延缓"开-关"现象。MAO-B 抑制剂中的司来吉兰即丙炔苯丙胺 $2.5\sim5$ mg,每天 2 次,因可引起失眠,不宜傍晚服用。不良反应有口干、胃纳少和直立性低血压等,胃溃疡患者慎用。该药可与左旋多巴合用,亦可单独应用,可缓解 PD 症状,也可能有神经保护作用。第二代 MAO-B 抑制剂雷沙吉兰已投入临床应用,其作用优于第 1 代司来吉兰 $5\sim10$ 倍,对各期 PD 患者症状均有改善作用,也可能有神经保护作用;其代谢产物为一种无活性非苯丙胺物质 Aminoindan,安全性较第 1 代 MAO-B 抑制剂好。唑尼沙胺原为抗癫痫药,偶然发现应用唑尼沙胺 300 mg/d 有效控制癫痫的同时,也显著改善 PD 症状,抗 PD 机制证实为抑制 MAO-B 活性。

6.儿茶酚-氧位-甲基转移酶(COMT)抑制剂

COMT 是由脑胶质细胞分泌参与 DA 分解酶之一。COMT 抑制剂通过抑制脑内、脑外 COMT 活性,提高左旋多巴生物利用度,显著改善左旋多巴疗效。COMT 抑制剂本身不会对 CNS 产生影响,在外周主要阻止左旋多巴被 COMT 催化降解成 3-氧甲基多巴。须与复方左旋多巴合用,单独使用无效,用药次数一般与复方左旋多巴次数相同。主要用于中晚期 PD 患者的剂末现象、"开-关"现象等症状波动的治疗,可使"关"期时限缩短,"开"期时限增加,也推荐用于早期 PD 患者初始治疗,希望通过持续 DA 能刺激(CDS),以推迟出现症状波动等运动并发症,但尚有待进一步研究证实。

(1)恩他卡朋:亦名珂丹,是周围 COMT 抑制剂,$100\sim200$ mg 口服;可提高 CNS 对血浆左旋多巴利用,提高血药浓度,增强左旋多巴疗效,减少临床用量;该药耐受性良好,主要不良反应是胃肠道症状,尿色变浅,但无严重肝功能损害报道。

（2）托卡朋:亦名答是美,100～200 mg 口服;该药是治疗 PD 安全有效的辅助药物,不良反应有腹泻、意识模糊、转氨酶升高,偶有急性重症肝炎报道,应注意肝脏毒副作用,用药期间须监测肝功能。

7.腺苷 A_{2A} 受体阻断剂

腺苷 A_{2A} 受体在基底核选择性表达,与运动行为有关。多项证据表明,阻断腺苷 A_{2A} 受体能够减轻 DA 能神经元的退变。

伊曲茶碱是一种新型腺苷 A_{2A} 受体阻断剂,可明显延长 PD 患者"开期"症状,缩短"关期",具有良好安全性和耐受性,临床上已用于 PD 治疗。

（五）治疗策略

1.早期帕金森病治疗（Hoehn&Yahr Ⅰ～Ⅱ级）

疾病早期若病情未对患者造成心理或生理影响,应鼓励患者坚持工作,参与社会活动和医学体疗(关节活动、步行、平衡及语言锻炼、面部表情肌操练、太极拳等),可暂缓用药。若疾病影响患者的日常生活和工作能力,应开始症状性治疗。

2.中期帕金森病治疗（Hoehn&Yahr Ⅲ级）

若在早期阶段首选 DA 受体激动剂、司来吉兰或金刚烷胺/抗胆碱能药治疗的患者,发展至中期阶段时症状改善往往已不明显,此时应添加复方左旋多巴治疗;若在早期阶段首选小剂量复方左旋多巴治疗患者,应适当增加剂量,或添加 DA 受体激动剂、司来吉兰或金刚烷胺,或COMT 抑制剂。

3.晚期帕金森病治疗（Hoehn&Yahr Ⅳ～Ⅴ级）

晚期帕金森病临床表现极复杂,包括疾病本身进展,也有药物不良反应因素。晚期患者治疗,一方面继续力求改善运动症状,另一方面需处理伴发的运动并发症和非运动症状。

（六）运动并发症治疗

运动并发症,如症状波动和异动症是晚期 PD 患者治疗中最棘手的问题,包括药物剂量、用法等治疗方案调整及手术治疗(主要是脑深部电刺激术)。

1.症状波动的治疗

症状波动有 3 种形式。

（1）疗效减退或剂末恶化:指每次用药的有效作用时间缩短,症状随血液药物浓度发生规律性波动,可增加每天服药次数或增加每次服药剂量或改用缓释剂,也可加用其他辅助药物。

（2）"开-关"现象:指症状在突然缓解("开期")与加重("关期")之间波动,开期常伴异动症;多见于病情严重者,发生机制不详,与服药时间、血浆药物浓度无关;处理困难,可试用 DA 受体激动剂。

（3）冻结现象:患者行动踌躇,可发生于任何动作,突出表现是步态冻结,推测是情绪激动使细胞过度活动,增加去甲肾上腺素能介质输出所致;如冻结现象发生在复方左旋多巴剂末期,伴PD 其他体征,增加复方左旋多巴单次剂量可使症状改善;如发生在"开期",减少复方左旋多巴剂量,加用 MAO-B 抑制剂或 DA 受体激动剂或许有效,部分患者经过特殊技巧训练也可改善。

2.异动症的治疗

异动症(abnormal involuntary movements,AIMs)又称为运动障碍,常表现舞蹈-手足徐动症样、肌张力障碍样动作,可累及头面部、四肢及躯干。

异动症常见的 3 种形式：①剂峰异动症或改善-异动症-改善（improvement-dyskinesia-improvement, I-D-I)，常出现在血药浓度高峰期（用药 1～2 小时），与用药过量或 DA 受体超敏有关，减少复方左旋多巴单次剂量可减轻异动症，晚期患者治疗窗较窄，减少剂量虽有利于控制异动症，但患者往往不能进入"开期"，故减少复方左旋多巴剂量时需加用 DA 受体激动剂。②双相异动症或异动症-改善-异动症（dyskinesia-improvement-dyskinesia, D-I-D)，剂峰和剂末均可出现，机制不清，治疗困难，可尝试增加复方左旋多巴每次剂量或服药次数，或加用 DA 受体激动剂。③肌张力障碍，常表现足或小腿痛性痉挛，多发生于清晨服药前，可睡前服用复方左旋多巴控释剂或长效 DA 受体激动剂，或起床前服用弥散型多巴丝肼或标准片；发生于剂末或剂峰的肌张力障碍可相应增减复方左旋多巴用量。

不常见的异动症也有 3 种形式：①反常动作，可能由于情绪激动使神经细胞产生或释放 DA 引起少动现象短暂性消失；②少动危象，患者较长时间不能动，与情绪改变无关，是 PD 严重的少动类型，可能由于纹状体 DA 释放耗竭所致；③出没现象，表现出没无常的少动，与服药时间无关。

（七）非运动症状治疗

帕金森病的非运动症状主要包括精神障碍、自主神经功能紊乱、感觉障碍等。

1.精神障碍的治疗

PD 患者的精神症状表现形式多种多样，如生动梦境、抑郁、焦虑、错觉、幻觉、欣快、轻躁狂、精神错乱及意识模糊等。治疗原则是首先考虑依次逐减或停用抗胆碱能药、金刚烷胺、DA 受体激动剂、司来吉兰等抗帕金森病药物；若采取以上措施患者仍有症状，可将复方左旋多巴逐步减量；经药物调整无效的严重幻觉、精神错乱、意识模糊可加用非经典抗精神病药如氯氮平、喹硫平；氯氮平被 B 级推荐，可减轻意识模糊和精神障碍，不阻断 DA 能药效，可改善异动症，但需定期监测粒细胞；喹硫平被 C 级推荐，不影响粒细胞数；奥氮平不推荐用于 PD 精神症状治疗（B 级推荐）。抑郁、焦虑、痴呆等可为疾病本身表现，用药不当可能加重。精神症状常随运动症状波动，"关期"出现抑郁、焦虑，"开期"伴欣快、轻躁狂，改善运动症状常使这些症状缓解。较重的抑郁症、焦虑症可用 5-羟色胺再摄取抑制剂。对认知障碍和痴呆可应用胆碱酯酶抑制剂，如石杉碱甲、多奈哌齐、利斯的明或加兰他敏。

2.自主神经功能障碍的治疗

自主神经功能障碍常见便秘、排尿障碍及直立性低血压等。便秘增加饮水量和高纤维含量食物对大部分患者有效，停用抗胆碱能药，必要时应用通便剂；排尿障碍患者需减少晚餐后摄水量，可试用奥昔布宁、莨菪碱等外周抗胆碱能药；直立性低血压患者应增加盐和水摄入量，睡眠时抬高头位，穿弹力裤，从卧位站起宜缓慢，α 肾上腺素能激动剂米多君治疗有效。

3.睡眠障碍的治疗

较常见，主要为失眠和快速眼动期睡眠行为异常（RBD)，可应用镇静安眠药。失眠若与夜间帕金森病运动症状相关，睡前需加用复方左旋多巴控释片。若伴不宁腿综合征（RLS)睡前加用 DA 受体激动剂如普拉克索，或复方左旋多巴控释片。

九、手术及干细胞治疗

（1）中晚期 PD 患者常不可避免地出现药物疗效减退及严重并发症，通过系统的药物调整无法解决时可考虑选择性手术治疗。苍白球损毁术的远期疗效不尽如人意，可能有不可预测的并发症,临床已很少施行。

目前,推荐深部脑刺激疗法(deep brain stimula-tion,DBS),优点是定位准确、损伤范围小、并发症少、安全性高和疗效持久等,缺点是费用昂贵。适应证:①原发性帕金森病,病程5年以上;②服用复方左旋多巴曾有良好疗效,目前疗效明显下降或出现严重的运动波动或异动症,影响生活质量;③除外痴呆和严重的精神疾病。

(2)细胞移植:将自体肾上腺髓质或异体胚胎中脑黑质细胞移植到患者纹状体,纠正DA递质缺乏,改善PD运动症状,目前已很少采用。酪氨酸羟化酶(TH)、神经营养因子,如胶质细胞源性神经营养因子(GNDF)和脑源性神经营养因子(BDNF)基因治疗,以及干细胞,包括骨髓基质干细胞、神经干细胞、胚胎干细胞和诱导性潜能干细胞移植治疗在动物实验中显示出良好疗效,已进行少数临床试验也显示一定的疗效。随着基因治疗的目的基因越来越多,基因治疗与干细胞移植联合应用可能是将来发展的方向。

十、中医、康复及心理治疗

中药或针灸和康复治疗作为辅助手段对改善症状也可起到一定作用。对患者进行语言、进食、走路及各种日常生活训练和指导,日常生活帮助如设在房间和卫生间的扶手、防滑橡胶桌垫、大把手餐具等,可改善生活质量。适当运动如打太极拳等对改善运动症状和非运动症状可有一定的帮助。教育与心理疏导也是PD治疗中不容忽视的辅助措施。

十一、预后

PD是慢性进展性疾病,目前尚无根治方法。多数患者发病数年仍能继续工作,也可能较快进展而致残。疾病晚期可因严重肌强直和全身僵硬,终至卧床不起。死因常为肺炎、骨折等并发症。

(宋伟慧)

第二节 亨廷顿病

亨廷顿病(Huntington disease,HD)又称亨廷顿舞蹈病、慢性进行性舞蹈病、遗传性舞蹈病,于1842年由Waters首次报道,1872年由美国医师George Huntington系统描述而得名,是一种常染色体显性遗传的基底节和大脑皮质变性疾病,临床上以隐匿起病、缓慢进展的舞蹈症、精神异常和痴呆为特征。本病呈完全外显率,受累个体的后代50%发病。可发生于所有人种,白种人发病率最高,我国较少见。

一、病因及发病机制

本病的致病基因IT15位于4p16.3,基因的表达产物为约含3 144个氨基酸的多肽,命名为Huntingtin,在IT15基因5′端编码区内的三核苷酸(CAG)重复序列拷贝数异常增多。拷贝数越多,发病年龄越早,临床症状越重。在Huntingtin内,(CAG)n重复编码一段长的多聚谷氨酰胺功能区,故认为本病可能由于获得了一种毒性功能所致。

二、病理改变及生化改变

(一)病理改变

主要位于纹状体和大脑皮质,黑质、视丘、视丘下核、齿状核亦可轻度受累。大脑皮质突出的变化为皮质萎缩,特别是第 3、5 和第 6 层神经节细胞丧失,合并胶质细胞增生。尾状核、壳核神经元大量变性、丢失。投射至外侧苍白球的纹状体传出神经元(含 γ-氨基丁酸与脑啡肽,参与间接通路)较早受累,是引起舞蹈症的基础;随疾病进展,投射至内侧苍白球的纹状体传出神经元(含 γ-氨基丁酸与 P 物质,参与直接通路)也被累及,是导致肌强直及肌张力障碍的原因。

(二)生化改变

纹状体传出神经元中 γ-氨基丁酸、乙酰胆碱及其合成酶明显减少,多巴胺浓度正常或略增加,与 γ-氨基丁酸共存的神经调质脑啡肽、P 物质亦减少,生长抑素和神经肽 Y 增加。

三、临床表现

本病好发于 30~50 岁,5%~10% 的患者于儿童和青少年发病,10% 于老年发病。患者的连续后代中有发病提前倾向,即早发现象,父系遗传的早发现象更明显,绝大多数有阳性家族史。起病隐匿,缓慢进展。无性别差异。

(一)锥体外系症状

以舞蹈样不自主运动最常见、最具特征性,通常为全身性,程度轻重不一,典型表现为手指弹钢琴样动作和面部怪异表情,累及躯干可产生舞蹈样步态,可合并手足徐动及投掷症。随着病情进展,舞蹈样不自主运动可逐渐减轻,而肌张力障碍及动作迟缓、肌强直、姿势不稳等帕金森综合征渐趋明显。

(二)精神障碍及痴呆

精神障碍可表现为情感、性格、人格改变及行为异常,如抑郁、激惹、幻觉、妄想、暴躁、冲动、反社会行为等。患者常表现出注意力减退、记忆力降低、认知障碍及智力减退,呈进展性加重。

(三)其他

快速眼球运动(扫视)常受损。可伴癫痫发作,舞蹈样不自主运动大量消耗能量可使体重明显下降,常见睡眠和/或性功能障碍。晚期出现构音障碍和吞咽困难。

四、辅助检查

(一)基因检测

CAG 重复序列拷贝数增加,大于 40 具有诊断价值。该检测若结合临床特异性高、价值大,几乎所有的病例可通过该方法确诊。

(二)电生理及影像学检查

EEG 呈弥漫性异常,无特异性。CT 及 MRI 扫描显示大脑皮质和尾状核萎缩,脑室扩大。MRI 的 T_2 加权像示壳核信号增强。MR 波谱(MRS)示大脑皮质及基底节乳酸水平增高。^{18}F-脱氧葡萄糖 PET 检测显示尾状核、壳核代谢明显降低。

五、诊断及鉴别诊断

(一)诊断

根据发病年龄,慢性进行性舞蹈样动作、精神症状和痴呆,结合家族史可诊断本病,基因检测可确诊,还可发现临床前期病例。

(二)鉴别诊断

本病应与小舞蹈病、良性遗传性舞蹈病、发作性舞蹈手足徐动症、老年性舞蹈病、肝豆状核变性、迟发性运动障碍及棘状红细胞增多症并发舞蹈症鉴别。

六、治疗

目前尚无有效治疗措施,对舞蹈症状可选用以下 2 类药物。

(一)多巴胺受体阻滞剂

氟哌啶醇 1～4 mg,每天 3 次;氯丙嗪 12.5～50 mg,每天 3 次;奋乃静 2～4 mg,每天 3 次;硫必利 0.1～0.2 g,每天3次;以及哌咪清等。均应从小剂量开始,逐渐增加剂量,用药过程中应注意锥体外系不良反应。

(二)中枢多巴胺耗竭剂

丁贝那替秦 25 mg,每天 3 次。

七、预后

本病尚无法治愈,病程 10～20 年,平均 15 年。

(宋伟慧)

第三节 小 舞 蹈 病

小舞蹈病(CM)又称风湿性舞蹈病或 Sydenham 舞蹈病,由 Sydenham(1684 年)首先描述,是风湿热在神经系统的常见表现。本病多见于儿童和青少年,其临床特征为不自主的舞蹈样动作、肌张力降低、肌力减弱、自主运动障碍和情绪改变。本病可自愈,但复发者并不少见。

一、病因与发病机制

本病的发病与 A 组 β-溶血性链球菌感染有关,属自体免疫性疾病。约 30％的病例在风湿热发作或多发性关节炎后 2～3 个月发病,通常无近期咽痛或发热史,部分患者咽拭子培养 A 组溶血性链球菌阳性;血清可检出抗神经元抗体,与尾状核、丘脑底核等部位神经元抗原起反应,抗体滴度与本病的转归有关,提示可能与自身免疫反应有关。本病好发于围青春期,女性多于男性,一些患者在怀孕或口服避孕药时复发,提示与内分泌改变也有关系。

二、病理

病理改变主要是黑质、纹状体、丘脑底核及大脑皮质可逆性炎性改变和神经细胞弥漫性变性，神经元丧失和胶质细胞增生。有的病例可见散在动脉炎、栓塞性小梗死。90％的尸解病例可发现风湿性心脏病证据。

三、临床表现

（一）发病年龄及性别

发病年龄多在5～15岁，女多于男，男女之比约为1∶3。

（二）起病形式

大多数为亚急性或隐袭起病，少数可急性起病。大约1/3的病例舞蹈症状出现前2～6个月或更长的时间内有β-溶血性链球菌感染史，曾有咽喉肿痛、发热、多关节炎、心肌炎、心内膜炎、心包炎、皮下风湿结节或紫癜等临床症状和体征。

（三）早期症状

早期症状常不明显，不易被察觉。患儿表现为情绪不稳、焦虑不安、易激动、注意力分散、学习成绩下降、动作笨拙、步态不稳、手中物品时常坠落，行走摇晃不稳等。其后症状日趋明显，表现为舞蹈样动作和肌张力改变等。

（四）舞蹈样动作

舞蹈样动作常常可急性或隐袭出现，常为双侧性，可不规则，变幻不定，突发骤止，约20％患者可偏侧或甚至更为局限。在情绪紧张和做自主运动时加重，安静时减轻，睡眠时消失。常在2～4周加重，3～6个月自行缓解。

（1）面部最明显，表现挤眉、弄眼、噘嘴、吐舌、扮鬼脸等，变幻莫测。

（2）肢体表现为一种快速的不规则无目的的不自主运动，常起于一肢，逐渐累及一侧或对侧，上肢比下肢明显，上肢各关节交替伸直、屈曲、内收等动作，下肢步态颠簸、行走摇晃、易跌倒。

（3）躯干表现为脊柱不停地弯、伸或扭转，呼吸也可变得不规则。

（4）头颈部的舞蹈样动作表现为摇头耸肩或头部左右扭转。伸舌时很难维持，舌部不停地扭动，软腭或其他咽肌的不自主运动可致构音、吞咽障碍。

（五）体征

（1）肌张力及肌力减退，膝反射常减弱或消失。肢体软弱无力，与舞蹈样动作、共济失调一起构成小舞蹈病的三联征。

（2）旋前肌征：由于肌张力和肌力减退导致当患者举臂过头时，手掌旋前。

（3）舞蹈病手姿：当手臂前伸时，因张力过低而呈腕屈、掌指关节过伸，伴手指弹钢琴样小幅舞动。

（4）挤奶妇手法，或称盈亏征：若令患者紧握检查者第二、三手指时，检查者能感到患者的手时紧时松，握力不均，时大时小。

（5）约1/3患者会有心脏病征，包括风湿性心肌炎、二尖瓣回流或主动脉瓣关闭不全。

（六）精神症状

可有失眠、躁动、不安、精神错乱、幻觉、妄想等精神症状，称为躁狂性舞蹈病。有些病例精神症状可与躯体症状同样显著，以致呈现舞蹈性精神病。随着舞蹈样动作消除，精神症状很快缓解。

四、辅助检查

（一）血清学检查

白细胞计数增加，红细胞沉降率加快，C反应蛋白效价提高，黏蛋白增多，抗链球菌溶血素

"O"滴度增加;由于小舞蹈病多发生在链球菌感染后 2～3 个月,甚至 6～8 个月,故不少患者发生舞蹈样动作时链球菌血清学检查常为阴性。

(二)咽拭子培养

检查可见 A 组溶血型链球菌。

(三)脑电图

无特异性,常为轻度弥漫性慢活动。

(四)影像学检查

部分患者头部 CT 扫描可见尾状核区低密度灶及水肿,MRI 显示尾状核、壳核、苍白球增大,T_2 加权像显示信号增强,PET 可见纹状体呈高代谢改变,但症状减轻或消失后可恢复正常。

五、诊断

凡学龄期儿童有风湿病史和典型舞蹈样症状,结合实验室及影像学检查通常可以诊断。

六、鉴别诊断

见表 9-3。

表 9-3　常见舞蹈病鉴别要点

鉴别要点	小舞蹈病	亨廷顿病	肝豆状核变性	偏侧舞蹈症
病因	风湿性	常染色体显性遗传	遗传性铜代谢障碍	脑卒中、脑瘤
发病年龄	大多数为 5～15 岁	30 岁以后	儿童、青少年	成年
临床特征	全身或偏侧不规则舞蹈,动作快	全身舞蹈、手足徐动、动作较慢	偏侧舞蹈样运动	有不完全偏瘫
	肌张力低、肌力减退	慢	角膜 K-F 色素环	
	情绪不稳定,性格改变	进行性痴呆	精神障碍	
	可有心脏受损征象		肝脏受损征	
治疗	抗链球菌感染(青霉素)	氯丙嗪、氟哌啶醇	排铜 D-青霉胺口服	治疗原发病
	肾上腺皮质激素		口服硫酸锌减少铜吸收	对症用氟哌啶醇
	氟哌啶醇、氯丙嗪、苯巴比妥		对症用氟哌啶醇	

七、治疗

(一)一般处理

急性期应卧床休息,保持环境安静,避免强光或其他刺激,给予足够的营养支持。

(二)病因治疗

确诊本病后,无论病症轻重,均应使用青霉素或其他有效抗生素治疗,10～14 天为 1 个疗程。同时给予水杨酸钠或泼尼松,症状消失后再逐渐减量至停药,目的是最大限度地防止或减少本病复发,并控制心肌炎、心瓣膜病的发生。

1.抗生素

青霉素首选$(4\sim8)\times10^5$ U,每天 1～2 次,2 周为 1 个疗程,也可用红霉素、头孢菌素类药物治疗。

2.阿司匹林

0.1~1.0 g，每天 4 次，小儿按 0.1 g/kg 计算，症状控制后减量，维持 6~12 周。

3.激素

风湿热症状明显时，泼尼松每天 10~30 mg，分 3~4 次口服。

（三）对症治疗

（1）首选氟哌啶醇 0.5 mg 开始，每天口服 2~3 次，以后逐渐加量。

（2）氯丙嗪：12.5~50 mg，每天 2~3 次。

（3）苯巴比妥：0.015~0.03 g，每天 2~4 次。

（4）地西泮：2.5~5 mg，每天 2~4 次。

八、预后

本病预后良好，可完全恢复而无任何后遗症状，大约 20％的病例死于心脏并发症，35％的病例数月或数年后复发。个别病例舞蹈症状持续终身。

（张文霞）

第四节　特发性震颤

特发性震颤（ET）又称原发性震颤，是一种常见的运动障碍性疾病，呈常染色体显性遗传，以姿势性和/或动作性震颤为主要特征，一般双上肢受累但一侧为重。病程多缓慢进展或不进展，呈良性过程，故又称良性震颤。

一、临床表现

（1）特发性震颤在人群中的患病率和发病率报道差别很大，各年龄组均可发病，但发病率随年龄增长而显著增加，发病没有性别差异，近半数患者有阳性家族史。

（2）起病隐袭，常从一侧上肢起病，很快累及对侧，很少累及下肢，大约 30％的患者可累及头颈部，双上肢震颤多有不对称。

（3）震颤是唯一的临床表现，以姿势性和动作性震颤为主，震颤频率一般为 4~12 次/秒，初为间断性，情绪激动、饥饿、疲劳时加重，入睡后消失，但随着病程延长，可以变为持续性。体检除姿势性或动作性震颤外无其他阳性体征，有时可引出受累肢体齿轮感，为震颤所致。

二、辅助检查

本病实验室指标及头部影像学检查无特异表现。

三、诊断及分级

临床发现姿势性或动作性震颤，有阳性家族史，饮酒后减轻，不伴其他神经系统症状和体征，应考虑特发性震颤可能。

(一)诊断

美国运动障碍学会和世界震颤研究组织特发性震颤诊断标准如下。

1.核心诊断标准

(1)双手及前臂的动作性震颤。

(2)除齿轮现象外,不伴有神经系统其他体征。

(3)或仅有头部震颤,不伴肌张力障碍。

2.次要诊断标准

(1)病程超过3年。

(2)有阳性家族史。

(3)饮酒后震颤减轻。

3.排除标准

(1)伴有其他神经系统体征,或在震颤发生前不久有外伤史。

(2)由药物、焦虑、抑郁、甲亢等引起的生理亢进性震颤。

(3)有精神性(心因性)震颤病史。

(4)突然起病或分段进展。

(5)原发性直立性震颤。

(6)仅有位置特异性或目标特异性震颤,包括职业性震颤和原发性书写震颤。

(7)仅有言语、舌、颏或腿部震颤。

(二)分级

美国国立卫生研究院特发性震颤研究小组临床分级如下。

(1)0级:无震颤。

(2)1级:很轻微的震颤(不易发现)。

(3)2级:易于发现的、幅度低于2 cm的、无致残性的震颤。

(4)3级:明显的、幅度2～4 cm的、有部分致残性的震颤。

(5)4级:严重的、幅度超过4 cm的、致残性的震颤。

四、鉴别诊断

(一)帕金森病

根据帕金森病特征性的静止性震颤、肌强直和动作迟缓等其他症状体征可以鉴别。但特发性震颤患者合并帕金森病的发生率显著高于正常人群,常在稳定病程数年至数十年后出现其他震颤外的体征而确诊。

(二)直立性震颤

表现为站立时躯干和下肢的姿势性震颤,坐下或行走时减轻,也可累及上肢。

(三)生理性或全身疾病所致震颤

如甲亢,肾上腺疾病,药物性,中毒性等疾病根据相应病史和辅助检查可除外。

(四)其他神经系统疾病所致震颤

如小脑病变为意向性震颤,伴有共济失调等体征。其他神经系统疾病均不以震颤为唯一症状。

五、治疗

症状轻微,不影响功能活动或社交的可不予治疗。所有治疗措施对头部震颤效果均不佳。

(一)饮酒

多数患者在少量饮酒后震颤可暂时缓解。

(二)β-肾上腺素受体阻滞剂

能减轻震颤幅度但对震颤频率无影响,疗效的个体差异极大。一般采用普萘洛尔 60～90 mg/d,或阿罗洛尔 10～30 mg/d,分次服,最大剂量不超过 30 mg/d。相对禁忌证:心力衰竭,二至三度房室传导阻滞,哮喘,糖尿病有低血糖倾向时。

(三)其他

其他包括苯二氮䓬类、氯氮平、碳酸酐酶抑制剂等,局部注射 A 型肉毒毒素治疗等,可有部分疗效。

（张文霞）

第五节 肌张力障碍

肌张力障碍是主动肌和拮抗肌收缩不协调或过度收缩引起的以肌张力异常动作和姿势为特征的运动障碍疾病。在锥体外系疾病中较为多见,仅次于帕金森病。根据病因可分为特发性和继发性;按肌张力障碍发生部位可分为局限性、节段性、偏身性和全身性;依起病年龄可分为儿童型、少年型和成年型。

一、病因及发病机制

特发性扭转性肌张力障碍迄今病因不明,可能与遗传有关,可为常染色体显性（30％～40％外显率）、常染色体隐性或 X 连锁隐性遗传,显性遗传的缺损基因 DYT_1 已定位于 9 号常染色体长臂 9q32-34,编码一种 ATP 结合蛋白扭转蛋白 A,有些病例可发生在散发基础上。环境因素如创伤或过劳等可诱发特发性肌张力障碍基因携带者发病,如口-下颌肌张力障碍病前有面部或牙损伤史,一侧肢体过劳可诱发肌张力障碍如书写痉挛、乐器演奏家痉挛、打字员痉挛和运动员肢体痉挛等。

继发性肌张力障碍是纹状体、丘脑、蓝斑、脑干网状结构等病变所致,如肝豆状核变性、核黄疸、神经节苷脂沉积症、苍白球黑质红核色素变性、进行性核上性麻痹、特发性基底节钙化、甲状旁腺功能低下、中毒、脑血管病变、脑外伤、脑炎、药物(左旋多巴、吩噻嗪类、丁酰苯类、甲氧氯普胺)诱发等。

二、病理

特发性扭转痉挛可见非特异性病理改变,包括壳核、丘脑及尾状核小神经元变性,基底节脂质及脂色素增多。继发性扭转痉挛病理学特征随原发病不同而异;痉挛性斜颈、Meige 综合征、书写痉挛和职业性痉挛等局限性肌张力障碍病理上无特异性改变。

三、临床表现

(一)扭转痉挛

扭转痉挛是全身性扭转性肌张力障碍,以四肢、躯干或全身剧烈而不随意的扭转动作和姿势异常为特征。发作时肌张力增高。扭转痉挛中止后肌张力正常或减低,故也称变形性肌张力障碍。按病因可分为特发性和继发性两型。

1.特发性扭转性肌张力障碍

儿童期起病的肌张力障碍,通常有家族史,出生及发育史正常,多为特发性。症状常自一侧或两侧下肢开始,逐渐进展至广泛不自主扭转运动和姿势异常,导致严重功能障碍。

2.继发性扭转性肌张力障碍

成年期起病的肌张力障碍多为散发,可查到病因。症状常自上肢或躯干开始,约 20% 的患者最终发展为全身性肌张力障碍,一般不发生严重致残。体检可见异常运动、姿势,如手臂过度旋前、屈腕、指伸直、腿伸直和足跖屈内翻,躯干过屈或过伸等,以躯干为轴扭转最具特征性;可出现扮鬼脸、痉挛性斜颈、睑痉挛、口-下颌肌张力障碍等,缺乏其他神经系统体征。

(二)局限性扭转性肌张力障碍

可为特发性扭转性肌张力障碍的某些特点孤立出现,如痉挛性斜颈、睑痉挛、口-下颌肌张力障碍、痉挛性发音困难(声带)和书写痉挛等。有家族史的患者可作为特发性扭转性肌张力障碍顿挫型,无家族史可代表成年发病型的局部表现,但成人发病的局限性肌张力障碍也可有家族性基础。为常染色体显性遗传,与 18p31 基因(DYT$_7$)突变有关。

1.痉挛性斜颈

痉挛性斜颈是胸锁乳突肌等颈部肌群阵发性不自主收缩引起颈部向一侧扭转,或阵发性倾斜,是锥体外系器质性疾病之一。少数痉挛性斜颈属精神性(心因性、癔症性)斜颈。

(1)本病可见于任何年龄组,但以中年人最为多见,女性多于男性。早期常为发作性,最终颈部持续地偏向一侧,一旦发病常持续终身,起病 18 个月内偶有自发缓解。药物治疗常不满意。

(2)起病多缓慢(癔症性斜颈例外),颈部深、浅肌群均可受累,但以一侧胸锁乳突肌和斜方肌受损症状较突出。患肌因痉挛收缩触诊有坚硬感,久之可发生肥大。

(3)一侧胸锁乳突肌受累,头颈偏转向健侧;双侧胸锁乳突肌病变,则头颈前屈;双侧斜方肌病变,则头后仰。症状可因情绪激动而加重,头部得到支持时可减轻,睡眠时消失。

(4)癔症性斜颈常在受精神刺激后突然起病,症状多变,经暗示治疗后可迅速好转。

2.Meige 综合征

Meige 综合征主要累及眼肌和口、下颌肌肉,表现睑痉挛和口-下颌肌张力障碍,两者都可作为孤立的局限性肌张力障碍出现,为 Meige 综合征不完全型,如两者合并出现为完全型。

(1)睑痉挛表现:不自主眼睑闭合,痉挛持续数秒至数分钟。多为双眼,少数由单眼起病渐波及双眼,精神紧张、阅读、注视时加重,讲话、唱歌、张口、咀嚼和笑时减轻,睡眠时消失。

(2)口-下颌肌张力障碍表现:不自主张口闭口、撇嘴、咧嘴、噘嘴和缩拢口唇、伸舌扭舌等。严重者可使下颌脱臼、牙齿磨损以至脱落、撕裂牙龈、咬掉舌和下唇,影响发声和吞咽等,讲话、咀嚼可触发痉挛,触摸下颌或压迫颏部可减轻,睡眠时消失。

3.书写痉挛

执笔书写时手和前臂出现肌张力障碍姿势,表现握笔如握匕首、手臂僵硬、手腕屈曲、肘部不自主地向外弓形抬起、手掌面向侧面等,但做其他动作正常。本病也包括其他职业性痉挛如弹钢琴、打字,以及使用螺丝刀或餐刀等。药物治疗通常无效,让患者学会用另一只手完成这些任务是必要的。

4.手足徐动症

手足徐动症也称指痉症,指以肢体远端为主的缓慢、弯曲、蠕动样不自主运动,极缓慢的手足徐动也可导致姿势异常,需与扭转痉挛鉴别。前者不自主运动主要位于肢体远端,后者主要侵犯颈肌、躯干肌及四肢的近端肌,以躯干为轴的扭转或螺旋样运动是其特征。本病症可见于多种疾病引起的脑损害,如基底节大理石样变性、脑炎、产后窒息、早产、胆红素脑病、肝豆状核变性等。

四、诊断及鉴别诊断

(一)诊断

首先应确定患者是否为肌张力障碍,然后区分是特发性或继发性肌张力障碍。通常,前者的发病年龄较小,可有遗传家族史,除肌张力障碍外,常无其他锥体系或锥体外系受损的症状和体征。从病史的详细询问和体格检查、相关的辅助检查,如脑脊液、血和尿化验、神经影像及电生理学检查中未找到继发性脑和/或脊髓损害的证据,基因分析有助于确定诊断。而继发性肌张力障碍与之相反,除发病年龄较大外,以局限性肌张力障碍多见,体格检查、辅助检查可发现许多继发的原因及脑、脊髓病理损害证据。常见肌张力障碍疾病临床特征见表 9-4。

表 9-4　常见肌张力障碍疾病临床特征

鉴别要点	扭转痉挛	Miege 综合征	痉挛性斜颈	迟发性运动障碍
发病年龄及性别	儿童,成年男性多见	50 岁以后,女性多于男性	青年、中年	服用氟哌啶醇、氯丙嗪数年后,老年及女性多见
临床特征	面肌、颈肩肌、呼吸肌快速抽动,短促而频繁,具有刻板性	面肌眼睑肌、唇肌、舌肌、颈阔肌强直性痉挛	颈部肌肉的痉挛抽动、偏斜及伸屈	面肌、口肌、体轴肌、肢体肌的强直性痉挛
	紧张时加剧,安静时轻,入睡后消失	用手指触摸下颌减轻,行走、强光、阅读时加重,睡眠时消失	行动时加剧,平卧时减轻,入睡后消失,患肌坚硬肥大	随意运动,情绪紧张、激动时加重,睡眠中消失
	伴秽语者为秽语抽动症			
治疗	地西泮、氯硝西泮	氟哌啶醇	苯海索、左旋多巴	停服抗精神病药应缓慢
	小剂量氟哌啶醇	苯海索、左旋多巴	氟哌啶醇	
	心理治疗	肉毒毒素局部注射	肉毒毒素局部注射 手术治疗	利血平、氟硝西泮、氯氮平

(二)鉴别诊断

(1)面肌痉挛:常为一侧眼睑或面肌的短暂抽动,不伴口-下颌不自主运动,可与睑痉挛或口-下颌肌张力障碍区别。

(2)僵人综合征:需与肌张力障碍区别,前者表现为发作性躯干肌(颈脊旁肌和腹肌)和四肢近端肌僵硬和强直,明显限制患者主动运动,且常伴疼痛,在自然睡眠后肌僵硬完全消失,休息和肌肉放松时肌电图检查均出现持续运动单位电活动,不累及面肌和肢体远端肌。

(3)颈部骨骼肌先天性异常所致先天性斜颈(患者年龄较小,是由颈椎先天缺如或融合、胸锁乳突肌血肿、炎性纤维化所致)、局部疼痛刺激引起的症状性斜颈及癔症性斜颈,均需与痉挛性斜颈鉴别。但前组都存在明确原因,同时能检出引致斜颈的异常体征,可资鉴别。

五、治疗

(一)特发性扭转性肌张力障碍治疗
药物治疗可部分改善异常运动。

1.左旋多巴

对一种多巴反应性肌张力障碍有明显的效果,对其他类型的肌张力障碍也有一定的效果。

2.抗胆碱能药

大剂量的苯海索 20 mg 口服,每天 3 次,可控制症状。

3.镇静剂

镇静剂能有效地缓解扭转痉挛,并能降低肌张力,部分患者有效。地西泮 5～10 mg 或硝西泮5～7.5 mg,或氯硝西泮 2～4 mg 口服,每天 3 次。

4.多巴胺受体阻滞剂

多巴胺受体阻滞剂能有效地控制扭转痉挛和其他多动症状,但不能降低肌张力。氟哌啶醇2～4 mg 或硫必利0.1～0.2 g口服,每天 3 次。继发性肌张力障碍者需同时治疗原发病。

(二)局限性肌张力障碍治疗
(1)药物治疗基本同特发性扭转痉挛。

(2)肉毒毒素 A:局部注射是目前可行的最有效疗法,产生数月的疗效,可重复注射。注射部位选择痉挛最严重的肌肉或肌电图显示明显异常放电的肌群,如痉挛性斜颈可选择胸锁乳突肌、颈夹肌、斜方肌等三对肌肉中的四块作多点注射;睑痉挛和口-下颌肌张力障碍分别选择眼裂周围皮下和口轮匝肌多点注射;书写痉挛注射受累肌肉有时会有帮助。剂量应个体化,通常在注射后 1 周开始显效,每疗程不超过 8 周,疗效可维持3～6 个月,3～4 个月可以重复注射。每疗程总量为 200 U 左右。其最常见的不良反应为下咽困难、颈部无力和注射点的局部疼痛。

(三)手术治疗
对重症病例和药物治疗无效的患者可采用手术治疗。主要手术方式包括副神经和上颈段神经根切断术,部分病例可缓解症状,但可复发;也可用立体定向丘脑腹外侧核损毁术或丘脑切除术,对偏侧肢体肌张力障碍可能有效。有些患者用苍白球脑深部电刺激术(DBS)有效。

六、预后

约 1/3 的患者最终会发生严重残疾而被限制在轮椅或床上,儿童起病者更可能出现,另 1/3 的患者轻度受累。

(张文霞)

第六节　迟发性运动障碍

迟发性运动障碍(TD)是长期服用多巴胺能阻滞药物所致的一种累及面、舌、唇、躯干、四肢的不自主运动。迟发性运动障碍是一种特殊而持久的锥体外系反应,主要见于长期服用大剂量抗精神病药物的患者。

一、临床表现

(1)多发生于老年,尤其是女性患者。各种抗精神病药物均可引起,而以氟奋乃静、三氟拉嗪和氟哌啶醇等含氟的精神病药物更常见,多出现在服用抗精神病药物 2 年以上。

(2)不自主、有节律的重复刻板式运动,最早期的症状是舌震颤和流涎,老年人以口部运动具有特征性。表现为口唇及舌重复地、不可控制的运动,如吸吮、转舌、咀嚼、舔舌、噘嘴、鼓腮、歪颈、转颈等。严重时构音不清,吞咽障碍。其他有肢体的不自主摆动,无目的抽动,舞蹈指划动作,手足徐动,扭转等。

二、辅助检查

本病辅助检查无特殊表现。

三、诊断

有服用抗精神病药物史,运动障碍发生于服药过程中或停药后 3 个月内,运动障碍特征为节律性、异常、刻板重复的不自主运动。

四、鉴别诊断

本病需与药源性帕金森综合征,亨廷顿病,肌张力障碍相鉴别。

五、治疗

本病无特效治疗。一旦确诊应及时减量或停用致病的药物,或换用锥体外系不良反应较少的药物。可能有部分疗效的药物有以下几种。

(一)抗组胺药
异丙嗪 25~50 mg,每天 3 次,或每天肌内注射 1 次,连续 2 周。

(二)作用于多巴胺能系统的药物
多巴胺能耗竭剂如丁苯喹嗪、利血平等可有短期效果。可小剂量利血平 0.25 mg,每天 1~3 次。小剂量碳酸锂 0.25 mg,每天 1~3 次,可降低多巴胺受体的敏感性。

(三)作用于乙酰胆碱的药物
抗胆碱药物可加重本病故应停用如苯海索等药物,试用拟胆碱药物如二甲胺乙醇 100~500 mg/d,使用 2 周后运动功能可明显减轻。

(四)作用于 γ-氨基丁酸系统的药物
有学者认为用 γ-氨基丁酸增效剂如丙戊酸钠、卡马西平、地西泮等可能有效。

(五)其他
如抗焦虑药物等,可稳定患者情绪,从而达到治疗目的。

(张　娜)

第七节　不宁腿综合征

不宁腿综合征(restless legs syndrome,RLS)又称为 Ekbom 综合征。患病率为 0.1%～11.5%,在西方人中多发,亚洲人中发病少见,国内尚无相关流行病学资料。RLS 可分为原发性和继发性两种。前者原因不明,部分具有家族遗传性。后者可见于尿毒症、缺铁性贫血、叶酸和维生素 B$_{12}$ 缺乏、妊娠、干燥综合征、帕金森病、小纤维神经病、多灶性神经病、腓骨肌萎缩症、代谢病。

一、诊断要点

不宁腿综合征的诊断必须具备以下 4 个临床特点。

(1)腿部不适引发腿部活动。患者的腿部常有难以描述的不适感,如蚁走感、烧灼感、触电感;感觉异常位于肢体深部,多数以累及下肢为主,单侧或双侧,半数患者也可累及上肢。活动后上述症状可以缓解。

(2)静息后(坐和躺)症状出现或加重。

(3)持续活动可使症状部分或全部缓解。轻症者在床上和椅子上伸展肢体即可缓解症状;重症者需来回踱步、搓揉下肢、伸屈肢体才能减轻症状。重新平躺或坐下后数分钟至 1 小时,上述症状常常再次出现。

(4)夜间症状加重。典型者在 23 点至次日凌晨 4 点最为严重,故经常严重影响患者的睡眠。早晨 6 点至中午 12 点症状最轻。

二、支持诊断证据

(1)65% 的患者有家族史,多为常染色体显性遗传。

(2)周期性肢体运动(periodic limb movement,PLM)多发生在快动眼相睡眠期,表现为单侧或双侧腿部刻板、重复地快速屈曲或伸展运动。

(3)多巴胺能药物治疗有效。

三、常用治疗策略

(一)非药物治疗

去除各种继发性 RLS 的病因,停用可诱发 RLS 的药物或食物,培养健康的睡眠作息,睡前洗热水澡及按摩肢体,适度活动。

(二)药物治疗

1.复方左旋多巴制剂(多巴丝肼、卡左双多巴控释片)

复方左旋多巴制剂适用于轻症 RLS 患者。该类药物的优点是出现多巴胺能不良反应(恶心、头昏、头痛、嗜睡等)较少,缺点是长期使用容易出现 RLS 症状恶化,故一般不适用于每天都出现症状的患者。

2.多巴胺能受体激动剂

普拉克索和罗匹尼罗都被美国和欧洲批准用于治疗 RLS,剂量显著低于帕金森病所需要的剂量。加量应尽可能缓慢滴定，一般每几天或1周增加1次剂量。

3.加巴喷丁

在治疗RLS的各个方面显示了很好的疗效，其疗效与罗匹尼罗相当。患者服用加巴喷丁的耐受性通常较好，但在高龄患者中要注意镇静、共济失调等不良反应。

4.镇静安定剂

氯硝西泮尚无循证医学的证据，但在部分患者中显示有良好的疗效。

5.阿片类药物

该类药相对于多巴胺能药物证据较少。但多数专家认为阿片类药物治疗RLS有效，且成瘾的风险小。该类药物包括羟考酮（5～20 mg/d），氢可酮（5～20 mg/d），可待因（30～90 mg/d），丙氧酚（每次口服盐酸盐65 mg或萘磺酸盐100 mg，4～6小时可重复给药）以及曲马朵（100～400 mg/d）。

(三)药物选择

1.间歇性RLS

该类型患者可以在症状预计出现之前临时服用治疗药物。可选用的药物有多巴丝肼或卡左双多巴控释片，轻中度阿片类药物，镇静安定剂，小剂量多巴胺受体激动剂。

2.频发性(每天都出现)RLS

该类型患者需要每天用药。多巴胺受体激动剂是目前治疗这种类型RLS的首选，其次为加巴喷丁、轻中度阿片类药物、镇静安眠药。

3.顽固性RLS

该类型患者可换用另一种多巴胺能受体激动剂(普拉克索)、阿片类药物或加巴喷丁，也可考虑"假日疗法"以及使用高效阿片类药物，如美沙酮5～40 mg/d。

(四)用药指导

(1)首选多巴胺能药物(如复方多巴制剂)或多巴受体激动剂(如普拉克索、罗匹尼罗)。准备乘飞机或开车长途旅行的患者适合使用复方多巴制剂。多巴胺受体激动剂对70%～90%的患者疗效良好，因此常常是首选药，尤其是对那些发作频率较高的患者。罗替戈汀贴剂具有缓释作用，对白天也有症状的患者或凌晨反跳的患者有一定疗效，尤其是在多巴胺能药物疗效不佳、无效或者不能耐受时可以选用或合用。

(2)对继发性RLS患者，首先要治疗原发疾病。随着病因的消除，患者的症状可能也会随之消失。例如，对尿毒症患者进行肾移植，对缺铁性贫血患者进行铁剂治疗，对叶酸缺乏患者补充叶酸。

(五)主要的用药注意事项

(1)受体激动剂可能会有恶心、嗜睡、头痛、头晕、低血压、外在水肿等不良反应。部分患者可能会有病理性赌博、过度购物、性欲亢进等冲动控制障碍(impulse control disorders，ICD)症状。

(2)对部分严重的难治性患者，可以用阿片类药物，如可卡因、氢可酮、美沙酮、羟考酮、曲马朵，这对多巴受体激动剂无效的患者有较好的疗效。部分患者可能会引起便秘、尿潴留、瞌睡、认知改变。少数情况下可以引起呼吸抑制。大剂量半衰期短的阿片类药物可能导致药物依赖。

(3)患者应少喝咖啡及含咖啡的饮料，戒烟，少饮酒，如缺铁，需要给予补充。应该注意睡眠卫生以及规律作息，避免睡前洗热水澡。避免服用加重症状的药物，如抗组胺药物、甲氧氯普胺、氯丙嗪、曲马朵、对乙酰氨基酚、抗精神病药物。

(楚珍珍)

第八节 图雷特综合征

图雷特综合征旧称抽动秽语综合征,是由 Itard 和 Gilies de la Tourette 首次描述的抽动障碍,是一组由遗传缺陷和不良环境因素导致的儿童期多发的神经精神疾病。

一、诊断要点

(1)有不自主重复、快速、无目的的动作,涉及多组肌肉,抽动在 1 天内发作多次(或间歇性发作),可受意志控制达数分钟至数小时。

(2)病程中同时或先后出现 2 个或以上运动性抽动,加上 1 个或以上发声性抽动。

(3)数周至数月内症状可有波动,间歇期连续少于 2 个月,总病程超过 1 年。

(4)多数患者 18 岁前起病(2～21 岁)。

(5)临床表现不能用其他直接的生理效应(如服用兴奋剂)或其他疾病(亨廷顿舞蹈病、病毒感染后脑炎等)解释。

二、常用治疗策略

治疗原则:明确治疗目标,选择正确的用药时机,综合治疗。

(一)对抽动症状的控制

1.典型抗精神病药

典型抗精神病药主要是多巴胺 D_2 受体阻滞剂,如氟哌啶醇、匹莫齐特,是 FDA 批准用于治疗抽动症的药物,也是有效的,两者的疗效相当,但不良反应较多。氟奋乃静也有较好的疗效,不良反应较氟哌啶醇轻。具体用量如下。

(1)氟哌啶醇:有效,起始剂量为 0.25～0.50 mg/d,渐加至 1～4 mg/d,1 次服用或分 2 次服用;儿童从每次 0.25 mg 起,渐加至 0.5～2.0 mg/d,1 次服用或分 2 次服用,加服等量苯海索(后者的不良反应较多)。

(2)匹莫齐特:有效,起始剂量为 0.5～1.0 mg,每天 1 次,渐加至 2～8 mg,每天 1 次;不良反应为可引起心电图改变,尤其是 Q-T 间期延长,使用前后查心电图,锥体外系反应较强。

(3)氟奋乃静:疗效较好,起始剂量为 0.5～1.0 mg/d,渐加至 1.5～10.0 mg/d,分 3～4 次服用;不良反应较多(锥体外系反应、白细胞减少),但也较轻。

2.非典型抗精神病药

非典型抗精神病药即多巴胺 D_2 受体和 $5-HT_2$ 受体双重抑制剂,包括利培酮、奥氮平、齐拉西酮、喹硫平、氯氮平等。

(1)利培酮:疗效与匹莫齐特、可乐定效果相当(A 类证据),剂量为每次 0.25～0.50 mg,每天 1 次,渐加至 1.0～3.0 mg/d(儿童 0.5～2.0 mg/d),1 次服用或分 2 次服用;不良反应包括嗜睡、激动、焦虑、失眠、头痛等,大剂量时常出现锥体外系反应。

(2)齐拉西酮:有较好的效果,剂量为每次 10～20 mg,每天 2 次,渐加至每次 20～80 mg,每天 2 次。目前尚缺乏儿童用量的资料;不良反应为 Q-T 间期延长,禁用于 Q-T 间期延长的患者,禁与其他延长 Q-T 间期的药物合用。

（3）奥氮平：推荐用于抽动症的二线治疗，起始剂量 2.5～5.0 mg/d。1 周后增至每次 5 mg，每天 2 次，目前尚缺乏儿童用量的资料；不良反应为嗜睡、体质量增加。

3.中枢性拟肾上腺素能受体激动剂

中枢性拟肾上腺素能受体激动剂是治疗轻度至中度抽动的一线用药。主要药物有可乐定、可乐定透皮贴剂、胍法辛等，具体用法及药物的不良反应如下。

（1）可乐定：疗效好，推荐为首选药；开始剂量为每次 0.025～0.050 mg，睡前服，每天 1 次，每 3 天增加 0.05 mg，至 0.2～0.3 mg/d，分 2～3 次服用；不良反应为镇静、口干、头痛、失眠，有降压作用并可引起心律失常，用药时监测血压及心电图。

（2）可乐定透皮贴剂、可乐定控释贴：疗效约为口服可乐定的 70%，口服制剂耐受差者可用。剂量：可乐定透皮贴剂每片含可乐定 2 mg，隔 6 天换 1 次；可乐定控释贴每片含可乐定 2.5 mg（小于 6 岁贴片量减半），隔 7 天换 1 次，一般贴在两侧耳后，不良反应与可乐定相同，较轻。

（3）胍法辛：作用与可乐定相似，轻度至中度抽动的一线用药，半衰期较长；剂量为每次 0.5～1.0 mg 口服，每天 1 次，可加至每次 0.5～1.0 mg，每天 3 次；不良反应与可乐定相似，较轻。

4.硫必利

起始量为每次 50 mg，每天 2 次或 3 次，口服，治疗量为 150～500 mg/d，分 2 或 3 次服用。不良反应是头晕、嗜睡、胃肠道不适，均较轻。

5.丁苯那嗪

其疗效与氟哌啶醇的疗效相当，但不引起迟发性运动障碍。用量及用法为每次 25 mg，每天 1 次，可加至 37.5～150.0 mg/d，分 2～3 次口服。主要不良反应是昏睡、有锥体外系反应、抑郁、有自杀观念及行为异常等。

6.作用于 γ-氨基丁酸（γ-aminobutyric acid，GABA）系统的药物

作用于 GABA 系统的药物有氯硝西泮、巴氯芬、托吡酯和左乙拉西坦等。

7.尼古丁贴片

治疗初步结果令人受到鼓舞，目前限于数量较少的开放性研究，其有效性尚不能确定。

（二）对强迫症状的治疗

SSRIs 抗抑郁药：氟西汀、氟伏沙明、舍曲林等对成人及儿童的强迫症状均有效。这些药物的疗效相当（A 类证据），应从小剂量起，缓慢增量。

（三）对注意力缺陷多动障碍的治疗

1.中枢兴奋剂

哌甲酯和苯丙胺为一线用药，但可引起或恶化抽动症状，不推荐单独使用。可乐定和胍法辛的疗效较好，不良反应少，为单独用药时的首选。联合应用哌甲酯和可乐定的效果比单独使用的效果更好。

2.非中枢兴奋药

托莫西汀是选择性去甲肾上腺素再摄取抑制剂，FDA 批准用于治疗注意力缺陷多动障碍（attention deficit hyperactivity disorder，ADHD）的非中枢兴奋药。该药不增加纹状体部位的多巴胺水平，不诱发抽动，适合 ADHD 共患抽动者，国外应用效果较好（A 类证据）。用量为 0.5～1.5 mg/(kg·d)，早上服 1 次，或早、晚各 1 次服用。此药较安全，常见的不良反应是食欲减退、嗜睡、疲乏。

(四)心理治疗

心理调节和疏导包括对患儿和家长进行心理咨询,鼓励患儿建立良好的心理状态,消除自卑心理。

(五)手术治疗

经多种药物治疗无效的难治性病例(经上述药物治疗效果不好、病程迁延不愈者),可针对额叶、边缘系统、丘脑和小脑等部位进行手术治疗,但效果多不满意,一般不主张使用。脑深部电刺激具有安全、微创、可调试的特点,逐渐受到重视。

三、用药指导

(一)正确选择用药时机

轻症患者不必用药,只需心理治疗。医师应告诫家长不要过分注意患儿的抽动症状,并多与老师和同学沟通;重症患者需用药物治疗。

(二)根据目标症状选择治疗药物

抽动:选择中枢性 α_2 肾上腺素能受体激动剂和多巴胺 D_2 受体阻滞剂;强迫症(obsessive-compulsive disorder,OCD):选择 5-羟色胺再摄取抑制剂;ADHD:选择 α_2 肾上腺素能受体激动剂、中枢兴奋剂、选择性去甲肾上腺再摄取抑制剂,抽动合并 ADHD 时首选 α_2 肾上腺素能受体激动剂。

(三)主要药物注意事项

1.氟哌啶醇

该药虽然有效,但有不良反应,如强直、体质量增加、视物模糊、嗜睡、反应迟钝及思维迟缓。

2.匹莫齐特

该药可引起心电图改变,尤其是 Q-T 间期延长,使用前后查心电图,锥体外系反应较强。

3.氟奋乃静

该药不良反应(如锥体外系反应、白细胞减少)较多,较轻。

4.利培酮

该药可使使者出现嗜睡、激动、焦虑、失眠、头痛等,大剂量时常出现锥体外系反应。

5.齐拉西酮

目前尚缺乏儿童用量的资料,不良反应为主要引起 Q-T 间期延长,禁用于 Q-T 间期延长的患者,禁与其他延长 Q-T 间期的药物合用。

6.奥氮平

对于该药目前尚缺乏儿童用量的资料。该药的不良反应为嗜睡、体重增加。

7.可乐定

该药为首选药,其不良反应为镇静、口干、头痛、失眠,有降压作用并可引起心律失常,用药时要监测血压及心电图。

8.胍法辛

该药的半衰期较长。其不良反应与可乐定相似,较轻。

9.硫必利

该药也称泰必利。患者服用该药后常见头晕、嗜睡、胃肠道不适,均较轻。

10.丁苯那嗪

该药的疗效与氟哌啶醇相当,但不引起迟发性运动障碍。主要不良反应是昏睡、锥体外系反应、抑郁、出现自杀的想法及行为等。

(楚珍珍)

第十章　癫　痫

第一节　癫痫部分性发作

一、概述

(一)概念

痫性放电源于一侧大脑半球,向周围正常脑区扩散可扩展为全身性发作。成年期痫性发作最常见的类型是部分性发作。

(二)分型

根据发作期间是否伴有意识障碍分为 3 型。

1.无意识障碍

无意识障碍为单纯部分性发作。

2.有意识障碍

有意识障碍发作后不能回忆,为复杂部分性发作。

3.单纯和复杂部分性发作

单纯和复杂部分性发作均可能继发全身性强直-阵挛发作。

二、病因及发病机制

(一)病因

1.单纯部分性发作

单纯部分性发作多为症状性癫痫,常见脑器质性损害,以脑外伤、产伤、脑炎、脑瘤和脑血管疾病及其后遗症居多。

2.复杂部分性发作

复杂部分性发作多因产伤,或脑炎、脑外伤、肿瘤、脑血管意外、脑动脉硬化、脑血管畸形及脑缺氧等。

(二)发病机制

异常神经元突触重建及胶质增生与复杂部分性发作密切相关。颞叶结构的异常放电引起复杂部分性发作,在痫性活动的发生、发展及传播中海马和杏仁核起重要作用。颞叶癫痫与诱发痫性发作的特定结构受损,或海马硬化(AH)相关。

三、临床表现

(一)单纯部分性发作

痫性发作的起始症状提示痫性灶多在对侧脑部,发作时限不超过 1 分钟,无意识障碍。分为四型。

1.部分运动性发作

(1)表现:局部肢体抽动,一侧口角、眼睑、手指或足趾多见,或整个一侧面部或一个肢体远端,有时言语中断。

(2)杰克逊癫痫:发作自一处开始后沿大脑皮质运动区分布顺序缓慢移动,如自一侧拇指沿腕部、肘部、肩部扩展。

(3)Todd 瘫痪:病灶在对侧运动区。部分运动性发作后如遗留暂时性(数分钟至数天)局部肢体瘫痪或无力。

(4)部分性癫痫持续状态:癫痫发作持续数小时或数天。

2.体觉性发作或特殊感觉性发作

(1)体觉性发作:肢体常麻木感和针刺感,多在口角、舌、手指或足趾发生,病灶在中央后回体感觉区,偶有缓慢扩散犹如杰克逊癫痫。

(2)特殊感觉性发作:①视觉性。视幻如闪光,病灶在枕叶。②听觉性。幻听为嗡嗡声,病灶在颞叶外侧或岛回。③嗅觉性。焦臭味,病灶在额叶眶部、杏仁核或岛回。④眩晕性。眩晕感、飘浮感、下沉感,病灶在岛间或顶叶。

特殊感觉性发作可是复杂部分性发作或全面强直-阵挛发作的先兆。

3.自主神经发作

(1)年龄:以青少年为主。

(2)临床症状:很少单独出现,以胃肠道症状居多,如烦渴、欲排尿感、出汗、面部及全身皮肤发红、呕吐、腹痛等。

(3)病灶:杏仁核、岛回或扣带回。

(4)EEG:阵发性双侧同步 θ 节律,频率为每秒 4～7 次。

4.精神性发作

(1)各种类型遗忘症:如似曾相识、似不相识、快速回顾往事、强迫思维等,病灶多在海马部。

(2)情感异常:如无名恐惧、愤怒、忧郁和欣快等,病灶在扣带回。

(3)错觉:如视物变大或变小,听声变强或变弱,以及感觉本人肢体变化等,病灶在海马部或颞枕部。

精神症状可单独发作,常为复杂部分性发作的先兆,或为继发的全面性强直-阵挛发作的先兆。

(二)复杂部分性发作

(1)占成人痫性发作50％以上:在发作起始精神症状或特殊感觉症状出现,随后意识障碍、自动症和遗忘症,或发作开始即意识障碍,又称精神运动性发作。病灶多在颞叶,故又称颞叶癫痫,或见于额叶、嗅皮质等部位。先兆或始发症状包括单纯部分性发作的各种症状,特别是错觉、幻觉等精神症状及特殊感觉症状。

(2)在先兆之后发生复杂部分性发作:患者做出似有目的的动作,即自动症。自动症是在痫性发作期或发作后意识障碍和遗忘状态下发生的行为,先瞪视不动,然后无意识动作,如机械地重复动作,或出现吮吸、咀嚼、舔唇、清喉、搓手、抚面、解扣、脱衣、摸索衣裳和挪动桌椅等,甚至游走、奔跑、乘车上船,也可自动言语或叫喊、唱歌等。病灶多在颞叶海马部、扣带回、杏仁核、额叶眶部或边缘回等。在觉醒时 EEG 仅 30% 呈发作放电。EEG 表现为一侧或两侧颞区慢波,杂有棘波或尖波。

(三)全面性强直-阵挛发作

全面性强直-阵挛发作多由单纯或复杂部分性发作继发而来;脑电图可见快速发展为全面性异常。大发作之后可回忆起部分性发作时的情景。

四、诊断及鉴别诊断

(一)诊断

1.首先确认癫痫是否发作

(1)详细了解首次发作的时间和情况,仔细排除内科或神经科急性疾病。

(2)除单纯部分性发作外,患者并不能记忆和表述发作时的情景,需向目睹者了解整个发作过程,如发作的环境、时间,发作时姿态、面色、声音,有无肢体抽搐及大致顺序,发作后表现,有无怪异行为和精神失常等。

(3)有多次发作的患者需了解发病后情况、发作形式、相关疾病及事件、可能的触发因素,以及发作的频率下最长间隔、间隙期有无异常等。

(4)了解家族史,怀孕期、分娩期和产后生长发育情况,有否热性惊厥、严重颅脑外伤、脑膜炎、脑炎、寄生虫感染史等。

2.确定发作类型

依靠病史等确定发作类型及可能属于哪种癫痫综合征。

3.最后确定病因

(1)首次发作者,排除内科或神经科疾病,如低血糖、高血糖、高渗状态、低钙血症、低钠血症、高钠血症、肝衰竭、肾衰竭、高血压脑病、脑膜炎、脑炎、脑脓肿和脑瘤等。

(2)排除药物或毒物引起的痫性发作,如异烟肼、茶碱、氨茶碱、哌替啶、阿米替林、多塞平、丙米嗪、氯丙嗪、氟哌啶醇、氨甲蝶呤、环孢素、苯丙胺等。

(3)若先后用两种抗痫药治疗效果不佳,就应再次评估,复查 EEG 和高分辨率 MRI。

(二)鉴别诊断

1.偏头痛

(1)应与复杂部分性发作持续状态鉴别。

(2)多有头痛发作史和家族史。

(3)主要症状为剧烈偏头痛,无意识障碍。

(4)EEG 正常或仅少数患者出现局灶性慢波,如有尖波常局限于头痛侧颞区。

(5)如幻觉则以闪光、暗点、视物模糊为特征。

2.短暂性脑缺血发作(TIA)

(1)一过性记忆丧失、幻觉、行为异常和短暂意识丧失等,可与复杂部分性发作混淆。

（2）年龄大、脑动脉硬化及脑电图阴性。

3.非痫性发作

详细询问病史与屏气发作、遗尿、梦魇、腹痛、低血糖发作等鉴别。

五、预后

起源于脑结构性病变的部分性癫痫患者，预后与病因是否得到根除有关。这类癫痫对药物治疗有抵抗性，但经 3～5 年治疗后缓解率可达 40%～45%。发作形式仅有一种的患者比多种发作形式预后好，缓解率达 65% 以上。复杂部分性发作停药后复发率高，应长期服药。

（楚珍珍）

第二节　癫痫全面性发作

全面性发作的神经元痫性放电起源于双侧大脑半球，特征是发作时伴有意识障碍或以意识障碍为首发症状。

一、病因及发病机制

（一）与遗传关系密切

150 种以上少见的基因缺陷综合征是以癫痫大发作或肌阵挛发作为临床表现的，其中常染色体显性遗传疾病有 25 种，如结节性硬化和神经纤维瘤病；常染色体隐性遗传疾病约 100 种，如家族性黑矇性痴呆和类球状细胞型脑白质营养不良等，热性惊厥的全身性发作与编码电压门控钠通道 β 亚单位基因的突变有关。青少年肌痉挛癫痫基因定位于 6q21.3。

（二）大脑弥漫性损害

弥漫性损害大脑的病因如缺氧性脑病、中毒等。皮层痫性放电病灶的胶质增生、灰质异位、微小胶质细胞瘤或毛细血管瘤改变。电镜下病灶的神经突触间隙电子密度增加，痫灶周围有大量星形细胞，改变了神经元周围的离子浓度，使兴奋易于向周围扩散。

二、临床表现

（一）失神发作

1.典型失神发作

典型失神发作通常称为小发作。

（1）无先兆和局部症状：突然意识短暂中断，患者停止当时的活动，呼之不应，两眼瞪视不动，状如"愣神"，3～15 秒；可伴有简单的自动性动作，如擦鼻、咀嚼、吞咽等，一般不会跌倒，手中持物可能坠落，事后对发作全无记忆，每天可发作数次至数百次。

（2）EEG：发作时呈双侧对称，呈棘慢波或多棘慢波，发作间期可有同样的或较短的阵发活动，背景波形正常。

2.不典型失神发作

（1）意识障碍发生及休止：较典型者缓慢，肌张力改变较明显。

(2)EEG：较慢而不规则的棘慢波或尖慢波，背景活动异常。

(二)肌阵挛发作

(1)多为遗传性疾病。

(2)某一肌肉或肌群呈突然短暂的快速收缩，颜面或肢体肌肉突然短暂跳动，单个出现，或有规律地反复发生。发作时间短，间隔时间长，一般不伴意识障碍，清晨欲觉醒或刚入睡时发作较频繁。

(3)EEG 多为棘慢波或尖慢波。

(三)阵挛性发作

1.年龄

阵挛性发作仅见于婴幼儿。

2.表现

全身重复性阵挛性抽搐。

3.EEG

快活动、慢波及不规则棘慢波。

(四)强直性发作

1.年龄

强直性发作儿童及少年期多见。

2.表现

睡眠中较多发作，全身肌肉强烈的强直性肌痉挛，使头、眼和肢体固定在特殊位置，伴有颜面青紫、呼吸暂停和瞳孔散大；躯干强直性发作造成角弓反张，伴短暂意识丧失，一般不跌倒，持续30秒～1分钟以上，发作后立即清醒。

3.常伴自主神经症状

面色苍白、潮红、瞳孔扩大等。

4.EEG

低电位，振幅逐渐增高。

(五)全面性强直-阵挛发作(GTCS)

GTCS 是最常见的发作类型之一，也称大发作，特征是意识丧失和全身对称性抽搐。发作分为 3 期。

1.强直期

(1)意识和肌肉：突然意识丧失，跌倒在地，全身骨骼肌呈持续性收缩。

(2)五官表现：上睑抬起，眼球上窜，喉部痉挛，发出叫声；口先强张，而后突闭，或咬破舌尖。

(3)抽搐：颈部和躯干先屈曲而后反张，上肢先上举后旋再变为内收前旋，下肢自屈曲转变为强烈伸直。

(4)持续 10～20 秒后，在肢端出现细微的震颤。

2.阵挛期

(1)震颤：幅度增大并延及全身成为间歇性痉挛，即进入阵挛期。

(2)每次痉挛都继有短促的肌张力松弛，阵挛频率由快变慢，松弛期逐渐延长，本期持续0.5～1分钟。

(3)最后一次强烈阵挛后，抽搐突然终止，所有肌肉松弛。

3.惊厥后期

(1)牙和二便:阵挛期以后尚有短暂的强直痉挛,造成牙关紧闭和大小便失禁。

(2)意识:呼吸首先恢复,心率、血压、瞳孔等恢复正常,肌张力松弛,意识逐渐苏醒。

(3)自发作开始至意识恢复历时 5~10 秒。

(4)清醒后,常头昏、头痛、全身酸痛和疲乏无力,对抽搐全无记忆。

(5)或发作后进入昏睡,个别在完全清醒前有自动症或暴怒、惊恐等情感反应。

强直期和阵挛期可见自主神经征象,如心率加快,血压升高,汗液、唾液和支气管分泌物增多,瞳孔扩大等。呼吸暂时中断,皮肤自苍白转为发绀,瞳孔散大,对光及深、浅反射消失,病理反射阳性。

强直期逐渐增强的弥漫性 α 波;阵挛期逐渐变慢的弥漫性慢波,附有间歇发作的成群棘波;惊厥后期呈低平记录。

(六)无张力性发作

1.肌肉张力

(1)部分或全身肌肉张力突然降低,造成颈垂、张口、肢体下垂或躯干失张力而跌倒,持续1~3 秒。

(2)短暂意识丧失或不明显的意识障碍,发作后立即清醒和站起。

2.EEG

多棘-慢波或低电位快活动。

三、诊断及鉴别诊断

(一)诊断

1.GTCS 的诊断依据

(1)发作史及其表现,关键是发作时有无意识丧失性。

(2)间接证据:舌咬伤和尿失禁,或发生跌伤及醒后头痛、肌痛也有参考意义。

2.失神发作

(1)特征性脑电表现。

(2)结合相应的临床表现。

(二)鉴别诊断

1.晕厥

(1)意识瞬时丧失:脑血流灌注短暂性全面降低,缺氧所致。

(2)多有明显诱因:如久站、剧痛、见血、情绪激动和严寒等,胸内压力急剧增高,如咳嗽、抽泣、大笑、用力、憋气、排便、解尿等诱发。

(3)发作先兆:常有恶心、头晕、无力、震颤、腹部沉重感或眼前发黑等,与癫痫发作相比,摔倒时较缓慢。

(4)自主神经症状:面色苍白、出汗,有时脉搏不规则,或伴有抽动、尿失禁。

(5)四肢强直阵挛性抽搐:少数发生,多发生于意识丧失 10 秒以后,持续时间短,强度较弱,与痫性发作不同。

(6)脑电图和心电图监测:帮助鉴别。

2.低血糖症

(1)血糖水平:发作＜2 mmol/L 时,可产生局部癫痫样抽搐或四肢强直发作,伴有意识丧失。

(2)病因:胰岛 β 细胞瘤或长期服用降糖药的 2 型糖尿病患者。

(3)既往病史:有助于确诊。

3.发作性睡病

(1)鉴别:因意识丧失和摔倒,易误诊为癫痫。

(2)突然发作的不可抑制的睡眠、睡眠瘫痪、入睡前幻觉及摔倒症等四联症。

4.基底型偏头痛

(1)鉴别:因有意识障碍与失神发作鉴别;但发生缓慢,程度较轻,意识丧失前常有梦样感觉。

(2)偏头痛:双侧,多伴眩晕、共济失调、双眼视物模糊或眼球运动障碍。

(3)脑电图:可有枕区棘波。

5.假性癫痫发作

(1)又称癔症性发作:多在情绪波动后发生,可有运动、感觉、自动症、意识模糊等类癫痫发作症状。

(2)症状有戏剧性:表现双眼上翻、手足抽搐和过度换气,伴有短暂精神和情绪异常,无自伤和尿失禁。

(3)特点:强烈的自我表现,精神刺激后发生,发作中哭叫、出汗和闭眼等,暗示治疗可终止发作。

(4)脑电监测:有鉴别意义。

国外报道,假性发作患者中 10％左右可患有癫痫,癫痫伴有假性发作者为 10％～20％,鉴别见表 10-1。

表 10-1 癫痫性发作与假癫痫发作的鉴别

特点	癫痫发作	假癫痫发作
发作场合和特点	任何情况下,突然及刻板式发作	有精神诱因及有人在场时,发作形式多样
眼位	上睑抬起,眼球上蹿或转向一侧	眼睑紧闭,眼球乱动
面色	发绀	苍白或发红
瞳孔	散大,对光反射消失	正常,对光反射存在
摔伤,舌咬伤,尿失禁	可有	无
Babinski 征	常为阳性	阴性
对抗被动运动	无	有
持续时间及终止方式	1～2分钟,自行停止	可长达数小时,需安慰及暗示治疗

四、治疗

癫痫是可治性疾病,大多数预后较好。在最初 5 年内 70％～80％缓解,其中 50％可完全停药。精确定位癫痫源,合理选择手术治疗可望使约 80％难治性癫痫病患者彻底治愈。

(一)药物治疗的一般原则

1.明确癫痫诊断,确定发作类型

(1)及时服用抗癫痫药物(AEDs)控制发作。

（2）首次发作者在调查病因之前，不宜过早用药，应等到下次发作再决定是否用药。

（3）根据所用 AEDs 的不良反应，确定用药时间和预后。用药前说明治疗癫痫的长期性、药物毒不良反应及生活中注意事项。

2.病因治疗

病因明确者如调整低血糖、低血钙等代谢紊乱，手术治疗颅内占位性病变，术后残余病灶使继续发作者，需药物治疗。

3.根据发作类型选择 AEDs

根据发作类型选择 AEDs，详见表 10-2。

表 10-2　根据癫痫的发作类型推荐选择的抗癫痫药物

发作类型	一线 AEDs	二线或辅助 AEDs
①单纯及复杂部分性发作、部分性发作继发 CTCS	卡马西平、丙戊酸钠、苯妥英钠、苯巴比妥、扑痫酮	氧异安定、氯硝西泮
②GTCS	卡马西平、苯巴比妥、丙戊酸钠、苯妥英钠、扑痫酮	乙酰唑胺、奥沙西泮、氯硝西泮
特发性大发作合并失神发作	首选丙戊酸钠，其次为苯妥英钠或苯巴比妥	
继发性或性质不明的 GTCS	卡马西平、苯妥英钠或苯巴比妥	
③失神发作	丙戊酸钠、乙琥胺	乙酰唑胺、氯硝西泮、三甲双酮
④强直性发作	卡马西平、苯巴比妥、苯妥英钠	奥沙西泮、氯硝西泮、丙戊酸钠
⑤失张力性和非典型失神发作	奥沙西泮、氯硝西泮、丙戊酸钠	乙酰唑胺、卡马西平、苯妥英钠、苯巴比妥/扑痫酮
⑥肌阵挛性发作	丙戊酸钠、乙琥胺、氯硝西泮	乙酰唑胺、奥沙西泮、硝西泮、苯妥英钠
⑦婴儿痉挛症	促肾上腺皮质激素（ACTH）、泼尼松、氯硝西泮	
⑧有中央-颞部或枕部棘波的良性儿童期癫痫	卡马西平或丙戊酸钠	
⑨Lennox-Gastaut 综合征	首选丙戊酸钠，次选氯硝西泮	

4.常用剂量和不良反应

常用剂量和不良反应，详见表 10-3。

表 10-3　抗痫药的剂量和不良反应

药物	成人剂量（mg/d）		儿童剂量 [mg/(kg·d)]	不良反应（剂量有关）	特异反应
	起始	维持			
苯妥英（PHT）	200	300～500	4～12	胃肠道症状，毛发增多，齿龈增生，面容粗糙，小脑征，复视，精神症状	骨髓、肝、心损害，皮疹
卡马西平（CBZ）	200	600～2 000	10～40	胃肠道症状，小脑征，复视，嗜睡，精神症状	骨髓与肝损害，皮疹

续表

药物	成人剂量(mg/d)		儿童剂量 [mg/(kg·d)]	不良反应(剂量有关)	特异反应
	起始	维持			
苯巴比妥(PB)		60~300	2~6	嗜睡,小脑征,复视,认知与行为异常	甚少见
扑米酮(PMD)	60	750~1 500	10~25	同苯巴比妥	同苯巴比妥
丙戊酸盐(VPA)	500	1 000~3 000	10~70	肥胖,震颤,毛发减少,踝肿胀,嗜睡,肝功能异常	骨髓与肝损害,胰腺炎
乙琥胺(ESM)	500	750~1 500	10~75	胃肠道症状,嗜睡,小脑症状,精神异常	少见,骨髓损害
加巴喷丁	300	1 200~3 600		胃肠道症状,头晕,体重增加,步态不稳,动作增多	
拉莫三嗪(LTG)	25	100~500		头晕,嗜睡,恶心,神经症状(与卡马西平合用时出现)	儿童多见
非尔氨酯	400	1 800~3 600	15	头晕,镇静,体重增加,视野缩小,精神异常(少见)	较多见,骨髓与肝损害
托吡酯	25	200~400		震颤,头痛,头晕,小脑征,肾结石,胃肠道症状,体重减轻,认知或精神症状	

(1)药物监测:药物疗效受药物吸收、分布及代谢的影响,用药应采取个体化原则。儿童需按体重(kg)计算药量,婴幼儿由于代谢较快,用量应比年长儿童相对较大。多数 AEDs 血药浓度与药效相关性明显高于剂量与药效相关性,因此,测定血药浓度,即应进行药物监测(TDM),检测苯妥英钠、卡马西平、苯巴比妥及乙琥胺血药水平,可提高用药的有效性和安全性。

(2)不良反应:所有 AEDs 都有,最常见剂量相关性不良反应,通常于用药初始或增量时发生,与血药浓度有关;多数为短暂性的,缓慢减量可明显减少。进食时服药可减少恶心反应。

(3)特异反应:与剂量无关,难以预测。严重的特异反应如皮疹、粒细胞缺乏症、血小板缺乏、再生障碍性贫血和肝衰竭等可威胁生命。约 1/4 的癫痫转氨酶轻度增高,但并不发展为肝炎或肝衰竭。

5.坚持单药治疗原则

提倡小剂量开始的单药治疗,缓慢增量至能最大程度地控制发作而无不良反应或反应很轻的最低有效剂量。单药治疗癫痫约 80% 有效,切勿滥用多种药物。

6.联合治疗

(1)原则:30% 以上患者需联合治疗。一种药物不能控制发作或出现不良反应,则需换用第 2 种 AEDs,如合用乙琥胺和丙戊酸钠治疗失神或肌阵挛发作,或其一加用苯二氮䓬类可有效。

(2)注意:化学结构相同的药物,如苯巴比妥和扑痫酮、氯硝西泮和地西泮等不宜联合使用。合用两种或多种 AEDs 常使药效降低,易致慢性中毒而使发作加频。传统 AEDs 都经肝脏代谢,通过竞争可能抑制另一种药的代谢。

7.长期坚持

AEDs控制发作后,必须坚持长期服用,除非严重不良反应出现,不宜随意减量或停药,以免诱发癫痫持续状态。

8.增减药物、停药及换药原则

(1)增减药物:增药可适当的快,但必须逐一增加,减药一定要慢,以利于确切评估疗效和不良反应。

(2)停药:遵循缓慢和逐渐减量原则,完全控制发作4～5年后,根据情况逐渐减量,减量1年左右时间内无发作者方可停药,一般需要半年甚至一年才能完全停用,以免停药所致的发作。

(3)换药:应在第1种药逐渐减量时逐渐增加第2种药的剂量至控制发作,并应监控血药浓度。

(二)传统 AEDs

药物相互作用复杂,均经肝代谢,多数血浆蛋白结合率高,肝脏或全身疾病时,应注意调整剂量。

1.苯妥英钠(PHT)

PHT对GTCS和部分性发作有效,加重失神和肌阵挛发作。胃肠道吸收慢,半清除期长,达到稳态后成人可日服1次,儿童日服2次。因治疗量与中毒量接近,不适于新生儿和婴儿。不良反应为剂量相关的神经毒性反应,如皮疹、齿龈增厚、毛发增生和面容粗糙,干扰叶酸代谢可发生巨红细胞性贫血,建议同时服用叶酸。

2.苯巴比妥(PB)

PB适应证同苯妥英钠。小儿癫痫的首选药物,对GTCS疗效好,或用于单纯及复杂部分性发作,对少数失神发作或肌阵挛发作也有效,预防热性惊厥。价格低廉,可致儿童兴奋多动和认知障碍,应尽量少用。

3.卡马西平(CBZ)

CBZ适应证同苯妥英钠,是单纯及复杂部分性发作的首选药物,对复杂部分性发作疗效优于其他AEDs。治疗3～4周后半清除期降低一半以上,需增加剂量维持疗效。与其他药物呈复杂而难以预料的交互作用,20%患者白细胞计数减少至4×10^9/L以下,个别可短暂降至2×10^9/L以下。

4.丙戊酸钠(VPA)

VPA为广谱抗癫痫药。良好控制失神发作和GTCS,胃肠道吸收快,抑制肝的氧化、结合、环氧化功能,与血浆蛋白结合力高,与其他AEDs有复杂的交互作用。半衰期短,联合治疗时半清除期为8～9小时。因有引起致死性肝病的危险,2岁以下婴儿有内科疾病时禁用此药治疗。也用于单纯部分性发作、复杂部分性发作及部分性发作继发GTCS;GTCS合并失神小发作的首选药物。

5.扑痫酮(PMD)

PMD适应证是GTCS,对单纯及复杂部分性发作有效。经肝代谢成为具抗痫作用的苯巴比妥和苯乙基丙二酰胺。

6.乙琥胺(ESX)

ESX仅用于单纯失神发作和肌阵挛。吸收快,约25%以原型由肾排泄,与其他AEDs很少相互作用,几乎不与血浆蛋白结合。

(三)新型 AEDs

新型 AEDs 多经肾排泄,肾功能损害应调整剂量;血浆蛋白结合率低,药物间相互作用少。

1.加巴喷丁(GBP)

GBP 不经肝代谢,以原型由肾排泄。治疗部分性发作和 GTCS。

2.拉莫三嗪(LTG)

LTG 起始剂量应小,经 6～8 周逐渐增加剂量。对部分性发作、GTCS 和 Lennov-Gastaut 综合征有效。胃肠道吸收完全,经肝代谢。

3.非尔氨酯(FBM)

单药治疗部分性发作和 Lennox-Gastaut 综合征。胃肠道吸收好,90％以原型经肾排泄。可发生再生障碍性贫血和肝毒性,其他 AEDs 无效时才考虑试用。

4.氨己烯酸(VGB)

VGB 用于部分性发作、继发 GTCS 和 Tennox-Gastcnlut 综合征,对婴儿痉挛症有效,也可用作单药治疗。经胃肠道吸收,主要经肾脏排泄。不可逆性抑制 GABA 转氨酶,增强 GABA 能神经元作用。有精神病史的患者不宜应用。

5.托吡酯(TPM)

天然单糖基右旋果糖硫代物,可作为丙戊酸的替代药物。对难治性部分性发作、继发 GTCS、Lennox-Gastaut 综合征和婴儿痉挛症等有效。远期疗效好,无明显耐受性,大剂量也可用作单药治疗。卡马西平和苯妥英钠可降低托吡酯麻药浓度,托吡酯也可降低口服避孕药的疗效及增加苯妥英钠的血药浓度。

(四)AEDS 的药代动力学

1.血药浓度

药物口服吸收后分布于血浆和各种组织内。多数 AEDs 部分地与血浆蛋白相结合,仅游离部分透过血-脑屏障发挥作用。常规所测血药浓度是血浆内总浓度,当血浆蛋白或蛋白结合部位异常增多或减少时,虽药物血浆总浓度不变,其游离部分却异常减少或增多,出现药物作用与血药浓度的预期相矛盾的现象。

2.药物半衰期

药物半衰期反映药物通过代谢或排泄而清除的速度;稳态是指药物吸收和清除阈达到平衡的状态,只有在达到稳态时测得的血药浓度才可靠,而一种药物达到稳态的时间大致相当于其 5 个半衰期的时间。为了减少 AEDs 血浓度的过大波动,应以短于稳态时的药物半衰期 1/3～1/2的间隔服用。半衰期为 24 小时或更长时间的 AEDs,每天服用 1 次即可维持治疗血药浓度,于睡前服可避免药物达峰浓度时的镇静作用。

(五)手术治疗

1.考虑手术治疗基本条件

(1)长时间正规单药治疗,或先后用两种 AEDs 达到最大耐受剂量,或经一次正规、联合治疗仍不见效者。

(2)难治性癫痫指复杂部分性发作患者用各种 AEDs 治疗难以控制发作,血药浓度在正常范围之内,并治疗 2 年以上,每月仍有 4 次以上发作者。

(3)难治性部分性发作者最适宜手术治疗。

2.最理想的适应证

最理想的适应证始自大脑皮质的癫痫放电。手术切除后不会产生严重神经功能缺损。

3.常用的手术方法

(1)前颞叶切除术：难治性复杂部分性癫痫的经典手术。

(2)颞叶以外的脑皮质切除术：局灶性癫痫治疗的基本方法。

(3)癫痫病灶切除术。

(4)胼胝体部分切除术。

(5)大脑半球切除术。

(6)多处软脑膜下横切术：适于致痫灶位于脑重要功能皮质区的部分性发作。如角回及缘上回、中央前后回、优势半球 Broca 区、Wernicke 区等，不能行皮质切除术时选用。

五、预后

典型失神发作预后最好,药物治疗 2 年儿童期失神通常发作停止,青年期失神癫痫易发展成全身性发作,治疗需更长时间;原发性全身性癫痫控制较好;5~10 岁起病者有自发缓解倾向,易被 AEDs 控制;外伤性癫痫预后较好;无明显脑损伤的大发作预后较好,缓解率 85%~90%;有器质性脑损伤或神经系统体征的大发作预后差;发病较早、病程较长、发作频繁及伴有精神症状者预后差;无脑损伤的肌阵挛性癫痫预后尚可,伴有脑部病变者难以控制。

（楚珍珍）

第十一章　神经系统脱髓鞘疾病

第一节　多发性硬化

多发性硬化是以中枢神经系统(CNS)白质脱髓鞘病变为特点,遗传易感个体与环境因素共同作用发生的自身免疫病。多种免疫细胞、细胞因子、抗体和补体参与此过程,引起神经轴突髓磷脂及少突胶质细胞破坏和脱髓鞘反应。MS发病率较高,呈慢性病程和倾向于年轻人罹患,估计目前世界范围内年轻的 MS 患者约有 100 万人。

CNS 散在分布的多数病灶与病程中的缓解与复发,症状、体征的空间多发性与病程的时间多发性构成了 MS 的主要临床特点。从早期未引起注意的轻微症状进展为特征性症状体征,潜伏期通常为 1~10 年或更长,往往易于贻误诊断。MS 起病时或疾病早期临床症状体征常提示病灶位于 CNS 一个部位,使诊断难以确定,随着疾病复发和病灶沿脑-脊髓轴播散,确诊率可近于 100%。

一、病因及发病机制

MS 的病因及发病机制迄今不明,目前认为与以下因素有关。

(一)病毒感染与自身免疫反应

流行病学资料提示,MS 与儿童期接触的某种环境因素有关,经过若干年潜伏期后发病,推测这种因素可能是病毒感染,已有大量间接证据支持这一观点,如 MS 患者血清和/或脑脊液(CSF)出现多种病毒抗体滴度增高,20 世纪 60 年代发现许多 MS 患者血清麻疹病毒抗体水平增高。麻疹病毒是一种嗜神经病毒,作为慢病毒感染可引起致命的亚急性硬化性全脑炎(SSPE),有人认为 MS 是儿童期常见的麻疹病毒感染引起遗传易感个体免疫异常导致的少见后果,但 MS 的地区性分布及不同种族人群发病率差异,与麻疹病毒世界性分布大相径庭。注射含神经组织的狂犬病疫苗可诱发 MS,在 2~4 周内亚急性进展,可见血管周围融合性脱髓鞘病变,提示与自身免疫反应有关。

在 T 细胞和巨噬细胞分泌的细胞因子中,IFN-γ 通过吸引其他 T 细胞进入 MS 斑块,激活及强化免疫反应,通过激活巨噬细胞加强免疫反应,诱导巨噬细胞表达 HLA-Ⅱ类分子,巨噬细胞呈递髓磷脂抗原激活 T 细胞;IFN-γ 可刺激巨噬细胞产生 IFN-α,加重髓磷脂损害;IFN-γ 也能加强抗体介导的脱髓鞘,应用 IFN-γ 治疗 MS 患者可使病情恶化。MS 患者病毒感染时,机体抗病毒产生的 IFN-γ 也可使 MS 病情恶化。临床应用重组 IFNβ-1b 能抑制复发或缓解型 MS 患者病情恶化。IFN-β 通过下调 IFN-γ 产生、减少 T 细胞释放细胞因子、抵抗 IFN-γ 的 MHC 源蛋白扩增、抑制 T 细胞增殖和提高抑制性 T 细胞功能发挥作用。IFN-γ 和 IFN-β 起相互拮抗作用。

MS 炎症反应直接损害体磷脂和少突胶质细胞,并引起 BBB 损害。70％以上的 MS 患者 CSF-IgG 指数增高,95％的 MS 患者 CSF 电泳出现 IgG 寡克隆带,表明出现抗特异性抗体。CSF 中 MBP、PLP 和 MOG 抗体增高,还可检出少突胶质细胞抗体及半乳糖脑苷脂抗体;MBP、PLP、髓鞘素结合糖蛋白(MAG)及少突胶质细胞糖蛋白(MOG)特异性抗体分泌细胞也增多。

近年来采用酶联免疫斑技术(enzyme linked immunodspot assay,ELISPOT)可从细胞水平检测各类细胞因子分泌细胞,采用原位杂交技术(ISH)从分子水平检测各种细胞因子的 mRNA 表达。辅助性 T 细胞包括 Th₁ 及 Th₂ 两类亚群,前者产生白介素 2(IL-2)、IFN-γ 和淋巴毒素,后者产生 IL-4、IL-5、IL-6 和 IL-10 等。有证据表明,严重致残患者 IFN-γ 表达细胞数显著增多,Th₁ 可使病变加重,显示疾病上调作用;原位杂交研究显示,轻度残疾 TGF-β 表达细胞显著增多,TGF-β 和 IL-10 可使疾病下调,抑制疾病进展,显示细胞因子具有免疫调节效应,影响 MS 的病情进展及预后。

淋巴细胞间、抗体与补体及巨噬细胞间在 MS 发病中有相互协同作用,T 细胞可直接或通过释放细胞因子间接调节多克隆 B 细胞反应,B 细胞通过表达 HLA-Ⅱ类分子和向 T 细胞呈递抗原影响 T 细胞,自身抗体和补体作为调理素可增强巨噬细胞破坏髓鞘和吞噬髓鞘作用,髓鞘的反复破坏与恢复,最终可形成陈旧的脱髓鞘斑块。

分子模拟学说认为,MS 患者感染病毒与 CNS 髓鞘蛋白或少突胶质细胞间可能存在共同抗原,病毒氨基酸序列与髓鞘蛋白组分如 MBP 某段多肽氨基酸序列相同或非常相近,使免疫系统发生错误识别导致对自身抗原的免疫攻击。已发现二者存在较短的同源性多肽,是支持分子模拟学说的重要证据。

总之,MS 的自身免疫性疾病特征是:①外周血、CSF 和脑组织中出现数种激活的髓磷脂反应性 T 细胞、B 细胞及自身抗体,选择性破坏髓鞘;②EAE 实验动物模型可重复 MS 的临床,免疫病理及免疫化学特征;③具有自身免疫性疾病 HLA-Ⅱ类分子相关性;④遗传易感个体发生 MS 的病因是儿童晚期短暂易感窗内接触特殊外源性因子;⑤MS 女性较男性常见,复发-缓解型是典型自身免疫性疾病的特征。

(二)遗传因素

MS 有明显家族倾向,可发生在同一家庭,两同胞可同时罹患,约 15％的 MS 患者有一患病亲属。McAlpine 等研究认为,MS 患者一级亲属患病危险较一般人群大 12～15 倍,同卵双胎孪生子女的危险性更大。患者血亲中发生 MS 风险最高的是兄弟姐妹,发病率最高可达 5％,其次为双亲。双胞胎的患病一致率在异卵双生者为 5％～15％,同卵双生者可高达 25％～50％,均提示遗传素质在 MS 发病中起重要作用。寻找易感基因始终是研究热点,首先集中于研究影响免疫功能及编码髓鞘蛋白的候选基因,以后进行整个基因组易感基因筛选。

1.人类白细胞抗原(human leucocyte antigen,HLA)基因

亦称主要组织相容复合物(major histocompatibility complex,MHC)基因,在自身识别和免疫反应中起重要作用,是唯一公认与 MS 易感性相关基因,位于 6 号染色体短臂上,分为三类,具

有高度多态性。不同人种均与一定的 HLA 表型连锁,MS 患者 HLA 抗原特殊分布说明具有遗传异质性。早在 1972 年 Jersild 等报道 MS 与 HLA-Ⅱ类抗原 A3、B7 有关联,随后报道与 HLA-Ⅱ类抗原 DW2,DR2 有关。因此,很可能存在 MS 易感基因,位于或靠近 DR2 基因,它可能是几个世纪前由某一北欧人基因突变而来。目前公认 MS 与易感基因组成的 HLA-DR-DQ 单倍体型有关。该单倍体属细胞分型的 HLA-DW2,血清型为 DR2,DR15,基因型为 DRB1 * 1501,DQA1 * 0102,DQB1 * 0602。这种易感基因关联现象在欧洲、北美表现最强,其他种族如美国黑人,南非有色人种、希腊、伊朗人也可观察到,阿拉伯、撒丁岛的 MS 与 DR4 有关联,日本、墨西哥的 MS 与 DR6 相关联。估计 HLA 基因在整个 MS 易感性中所起作用约为 10%。个体携带基因不仅影响 MS 易感性,也可影响疾病性质,如携带 HLA-DR2 的白种人可患严重进展型 MS。中国、日本和菲律宾等东方人 MS 易侵犯视神经和脊髓,大脑常可幸免,表现急性型,病情较重。

2.T 细胞受体(T cell receptor,TCR)基因

T 细胞受体(T cell receptor,TCR)基因是 MS 另一研究最广泛基因。HLA 基因在 MS 形成中有重要意义,作为接受 MHC 提呈抗原的配对物 TCR 基因自然也应是自身免疫易感基因。TCR 基因包括成对的 α、β 链和 γ、δ 链基因。γ、δ 链基因位于 14 号染色体,β、γ 链位于 7 号染色体。Martell 等(1987 年)首先报道了 MS 与 TCR 基因相关联,但许多研究显示 TCR 基因多态性与 MS 形成无关。

3.免疫球蛋白(immunoglobulin,Ig)基因

MS 鞘内异常 Ig 很常见,促使人们研究 Ig 基因在 MS 的作用。Ig 重链基因簇位于 14 号染色体长臂,近期人们应用分子生物学方法对 Ig 重链不同区域进行研究,Walter 发现 MS 与重链可变区多态性相关联,但未发现这一位点的连锁关系,认为 Ig 可变区基因在 MS 中有作用,但非常微弱,以至于不能用连锁方法检测出来;Hillert 关于 Ig 稳定区、连接区的研究则未发现任何连锁关系。

4.髓鞘碱性蛋白(myelin basic protein,MBP)基因

作为实验性自身免疫性脑脊髓炎的主要自身抗原,MBP 基因是 MS 易感基因研究的另一目标。人类 MBP 基因位于 18 号染色体,含 7 个外显子,距 MBP5 起始部位 1 kb 处存在三核苷酸重复多态性。Boylan 等(1990)报道 MS 与这一重复序列长度有关,芬兰一研究组(1992 年)也有类似发现。

5.其他候选基因

细胞因子是免疫调节中的多功能蛋白,在 MS 脑部病灶可见 IFN-γ、IL-2 和 TNF-α 等的表达。在编码 IL-2、IL-4、IL-10、IFN-γ、TNF-α、TGF-β$_2$、IL4-R 等细胞因子基因及受体多态性研究中,多数与 MS 无连锁和关联,其他候选基因如 TAP、TAP$_2$、LMP$_2$、LMP$_7$、MAG、MOG、PLP 等基因多态性也未见阳性结果。

6.基因组筛选

上述研究目标均为候选基因,但选择与免疫系统相关基因研究,可能疏漏 MS 易感基因。应用高度多态性微卫星标志对整个基因组进行易感基因筛选,迄今为止已有英国、加拿大、美国和芬兰的研究小组分别完成 4 篇报道,这些研究比较见表 11-1。遗憾的是四个小组筛选结果仅 HLA 及 5p12-14 区有共同发现,其他结果不完全一致,使人们意识到 MS 异质性。目前研究显示,可能由多数弱作用基因相互作用决定 MS 发病风险。

(三)环境因素

高纬度寒冷地区 MS 发病率高,生活环境、生活方式、食物和毒素等对 MS 发病及复发也起作用。北欧和加拿大研究表明,乡村居民患 MS 风险高于城市居民;英国调查显示,MS 在社会经济地位高的群体中比地位低的群体更为常见,它与贫穷或社会地位低下并无联系。外科手术、麻醉、接触宠物、牙齿填充物银汞合金中的汞等可能与 MS 有关,但无可靠证据。

表 11-1　基因组筛选研究之比较

项目	英国	加拿大	美国	芬兰
家系数	227	175	75	21
研究人数	769	825	643	191
初选同胞对数	143	100	81	35
基因组标志数	311	257	443	328
统计学方法	连锁分析	连锁分析	连锁分析	连锁分析
值得深入研究的染色体区域	1p/cen、2ce、3p/cen、4q、5cen、6p/q、7p、11p、12p、14q、17p/q、19q、20p、21p、22q、Xcen	1p、2p/q、3p/q、4p/q、5p/q、6q、7p/q、10q、11q、14q、15q、16q、18p/q、9q、Xp/q	2p、3q、4q、5q、6p、6q、7q、9p、9q、10q、11p、12q、13q、16p、18p、19q	2q、3q、4cen、5p、6p、10q、11tel、17q、18tel、19tel

二、流行病学

MS 呈全球性分布,各地发病率不同,估计目前全球 MS 年轻患者约有 100 万人。

(1)MS 发病率与纬度有密切关系,根据 20 个国家 40 多份流行病学报道,MS 患病率随纬度增加,南北半球皆然。离赤道愈远,发病率愈高。Kurtzke 按发病率将全球划分为高发区、中等发病区和低发区。高发区(患病率 30/10 万或更高)包括美国北部、加拿大、冰岛、英国、北欧,西欧、以色列、俄罗斯东部、澳洲南部及塔斯马尼亚岛和南新西兰,美国北部,加拿大和北欧患病率为(30~80)/10 万,奥克尼岛和苏格兰北部是异常高发区,达 300/10 万,斯堪的纳维亚半岛和瑞士也有这样的高发区,高于该纬度预期患病率 2~3 倍;中等发病区[患病率(6~29)/10 万]纬度多低于 40°,包括美国南部、南欧、南非、澳大利亚北部、地中海盆地南部、俄罗斯西伯利亚以西部分、乌克兰、南美洲及部分拉丁美洲;低发区(患病率 5/10 万或更低)包括亚洲和非洲大多数国家及南美洲北部,赤道地区发病率<1/10 万。1988 年 Poser 根据 MS 与 HLA 相关研究及地理分布特点,提出 MS 可能起源于北欧 Viking 人种。

(2)移民流行病学资料表明,15 岁以后从 MS 高发病区移民至低发病区人群发病率仍高,15 岁以前移民发病率降低,说明从 MS 高发区到低发区移民至少部分携带本国的发病风险,尽管发病在移民 20 年之后才变得明显,在南非和以色列都可以见到这种情况。Dean 测定南非本地白种人发病率为(3~11)/10 万,从北欧移民者发病率约为 50/10 万,仅略低于北欧本地居民。Alter 等发现,在以色列出生的欧洲移民后裔发生 MS 风险很低,与本地出生以色列人相似,近期移民者中,每一国家移民群体发病率均接近于出生地发病率。因此,普遍认为移民关键年龄约为 15 岁,15 岁以前从北欧移居南非的移民较成年以后移居者 MS 患病率低,也就是说,15 岁以前移入移民,要承担移入地区的风险,15 岁以后移出流行地区或高危地区移民,仍保持出生地风险。这一结果有力地提示,15 岁以前与一个共同的环境因素接触可能在 MS 发病中起重要作用,然而此阶段并未发病,经较长潜伏期后才显示临床症状。以色列半数以上人口由移民构成,是进行移民流行病学研究的理想国家,它位于北纬32°,应类似美国南部各州MS相对低发病区,来自高危区北欧移民及低危区亚非国家移民几乎各半。尽管北欧移民MS发病风险明显大于亚非移民,但在当地出生子女患病风险却介于父辈高风险与当地低风险之间。有人发现由低危区向高危区移民似乎患MS呈增加趋势,如英国、法国、荷兰在亚洲和非洲殖民地向本土移民属这种情形。

Kurtzke和Hyllested(1986)报道位于北大西洋苏格兰北部法罗(Faroe)岛MS发病率流行病学调查结果,1940年前该岛无MS病例,1946年,1957年和1969年出现三次MS发病高峰。调查显示,"二战"期间数千名英国士兵上岛可能是与该事件唯一有关的原因,可能某种感染因子或潜伏病毒战时传人该岛青春期人群,毒力较低使疾病传播较慢。

夫妻罹患MS很少,可能因夫妻早年并未共同暴露于MS风险因素之中。为验证这一假说,Schapira等在有2个以上患者家庭成员中确定共同暴露或共同居住的时间,计算出共同暴露的平均年龄为14岁,潜伏期约21年,与移民研究数据基本相同。

总之,流行病学研究显示,作为患病危险因素,出生地较以后居住地更重要。MS与其说与某地区特殊种族人群有关,不如说是与特殊地区有关,强调环境因素在发病的重要性,也提示MS直接病因可能在环境因素中被发现。

(3)MS发病期为10~60岁,约2/3病例发病于20~40岁,高峰年龄22岁,其余是20岁前起病,少数为成年晚期(60岁前后)发病,但15岁前和55岁后发病较少。尸检结果提示,MS实际发病率可能高于统计数字3倍。女性患MS较男性高2~3倍,女性平均起病年龄<30岁,男性略晚,原因不清。儿童发病率很低,10岁前发病仅占所有病例的0.3%~0.4%,但也有2岁典型MS病例报道。Hausers等分析3例儿童期病例发现,儿童与成人病例表现型并无差异,发病风险随年龄增长,约30岁达到高峰,40岁前居高不下,约50岁降低。有人指出,MS具有单峰型年龄发作曲线,与许多传染性疾病年龄特异性发作曲线相似。

(4)MS与不同种族基因易感性有关,MS主要侵犯白种人和欧洲人定居地方。流行病学资料显示,某些民族如因纽特人,西伯利亚的雅库特人、非洲的班图人及吉卜赛人根本不患MS。生活在北美和南美的日本人、中国人、马耳他人和未混血印度人MS患病率很低,约少于当地白种人群的1/10。生活在夏威夷和美国大陆的第一代日本和中国移民仍表现如他们出生国的低MS发病率,美国黑人与白人混血儿呈现介于二者间的发病率。MS在某些近亲结婚白种人如加拿大胡特瑞特人几乎不存在。

目前,我国尚无完备的MS流行病学资料,1949年前国内无MS病例报道,尽管后来在北京协和医院1926年病案中发现有典型MS临床经过及症状体征描述。20世纪60年代中期前也普遍认为MS在我国罕见,至70年代后期随着医师对MS认识逐渐提高,病例报道愈见增多,MS在我国并非少见疾病,估计我国与日本相似,属低发病区。

三、病理

尸检可见MS脑和脊髓萎缩,脑沟增宽,脑室扩大,脑和脊髓冠状切面可见较分散的脱髓鞘病灶,呈粉灰色轻微凹陷,大小不一,直径1~20 mm,最大可达整个脑叶白质,形态各异。多数斑块发生在脑室旁白质或灰白质交界处,约40%出现于脑室周围白质,中脑、脑桥和延髓等处,小脑齿状核周围、脊髓、视神经和胼胝体亦相当常见。小静脉周围常有大量炎症细胞,如T细胞、浆细胞、大单核细胞和巨噬细胞等浸润,急性期可见软脑膜轻度充血和脑水肿,弥漫性炎症反应也受累及脑脊膜,蛛网膜下腔可见巨噬细胞、淋巴细胞和浆细胞等。长期病程的严重病例可见软脑膜增厚,局限性或广泛性脑萎缩等。急性期脊髓病变可见节段性肿胀、脱髓鞘,长期病程慢性期可见脊髓节段性萎缩变细。视神经、视交叉和视束切面可见局灶性肿胀或萎缩硬化斑,脊髓以颈段病损多见,切面可见灰白质病灶境界不清。

颈髓斑块数是颈体以下斑块数的 2 倍,典型斑块呈扇形,位于脊髓侧索可引起下肢无力,可能是 MS 患者出现疲乏症状的原因。锥体束损害引起痉挛,后索和脊髓丘脑束斑块引起针刺样感觉异常和麻木,Lhermitte 征是颈体斑块脱髓鞘纤维机械变形的结果。我国 MS 病理表现坏死灶较多见,仅少数病例表现如欧美病例的典型硬化斑。同一患者脑组织斑块外观、大小及新旧程度不同。急性期新鲜斑块境界不清,呈暗灰色或粉色、质软,斑块生长方式是自斑块边缘指样延伸生长或相邻损害融合,可见局限性轻度肿胀。长期病程陈旧性斑块境界清楚,呈浅灰色半透明,较坚硬,可见局限性脑萎缩和脑室扩张。

髓磷脂和少突胶质细胞破坏后遗留完整而裸露的轴突,脱髓鞘早期形成髓磷脂间囊泡,使髓磷脂分为层状结构,斑块外围异常薄的髓质称为影斑,为髓鞘再生区,是 MS 特征性表现。影斑含形态一致的薄髓磷脂,Ranvier 结间长度较正常髓鞘短,是髓鞘再生神经纤维的特性。髓鞘再生是早期活动性 MS 病灶的显著标志,可能由于少突胶质细胞不是损害的最初靶子,甚至在高度破坏性损害的急性 MS 仍保存许多可快速诱导髓鞘再生的少突胶质细胞,MS 晚期少突胶质细胞广泛破坏,故影斑少见。任何新出现的少突胶质细胞都来源于干细胞库,是造血干细胞移植治疗 MS 的理论基础。同一区域复发性脱髓鞘和少突胶质细胞破坏最终不仅耗竭了发病前存在的少突胶质细胞,且耗竭了干细胞库,可能是疾病晚期无髓鞘再生的原因。星形胶质细胞充填于脱髓鞘缺损部位,出现胶质增生和硬化。

MS 斑块分为炎症(活动)性或脱髓鞘斑块和休眠(静止)性斑块。前者表现脱髓鞘及少突胶质细胞丧失,静脉周围炎性巨噬细胞和 T 细胞浸润,BBB 破坏加重;后者表现脱髓鞘而无降解产物,不同程度的炎性细胞浸润,轻到中度 BBB 破坏,斑块胶质形成。施万细胞形成周围神经髓鞘,少突胶质细胞形成 CNS 髓鞘,但 MS 脊髓型常含 Schwann 细胞形成的髓鞘再生,导致 CNS 出现周围型髓磷脂形成。

综上所述,早期、晚期和急性(Marburg 型)MS 斑块的病理学区别是:①早期 MS:广泛脱髓鞘及髓鞘再生(影斑),轴索大多保留,少突胶质细胞数相对正常,血管周围炎,浆细胞较少;②晚期 MS:脱髓鞘,少突胶质细胞显著减少,髓鞘再生稀疏,轴索密度减低,炎症反应不明显,浆细胞较多,形成神经胶质瘢痕;③急性 MS:斑块呈强炎性反应,广泛髓鞘破坏和轴索丧失,浆细胞较少,少突胶质细胞、星形胶质细胞变性。

MS 可见无症状性斑块,MRI 追踪扫描发现,数月后无症状性斑块体积增加尔后减小,无症状可能由于发生在临床静区,大脑半球斑块常见;神经系统可塑性,当一种神经通道破坏时,另一神经通道表现相同功能;慢性斑块出现有效的冲动传导。

总之,CNS 炎症性脱髓鞘是 MS 临床表现的病理基础。MS 早期髓鞘再生明显,但并不意味功能改善,因新生髓鞘存在生理学异常;尽管如此,髓鞘再生仍是临床症状缓解的一个原因,髓鞘再生不会导致进展型 MS。抑制炎症反应及增加少突胶质细胞的髓鞘再生能力是治疗的基本原则。

四、临床表现

(一)病程

MS 多为慢性病程,半数以上的病例病程中有复发-缓解,我国 MS 患者多为急性或亚急性起病,复发时也可为急性或亚急性,可复发数次或 10 余次,缓解期可长可短,最长可达 20 年,每次复发通常都残留部分症状和体征,逐渐积累使病情加重;少数病例呈阶梯式进展,无缓解而逐渐加重。McAlpine 等(1972 年)分析 219 例 MS 患者的起病方式,约 20％的病例在数分钟发病,20％在数小时,30％在一至数天,20％在数周至数月内完全形成疾病,其余 10％在数月或数年内症状隐袭出现,呈较长稳定期或间断性进展,多见于 40 岁以上患者。传统观点认为,MS 多在年轻人健康状态极佳时患病,实际上病史中常可追溯到患者在发生神经症状前数周或数月已有疲劳、精力缺乏,体重减轻、肌肉和关节隐痛等。感冒、发热、感染、败血症、外伤、外科手术、拔牙、妊娠、分娩、过劳、精神紧张、药物过敏和寒冷等可诱发或引起复发,但最新研究认为,妊娠期病情通常不恶化,反而减轻,产后 3 个月病情恶化增加。

(二)神经系统受累

约半数患者以肢体无力、麻木或二者并存为首发症状起病,可表现一侧或双侧下肢拖曳或控制不良,以至痉挛性或共济失调性轻截瘫、腱反射亢进、腹壁反射消失及病理反射阳性。可有不同程度深、浅感觉缺失,肢端针刺感及围绕躯干或肢体的束带感,可能为脊髓后索受累。可出现 Lhermitte 征,常主诉下背部有令人痛苦的钝痛,与 MS 病灶的关系不确定;定位不明确的烧灼痛及一个肢体或躯干某部位根性撕裂痛不常见,可能脱髓鞘病侵及神经根所致,可为首发症状或见于任何时期。球后视神经炎及横贯性脊髓炎常为 MS 典型发作症状,常是确诊病例的特征性表现,但也可见于其他疾病,在一段时间内可为推测性诊断。我国统计 MS 首发症状多为肢体力弱、单眼或双眼视力减退及失明、感觉异常、肢体疼痛或麻木、复视、共济失调、智能或情绪改变等。国外 MS 首发症状依次为走路不稳、复视、眩晕和排尿障碍,偏瘫、面瘫、耳聋及三叉神经痛及其他发作性症状仅见于少数病例。缓慢进展的颈脊髓病常见于老年妇女,早期表现下肢无力和共济失调,与颈椎病难以鉴别;MS 以眼球震颤和共济失调起病并不少见,可伴肢体无力和强直,提示小脑和皮质脊髓束受累。

(三)症状体征

有一句有意义的"格言":"多发性硬化患者有一条腿的症状,却可能有两条腿的体征"。患者主诉一侧下肢无力、共济失调、麻木和针刺感,但查体可能发现双侧皮质脊髓束病损或 Babinski 征及双侧后索病损。约半数患者表现视神经、脑干、小脑和脊髓受累,为混合型,30％～40％的患者表现脊髓型,出现不同程度痉挛性共济失调和肢体远端深感觉障碍;混合型加脊髓型至少占80％。不论哪种类型,不对称性痉挛性轻截瘫都是进行性 MS 最常见表现。病变主要累及小脑或脑桥,延髓仅约 5％。MS 典型症状体征如下。

1.肢体瘫痪

最多见,国外发生率为 83％。开始多为下肢无力、疲劳及沉重感,继而变为痉挛性截瘫、四肢瘫,亦有偏瘫、单瘫,伴腹壁反射消失、腱反射亢进和病理反射。

2.视力障碍

视力障碍约占 46％,多从一侧开始,隔一段时间侵犯另一侧,亦可在短时间内两眼先后受累,常伴眼球疼痛。多数病例发生较急,有缓解-复发。早期眼底无改变,后期可见视神经萎缩和球后视神经炎,视神经炎引起视敏度损害和眼球疼痛,可出现双颞侧偏盲、同向性偏盲等。多数患者视力可于数周后开始改善,约 50% 的病例可遗留颞侧视盘苍白,但患者可不觉察有视力障碍。

3.眼球震颤及眼肌麻痹

约半数病例可出现眼球震颤及眼肌麻痹,水平性多见,可有水平加垂直、水平加旋转及垂直加旋转等,病变位于脑桥前庭神经核、小脑及联系纤维。约 1/3 的病例出现眼肌麻痹及复视,多因侵及内侧纵束,导致核间性眼肌麻痹,眼球同向运动联系纤维内侧纵束病损可引起凝视麻痹,特征是侧视时对侧眼球内收不全,同侧眼球外展伴粗大震颤;MS 多表现双侧病损,年轻患者出现双侧核间性眼肌麻痹应高度怀疑 MS。有时可出现一个半综合征,是脑桥被盖部病变引起一侧脑桥旁正中网状结构(PPRF),即眼球同向运动的皮质下中枢受损造成向病灶侧凝视麻痹,使同侧眼球不能外展,对侧眼球不能内收,若病变同时累及对侧已交叉过来的支配同侧动眼神经核的内侧纵束,则同侧眼球也不能内收,仅对侧眼球可以外展,一个半综合征最常见的病因是脑干脱髓鞘或腔隙性梗死。眼震和核间性眼肌麻痹是高度提示 MS 的两个体征,若二者同时并存可指示脑干病灶,需高度怀疑 MS 的可能。核上性联系中断也可引起凝视麻痹,动眼、外展神经的髓内路径受累可出现个别眼肌麻痹,以外展神经最多,动眼神经次之。

4.其他脑神经受损

面神经瘫多为中枢性,病灶在大脑半球白质或皮质脑干束,少数为周围性,病灶在脑干;脑桥病变可出现耳聋、耳鸣、简单幻听(因迷路联系受累)、眩晕和呕吐(前庭联系受累),以及咬肌力弱;延髓病变,或小脑病变引起咽部肌肉共济失调可出现构音障碍、吞咽困难;舌肌瘫痪而无舌肌萎缩和纤颤为大脑或皮质脑干束病变所致。严重病例可见上述脑干症状的集合,并伴四肢轻瘫及小脑性共济失调等。

5.感觉障碍

感觉障碍见于半数以上病例,可为疼痛、感觉异常等主观症状,痛温觉减退或缺失、深感觉障碍及 Romberg 征,以及节段性及传导束性感觉障碍,肢体多见而面部少见,是病变累及脊髓、脑干和大脑感觉传导路或脊髓后根纤维的节段性装置所致。

6.共济失调

共济失调出现率约 50%。表现断续性言语、意向性震颤、共济失调步态及躯干节律性不稳等,病变位于小脑及其联系纤维;严重者轻微移动躯干或肢体可引发强烈不能控制的共济失调性震颤,病灶可能位于中脑被盖,并侵及齿状核-红核-丘脑束及邻近结构。charcot 三主征(眼球震颤,意向震颤、吟诗样或断续样语言)只见于部分 MS 晚期患者。小脑性共济失调可与感觉性共济失调并发,或小脑受累为主,或深感觉障碍为主,后者为累及脊髓后索或脑干内侧丘系。

由于 MS 病灶散在多发,中枢神经系统不同部位病变组合构成其临床症状。某些症状体征在 MS 罕见,如失语症、偏盲、锥体外系运动障碍、严重肌萎缩和肌束颤动等,出现这些症状体征常提示可能不是 MS。

(四)罕见症状

有些患者以罕见症状及非常规方式起病,导致诊断困难。例如:

(1)年轻患者出现典型三叉神经痛,可为双侧性,其后出现面部感觉缺失或其他体征而确诊 MS。

(2)有些患者出现臂痛、胸痛或腰骶部疼痛,是痛觉传导路病变刺激所致,常使诊断困难,直至发现新病灶才确诊。

（3）起病较急的右侧偏瘫和失语，易误诊为脑卒中，当出现脑和脊髓的其他症状和体征才得以确诊。

（4）有些患者表现缓慢进展的偏瘫，颇似脑胶质瘤。

（5）MS 患者可于复发期发生昏迷，最后常导致死亡。

（6）可在长期病程中仅表现反复非致残性脊髓型发作。

（7）有的患者以精神错乱伴嗜睡为首发症状，其后病情复发，出现小脑和脊髓症状。

（8）可表现缓慢智力减退伴缓慢进展的轻度小脑性共济失调。

（9）可以迅速进展的上行性下肢瘫痪起病，伴尿便障碍和骶部剧痛，反射消失，颇似脊髓病变，CSF-MNC 数为数十个$\times 10^6$/L，2 年后症状缓解，可重新行走。

（10）晚发型于 50～60 岁起病，症状和体征完全符合 MS 临床诊断标准，一些病例表现如缓慢进展的颈髓病。

本病临床症状体征多样性取决于不同部位脱髓鞘病灶及病变程度，临床常见下肢轻截瘫、感觉异常、视力障碍、复视、眼震、构音障碍、意向性震颤、共济失调、深感觉障碍、膀胱功能障碍和情感反应异常等。MS 病变的空间多发性（散在分布于 CNS 的多数病灶）及时间多发性（病程中复发-缓解）构成其症状、体征及临床经过的主要特点。

五、MS 变异型

MS 变异型包括急性多发性硬化、MS 合并周围神经病、视神经脊髓炎和 Schilder 弥漫性硬化等。

（一）急性多发性硬化

急性多发性硬化是针对慢性缓解-复发型 MS 而言。Marburg（1906）报道一例急性 MS，故该型也称 Marburg 变异型。以往曾有人认为急性 MS 短暂的病程与急性播散性脑脊髓炎（ADEM）迁延型一致，后者是一种急性单相性疾病，可持续 4～8 周以上，但目前多认为二者并不完全相同。急性 MS 大体病理可见 MS 典型斑块，组织学显示许多同期斑块，静脉周围脱髓鞘区融合较明显，少数病灶形成空洞，较典型 MS 和 ADEM 的病损严重。

临床表现：①极少数急性 MS 患者表现高度恶化型，突然起病，表现大脑、脑干和脊髓症状，数周内患者呈现昏睡、昏迷及去大脑状态，伴脑神经受损，通常为无任何缓解的单向进行性病程，发病后数月内死亡；国外有学者曾描述急性致死型 MS 病例，可在发病数周至 2 个月死亡，病前未患过麻疹，无预防接种史，通常脑脊液细胞反应明显，有些儿童及青少年急性 MS 病例是非致命的，也有些患者数月后意外痊愈；②有些患者出现复发，其后呈典型 MS 临床过程，但可有急性恶化的相似发作，复发多见于发病第一年和中年患者。诊断根据患者临床表现，脑和脊髓 MRI 显示多发的 T_2WI 高信号，有增强效应，CSF 通常寡克隆带缺如，淋巴细胞中度增多，确诊需病理证实。应与脑血管炎性病变鉴别。多数急性 MS 患者对静脉注射大剂量类固醇皮质激素反应良好，但有些患者反应不良，甚至病情恶化。Kanter 等报道血浆交换可使病情迅速改善，ADEM 也有同样疗效，但多数急性脊髓炎对此治疗无反应。

（二）MS 合并周围神经病

MS 患者可合并多发性神经病或多发性单神经病，可因脊髓及周围神经同时发生自身免疫性脱髓鞘病变所致，后者可表现为慢性炎症性多发性神经病，根性或周围神经运动和感觉症状可由侵及神经根进入脊髓区或离开腹侧白质纤维脱髓鞘而引起。

六、临床分型

(一)按病程分型

MS可分为以下五型,该分型与MS治疗决策有关(表11-2)。

表11-2　MS与治疗决策有关的临床病程分型

病程分型	临床表现
复发-缓解(R-R)型MS	临床最常见,约占85%,疾病早期出现多次复发和缓解,可急性发病或病情恶化,之后可恢复,两次复发间病情无进展
继发进展(SP)型MS	R-R型患者经过一段时间可转为此型,患病25年后80%的患者转为此型,病情进行性加重不再缓解,伴或不伴急性复发
原发进展型MS	约占10%,起病年龄偏大(40~60岁),发病后轻偏瘫或轻截瘫在相当长时间内缓慢进展,发病后神经功能障碍逐渐进展,出现小脑或脑干症状,MRI显示造影剂钆(gadolinium)增强病灶较继发进展型少,CSF炎性改变较少
进展复发型MS	临床罕见,在原发进展型病程基础上同时伴急性复发
良性型MS	约占10%,病程呈现自发缓解

(二)按临床表现分型

1.急性型

起病急,发热;组织病理学显示多数同期斑块和小静脉周围脱髓鞘区融合;少数重症患者出现昏睡、昏迷或去大脑状态,伴脑神经和皮质脊髓束受损,常在数周至数月内死亡,部分患者可恢复,转变为缓解-复发型。

2.发作型

最常见共济失调和构音障碍,还可见肢体强直、感觉异常、运动障碍和复视等发作,有时每天可发作数次。

3.肿瘤型

较少见,常见于儿童及年轻人,患者表现头痛、癫痫发作、失语、局灶性运动和感觉障碍以及颅内压增高症状和体征。最初MRI表现支持原发性脑瘤,MRI典型表现为单发的中至大的T_2WI高信号脱髓鞘病灶,急性期显示环状增强,通常需立体定向或开颅活检才能确诊。

4.良性型

隐袭起病或短暂发作后永久缓解,无神经系统体征,仅于MRI检查或尸检时发现。

(三)按病变部位分型

1.脊髓型

亚洲及我国多见,急性、慢性或暴发性起病,表现完全或不完全性中枢性截瘫、四肢瘫或脊髓半离断,呈横贯性或节段性感觉障碍、疼痛、麻木及束带感,可有Lhermitte征、痛性强直性痉挛发作、尿便及性功能障碍等。

2.脑干或脑干小脑型

表现周围性或中枢性面瘫,三叉神经痛、眩晕、耳聋及眼球震颤,少数患者出现复视、眼外肌麻痹、核间性眼肌麻痹和吞咽困难等;可有小脑性共济失调,Charcot三主征。

3.大脑半球型

较少见,表现精神症状或智能障碍,如欣快、抑郁、人格改变、精神错乱和强哭强笑等,少数出现癫痫发作,单瘫、偏瘫,失语和皮质盲等。

七、辅助检查

(一)脑脊液检查

尽管近年来神经影像学技术如 CT、MRI 及诱发电位等取得长足进步,为 MS 临床诊断提供了有力手段,但 CSF 检查在 MS 临床及研究方面的重要性仍是其他方法无法取代的。

1.脑脊液单个核细胞(CSF-MNC)计数

患者 CSF-MNC 数正常或轻度增高,一般在 15×10^6/L 以内。约 1/3MS 患者,尤其急性起病或恶化病例可有轻到中度 CSF-MNC 增多,通常不超过 50×10^6/L,超过此值应考虑其他疾病。脑干严重脱髓鞘时可达到或超过 100×10^6/L,暴发型病例多形核白细胞比例较大,CSF 细胞增多是衡量疾病活动的唯一指标。

2.检测 IgG 鞘内合成

(1)CSF-I 扣指数:约 40% 的 MS 患者 CSF 总蛋白含量轻度增高,超过 1.0 g/L 者罕见,可考虑其他疾病。约 2/3 的 MS 患者 IgG 比例增高,超过总蛋白 12%;70% 以上患者 CSF-IgG 指数增高。CSF-IgG 指数表示为:(CSF-IgG/S-IgG)/(CSF-Alb/S-Alb)[S 代表血清,Alb 代表清蛋白]。IgG 指数,0.7 提示 CNS 内 IgG 合成。测定这组指标也可计算 CNS24 小时 IgG 合成率,其意义与 IgG 指数相似。IgM 测定也有一定意义,但因含量微、检测困难及阳性率低,诊断价值有限。

(2)寡克隆带(oligoclonal bands,OB):已证明 MS 患者 CSF-IgG 增高是 CNS 内合成,在琼脂糖凝胶电泳中表现异常分离的区带寡克隆 IgG 带,是 MS CSF 常规诊断方法和重要免疫学指标。通过琼脂糖等电聚焦和免疫印迹技术,双抗体过氧化物酶标记及亲和素-生物素放大系统,可使 OB 阳性检出率达到 95% 以上。

OB 检测须 CSF 与血清并行检查,如 CSF 和血清同时出现类似区带并不提示鞘内 IgG 合成,只有 CSF 存在而血浆缺如才是寡克隆区带。需强调的是 CSF 寡克隆区带并非 MS 特异性改变,在 Lyme 病,神经梅毒、亚急性硬化性全脑炎(SSPE)、人类免疫缺陷病毒(HIV)感染和多种结缔组织病患者的 CSF 中也可检出,因此,诊断需密切结合临床,对结果解释也须慎重,MS 临床上与这疾病不难区别。检出CSF-OB对诊断早期或非典型 MS 更有帮助,Moulin 等认为,MS 首次发作即出现 CSF-OB 可能预示慢性复发性 MS。目前,CSF-IgG 指数和 CSF-OB 测定是 MS 最可靠的实验诊断方法。

3.放射免疫分析(RIA)

放射免疫分析(RIA)证明,许多急性期 MS 患者 CSF 含高水平 MBP,慢性进行性 MS 患者MBP 水平较低或正常,缓解期也正常。因 MBP 水平增加也见于脑梗死等髓鞘破坏病变,检测又需特殊设备和试剂,所以它在诊断性试验中应用不广。已经证明 MS 患者 CSF 中髓鞘素组分如MBP、PLP、MAC 和 MOG 等抗体生成细胞数明显增多,CSF 中 MBP、PLP 多肽片段的自身应答性 T 细胞数也增加。MS 是一种器官特异性炎症性疾病,CSF 又紧邻炎症攻击的 CNS 靶器官,并易于获得,故检测 CSF 免疫细胞及免疫分子成为研究 MS 免疫发病机制的最佳途径。

(二)诱发电位检查

MS 早期或 MS 脊髓型,当临床资料提示 CNS 仅有一个病灶时,视觉诱发电位(VEP)、脑干听觉诱发电位(BAEP)和体感诱发电位(SEP)等检查,以及视觉刺激知觉延迟、眼电图、眨眼反射及视觉图像闪光融合等可确定无症状病灶存在。国外报道,VFP 异常见于约 80% 的临床确诊 MS 患者和约 60% 的临床可能或可疑 MS 患者。SEP 的相应数值为 69% 和 51%,BAEP(通常为波内潜伏期延长或第 5 波幅降低)分别为 47% 和 20%。在 Halliday 和 McDonald 的系列研究中,50%~90% 的 MS 患者有一项或多项试验异常。

(三)CT 扫描和 MRI 成像

1.CT 扫描

偶可意外显示脑部病损,双倍剂量造影剂和注药后一小时延迟 CT 扫描可提高 MS 病情恶化时病灶显示率。应注意两点:①急性斑块可显示强化的环状病灶,类似脓肿或肿瘤。②类固醇治疗后脑室旁病灶可变得不明显,颇似 CNS 淋巴瘤。

2.磁共振成像

磁共振成像是检出 MS 病变高敏感性的理想方法,可发现小脑、脑干、视神经和脊髓的无症状性 MS 斑块;不仅可进行 MS 定位及定性诊断,连续 MRI 检查还可动态观察病灶进展、消退及转归,还可用于药物疗效评价。MS 的 MRI 表现如下。

(1)侧脑室周围、半卵圆中心、胼胝体、胼胝体与脑室间可见类圆形或融合性斑块,T_1WI 低信号、T_2WI 高信号,大小不一,常见于侧脑室前角和后角周围(图 11-1),大融合性斑块多累及侧脑室体部,脑干、小脑、脊髓可见不规则斑块。

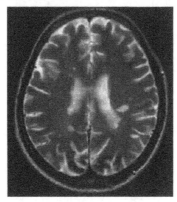

图 11-1 多发性硬化 MRI 示 T_2WI 侧脑室周围白质多发性斑块

(2)病程较长伴脑室系统扩张、脑沟增宽等脑白质萎缩征象。

(3)T_2WI 显示大脑白质 MS 斑块较好,质子密度加权像显示脑干和小脑斑块较清晰,T_1WI 可鉴别 MS 陈旧与新鲜斑块,前者 T_1WI 呈明显低信号,注射 Gd-DTPA 后不强化,后者呈模糊等信号,有显著强化效应。Stewart 等(1987 年)发现 80% 确诊的 MS 病例 MRI 显示多灶病损;在 Ormerod 等的 114 例临床确诊 MS 患者中,除 2 例外均发现脑室旁 T_2WI 异常信号,除 12 例外均发现大脑白质分散病灶。脑室旁 T_2WI 高信号可见于多种病理过程,甚至正常老年人,但后者改变常较轻微,T_2WI 显示数个不对称界限清楚、紧邻脑室表面病灶常提示 MS,与纤维束走行一致的放射性分布脱髓鞘区更有诊断意义,急性期病灶有增强效应。

总之,MS 诊断需要提供时间上和空间上离散性病灶的证据,CSF-MNC 数、IgG 指数和

OB 检测可提供 MS 的免疫学证据,诱发电位、CT 和 MRI 检查可发现 MS 亚临床病灶,但没有任何一项实验室、电生理及神经影像学检查可以单独作为完全可靠的 MS 诊断依据。

八、诊断及鉴别诊断

(一)诊断

缓解-复发的病史及症状体征提示 CNS 有一个以上的分离病灶,是长期以来指导临床医师诊断 MS 的准则。然而,近年来磁共振成像和诱发电位等可以识别临床不明显的病损,使 MS 诊断不再只依靠于临床标准。目前国内尚无 MS 的诊断标准,长期以来沿用国外标准,如 Schumacher、McDonald 和 Poser 等诊断标准。

1.Schumacher 诊断标准

Schumacher(1965 年)临床确诊 MS 诊断标准:①病程中有 2 次或 2 次以上缓解复发,间隔 1 个月;或呈进展型,病程 6 个月。②有 2 个或以上病变体征。③病变主要在神经系统白质。④发病年龄 10~50 岁。⑤排除其他病因。

2.McDonald(1977 年)诊断标准

(1)确诊的 MS:经尸体解剖确定。

(2)临床确诊 MS:①病史中有 2 次或 2 次以上缓解复发;②CNS 有 2 个或 2 个以上分离性病灶的体征;③病变主要在 CNS 白质;④发病年龄 10~50 岁;⑤体征或症状存在的时间超过 1 年;⑥排除其他病因。

(3)早期可能或潜伏期 MS:①提示 MS 的一次发作,CNS 有 2 个或 2 个以上分离性病灶体征;②呈缓解-复发病程,仅 1 个与 MS 有关的病灶体征。

(4)进展性可能 MS:①进行性截瘫病史;②CNS 有 2 个或 2 个以上分离性病灶的体征;③排除其他病因。

(5)进展性可疑 MS:①进行性截瘫病史;②仅有 1 个病灶体征;③排除其他病因。

(6)推测的 MS:提示 MS 的一次发作,无病灶体征或仅有 1 个病灶体征;或者单侧或双侧复发性视神经炎,伴视神经以外的另一次发作,但无视神经以外的病灶体征。

3.Poser(1983 年)诊断标准(表 11-3)

表 11-3 POSER(1983 年)MS 诊断标准

诊断分类	诊断标准(符合其中 1 条)
1.临床确诊 MS(clinical definite MS, CDMS)	①病程中两次发作和两个分离病灶临床证据 ②病程中两次发作,一处病变临床证据和另一部位亚临床证据
2.实验室检查支持确诊 MS(laboralory supprted definite MS,LSDMS)	①病程中两次发作,一个病变临床证据,CSP OB/IgG(+) ②病程中一次发作,两个分离病灶临床证据,CSP OB/IgG(+) ③病程中一次发作,一处病变临床证据和另一病变亚临床证据,CSF OB/lgG
3.临床可能 MS(clinical probable MS, CPMS)	①病程中两次发作,一处病变临床证据 ②病程中一次发作,两个不同部位病变临床证据 ③病程中一次发作,一处病变临床证据和另部位病变亚临床证据
4.实验室检查支持可能 MS(laboratory supported probable MS,LSPMS)	病程中两次发作,CSF OB/IgG,两次发作须累及 CNS 不同部位,须间隔至少一个月,每次发作须持续 24 小时

(1)临床确诊的 MS：①病程中有两次发作和两个分离病灶的临床证据；②病程中有两次发作，有一处病变的临床证据和另一不同部位病变的亚临床证据。

应注意两次发作必须涉及 CNS 不同部位，至少间隔 1 个月，每次发作须至少持续 24 小时。某些病史资料也可作为两处病变之一的临床证据，如 50 岁以下患者出现 Lhermitte 征，放射线检查已除外颈椎病；因严重位置觉、实体觉缺失使手运用不灵；50 岁之前发生的典型视神经炎，视力丧失并伴眼球运动疼痛，或视力未完全丧失，但有视野缺损和辨色力障碍；有复视而无甲状腺疾病及先期眼眶外伤，当物体靠近任何一只眼睛时复视消失；40 岁以前发生的三叉神经痛等。以病史材料作为病变临床诊断证据必须慎重，如医师未亲自观察到上述发作，需有患者亲友加以证实。高温诱导试验、诱发电位、脑部 CT 和 MRI 检查也是获取 CNS 病变的亚临床证据方法，神经心理学鉴定发现 50 岁以下患者有肯定的认知缺陷对诊断本病也有帮助。表现缓解-复发病程的典型病例诊断可能很少有疑义，但应注意其非典型临床经过及症状特点，如急性型、隐匿起病及缓慢进展病例，以及缺乏视神经炎等典型症状的患者。

(2)实验室检查支持确诊 MS(laboratory-supported definite MS,LSPMS)：指 CSF-IgG 寡克隆带或 CSF-IgG 合成增加，患者血清无寡克隆带，血清 IgG 水平为正常范围，需除外梅毒、亚急性硬化性全脑炎(SSPE)、类肉瘤病和胶原血管病等。

诊断标准是：①病程中有两次发作，有一个临床或亚临床病变证据，CSF-OB 阳性或 CNS 内 IgG 合成增加（表示为 CSF-OB/IgG）；②病程中有一次发作，两个分离病灶的临床证据，并有 CSF-OB/IgG；③病程中有一次发作，有一处病变的临床证据和另一不同部位病变的亚临床证据，并有 CSF-OB/IgG。

应注意病史资料不能作为临床或亚临床证据。第一次检查时的两处病变必须不同时间存在，至少间隔一个月，这种时间间隔的要求旨在尽量不把急性播散性脑脊髓炎包括在内。进展型患者最初出现轻截瘫时，不应同时存在视神经受累的临床或亚临床证据，若二者同时存在，且病情稳定进展至少 6 个月以上，应诊断为 MS。

(3)临床可能的 MS(clinical probable MS,CPMS)：①病程中有两次发作和一处病变的临床证据，这两次发作必须涉及 CNS 不同部位，病史材料不能作为病灶的临床证据；②病程中有一次发作和两个不同部位病变的临床证据；③病程中有一次发作和一处病变的临床证据和另一不同部位病变的亚临床证据。

(4)实验室检查支持可能的 MS(laboratory-supported probable MS,LSPMS)：病程中有两次发作和 CSF-OB/IgG，两次发作须累及 CNS 不同部位，间隔至少一个月，每次发作持续 24 小时。

4.关于我国 MS 临床诊断标准的建议

从上述 Schumacher、McDonald 和 Poser 等三个诊断标准，可一窥 MS 临床诊断的发展沿革，随着检测手段进步，诊断可靠性提高。目前，Poser 诊断标准被国际上广泛采用，实验室指标具有较好的预见性，VEP、BAEP、CSF-IgG 指数和 CSF-OB 可使 90% 临床可能 MS 病例上升为实验室检查支持确诊的 MS。然而，无论从临床应用或研究角度，都应尽量减少分类层次，便于临床及实验研究减少分组，尽量多地纳入临床确诊病例；McDonald 和 Poser 标准都显得烦琐。实际上，相对于病理确诊而言，症状体征和实验室、电生理、影像学证据均应属于临床确诊，不能完全满足该标准为临床可能。目前国内外临床确诊 MS 都纳入 CSF-OB/IgG 标准，这几乎成为公认的惯例，并视为临床确诊的必要条件。1982 年华盛顿 MS 诊断专题会议新诊断标准方案，将 CSF-OB 和 CSF-IgG 指数或 24 小时鞘内 IgG 合成率定为实验室指标,将诱发电位、CT 或 MRI 定为亚临床隐匿性病灶证据。鉴于此,建议简化 MS 诊断标准,除病理确诊外,将临床诊断标准划分为两类(表 11-4)。

表 11-4 建议的 MS 分类标准

诊断分类	诊断标准
1.临床确诊 MS (Clinical definite MS,CDMS)	①病程中有两次发作,CNS 有两个分离病灶的临床证据,CSF OB/IgG(+)
2.临床可能 MS (Clinical probable MS,CPMS)	①病程中两次发作(不需是 CNS 不同部位),一处病变临床证据 ②病程中一次发作,两个不同部位病变临床证据 ③病程中一次发作,一处病变临床证据,另一病变亚临床证据,CSF OB/IgG 均为(+)或(-)。符合其中 1 条即可

注:病变亚临床证据系经 CT、MRI、VEP 和 BAEP 证实者。

(1)临床确诊的 MS(Clinical definite MS,CDMS):①病程中有两次或两次以上发作;②CNS 有两个或两个以上分离病灶的临床证据;③CSF 寡克隆带阳性和/或 CSF-IgG 指数增高(CSF-OB/IgG)。

(2)临床可能的 MS(Clinical probable MS,CPMS):①病程中有两次发作和一处病变的临床证据,两次发作并非必须涉及 CNS 的不同部位;②病程中有一次发作和两个不同部位病变的临床证据,或病程中有一次发作和一处病变的临床证据和另一不同部位病变的亚临床证据(经 CT、MRI,VEP 和 BAEP 等证实);③有或无 CSF-OB/IgG。

该建议标准体现 MS 作为 CNS 炎症性脱髓鞘性自身免疫疾病的两个临床特点,CNS 多数病灶及病程中缓解-复发,也突出了 MS 的免疫学特点,CSF-IgG 指数增高及 CSF 寡克隆带。该标准可简化地表示为 2-2(+)和 2-1(+&-):①临床确诊 MS(CDMS):2-2(+),即 2 次发作和 2 个病灶,CSF-OB/IgG(+);②临床可能 MS(CPMS):2-1(+&-),即 2 次发作和 1 个病灶,或 2 个病灶和 1 次发作,CSF-OB/IgG(+)或(-)。

多数 MS 患者年轻,生活正面临许多重要抉择,如教育、结婚和子女等,诊断须周密慎重。主要依据临床表现,结合必要的实验室、电生理及 MRI 检查,切忌轻率地把 MS 标签贴在患者身上,可导致医师注意力转移,将以后出现的任何神经事件都用 MS 解释,不考虑其他可能治愈的疾病。

(二)鉴别诊断

(1)急性播散性脑脊髓炎(ADEM):是急性炎症性脱髓鞘性或坏死性病变,ADEM 患者相对年轻,发病快,多有前驱病毒感染或疫苗接种史。表现广泛的 CNS 病变,出现多灶性神经功能障碍,呈自限性和单相性病程。可有发热、脑膜炎、意识障碍或昏迷等,MS 罕见。BBB 明显受损,幕下病变多见。98%的患者 MRI 显示脑室周围白质受累,40%有丘脑病变,可累及胼胝体,MS 很少累及丘脑和胼胝体。

(2)某些 MS 患者首发症状类似急性迷路性眩晕或三叉神经痛,细致神经系统检查可发现脑干受损体征,CSF 检查可能有帮助。亚急性进展病例累及传导束和脑神经可误诊脑干神经胶质瘤,病情缓解或 MRI 追踪可确诊,有些病例脑干症状可显著缓解。

(3)系统性红斑狼疮(SLE)、Sjögren 综合征、硬皮病、混合型结缔组织病和原发性胆管硬化等在 CNS 白质可出现多发病灶,系统性红斑狼疮(SM)可有复发。5%~10%的 MS 患者可检出抗核抗体或抗双链 DNA 抗体，MS 可与 SLE 并发。MRI 狼疮病灶与 MS 斑块类似，视神经和脊髓反复受累，临床连续发作类似 MS，狼疮病理损害为小梗死灶，少数病例可见炎性脱髓鞘。神经白塞病(Behcet 病)表现多灶性脑病症状，临床特征是反复发作虹膜睫状体炎、脑膜炎，口腔及生殖器黏膜溃疡，关节、肾和肺部症状等；单纯以神经症状发病者较难确诊。临床已注意到虹膜睫状体炎与 MS 联系，但有些病例后来证明为脑淋巴瘤。

(4)多发性脑海绵状血管畸形及小的脑干动静脉畸形伴多次出血发作，脑膜血管梅毒、某些少见的脑动脉炎可类似 MS 发作，血管造影可阴性，MRI 见小血管病变周围血液产物可证实诊断。神经系统以外结节性动脉周围炎或血管炎可产生类似 MS 多灶损害，有些少见病例表现复发性神经症状或类固醇反应性脊髓炎，鉴别困难，CSF-MNC 可达 $100 \times 10^6/L$ 或更多。

(5)地中海地区慢性型布鲁杆菌病、遍及北美和欧洲的莱姆病(Lyme Disease,LD)均可导致脊髓病或脑病，影像学可见多发性白质病变。神经 Lyme 病除特征性慢性游走性红斑(ECM)，30%～50%病例在 ECM 后 2～6 周发生脑膜炎、脑炎、脑神经炎、运动和感觉神经炎等神经症状。急性传染病史和流行病史是重要鉴别点。

(6)MS 脊髓型表现进行性痉挛性截瘫伴不同程度后索损害，易与颈椎病脊髓型混淆，但颈椎病患者常可见到由于脊神经根受累所致的颈部根性痛、颈椎固定和肌萎缩，MS 少见。反之，腹壁反射消失、阳痿、膀胱功能障碍常见于脱髓鞘脊髓病早期，颈椎病不发生或晚期发生。颈椎病 CSF 蛋白明显增高，MS 主要是 IgG 指数增高和出现 CSF 寡克隆带。最终判定 MS 脊髓型或颈椎病所致脊髓压迫靠 MRI 和 CT 脊髓造影。应注意急性脊髓炎 MRI 可见脊髓局部肿胀，有的患者因此作了毫无意义的椎板切除术。

(7)热带痉挛性截瘫或人类嗜 T 细胞病毒-Ⅰ型(HTLV-Ⅰ)相关脊髓病(HAM)，是HTLV-Ⅰ感染后自身免疫反应。临床及检查颇似 MS，如 35～45 岁发病，女性稍多，CSF 细胞数可增多，淋巴细胞为主，多数患者 CSF 可见寡克隆带，VEP 多表现单侧或双侧 P_{100} 潜伏期延长或伴波幅降低，BAEP 表现波间潜伏期轻-中度延长，偶见单个波幅消失或降低，SEP 提示脊髓内传导阻滞。与 MS 鉴别点：①隐袭发病后病情进行性加重；②突出特点是痉挛性截瘫，双下肢疲乏沉重，伴腰骶部疼痛，针刺或烧灼样向足部放射，多双侧受累，可先累及上肢；③部分患者首发症状是尿急、尿频和阳痿，下肢感觉异常，数月或数年后下肢力弱加重，痉挛步态，无明显肌萎缩，感觉异常逐渐减轻，括约肌障碍日趋明显；④肌电图和神经传导速度多正常或轻度神经源性损害；⑤放免或 ELISA 可检出血清和脑脊液 HTLV-Ⅰ抗体。

(8)肌萎缩性侧索硬化(ALS)表现肌萎缩、肌束震颤及四肢锥体束征，无感觉障碍，发病年龄较晚，慢性进行性病程，易于鉴别。

(9)脊髓亚急性联合变性(SCD)特征性表现先出现对称性后束受累，再出现侧束受累，血清维生素 B_{12} 水平降低、胃酸缺乏，巨细胞性贫血，Schilling 试验可确定维生素 B_{12} 吸收障碍。

(10)扁平颅底与颅底凹陷症常合并发生，特点是：①多在成年后起病，缓慢进行性加重；②患者常有短颈、后发际低，颈部活动稍受限，声音嘶哑、吞咽困难、构音障碍和舌肌萎缩等后组脑神经症状，枕项部疼痛，颈强直，上肢麻木、肌萎缩和腱反射减弱等颈神经根症状，四肢无力、瘫痪及锥体束征、吞咽及呼吸困难等上颈髓及延髓症状，眼球震颤和小脑性共济失调等小脑症状，少数患者有椎-基底动脉供血不足、颅高压症状；③可合并小脑扁桃体下疝畸形，导水管狭窄和脊髓空洞症等；④X 线摄片测量枢椎齿状突位置是确诊本病的重要依据。

九、治疗

多年来 MS 的许多治疗方法被认为是成功的,但必须注意到该病自然缓解的特性。目前多数治疗方法都基于 MS 作为器官特异性自身免疫病的假说,由于迄今尚未找到 MS 特有的免疫异常证据,目前治疗的主旨在于抑制炎症性脱髓鞘病变进程,防止急性期病变进展恶化及缓解期复发,晚期采取对症及支持疗法,减轻神经功能障碍。治疗方法的选择主要依据病程分类,即复发-缓解型和进展型。

(一)复发-缓解型 MS 治疗
1.促皮质素及类固醇皮质激素

主要治疗 MS 急性发作及复发,有抗炎、免疫调节、恢复血-脑屏障(BBB)功能、减轻水肿及改善轴索传导等作用,缩短急性期和复发期病程。已证明对临床症状体征和 MRI 显示病损有作用。主张大剂量短程疗法,近期有效率达 74.8%,远期疗效尚不确定。临床常用药物:

(1)甲泼尼龙:显效较快,作用持久,不良反应较小,促进急性发作的恢复优于 ACTH 及其他类固醇皮质激素,近年有取代后者的趋势。中度至严重复发病例可用 1 000 mg/d 加于 5% 葡萄糖 500 mL 静脉滴注,3～4 小时滴完,连用 3～5 天为 1 个疗程。继以泼尼松 60 mg/d 口服,12 天后逐渐减量至停药。

(2)促肾上腺皮质激素:20 世纪 70 至 80 年代很流行,可促进复发的恢复。80 U/d 静脉滴注或肌内注射 1 周;减量为 40 U/d,用 4 天;20 U/d,4 天;10 U/d,3 天。

(3)泼尼松:80 mg/d 口服 1 周;减量为 60 mg/d,用 5 天;40 mg/d,5 天;以后每 5 天减10 mg,4～6 周为 1 个疗程。

(4)地塞米松:30～40 mg 加入生理盐水 50 mL 静脉缓慢推注,5 分钟内注完,短时间使血药浓度达到高水平,迅速有效抑制免疫活性细胞,缓解临床症状,1～2 次可望完全控制急性发作。此药不良反应较大,半衰期较长,对水电解质代谢影响较大。为避免复发可在第 1、3、5、8 和15 天注射 5 次。也可用地塞米松 20 mg 加甲氨蝶呤 10 mg 鞘内注射,对急性发作及重症者效果好,可 1 周后再行第 2 次注射。

类固醇皮质激素应用大剂量很重要,如大剂量甲泼尼龙冲击疗法对终止或缩短急性或亚急性 MS 或 ON 恶化有效,也可口服泼尼松 60～80 mg/d,优点是不需住院。临床经验提示,严重发作尤其脊髓炎对大剂量静脉给药反应迅速,但急性恶化 MS 可无反应,有些患者疗程结束后一个月或更长时间疗效不明显,无明显可影响病程或预防复发的证据,类固醇皮质激素用药时间通常限制在3 周内,如症状反复可延长用药时间。短期用药很少产生不良反应,可有失眠,或抑郁、急躁等,超过数周易出现肾上腺皮质功能亢进,如高血压,高血糖、糖尿病失控、骨质疏松、髋臼无菌性坏死、白内障和较少见胃肠道出血和结核病活动。适量补钾是必要的。经验表明,类固醇隔天用药几乎无效,连续口服易耐受,每月 1 次大剂量类固醇静脉滴注药脉冲疗法可使某些患者免于复发。

2.β-干扰素疗法

三种类型干扰素(interferon,IFN)即 IFN-α、-β 和-γ 均曾用于 MS 治疗。IFN-α 和 IFN-β 称为 Ⅰ 型干扰素。分别由白细胞和成纤维细胞产生,有较强的抗病毒作用;IFN-γ 为 Ⅱ 型干扰素,由 T 细胞产生,有较强免疫调节作用。MS 患者非特异性抑制细胞效应明显减低,IFN-α 及IFN-β可增强抑制功能;IFN-γ 可增强 MS 病灶中活性小胶质细胞和血管周围浸润细胞表达

MHC-Ⅱ,使病情加重。IFN-β 有免疫调节作用,IFN-β1a 和 IFN-β1b 两类重组制剂已作为治疗 R-R 型 MS 推荐用药在美国和欧洲被批准上市。IFN-β1a 是糖基化重组哺乳动物细胞产物,氨基酸序列与天然 IFN-β 相同,IFN-β1b 是非糖基化重组细菌细胞产物,17 位上丝氨酸为半胱氨酸所取代。

IFN-β1a 治疗首次发作 MS 可用 22 μg 或 44 μg,皮下注射,1～2 次/周;确诊的 R-R MS, 22 μg,2～3 次/周。耐受性较好,发生残疾较轻。IFN-β1b 为 250 μg,隔天皮下注射。IFN-β1a 和 IFN-β1b 均需持续用药 2 年以上,通常用药 3 年疗效下降。常见不良反应为流感样症状,持续 24～48 小时,2～3 个月后通常不再发生。IFN-β1a 可引起注射部位红肿及疼痛、肝功能损害及严重变态反应如呼吸困难。IFN-β1b 可引起注射部位红肿、触痛,偶引起局部坏死、血清转氨酶轻度增高,白细胞减少或贫血。妊娠时应立即停药。

IFN-β 主要用于 MS 缓解期治疗,剂量应个体化。两类 IFN-β 均可减少 MS 临床复发率和 MRI 显示的疾病活动,耐受性均较好,患者对 IFN-β1a 耐受似乎更好。38％患者用药 3 年后疗效下降,治疗 1 和 2 年后分别 14％和 22％的患者血清 IFN-β1a 中和活力降低。IFN-β 疗法理想的治疗时机、持续时间、长期疗效及哪种制剂疗效更好等有待解决,长期用药风险未定,轻症患者慎用,对每例患者应行药物风险及疗效评估。重组 IFN-α2a 治疗 R-R 型 MS 停药 6 个月复发,说明疗程应更长。IFN-β1b 研究提示患者治疗反应可持续 5 年。6 个月内病情持续进展和血清出现 IFN-β 中和抗体为停药指征。

3.醋酸格拉默

也称 Copolymer Ⅰ,用量 20 mg,1 次/天,皮下注射。本药是人工合成的亲和力高于天然 MBP 的无毒类似物,是 L-丙氨酸、乙谷氨酸、L-赖氨酸和 L-酪氨酸以 6.0∶1.9∶4.7∶1.0 mol/L 浓度比偶然合成的多肽混合物,免疫化学特性模拟抗原 MBP,作为"分子诱饵"进行免疫耐受治疗,可作为 IFN-β 治疗 R-R 型 MS 的替代疗法,国际 MS 协会推荐 Glatiramer acetate 和 IFN-β 作为 MS 复发期的首选治疗。本药耐受性较好,但注射部位可产生红斑,约 15％的患者注射后出现暂时性面红、呼吸困难、胸闷、心悸和焦虑等。Glatiramer acetate 和 β-干扰素两种新疗法展示了适当改变本病自然史的希望。

4.硫唑嘌呤

2～3 mg/(kg·d)口服。可抑制细胞和体液免疫,降低 MS 复发率,但不能影响残疾进展。可试用于 IFN-β 和乙酸治疗无效的 R-R 型患者,对 ON 和复发性脊髓炎也可能有效。硫唑嘌呤长期疗法是否增加非霍奇金淋巴瘤或皮肤癌的危险尚未确定。

5.大剂量免疫球蛋白静脉输注(IVIg)

0.4 g/(kg·d),连续 5 天。对降低 R-R 型患者复发率有肯定疗效,但最好在复发早期应用。可根据病情需要每月加强治疗 1 次,用量仍为 0.4 g/(kg·d),连续 3～6 个月。

(二)进展型 MS 治疗

与 R-R 型比较,进展型 MS 患者治疗反应较差,类固醇皮质激素无效,可采用非特异性免疫抑制疗法。临床常用药物有以下几种。

1.甲氨蝶呤(methotrexate,MTX)

抑制二氢叶酸还原酶,可抑制细胞及体液免疫,并有抗炎症作用。65 例非卧床慢性进展型并有中-重度残疾 MS 患者,用 MTX 7.5 mg/周,治疗 2 年,与安慰剂组比较,病情持续恶化显著减轻。可用于进展性恶化患者,继发进展型疗效尤佳,临床取得中等疗效时毒性很小。

2.环磷酰胺

这是一种强细胞毒及免疫抑制剂,最适宜治疗快速进展型 MS,特别是甲氨蝶呤治疗无效者。大剂量静脉给药单盲对照试验,不论是否追加注射对慢性进展型均有效;每月给予冲击量也可降低 R-R 型恶化率。毒副反应有脱发、恶心、呕吐、出血性膀胱炎、白细胞减少、心肌炎、不孕症和肺间质纤维化等。其他抗肿瘤药如硫唑嘌呤、可拉屈滨和米托蒽醌可能有助于终止继发进展型 MS 病情进展,但尚无定论。

3.环孢霉素 A(cyclosporine A,CsA)

这是强力 T 细胞激活免疫抑制剂,间接影响抗体生成。用药2年可延迟完全致残时间。剂量应在 2.5 mg/(kg·d)之内,＞5 mg/(kg·d)易发生肾中毒,需监测血清肌酐水平(＜13 mg/L),为减少毒性可分 2～3 次口服。84%的患者出现肾脏毒性,高血压常见。

最近临床及 MRI 研究提示,IFN-β1b(及可能 IFN-β1a)可降低继发进展型 MS 病情进展速度。确诊的 SPMS 可用 IFN-β1a 44 μg,2～3 次/周,皮下注射。

(三)对症治疗

病变原发性症状、并发症及功能障碍导致精神和躯体症状可使患者陷入极端痛苦,影响正常休息和恢复。处理 MS 这种慢性致残性疾病时,医师对患者的同情心非常重要,要耐心向患者提供有关日常生活、婚姻、妊娠、用药和预防接种等方面建议,解释他们所患疾病性质和症状,应始终强调疾病的乐观方面,患者期望对病情和预后有一个坦诚的评价,许多患者认为预后不确定要比实际上病残还糟糕。

(1)规定足够的卧床休息期和康复期,保证病情最大限度地恢复,防止过度疲劳和感染,使用康复措施如牵拉带、轮椅、坡路行走、升降器,手控电瓶车等来推迟疾病的卧床期。卧床患者可使用压力转换床垫、硅树脂凝胶垫等预防褥疮。

(2)疲劳是 MS 患者常见主诉,常与急性发作有关,盐酸金刚烷胺(早晨和中午各 100 mg)或匹莫林(早晨 25～75 mg)可在一定程度上缓解症状。

(3)膀胱直肠功能障碍是治疗中的严重问题,氯化氨基甲酰甲基胆碱有助于缓解尿潴留。监测残余尿量可预防感染,尿量达 100 mL 通常可被较好耐受。尿急或尿频(痉挛性膀胱)较常见,溴丙胺太林(普鲁本辛)或盐酸奥昔布宁可使逼尿肌松弛,最好间断用药。尿潴留患者宜采取间断插导尿管方法,患者自行插管,并可减少尿路感染危险性。严重便秘可间断灌肠,肠管训练法也可能有效。

(4)严重痉挛性截瘫和大腿痛性屈肌痉挛:巴氯芬鞘内注射可能有效,可安置微型泵及内置导管;痉挛程度较轻患者口服即可有效。背侧脊神经前根切断术、脊髓切开术和闭孔神经碾压术等外科方法可使症状长期缓解。

(5)震颤:由肢体轻微运动引发的严重震颤,单侧性可采用丘脑腹外侧核切开术治疗。Hallett 等报道该型严重姿势性震颤可用异烟肼治疗,300 mg/d 口服,每周增加 300 mg,直至 1 200 mg/d。每天并用吡哆醇 100 mg。少数用卡马西平或氯硝西泮有效。

(楚珍珍)

第二节　弥漫性硬化

弥漫性硬化又称弥漫性轴周性脑炎。1921年,Schilder首先以弥漫性轴周脑炎报道,故又称为谢耳德病。该病是一种发生于广泛脑白质的亚急性或慢性脱髓鞘疾病。好发于儿童。脱髓鞘病变虽弥漫,但常不对称。多认为本病是发生于幼年期的多发性硬化变异型。

一、病理

脑白质病变可累及大脑白质的任何部位,但大脑半球两侧病变常不对称,大多以一侧枕叶为主,其次为顶颞叶,病灶之间界限分明。视神经、脑干和脊髓也可发现与MS相似的病灶,早期可见病灶内血管周围淋巴细胞浸润和巨噬细胞反应,晚期胶质细胞增生、囊变,也可见组织坏死和空洞形成,可累及胼胝体,呈明显融合倾向。

二、临床表现

弥漫性硬化多在幼儿或青少年期呈慢性或亚急性起病,男性较女性多见。临床表现为亚急性重型脑病,病程呈进行性发展,停顿或改善极为罕见,无复发缓解的倾向。常以视力障碍为首发症状,早期可出现视野缺损、同向性偏盲及皮质盲等表现。继之出现精神、智能障碍和癫痫发作,晚期可出现四肢瘫、假性延髓性麻痹、共济失调、锥体束征、眼肌麻痹或核间性眼肌麻痹、眼球震颤、面瘫、视盘水肿、失语和大小便障碍等。本病平均病程6.2年,病程1年以内者占40%,死因多为肺部感染。

三、辅助检查

CSF检查细胞数正常或轻度增高,可达$50 \times 10^6/L$,蛋白正常或轻度增高,50%～60%患者IgG含量增高,一般不出现寡克隆带。

EEG可见高波幅慢波占优势的非特异性改变。可见枕、颞区慢波、棘波及棘-慢复合波。VEP多有异常,且与患者的视野及主观视敏度缺陷一致,提示视神经受损。

CT可显示脑白质大片状低密度区,以枕、顶和颞区为主,累及一侧或两侧半球,但常不对称,以一侧为主,MRI可见脑白质区域长T_1低信号、长T_2高信号的弥漫性病灶。

四、诊断

诊断应根据病史、病程及特征性临床表现,如:儿童期起病的进行性视力障碍、智能和精神衰退伴锥体束症状,神经影像学上以单侧枕叶为主同时累及大脑半球其他部位的广泛脱髓鞘病变,并结合CSF、EEG等辅助检查综合判定,应考虑本病。

五、鉴别诊断

应注意与肾上腺脑白质营养不良(ALD)鉴别。ALD为性连锁遗传,仅累及男性,可根据肾上腺萎缩,伴周围神经受累及神经传导速度异常,皮肤黝黑,血中极长链脂肪酸(VLCFA)含量升高,MRI提示病变对称加以区分。亚急性硬化型全脑炎亦好发于12岁以下儿童,表现为进行性发展的全脑受损的症状,但病情更凶险,进展更快,血清和 CSF 中麻疹病毒抗体升高,EEG 上呈周期性 4~20 秒暴发-抑制性高波幅慢波和尖慢复合波。CT 和 MRI 可见以皮质萎缩为主伴有局灶性白质病灶,凭借这些特点可资鉴别。

六、治疗

本病目前尚无有效的治疗方法,主要采取对症及支持疗法,加强护理。有资料显示应用肾上腺皮质激素和免疫抑制剂如环磷酰胺对病情的改善作用不大。   （楚珍珍）

第三节　视神经脊髓炎谱系疾病

视神经脊髓炎谱系疾病(neuromyelitis optica spectrum disorders,NMOSD)是一组自身免疫介导的以视神经和脊髓受累为主的中枢神经系统(central nervous system,CNS)炎性脱髓鞘疾病。NMOSD 的发病机制主要与水通道蛋白 4(aquaporin−4,AQP4)抗体相关,是不同于多发性硬化(multiple sclerosis,MS)的独立疾病实体。NMOSD 好发于青壮年,女性居多,临床上多以严重的视神经炎(optic neuritis,ON)和纵向延伸的长节段横贯性脊髓炎(longitudinally extensive transverse myelitis,LETM)为主要临床特征,复发率及致残率高。

一、流行病学

NMOSD 为全球性分布,以非白种人尤其亚洲人群发病居多。NMOSD 多在中年起病,中位数起病年龄 39 岁,儿童和老年均可发病。女性多见,男女比例 1:9。病程多为复发病程(80%~90%),单相病程约 10%。家族性罕见,少数患者可有家族聚集现象,约占 NMOSD 患者的 3%。NMOSD 可伴发其他自身免疫疾病,诸如系统性红斑狼疮、干燥综合征、桥本甲状腺炎、重症肌无力等。马提尼克和瓜德罗普的 8 例 Atillean 女性,曾描述复发性 NMOSD 伴内分泌病。

研究表明,日本 NMOSD 患者占 CNS 脱髓鞘疾病的 20%~30%,印度 NMOSD 占为10%~23%,在西印度人中占 27%,香港为 36%,新加坡为 48%。迄今,亚洲及全球的 NMOSD 发病率仍不清楚。一项丹麦的白种人 NMOSD 患者回顾性流行病学研究显示,年发病率为0.4/10 万,患病率为 4.4/10 万。美国的一项 NMOSD 流行病学多中心分析显示,在3 个医学中心的 187 例 NMOSD 患者,应用统一的诊断标准和临床的、实验室的和神经影像学定义进行描述,NMOSD 患者中 86 例为血清NMOSD-IgG 阳性,40 例为 NMOSD-IgG 阴性,61 例 NMOSD 患者 NMOSD-IgG 阳性。全部患者中29.4%最初被误诊为 MS。NMOSD 的起病平均年龄为41.1 岁,女性占显著优势。非白种人占此群体的 52.4%。NMOSD 的金标准是复发性纵向扩展的横贯性脊髓炎,但 NMOSD 患者最初更多是以视神经炎发病。我国目前尚无 NMOSD 的流行病学资料。

二、病因及发病机制

NMOSD 的病因及发病机制迄今未明。Lennon 等报道 NMOSD 患者血清特有的免疫荧光自身抗体,在软脑膜及软脑膜下微血管周围及 Virchow-Robin 间隙发生 IgG 沉积,并与层粘连蛋白共定位。这种自身抗体被命名为 NMOSD-IgG,证明与 CNS 占优势的水通道蛋白-4

（AQP4）结合。NMOSD 基因学研究用 TaqMan 探针检测 177 例 NMOSD 散发病例、14 例 NMOSD 家族性病例，以及 1 363 例匹配的正常对照 *AQP* 4 基因型，结果不支持 AQP4 基因型变化能改变 NMOSD 易感性。NMOSD 发病与 AQP4 抗体有关的证据如下。

（一）免疫病理学证据

Lucchinetti 等观察到，NMOSD 病变区广泛的脱髓鞘和大量轴索肿胀、损伤、球体结构形成和轴索密度下降，灰白质均受累，巨噬细胞-小胶质细胞、中性粒细胞、嗜酸性粒细胞及 $CD3^+CD8^+$ T 细胞等炎性细胞浸润。NMOSD 患者血管周围密度增加，免疫球蛋白和补体沉积，围绕血管壁呈花环状排列；AQP4 多在血管周围表达，提示 AQP4 抗体可接触并攻击靶抗原。Pittock 等和 Roemer 的研究指出，在一些 AQP4 抗体阳性患者下丘脑可受累，该区有丰富的星形胶质细胞和大量 AQP4 表达。

（二）临床证据

NMOSD 是一种复发性疾病。在 Mayo 医院 96 例 NMOSD 患者的 7 年（中位数）随访中，复发病程为 87%，单相病程为 13%，继发性进展只有 2 例。①Wingerchuk等描述 71 例 NMOSD 患者的疾病谱，临床索引事件如视神经炎和急性脊髓炎的特点，CSF 和血清学，MRI 特征及长期病程评估，指出 NMOSD 的临床病程、CSF 及神经影像学特点均与 MS 不同，复发型 ON 或复发型脊髓炎患者最终可罹患 NMOSD，而不是 MS。②NMOSD 患者普遍存在的自身抗体与结缔组织病有密切相关，复发性脊髓炎偶可伴发红斑狼疮、混合性结缔组织病、抗磷脂抗体综合征等，提示存在 B 细胞自身免疫缺陷。与白种人对 MS 的种族易感性相似，非白种人对 NMOSD 有种族易感性。③血清 AQP4 抗体可预测 NMOSD 转归，WeiN-shenker 等经 1 年随访发现，9 例 AQP4 抗体阳性 NMOSD 患者中 4 例出现脊髓炎，1 例出现 ON 发作，而 14 例 AQP4 抗体阴性患者无 1 例复发。④AQP4 抗体滴度与疾病活动有关，Takahashi 等利用 CBA 法检测血清 AQP4 抗体，发现高滴度 AQP4 抗体的 13 例 NMOSD 患者同时有视力丧失、广泛脊髓受损及颅内病变；Jarius 等用荧光免疫沉淀法测定 AQP4 抗体并进行5 年随访，发现复发期 AQP4 抗体滴度显著高于缓解期。⑤下丘脑和脑室周围脑病变在适当的临床背景下似乎特定地与 NMOSD-IgG/抗 AQP4 血清阳性分别相关，这种病变的特殊分布与脑中 AQP4 表达分布对应，初步研究提示抗 AQP4 自身抗体可能是致病的。⑥针对 B 细胞靶向治疗有效，Jacob 等报道 25 例 NMOSD 患者（其中 2 例未长期服免疫抑制剂，14 例抗体阳性）用利妥昔单抗治疗一或多个疗程，对疾病活动性和致残性有效率达 80%，年复发率由中位数 1.7 降至 0。

（三）亚临床证据

（1）病变以 AQP4 显著缺失为特点，Roemer 等研究发现 NMOSD 患者脊髓病灶中 AQP4 大量缺失，病变的血管周围有免疫球蛋白和补体激活；研究还发现在 NMOSD 早期，脊髓病灶 AQP4 大量缺失与神经胶质原纤维酸性蛋白（glial fibrillary acidic protein，GFAP）表达下降成平行关系，与 MS 的 GFAP 表达水平显著增高不同，提示 AQP4 抗体攻击星形胶质细胞并参与其迁移。

（2）Misu 等发现与 MS 相比，NMOSD 急性期 CSF 中星形胶质细胞表达的 GFAP 和 S100B 两种蛋白含量增加，NMOSD 患者 CSF 中 GFAP 浓度是 MS 的10 000 倍。

（四）实验证据

（1）多种实验方法均证实 AQP4 抗体与靶抗原结合，通过 AQP4 内化损害血-脑屏障完整性，促进周围血管炎及星形胶质细胞和髓鞘损伤，促发 CNS 的免疫攻击，还下调细胞膜上 AQP4 表达。

（2）Hinson 等发现，AQP4 抗体导致星形胶质细胞表面 AQP4 蛋白大量丢失，破坏富含

AQP4 区域细胞外谷氨酸平衡,引发组织损伤。

（3）Waters 等和 Vincent 等研究发现,AQP4 抗体有直接细胞毒性,IgG1 及少部分 IgG4 可激活补体,导致靶细胞膜溶解,通过触发 AQP4 抗体引发免疫反应的级联放大效应,进一步导致组织损伤。

（4）Hinson 等研究发现,NMOSD-IgG 是一种结合 AQP4 胞外域的构象抗体,结合 AQP4 不同异构体(M1/M23)的胞外域可产生不同结果,M1 蛋白可被内化,M23 蛋白可抵制内化并聚集形成更大的正交排列阵(orthogonal arrays of particles,OAPs)结构,其激活补体能力远大于 M1 形成的 OAPs。NMOSD-IgG 与 AQP4 的任何一种异构体结合,都会直接引发水转运障碍及 AQP4 抗原表达下调。⑤多项研究证实,被动转移 NMOSD 患者血清 IgG 可诱发实验动物 CNS 的 NMOSD 样病变。

三、病理

NMOSD 的病理改变特点包括脊髓白质与灰质广泛的脱髓鞘及硬化斑,局部坏死和空洞形成,急性轴突损伤,伴血管周围炎性细胞如中性粒细胞及嗜酸性粒细胞浸润,IgG 和 IgM 沉积和补体激活等。视神经病变主要累及视神经和视交叉,脊髓病变多见于胸段和颈段,脑病变见于 AQP4 分布密集区如脑室周围、丘脑和延髓等,初期病变是星形细胞 AQP4 丢失,偶伴继发性脱髓鞘。脊髓和视神经血管增厚和透明样变是重要病理特征。NMOSD 病变几乎从不累及小脑,脊髓炎性坏死可能反映炎症过程严重性而不是疾病本质,受累组织常凹陷形成空洞,使症状和体征更严重和持久。无 MS 特有的神经胶质增生或极轻微,大脑皮质下弓状纤维相对不受累,都是与 MS 的区别。

Romer 等描述了两种 AQP4 缺失的 NMOSD 病变表现,一为 AQP4 缺失伴免疫复合物沉积、脱髓鞘、血管增生及玻璃样变,多见空洞形成,脊髓灰白质均受累;二是 AQP4 耗竭伴 IgG 和 IgM 沉积、补体激活和组织稀疏病灶,髓鞘脱失不明显,这类病变多同时累及脊髓和延髓,并延伸到最后区,该型提示 AQP4 抗原抗体结合可能是 NMOSD 损伤的最初病变。

四、临床表现

NMOSD 有 6 组核心临床表现:视神经炎(ON)、急性脊髓炎、极后区综合征、急性脑干综合征、急性间脑综合征和大脑综合征。

（一）ON
急性起病,迅速达峰。多为双眼同时或相继发病,伴有眼痛,视功能受损,程度多严重:视野缺损,视力明显下降,严重者仅留光感甚至失明。

（二）急性脊髓炎
急性起病,多出现明显感觉、运动及尿便障碍。多有根性疼痛,颈髓后索受累可出现 Lher-mitte 征。严重者可表现为截瘫或四肢瘫,甚至呼吸肌麻痹。恢复期易残留较长时期痛性或非痛性痉挛、瘙痒、尿便障碍等。

（三）极后区综合征
不能用其他原因解释的顽固性呃逆、恶心、呕吐,亦可无临床表现。

（四）急性脑干综合征
头晕、复视、面部感觉障碍、共济失调,亦可无临床表现。

(五)急性间脑综合征

嗜睡、发作性睡病、体温调节异常、低钠血症等,亦可无临床表现。

(六)大脑综合征

意识水平下降、高级皮层功能减退、头痛等,亦可无临床表现。

五、影像学特征

(一)ON

眼眶 MRI:病变节段多大于 1/2 视神经长度,视交叉易受累。急性期视神经增粗、强化,可合并视神经周围组织强化。缓解期视神经萎缩、变细,形成双轨征(图 11-2),也可以为阴性。

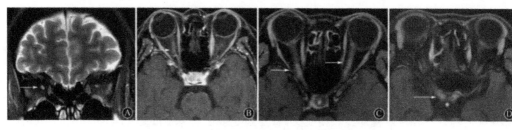

图 11-2 NMOSD 患者视神经病变 MRI 影像特征

A:T$_2$ 像显示单侧 ON(箭头所示);B:T$_1$ 增强像显示急性期视神经强化(箭头所示);C:T$_1$ 增强像显示双侧 ON,病变节段>1/2 视神经(箭头所示);D:T$_1$ 增强像显示病变累及视交叉(箭头所示)

(二)急性脊髓炎

脊髓病变长度多超过 3 个椎体节段,甚至可累及全脊髓。轴位多为横贯性,累及脊髓中央灰质和部分白质,呈圆形或 H 型,脊髓后索易受累。少数病变可小于 2 个椎体节段。急性期病变肿胀明显,可呈亮斑样、斑片样或线样强化,脊膜亦可强化。缓解期长节段病变可转变为间断、不连续信号(图 11-3),部分可有萎缩或空洞形成。

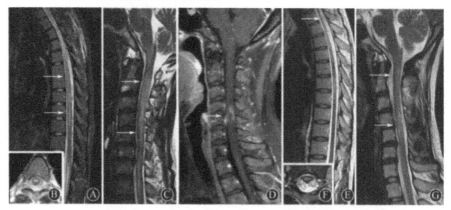

图 11-3 NMOSD 患者脊髓病变 MRI 影像特征

注:A、B:T$_2$ 像显示脊髓长节段损害(箭头所示,A),轴位像呈中央型损害(B);C:T$_2$ 增强像显示脊髓长节段横贯性损害,急性期脊髓肿胀(箭头所示);D:T$_1$ 增强像显示急性期病变明显强化(箭头所示);E、F:T$_2$ 像显示慢性期脊髓变细、萎缩(箭头所示);G:T$_2$ 像显示慢性期病变间断、不连续(箭头所示)

(三)极后区综合征

延髓背侧为主,轴位主要累及最后区域,矢状位呈片状或线状长 T_2 信号,可与颈髓病变相连(图 11-4 A~D)。

(四)急性脑干综合征

脑干背盖部、四脑室周边、桥小脑脚;病变呈弥漫性、斑片状,边界不清(图 11-4 E、F)。

(五)急性间脑综合征

丘脑、下丘脑、三脑室周边弥漫性病变,边界不清(图 11-4 I)。

(六)大脑综合征

不符合经典 MS 影像特征,幕上病变多位于皮层下白质,呈弥漫云雾状。可以出现点状、泼墨状病变。胼胝体病变纵向可大于 1/2 全长,多弥漫,边界模糊。病变可沿锥体束走行,包括基底节、内囊后肢、大脑脚。少部分可为急性播散性脑脊髓炎或肿瘤样脱髓鞘病变表现,有轻度占位效应等(图 11-4 G、H、J)。

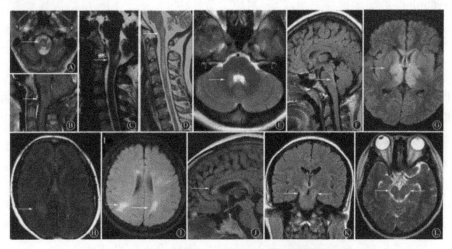

图 11-4 NMOSD 患者颅内病变 MRI 影像特征(箭头所示)

注:A:T_2 像显示延髓病变;B:T_1 增强像显示急性期延髓病变强化;C:T_2 像显示最后区线状病变;D:T_2 像显示最后区片状病变,与颈髓病变相连;E、F:T_2 及 Flair 像显示第四脑室周围病变;G:Flair 像显示丘脑、下丘脑、第三脑室周围病变;H、I:Flair 像显示大脑半球病灶弥漫云雾状;J:Flair 像显示胼胝体弥漫病变;K、L:Flair 及 T_2 像显示沿锥体束走行病变,累及大脑脚

六、辅助检查

(一)血清 AQP4 抗体

水通道蛋白 4(AQP4)是聚糖类蛋白复合物的一种成分。血清 AQP4 抗体的发现为 NMOSD 与 MS 鉴别诊断提供了重要的实验室依据。由于检验方法不同,AQP4 抗体(NMOSD-IgG)选择性结合水通道蛋白质-4,对 NMOSD 诊断敏感性为 $33\%\sim91\%$(中位数 63%),特异性为 $85\%\sim100\%$(中位数为 99%)。在一些非特异性自身免疫病伴颅内病变亦可检测到 AQP4 抗体。Matiello 等研究发现,AQP4 抗体血清学反应和滴度可预测临床转归及疾病活动性。需要注意的是,由于实验方法敏感性差异,AQP4 抗体阴性并不能除外 NMOSD,患者可能处于疾病缓解期或使用免疫抑制剂治疗,可能存在其他致病性抗体等。

在儿童期与成人 NMOSD 病例 MNO-IgG 出现频率相似,当血清 NMOSD-IgG 阴性时在 CSF 中可能检出。Jarius 等研究发现,在血清 AQP4 抗体阳性患者脑脊液 AQP4 抗体阳性检出率为 68%,而在血清阴性的 NMOSD 患者脑脊液 AQP4 抗体为阴性,认为进行脑脊液 AQP4 抗体检测并不能提高 NMOSD 的诊断率。在系统性红斑狼疮(SLE)或斯耶格伦综合征患者都可能罹患严重的 ON 和纵向扩展的脊髓炎,也可检出 NMOSD-IgG 抗体,ANA 和可提取的核抗体(extract-able nuclear antibody,ENA)呈不同比率的阳性。

(二)血清免疫学检查

研究发现,NMOSD 患者血清中可能检出其他自身抗体,诸如 ANA、SSA、SSB、ENA、抗心磷脂抗体等,阳性率为 38%~75%;并可能有补体 C3、C4 下降。

(三)脑脊液检查

CSF 细胞数可>$50×10^6$/L,可见淋巴细胞和嗜中性粒细胞增多,少数病例可见嗜酸性粒细胞。Wingerchuk 等的临床研究发现,CSF-MNC>$5×10^6$/L 见于 73% 单相病程和 82% 复发病程患者,>$50×10^6$/L 见于 36% 单相病程和 34% 复发病程患者,迅速进展的 NMOSD 病例 MNC 可>$100×10^6$/L。复发型患者 CSF 蛋白含量显著高于单相病程患者。寡克隆带(OB)阳性率为 10%~35%,OB 多随病程缓解逐渐转为阴性。14-3-3 蛋白在 NMOSD 患者中可升高。Takano 等研究发现,NMOSD 患者 CSF 神经胶质原纤维酸性蛋白(GFAP)水平在急性期明显升高,升高水平显著高于 MS 组患者,诊断敏感性为 90.9%,特异性 76.9%,可作为急性期 NMOSD 与 MS 的一项辅助鉴别诊断指标。

(四)光相干性体层摄影(OCT)

Ratchford 等利用 OCT 技术测量了 NMOSD 和 RRMS 患者视网膜神经纤维层(retinal nerve fiber layer,RNFL)厚度和黄斑体积,发现 NMOSD 患者 RNFL 厚度比 MS 患者明显变薄,黄斑体积也明显变小,两者具有显著性差异。研究还发现,患者为单侧 ON 时患眼 RNFL 厚度较健侧减少>15 μm 时,诊断更倾向于 NMOSD。因此,OCT 可作为以 ON 为首发症状的 NMOSD 与 MS 早期鉴别的一种辅助手段。

七、诊断

NMOSD 的诊断原则:以"病史＋核心临床症候＋影像特征＋生物标记物"为基本依据,以 AQP4-IgG 作为分层,并参考其他亚临床及免疫学证据做出诊断,此外还需排除其他疾病可能。NMOSD 诊断标准见表 11-5。

表 11-5　NMOSD 诊断标准(IPND,2015)

AQP4-IgG 阳性的 NMOSD 诊断标准
(1)至少 1 项核心临床特征
(2)用可靠的方法检测 AQP4-IgG 阳性(推荐 CBA 法)
(3)排除其他诊断
AQP4-IgG 阴性或 AQP4-IgG 未知状态的 NMOSD 诊断标准
(1)在 1 次或多次临床发作中,至少 2 项核心临床特征并满足下列全部条件:①至少 1 项临床核心特征为 ON、急性 LETM 或延髓最后区综合征;②空间多发 T_2 个或以上不同的临床核心特征;③满足 MRI 附加条件

(2)用可靠的方法检测 AQP4-IgG 阴性或未检测

(3)排除其他诊断

核心临床特征

(1)ON

(2)急性脊髓炎

(3)极后区综合征,无其他原因能解释的发作性呃逆、恶心、呕吐

(4)其他脑干综合征

(5)症状性发作性睡病、间脑综合征,脑 MRI 有 NMOSD 特征性间脑病变

(6)大脑综合征伴有 NMOSD 特征性大脑病变

AQP4-IgG 阴性或未知状态下的 NMOSD MRI 附加条件

(1)急性 ON:需脑 MRI 有下列之一表现:①脑 MRI 正常或仅有非特异性白质病变;②视神经长 T_2 信号或 T_1 增强信号≥1/2 视神经长度,或病变累及视交叉

(2)急性脊髓炎:长脊髓病变≥3 个连续椎体节段,或有脊髓炎病史的患者相应脊髓萎缩≥3 个连续椎体节段

(3)最后区综合征:延髓背侧/最后区病变

(4)急性脑干综合征:脑干室管膜周围病变

八、鉴别诊断

NMOSD 的诊断及鉴别诊断至关重要,需要注意疾病的复杂性以及检测方法的局限性等因素影响。NMOSD 患者首次发作或病程在某一阶段 AQP4-IgG 检测均可能为阴性。对于早期或临床及影像特征不典型的病例,应该充分完善实验室及其他相关检查,同时与可能疾病相鉴别,并进行动态随访,查找相关支持或排除证据。对合并其他自身抗体阳性患者,如自身免疫性脑炎,需结合临床综合评价哪一个是责任致病抗体,切忌唯抗体阳性诊断。

(一)NMOSD 需与下列疾病鉴别

1.CNS 炎性脱髓鞘病

MOGAD、MS、ADEM、TDLs 等。

2.系统性疾病

系统性红斑狼疮、白塞病、干燥综合征、结节病、系统性血管炎等。

3.血管性疾病

缺血性视神经病、脑小血管病、脊髓硬脊膜动静脉瘘、脊髓血管畸形、亚急性坏死性脊髓病等。

4.感染性疾病

结核、艾滋病、梅毒、布氏杆菌感染、热带痉挛性截瘫等。

5.代谢中毒性疾病

中毒性视神经病、亚急性联合变性、肝性脊髓病、Wernicke 脑病、缺血缺氧性脑病等。

6.遗传性疾病

Leber 视神经病、遗传性痉挛性截瘫、肾上腺脑白质营养不良等。

7.肿瘤及副肿瘤相关疾病

脊髓胶质瘤、室管膜瘤、淋巴瘤、淋巴瘤样肉芽肿、脊髓副肿瘤综合征等。

8.其他

颅底畸形、脊髓压迫症等。

(二)NMOSD 与 MS 和 MOGAD 的鉴别诊断

NMOSD 与 MS 和 MOGAD 的鉴别诊断,具体见表 11-6。

表 11-6　NMOSD 与 MS 和 MOGAD 的鉴别诊断

特征	MS	NMOSD(AQP4-IgG 阳性)	MOGAD
生物标志物	CSF 特异性 OCB 阳性	血清 AQP4-IgG 阳性	血清 MOG-IgG 阳性
女:男	3:1	(8~9):1	(1~2):1
常见发病年龄	30 岁	40 岁	儿童期较成人常见
病程	复发缓解型或慢性进展型	复发型多见	复发缓解型多见
临床表现	ON,部分性脊髓炎、脑干或小脑症状,认知功能障碍和累及其他 MS 典型脑区的症状	较严重 ON、LETM、极后区综合征、脑干综合征、急性间脑综合征、大脑综合征	复发性 ON、ADEM、脑炎或脑膜脑炎、视神经-脊髓炎
脑部 MRI	累及皮层/近皮层、脑室旁、幕下;病灶 3 mm~2 cm;呈卵圆形、圆形、Dawson 指状征;急性期环形或开环强化;煎蛋征	无脑部病变,或不符合经典 MS 病变;累及极后区、四脑室、三脑室、中脑导水管、丘脑、下丘脑、胼胝体;病变弥漫、边界欠清	不符合经典 MS 病变;ADEM,累及皮层、丘脑、下丘脑、大脑脚、桥脑;急性期可伴有脑膜强化
脊髓 MRI	短节段病灶;偏侧部分性病变	长节段病变(多长于 3 个椎体节段);颈段及颈胸段最多受累;轴位呈横贯性;急性期肿胀明显,亮斑样强化;慢性病变可见脊髓萎缩,病变可不连续,空洞	长节段病灶(长于 3 个椎体节段),部分短节段病灶,累及腰髓和圆锥;轴位呈横贯性
视神经 MRI	短节段或未见异常	病变长(长于视神经 1/2),视神经后段或视交叉易受累	病变长,视神经前段易受累
CSF 细胞增多	轻度(<50%患者)	常见(>70%患者)	常见(>70%患者)
治疗	免疫调节剂	免疫抑制剂	免疫抑制剂
预后	致残率高,与疾病进展相关	致残率高,与高复发率和发作时恢复不良相关	致残率低,发作后恢复较好

九、治疗

由于缺乏针对 NMOSD 的大样本随机双盲对照临床试验,迄今尚无 NMOSD 最佳的治疗方案。根据小规模临床研究或专家共识推荐的治疗方案包括静脉滴注糖皮质激素,静脉滴注丙种球蛋白、利妥昔单抗、糖皮质激素与硫唑嘌呤、米托蒽醌、麦考酚酸吗乙酯,淋巴细胞去除术,以及血浆交换等。

(一)急性期治疗

1.大剂量甲泼尼龙冲击治疗

大剂量甲泼尼龙冲击疗法能减轻炎性反应、促进 NMOSD 病情缓解。从 1 g/d 开始,静脉滴注 3~4 小时,共 3 天,此后改为 500 mg/d,250mg/d。直至减量至 60~80 mg 时改为口服,酌情逐渐减量,对激素依赖性患者,激素减量过程要慢,每周减 5 mg,至维持量(5~20 mg/d)。小计量激素维持时间应较 MS 长一些。

2.血浆交换

临床试验表明,约半数激素治疗无效的患者经血浆交换可能改善症状,但目前 NMOSD 患者血浆交换的临床研究很少。Watanabe 等报道 6 例 AQP4 抗体阳性且激素不敏感的 NMOSD 患者(3 例 ON,3 例脊髓炎),进行 3~5 次血浆交换,每次 2~3 L,其中 3 例(1 例 ON,2 例脊髓炎)有明显恢复。欧洲神经学会联盟(European Federation of Neurological Societies,EFNS)制订的《中国视神经脊髓炎谱系疾病诊断与治疗指南》,推荐对大剂量激素冲击治疗不敏感的 NMOSD 患者早期应用血浆交换疗法,隔天 1 次,最多可用 7 次,每次置换血浆 55 mL/kg。

3.免疫球蛋白静脉滴注

因 NMOSD 是体液免疫为主的疾病,免疫球蛋白静脉滴注可能有效,但目前尚无大宗临床疗效试验评估。

(二)缓解期治疗

1.小剂量糖皮质激素

一项回顾性研究发现,口服小剂量泼尼松可减少复发性 NMOSD 的复发次数,年复发率明显低于未服用激素患者,服用泼尼松<10 mg 患者的复发次数显著高于服用 10 mg 患者,但需警惕长期服用激素的严重并发症。Mandler 等(1998)报道 7 例确诊的 NMOSD 患者服用泼尼松 1 mg/(kg·d),在随后 2 个月逐渐减量,并合用硫唑嘌呤 2~3 mg/(kg·d),随访 18 个月,病情稳定而未复发,残疾评分明显改善。

2.吗替麦考酚酯

Jacob 等对 24 例 NMOSD 患者使用吗替麦考酚酯治疗(中位数剂量为 2000 mg/d),年平均复发率要显著低于未治疗者,91%的患者(22/24)无进一步残疾加重。

3.米托蒽醌

Weinstock-Guttman 等推荐静脉滴注米托蒽醌,每次用量 12 mg/m²,每月 1 次,连续 6 个月,之后每 3 个月 1 次,共 3 次,可有效预防 NMOSD 复发。在米托蒽醌治疗的 5 例 NMOSD 患者,2 例在最初治疗 5 个月内复发了 1 次,4 例患者 MRI 可见改善。Kim 等报道 20 例复发频繁的 NMOSD 患者用米托蒽醌治疗后,年复发率中位数减少 75%,50%的患者治疗期间无复发,所有患者残疾均有改善或趋于稳定。完成治疗后平均随访 41 个月,所有患者均未出现明显不良反应。

4.利妥昔单抗

利妥昔单抗为 CD20 单抗,Jacob 等用利妥昔单抗治疗 NMOSD 发现,治疗前年复发率中位数为1.7,治疗后经 19 个月的随访,复发率中位数降为 0,80%的 NMOSD 患者神经功能可有改善或趋于稳定。Kim 等研究发现,30 例 NMOSD 患者用利妥昔单抗治疗 24 个月后,29 例患者复发率减少 88%,70%的患者 2 年以上无复发,97%的患者神经功能改善或趋于稳定,治疗后血清 AQP4 抗体水平显著下降。

(三)对症治疗

1.疼痛

长期以来对 NMOSD 患者疼痛的研究很少,EDSS 评分也仅涉及感觉减退或感觉过敏,未包含疼痛。Kanamori 等采用疼痛调查简表(Brief Pain Inventory,BPI)评估患者疼痛,发现疼痛见于80%以上的 NMOSD 患者,与 MS 不足 50%相比,有显著性差异,且疼痛程度较 MS 重,推测与髓内灰质受累有关。疼痛严重降低了患者的生活质量,临床应引起重视。治疗可用非类固醇类抗炎药如对乙酰氨基酚、吲哚美辛、双氯芬酸、布洛芬、尼美舒利、塞来昔布等,抗癫痫药如卡马西平、普瑞巴林等,抗抑郁药如丙米嗪,阿米替林、文拉法辛等,对阵发性痛性痉挛可能有效。

2.支持对症治疗

病变累及高颈段可出现呼吸循环障碍,必要时行辅助通气及循环支持。出现尿潴留需留置尿管。长期卧床的患者需预防血栓栓塞事件和呼吸系统、泌尿系统感染。

(四)康复及心理治疗

患者病情平稳后应尽早进行康复训练,在专业康复医师和护士指导下,制定合理的个体化治疗方案,改善日常生活自理能力。对严重焦虑、抑郁甚至自杀倾向患者应给予心理治疗,必要时应用抗焦虑、抗抑郁药。

(楚珍珍)

第十二章　神经-肌肉接头和肌肉疾病

第一节　重症肌无力

一、概述

重症肌无力(myasthenia gravis,MG)是一种由乙酰胆碱受体(AChR)抗体介导、细胞免疫依赖、补体参与,累及神经肌肉接头突触后膜,引起神经肌肉接头传递障碍,出现骨骼肌收缩无力的获得性自身免疫性疾病。极少部分 MG 患者由抗-MuSK 抗体、抗 LRP4 抗体介导。MG 主要临床表现为骨骼肌无力、易疲劳,活动后加重,休息和应用胆碱酯酶抑制剂后症状明显缓解、减轻。年平均发病率为 8.0/10 万～20.0/10 万。MG 在各个年龄阶段均可发病。在 40 岁之前,女性发病率高于男性;在 40～50 岁男女发病率相当;在 50 岁之后,男性发病率略高于女性。

二、临床表现

(一)症状

肌无力、无肌萎缩,全身骨骼肌均可受累。但在发病早期可单独出现眼外肌、咽喉肌或肢体肌肉无力;脑神经支配的肌肉较脊神经支配的肌肉更易受累。经常从一组肌群无力开始,逐渐累及其他肌群,直到全身肌无力。部分患者短期内出现全身肌肉收缩无力,甚至发生肌无力危象。

(二)体征

骨骼肌无力表现为波动性和易疲劳性,晨轻暮重,活动后加重、休息后可减轻。

三、辅助检查

(一)甲基硫酸新斯的明试验

成人肌内注射 1.0～1.5 mg;儿童可按 0.02～0.03 mg/kg,最大用药剂量不超过 1.0 mg。注射前可参照 MG 临床绝对评分标准。选取肌无力症状最明显的肌群,记录一次肌力,注射后每 10 分钟记录一次,持续记录 60 分钟。如检测结果为阴性,不能排除 MG 的诊断。

(二)肌电图检查

低频重复神经电刺激(RNS):指采用低频(2～5 Hz)超强重复电刺激神经干,波幅衰竭 10%

以上为阳性,称为波幅递减。服用胆碱酯酶抑制剂的 MG 患者需停药 12 小时后做此项检查,但需要充分考虑病情。

(三)相关血清抗体检测

1.骨骼肌乙酰胆碱受体(AChR)抗体

骨骼肌 AChR 抗体为诊断 MG 的特异性抗体,50%～60%的单纯眼肌型 MG 患者血中可检测到 AChR 抗体;85%～90%的全身型 MG 患者血中可检测到 AChR 抗体,结合肌无力病史,如抗体检测结果阳性则可以确立 MG 诊断。如检测结果为阴性,不能排除 MG 诊断。

2.抗骨骼肌特异性受体酪氨酸激酶(抗-MuSK)抗体

在部分 AChR 抗体阴性的全身型 MG 患者血中可检测到抗-MuSK 抗体,其余患者可能存在抗 LRP-4 抗体,以及某些神经肌肉接头未知抗原的其他抗体或因抗体水平和/或亲和力过低而无法被现有技术手段检测到。抗-MuSK 抗体阳性率,欧美国家患者较亚洲国家患者高。

3.抗横纹肌抗体

抗横纹肌抗体包括抗 titin 抗体、抗 RyR 抗体等。此类抗体在伴有胸腺瘤、病情较重的晚发型 MG 或对常规治疗不敏感的 MG 患者中阳性率较高,但对 MG 诊断无直接帮助,可以作为提示和筛查胸腺瘤的标志物。抗横纹肌抗体阳性则可能提示 MG 患者伴有胸腺肿瘤。

(四)影像学检查

纵隔 CT:20%～25%的 MG 患者伴有胸腺肿瘤,80%左右的 MG 患者伴有胸腺异常;20%～25%胸腺肿瘤患者可出现 MG 症状。纵隔 CT,胸腺肿瘤检出率可达 94%,部分 MG 患者的胸腺肿瘤需行增强 CT 扫描或磁共振检查才能被发现。

四、诊断依据

(一)临床表现

某些特定的横纹肌群肌无力呈斑片状分布,表现出波动性和易疲劳性;肌无力症状晨轻暮重,持续活动后加重,休息后缓解、好转。通常以眼外肌受累最常见。

(二)药理学表现

新斯的明试验阳性。

(三)RNS 检查

低频刺激波幅递减 10%以上。

(四)抗体

多数全身型 MG 患者血中可检测到 AChR 抗体,或在极少部分 MG 患者中可检测到抗-MuSK 抗体、抗 LRP-4 抗体。

在具有 MG 典型临床特征的基础上,具备药理学特征和/或神经电生理学特征,临床上则可诊断为 MG。有条件的单位可检测患者血清抗 AChR 抗体等,有助于进一步明确诊断。需除外其他疾病。

五、治疗

(一)药物治疗

1.胆碱酯酶抑制剂

主要是改善症状,目前国内主要是用溴吡斯的明,成人每次口服 60～120 mg,每天 3～4 次。

可在进餐前 30 分钟服用。作用时间为 6～8 小时。

2.肾上腺皮质激素

肾上腺皮质激素可抑制自身免疫反应,适用于各种类型的重症肌无力。它通过抑制 AchR 抗体的生成,增加突触前膜 AChR 的释放量及促使运动终板再生和修复。

(1)糖皮质激素冲击疗法:适用于住院患者,尤其是已经气管插管或用呼吸机者。甲泼尼龙 1000 mg,静脉滴注,每天 1 次,连用 3～5 天,随后每天减半量即 500 mg、250 mg、125 mg,最后改口服泼尼松 50 mg;之后酌情逐渐减量。也可应用地塞米松 10～20 mg,静脉滴注,每天1次,连用 7～10 天,之后泼尼松 50 mg,并酌情渐渐减量。也可直接口服泼尼松 80～100 mg,症状减轻后,酌情逐渐减量。上述激素应用后,症状明显减轻或消失,依个体差异酌情减量,直至停止。维持量一般在 5～20 mg;应用时间依患者病情不同而异,一般至少在一年以上,个别可长达十余年。

(2)小剂量递增法:从小剂量开始,隔天每晨顿服泼尼松 20 mg,每周递增 10 mg,直至隔天每晨顿服 60～80 mg,可使症状明显改善;明显疗效常在用药后 5 个月出现,然后逐渐减量,每月减 5 mg,至隔天 15～30 mg 维持数年。病情无变化再逐渐减量至完全停药。此法可避免用药初期病情加重。

注意事项:①许多患者在应用大剂量激素后的短期内可出现病情加重,甚至出现肌无力危象,因此,凡用激素冲击疗法者须住院,且做好抢救准备;②应用口服泼尼松均在早晨顿服;③大量和长期应用激素可诱发糖尿病、股骨头坏死、胃溃疡出血、严重的继发感染、库欣综合征等;④上述情况应让患者及其家属知情。

3.免疫抑制剂

免疫抑制剂适用于不能应用肾上腺糖皮质激素,或不耐受肾上腺皮质激素,或对肾上腺糖皮质激素疗效不佳者。

(1)硫唑嘌呤:口服 50～100 mg,每天 1 次。

(2)环磷酰胺:口服 50 mg,每天 2～3 次;或 200 mg,每周 2～3 次静脉注射,总量 10～20 g;或静脉滴注 1 000 mg,每 5 天 1 次,连用 10～20 次。

(3)环孢素 A:口服 6 mg/(kg・d),12 个月为 1 个疗程。

4.禁用和慎用药物

禁用奎宁、吗啡、氨基糖苷类抗生素、新霉素、多黏菌素、巴龙霉素;慎用苯二氮䓬类药、苯巴比妥等镇静剂。

(二)胸腺治疗

胸腺治疗用于伴有胸腺肿瘤、胸腺增生、药物治疗困难者。70%的患者胸腺治疗后症状缓解或治愈,常用胸腺切除和胸腺放射治疗。

(三)血浆置换

通过正常人血浆或血浆代用品置换患者血浆,能清除血浆中 AchR 抗体及免疫复合物。起效快,近期疗效好,但不持久。疗效维持 1 周～2 个月,之后随抗体水平逐渐增高而症状复现。交换量平均每次 2 L,每周 1～2 次,连用 3～8 次,适用于肌无力危象和难治性重症肌无力。

(四)大剂量静脉注射免疫球蛋白(IvIg)

外源性 IgG 可使 AchR 抗体的结合功能紊乱而干扰免疫反应,达到治疗效果。IvIg 现广泛用于本病治疗,甚至可作为首选。每次静脉滴注 IgG,0.4 g/(kg・d),3～5 天为 1 个疗程,可每个月重复1次。

(五)危象的处理

一旦发生呼吸肌瘫痪,应立即进行气管插管或切开,应用人工呼吸器辅助呼吸,并依不同类型的危象采用不同处理办法,如肌无力危象者加大新斯的明用量;胆碱能危象和反拗危象者暂停抗胆碱酯酶药物的应用,观察一段时间后再恢复应用抗胆碱酯酶药物,同时进行对症治疗。危象是重症肌无力最危急状态,可危及生命。不管何种危象,除了上述特殊处理外,仍继续进行以下基本处理:①保持呼吸道通畅,加强排痰,防止发生窒息;②积极控制肺部感染;③类固醇皮质激素治疗;④血浆置换(酌情选用);⑤静脉注射免疫球蛋白(酌情选用)。

六、预后

一般预后良好,有的需长期口服药物治疗。

(张海波)

第二节 多发性肌炎

多发性肌炎是一组多种病因引起的弥漫性骨骼肌炎症性疾病,临床上以急性或亚急性起病、对称性四肢近端和颈肌及咽肌无力、肌肉压痛、血清酶增高为特征。

一、病因及发病机制

常见的病因是病毒感染,如流感病毒、HIV、ECHO、柯萨奇病毒感染;有的为寄生虫感染,或有恶性肿瘤。发病机制与免疫失调有关,包括细胞免疫和体液免疫的异常。可能是病原体感染改变了患者内皮细胞或肌纤维表面的抗原性,从而引发针对内皮细胞或肌细胞的免疫反应而攻击自身的肌细胞。

二、病理

肌纤维呈角形、圆形或不规则形,可见片状或散在肌纤维坏死及吞噬现象,大量炎细胞浸润,肌纤维水肿。

三、临床表现

(1)急性或亚急性起病,中青年女性多见,病前可有低热或感冒史。

(2)首发症状通常为四肢近端无力,下肢重于上肢,上楼、起蹲困难;梳头、抬头困难;构音、吞咽困难。肌肉压痛,晚期出现明显的肌肉萎缩。

(3)患者常合并其他自身免疫性疾病,如系统性红斑狼疮、干燥综合征、恶性肿瘤(乳腺肿瘤、肺癌、卵巢癌和胃癌)等。

四、辅助检查

(1)急性期周围血 WBC 增高,红细胞沉降率增快,血清 CK 明显增高,可达正常的 10 倍以上。

(2)肌电图为肌源性损害,神经传导速度正常。

(3)肌活检有确诊及鉴别诊断价值。

五、诊断及鉴别诊断

(一)诊断

根据典型的四肢近端肌无力伴压痛、无感觉障碍、血清酶活性增高、肌电图呈肌源性损害、肌活检为炎性改变则可确诊。

(二)鉴别诊断

1.脂质沉积性肌病

因有四肢近端肌无力,进展较快需与多发性肌炎鉴别,但本病无肌压痛,红细胞沉降率正常,可资鉴别。必要时可做肌肉活检。

2.肢带型肌营养不良症

因有四肢近端和骨盆、肩胛带无力和萎缩,肌酶增高而需与多发性肌炎鉴别。但本病常有家族史、无肌痛、肌活检无明显炎性细胞浸润,可资鉴别。

3.重症肌无力

主要鉴别要点是多发性肌炎患者没有"晨轻暮重"现象,新斯的明试验阴性。

六、治疗

急性期患者应卧床休息,适当体疗以保持肌肉功能和避免挛缩,注意防止肺炎等并发症。

(一)类固醇皮质激素治疗

类固醇皮质激素为首选药物,且应该进行首次或早期冲击治疗。依患者不同情况选择不同激素。甲泼尼龙 1 000 mg,静脉滴注,每天 1 次,连用 3～5 天,随后每天减半量,如 500 mg、250 mg、125 mg、最后改口服泼尼松 60 mg;之后酌情逐渐减量;或地塞米松 20 mg,静脉滴注,每天 1 次,连用 1 周,之后改服泼尼松并酌情逐渐减量至维持量。泼尼松的维持量因人而异,一般为 5～20 mg,可应用 1～3 年。长期类固醇皮质激素治疗应注意预防不良反应,给予低糖、低盐和高蛋白饮食,用抗酸剂保护胃黏膜,注意补充钾和维生素 D,对结核病患者应进行相应的治疗。

(二)大剂量丙种免疫球蛋白治疗

有条件可为首选。丙种免疫球蛋白,0.4 g/(kg·d),静脉滴注,每月连续 3～5 天,每个月可重复一次,连续 3～5 个月。

(三)免疫抑制剂治疗

当激素治疗不满意时加用。首选甲氨蝶呤,其次为硫唑嘌呤、环磷酰胺、环孢菌素 A,用药期间注意白细胞减少和定期进行肝肾功能的检查。

(四)血浆置换治疗

泼尼松和免疫抑制剂治疗无效并伴有明显吞咽困难、构音障碍者可用血浆置换治疗,以去除血液中的淋巴因子和循环抗体,可改善肌无力的症状。

(五)其他

给予高蛋白和高维生素饮食,进行适当体育锻炼和理疗。重症者应预防关节挛缩及失用性肌萎缩。

神经内科诊治思维与临床实践

七、预后

多数患者在激素冲击治疗后一周左右症状开始减轻,6周左右症状明显改善。伴发恶性肿瘤者,如果肿瘤治疗效果好,则预后好,否则预后差。

(张海波)

第三节　肌营养不良

一、定义

肌营养不良是一组以肌纤维变性、坏死及再生为主要病理特征,临床上表现为进行性肌肉无力、萎缩的遗传性疾病。

二、概述

目前肌营养不良主要包括进行性假肥大性肌营养不良、贝克肌营养不良、先天性肌营养不良、强直性肌营养不良、埃默里-德赖弗斯肌营养不良、面肩肱型肌营养不良、眼咽型肌营养不良及肢带型肌营养不良等。各类肌营养不良症的疾病严重程度、起病年龄、遗传方式、受累肌群及其他受累器官情况差异均较大。

临床主要症状包括肌肉无力和萎缩、关节僵硬及活动度减小、反复肺部感染、呼吸肌无力,心肌受累时可出现气短及踝关节肿胀,心脏传导系统受累时,可出现晕厥甚至猝死。部分肌营养不良类型也可伴有面肌无力、肌肉疼痛及吞咽困难等。

自1986年进行性假肥大性肌营养不良的致病基因 *Dystrophin* 基因被克隆以来,超过50种基因已被确定与各种肌营养不良相关,分子诊断的快速进步同时也给临床诊断带来一定的困惑。同一致病基因可以导致不同的疾病类型,如 Dysferlin 编码基因突变可导致 LGMD2B 及 Miyoshi 远端型肌病,而同一种临床类型疾病也可以存在多种不同致病基因,如埃默里-德赖弗斯肌营养不良可以有 *STA* 、*LMNA* 、*SYNE1*、*FHL1* 等多种致病基因。近年来研究还发现先天性肌病与肌营养不良也存在着一定的致病基因重叠,如 MEGF10 肌病可表现为肌营养不良及先天性肌病改变。总体而言,明确肌营养不良的致病基因对于研究发病机制、寻找治疗方案有着重要的价值和意义。

肌营养不良临床诊断需要完整的病史、肌肉力弱的累及肌群、发病年龄、家族史、疾病的特殊特征。体检需要记录肌肉无力和萎缩的分布区域(面、远端、近端或特定的肌肉群),是否存在关节挛缩、肌强直等。随着基因诊断技术发展,尤其目前二代测序技术的广泛应用,加快了肌营养不良的基因诊断。但基因诊断必须结合临床特征、血清肌酸激酶、肌电图、肌肉病理等,以便于正确能解读测序结果。

虽然肌营养不良的治疗研究进展迅猛,外显子跳跃治疗、通读治疗及细胞治疗等,但均未进入临床应用。目前治疗仍以改善症状、延缓进展、预防并发症的发生为主要目的。

300

三、临床表现

(一)进行性假肥大性肌营养不良

进行性假肥大性肌营养不良(Duchenne muscular dystrophy,DMD)是 X 染色体隐性遗传性疾病,X 染色体短臂(Xp21)上的抗肌萎缩蛋白基因突变导致肌细胞膜下抗肌萎缩蛋白缺失,引起肌细胞膜脆弱。理论上仅发病于男性,女性基因携带者也可有不同程度的临床表现,称为症状性基因携带者或女性 DMD。在各类肌营养不良疾病中,DMD 的发病率最高,每 3 000～4 000 名出生存活的男童中有 1 人,每 10 万人口中有 2～3 名患者。

患者胎儿期和新生儿期一般不出现临床症状,哺乳期和学步期的运动发育无明显异常,或仅表现为轻度发育延迟,大约 50% 的患者独立步行开始时间或略延迟到 1 岁 6 个月左右。幼儿期容易被发现小腿肌肉肥大。3～5 岁时,大多出现易跌倒,不能跑跳,部分患儿仅仅表现为动作笨拙或运动能力较差。患者逐渐出现近端肌无力,进而出现 Gowers 征,步行时呈见鸭步。一般5～6 岁到达运动功能的高峰,随后肌力逐渐下降,上下楼梯和蹲起动作无法完成。如果未给予任何治疗,10～13 岁时失去独立行走能力。

出现脊柱侧弯、呼吸肌和心肌损害的时间存在个体差异。以往患者的平均寿命在 20 岁左右,随着呼吸管理、心脏药物的使用,现在 DMD 患者的平均寿命可超过 40 岁。研究发现 DMD患者的智力有个体差异,韦氏智力量表评分平均智力(IQ)水平在 80～90 分,1/3 左右患者的 IQ＜70 分。此外值得关注的是 DMD 患儿亦合并多种认知及精神心理疾病,如注意缺陷多动障碍(11%～20%)、自闭症(3%～4%)、强迫症(5%～60%)。

血清 CK 值显著升高,但疾病后期随着病情进展,运动量和肌容积减少而 CK 值逐渐降低。肌电图呈肌源性损害。肌肉病理提示肌纤维变性、增生及坏死等肌营养不良改变。免疫组织化学染色提示 Dystrophin 蛋白缺失。骨骼肌 CT 和 MRI 可以观察到肌肉损伤部位、肌肉组织水肿及脂肪化的程度。哺乳期和幼儿期一般不会有影像学改变。小腿肌肉受损一般从腓肠肌开始,继而发展到比目鱼肌,大腿肌肉一般从大收肌开始。小腿的胫骨前肌和大腿的股薄肌、缝匠肌和半膜肌的功能一般得到保留,其他肌肉会出现脂肪化改变。

(二)贝克肌营养不良

贝克肌营养不良(Becker muscular dystrophy,BMD)同样因抗肌萎缩蛋白基因的突变所致,但患者肌肉中仍有不同程度的抗肌萎缩蛋白表达,临床症状比较轻,一般到 15 岁以后仍能保留步行能力。

BMD 的临床表现呈多样性,重症患者类似于 DMD,轻症病例可运动功能良好,仅有 CK 值升高。但大多 BMD 患者出现小腿肥大,运动后肌肉疼痛和肌阵挛,青年时期即出现进展性心肌损害,心律不齐和心功能不全是 BMD 患者的主要死因。所以需要从小儿期开始关注心功能变化。

(三)埃默里-德赖弗斯肌营养不良

埃默里-德赖弗斯肌营养不良由 *STA*、*LMNA*、*SYNE1*、*FHL1* 等多种致病基因突变所致。以骨骼肌、关节和心脏损害为临床特点。幼儿期以后发病,缓慢进展的肌肉无力和肌萎缩,多关节挛缩。青春期后出现伴有心脏传导阻滞的心肌损害症状,容易诱发猝死。

(四)肢带型肌营养不良

肢带型肌营养不良是指一组主要侵害骨盆带肌和肩胛带肌的骨骼肌疾病。目前为止已经发现近 30 个分型,大致分为常染色体显性遗传的 LGMD1 和常染色体隐性遗传的 LGMD2,但仍有半数为散发病例。肢带型肌营养不良首发症状一般是骨盆带及肩胛带肌肉萎缩,腰椎前凸,上楼困难,鸭步步态,下肢近端无力,继而出现抬臂困难,翼状肩胛,头面颈部肌肉一般不受累,有时可伴腓肠肌假性肥大。病情进展缓慢,一般在发病后 20 年左右丧失步行能力,肌电图和肌活检均显示肌源性损害,CK、LDH 等血清肌酶常显著增高,但通常低于 DMD 型的水平。

(五)先天性肌营养不良

先天性肌营养不良主要分为四大类型:福山型先天性肌营养不良、非福山型先天性肌营养不良、Ullrich 型肌营养不良、糖链修饰异常的先天性肌营养不良。临床主要表现为新生儿期或幼儿期起病,肌无力和肌张力低下为主要症状,可伴有不同程度中枢神经系统受累。

(六)远端型肌病

远端型肌病是以四肢远端肌肉无力和萎缩为临床特点一组肌肉疾病。其遗传形式、临床症状和肌肉病理改变显著不同。主要的远端型肌病的类型主要包括 Welander 型、Laing 型、Miyoshi 型等。

(七)面肩肱型肌营养不良

面肩肱型肌营养不良为常染色体显性遗传疾病,多为 4q35 基因片段缺失引起,但有 1/3 左右的患者为散发病例。面肩肱型肌营养不良多累及面部肌肉、前锯肌、腹直肌、椎旁肌,而三角肌和肩胛提肌相对回避,特殊的并发症有兔眼症和视网膜血管异常导致的眼底出血。

(八)强直性肌营养不良

强直性肌营养不良为一组以肌无力、肌萎缩和肌强直为特点的多系统受累的常染色体显性遗传疾病,依据不同的基因突变类型分为两型。致病基因分别位于 19q13.3 强直性肌营养不良蛋白激酶 DMPK 基因和 3q21.3 锌指蛋白 9ZNF9 基因。即强直性肌营养不良 1 型(myotonic dystrophytype 1,DM1)和强直性肌营养不良 2 型(myotonic dystrophy type 2,DM2)。强直型肌营养不良患者两型之间临床症状和体征极其相似,受累组织均为骨骼肌、平滑肌和心肌,临床表现以肌强直、肌无力及肌萎缩为主,同时累及眼部、皮肤、神经、心脏、消化道、呼吸道、性腺及内分泌系统多器官多系统损害。如白内障、秃发、心律失常、胰岛素敏感性降低和糖尿病、低免疫球蛋白血症及睾丸功能障碍等。DM1 型肌无力及肌萎缩见于咀嚼肌、面肌、胸锁乳突肌及肢体远端肌肉,认知功能损害较重,斧状脸,早年脱发明显。而 DM2 以近端肌肉及肢带肌受累为主,发作性或波动性肌肉疼痛,肌无力较晚出现,萎缩程度轻,发生率低,且面肌、呼吸肌及肢体远端肌肉受累少见,心脏传导阻滞、白内障及胰岛素敏感性降低常见,DM2 一般不累及智力损害。

四、诊断

肌营养不良临床诊断需要结合完整的病史,详细的临床查体及必要的辅助检查(肌酸激酶、肌电图、肌肉病理、肌肉影像学及基因检测)。目前随着分子生物学技术的广泛发展,使得基因检测在疾病诊断中具有重要的价值,甚至在疾病早期,肌肉病理等检查之前即可完成基因诊断。但是不能忽视,特殊情况下肌电图,肌肉病理及肌肉影像学等对于解读基因检测结果有着极其重要的指导作用,应根据具体情况完善必要检查。此外,对于不同疾病,基因突变类型不同,选择基因检测方法不同,如 DMD 多为大片段缺失和重复突变,首选多重连接探针扩增技术检测方法,检查未能发现突变者可接受肌肉活检,免疫组织化学方法确定是否有抗肌萎缩蛋白染色异常。如发现异常,可进一步选择一代或二代测序;对于强直性肌营养不良、眼咽型肌营养不良等动态突变疾病,根据具体情况可选用高压液相层析、一代测序检测;而面肩肱肌营养不良多选用Southern杂交方法。

五、治疗

肌营养不良患者的管理需要神经内科、呼吸科、康复科、心血管科、整形外科、营养科、护理等多学科合作管理。多学科管理需要贯穿患者生长发育和病情发展的各个阶段。目前的药物治疗主要集中于DMD患者。这些药物治疗并不一定适用于其他肌营养不良,但对于各系统并发症处理及康复治疗基本一致。

(一)DMD患者的激素治疗

既往多个随机对照临床试验表明,长期使用激素可以延长6个月到2年的步行能力,维持呼吸功能,预防脊柱侧弯,减少心脏并发症。

目前治疗起始时间,大多专家建议5~6岁开始,此时运动功能达到顶峰或不建议2岁以下的处于生长发育期的幼儿口服激素。激素治疗前应该完成预防接种,尤其是水痘疫苗和麻疹疫苗。

泼尼松龙的剂量目前还没有统一的共识。临床试验发现少于0.3 mg/(kg·d)的激素不能改善运动功能。美国神经科学会的临床指南建议激素量为0.75 mg/(kg·d),但存在一定的肥胖等不良反应发生的风险。另外还有口服10天、休息20天的治疗方法,部分患者在停药间隔出现肌力低下,有些专家认为不可取。荷兰的临床指南建议连续口服10天后休息10天。有研究认为0.75 mg/(kg·d)标准疗法及周末连续两天口服10 mg/kg(总量)疗法收益相当,耐受性一致。建议每天早晨顿服,尽量避免晚饭后口服,防止出现失眠。

激素治疗开始后,需要定期评价生活质量、运动功能、心功能和呼吸功能。定期监测身高、体重、血钙、磷、碱性磷酸酶、骨代谢标志物、双羟维生素D浓度、尿肌酐、尿钙、尿糖、骨密度、眼科检查等指标,监测可能出现的激素不良反应。

完全失去步行能力后是否还需要长期使用激素,暂时没有随机对照试验。但若干非随机对照试验已经证明激素可以维持呼吸功能,显著延迟无创正压辅助通气使用,维持心功能,抑制脊柱侧弯的进展。有专家推荐此时期使用泼尼松龙0.3~0.6 mg/(kg·d),连续使用。

(二)强直性肌营养不良的肌强直治疗

临床上用于治疗强直的药物有很多种类,但大多为病例报道或小样本研究,需要更多的临床研究来确定这些药物的有效性、安全性及患者的耐受性。

1.抗心律失常药

最近,对于肌强直的强直治疗,美西律已获得广泛认可。一项随机双盲对照研究显示,美西律每次150~200 mg,每天3次,可显著减少DM1型患者强直发作,而并未导致Q-T间期、P-R间期及QRS时限延长。所有用于治疗肌强直的药物,美西律是证据最强的药物。其最常见的不良反应为震颤、复视及胃肠道功能紊乱,血小板减少及肝功能损害少见,与食物同时服用可减少这些不良反应。

妥卡尼、氟卡尼治疗肌强直目前循证证据不足。少量的数据支持氟卡尼可改善*SCN4A*突变的痛性先天性肌强直症状。

2.抗癫痫药

与安慰剂相比,苯妥英钠可显著减少用力握手后的松弛时间和主观的强直症状。研究发现其治疗强直的有效血药浓度为 20 μg/mL。主要的不良反应包括共济失调、牙龈肥大、肝炎和骨髓抑制等。

（三）康复治疗

1.关节伸展训练

可以步行的早期阶段就开始接受关节伸展训练，以防止肌肉、关节和胸廓的挛缩变形。关节活动度伸展训练至少每天 1～2 次，每周 4～6 次为宜，需要长期坚持。训练内容包括日常生活中保持良好姿势、夜间戴下肢支具、戴下肢支具的站立训练和徒手关节康复疗法等。

步行能力丧失后患者需要轮椅生活。为了避免肘关节等部位的关节活动度的减少，指导患者进行上肢的关节可动空间训练。使用短下肢支具可以延缓踝关节挛缩。

2.运动疗法、支具、辅助具和环境改造

运动疗法实际操作时应该把握"运动过程中和运动后第二天不出现肌肉疼痛和疲劳"的原则。目前普遍的做法是在不强迫运动的前提下，不刻意控制日常生活的运动量。丧失步行能力之后，只要没有心肺功能低下，不需要限制自主运动。

站立训练和步行训练时穿戴长下肢支具。短下肢支具可以防止踝关节背屈能力受限的进展。长距离步行困难时，应考虑使用轮椅。轮椅座位保持装置可以保证患者得到良好的坐姿。轮椅的前臂支撑装置可以让患者更方便地使用双手。同时需要改造桌子高度、配备便于电脑输入和电动轮椅的操作装置。减少家庭内部地面落差，改造厕所和浴室、装配转移用吊车等措施都可以显著提高患者生活质量。学校和工作单位的无障碍措施和信息技术的支持可以让患者更好地适应社会环境。

（四）呼吸治疗

早期没有呼吸管理，急性和慢性呼吸功能不全几乎占了死亡原因的全部。随着有效的呼吸管理方法普及使用，DMD 患者的生命预后和生活质量得到了明显的改善。

1.呼吸康复训练

DMD 患者的肺活量在 9～14 岁达到最高峰，而后逐渐下降。因为患者无法有效深呼吸，导致肺或胸廓活动度减弱。同时因无法用力咳嗽而排痰困难，导致呼吸道阻塞，引起窒息，所以通过呼吸康复保持肺和胸廓的活动度是非常关键的。患者应该通过反复训练舌咽呼吸，尽量维持最大用力吸气量，应通过呼吸肌肌力训练、徒手咳嗽辅助和机械咳嗽辅助等方法来保持呼吸道清洁、维持通气效率和有效咳痰。

2.无创正压及气管切开辅助呼吸

早期换气不足多表现为早晨很难叫醒或晨起后头痛等，当出现这些换气不足的症状时，应该评价肺活量。综合评价监测睡眠时和觉醒时的氧饱和度和二氧化碳分压，必要时给予人工呼吸机辅助呼吸。

辅助呼吸的首选是无创正压辅助通气。即使患者没有慢性换气不足的自觉症状，如果有反复呼吸道感染、体重显著减轻、睡眠时和觉醒时氧饱和度下降，二氧化碳分压升高等情况说明存在通气不足，应该考虑接受长期无创正压辅助通气。无创正压辅助通气可以预防和治疗上呼吸道感染引起的急性呼吸功能不全。

给予无创正压辅助通气之后呼吸功能仍不能改善，应该考虑气管插管或气管切开。气管切开后最严重的并发症是气管动脉瘘。

(五)心脏并发症治疗

目前 DMD 患者死因的 60% 为心功能不全,对心脏并发症的防治影响患者的预后。定期检查非常关键。DMD 患者不管有没有症状,都要定期接受心功能评价。确诊时和 6 岁前接受首次心电图和心脏超声检查。而后在没有心功能异常情况下,建议 10 岁之前至少每 2 年 1 次、10 岁之后每年 1 次接受心功能评价。

1.血管紧张素转化酶抑制剂

心脏超声检查发现左室搏出率<55% 或局部左室壁运动异常时,就应该开始血管紧张素转化酶抑制剂口服治疗,在没有特殊不良反应的情况下坚持疾病中全程使用。因咳嗽等不良反应无法继续口服 ACEI 时改为血管紧张素 Ⅱ 受体阻滞剂(ARB)。ACEI 或 ARB 起始用量一般从常用量的 1/8～1/2 开始,在注意自觉症状和血压的情况下逐渐增加药量。

2.β受体阻滞剂

β 受体阻滞剂可以改善心功能,降低猝死的发生率。因不良反应而无法使用 ACEI 或 ARB 的患者也可以单独使用 β 受体阻滞剂。β 受体阻滞剂的使用应该从低剂量开始。卡维地洛 1.25 mg 以下,每天 2 次或比索洛尔 0.625 mg 以下,每天 1 次的剂量开始,根据患者的耐受性,每隔几天或 2 周左右阶段性增加剂量。在综合评价疗效和耐受性的基础上确定每例患者的维持剂量。服药期间需要注意心功能的变化、脉搏及血压的波动和是否诱发支气管哮喘。

3.强心、利尿剂

强心、利尿药物适用于心力衰竭加重患者,不建议轻症患者使用。当患者有体液潴留(水肿)和肺部淤血时应给予利尿剂。使用袢利尿剂和噻嗪类利尿剂时要注意低钾、低镁血症。定期检查电解质,需要时给予补充。抗醛固酮药物已经证实具有保护心肌和降低死亡率的作用。

左室收缩功能障碍的心功能不全可以使用地高辛,虽然地高辛可以改善心力衰竭症状并提高生活质量,但长期使用会导致心力衰竭,预后不好。地高辛对窦性心律的慢性心功能不全患者可以减轻心力衰竭症状,但不会改善预后,地高辛的血药浓度越高,死亡率增加越明显,建议血药浓度维持在 0.5～0.8 ng/mL 的较低水平。因地高辛通过肾脏排泄,肾功能低下患者慎用。骨骼肌损害严重的 DMD 患者因肌容积较少,无法使用肌酐来评价肾功能,应选择胱抑素 C 会更准确。

4.抗心律不齐药物

DMD 患者的心律不齐不需要特殊治疗,尤其 15 岁以下儿童慎用抗心律失常药物。抗心律失常药物可以抑制心功能,而且容易出现不良反应。只有在症状明显、出现严重的血流动力学问题,可能会引起生命危险的情况下才考虑使用。左室搏出率<40% 的中重度心功能不全患者建议使用美西律和胺碘酮。其他抗心律失常药物因为具有负性肌力作用,不建议心功能不全患者使用。目前还没有证据证明,抗心律失常药物可以改善长期预后。对于严重心功能不全的治疗方法还有左室成形术、人工心脏和心脏移植等方法。

(六)整形外科治疗

1.脊柱矫正固定手术

脊柱侧弯是呼吸功能低下的原因之一,并影响患者的生活质量和日常生活活动能力。脊柱矫正固定手术可以矫正脊柱侧弯,防止侧弯的进展,同时可以改善坐位和上肢功能,减轻腰背部疼痛,使护理更加容易,提高患者的生活质量。脊柱矫正固定术的围术期和术后的并发症非常多。最常见的并发症为呼吸功能不全,侧弯程度严重的患者更容易出现并发症。应该在术前充分向患者和家人说明手术的风险。

9~10岁或失去步行能力之后,应该每隔半年到1年接受全脊柱X线检查。如果半年之内侧弯进展10°以上,应在侧弯没有达到30°~40°之前接受手术。另外,丧失步行能力之后,应该在用力肺活量和肺活量<30%之前接受手术,以免呼吸功能严重低下而失去手术机会。

2.骨质疏松的处理

维生素D和钙片合用或维生素D和维生素K合用可以明显提高骨密度。正在口服激素的患者使用二碳磷酸盐化合物后可以维持或提高1~2年的骨密度,未发现有明显的不良反应。

(七)控制体重

肥胖在DMD患者中具有一定的发生率,其产生的原因多半是因为活动量减少、基础代谢低下、激素治疗、能量摄取过多等多种因素引起。应该评价患者摄取的热量,纠正不良饮食习惯,改善膳食的营养平衡,尤其需要从幼儿期培养良好的饮食习惯。

部分DMD患儿表现为过瘦,产生原因多半是呼吸功能低下导致的代谢亢进、热量摄取减少和吞咽障碍等。改善口感和食物形态,增加辅食、增加进食次数等方法提高热量和蛋白质摄取量。

无法正常进食引起体重明显减轻或重度吞咽障碍的患者应该考虑经鼻胃管或胃部造瘘术。胃部造瘘术和经鼻胃管相比,虽然误吸的可能性没有明显差异,但患者有更好的舒适感和满意度,而且不影响无创正压辅助通气的使用。为了减少并发症的发生,胃部造瘘应该在严重心肺功能较好和骨骼严重变形之前完成。

(八)心理指导

确诊之后,应尽早向患者及家人提供咨询,内容包括基因遗传及在疾病各发展阶段需要注意的问题。肌营养不良家庭中的父母,尤其是母亲容易感到负罪感,可能会向患儿倾注过分的保护,影响患儿的智商和情商的发育,产生家庭内部的不公平。另外,父母过度的悲观会影响子女对未来的向往,减少学习的欲望。因此,确诊之后医务人员要提供充分的心理支持,尽量减轻父母的负罪感,要让父母了解到通过适当治疗可以延长寿命,教会如何使用辅助器具,确定阶段性目标。

向患儿告知病情的时间和方式需要认真考虑。很多父母不想让患儿知道诊断名称,但气管切开及脊柱侧弯矫正手术等问题都需要患儿本人的理解和同意,告知还是必要的。告知时间一般选择在小学高年级和中学时期,兼顾患者个人的心理特质。教育部门对少见病的了解比较少,即使患儿有充分的活动能力,但也有可能会被学校拒绝,需要医务人员向学校提供相关的疾病信息。患儿在学校中应该得到和其他正常儿童相同的对待,但需要在活动区域中设置扶手,尽量减少班级间的移动。兼顾康复锻炼方案的基础上,结合患儿的爱好安排适当的体育运动。对DMD患者来说游泳是比较合适的运动方式。医院和学校的信息互通可以解决很多就学遇到的问题。特别是到了青春期,患儿可能会有自身特殊的烦恼,需要教师的心理辅导。

(九)基因治疗

1.外显子跳跃

外显子跳跃作为一种基因治疗手段,已经显示出广阔的应用前景,理论上适用于90%的DMD患者。通过使用人工RNA-反义寡核苷酸跳跃缺失基因附近的外显子,可以将DMD患者的移码突变修改为BMD型的非移码突变。

2016年9月19日美国FDA特殊渠道批准51号外显子跳跃药物Eteplirsen上市,给遗传性肌肉疾病的治疗带了一片曙光,具有里程碑性的意义。临床试验表明:Eteplirsen 治疗可以使 DMD 患者骨骼肌表达抗肌萎缩蛋白,3 年治疗,与外部对照组相比延长 6 分钟步行距离 165 m,治疗组 83%患者仍保持行走能力,而外部对照组仅 53%保持行走能力,治疗组未发现严重的不良反应。

CRISPR-Cas9 基因编辑技术的火爆,给肌营养不良基因治疗注入更大热情与活力。CRISPRCas9通过非同源性末端连接以及同源重组修复途径来编辑基因。非同源性末端连接高效,可以用任意基因位置上的剪切,同源重组修复,效率较低,但是可以完成基因定点精确的修复。已经有许多报道应用 CRISPR-Cas9 技术,可以在实验室完成 DMD 外显子跳跃治疗,还可以完成动态突变的编辑,治疗强直性肌营养不良 1 型以及 C9orf72 所致的肌萎缩侧索硬化或额颞叶痴呆等。全世界都对 CRISPR-Cas9 技术应用临床充满期待。

2.通读疗法

DMD 患者中大约 10%是因为抗肌萎缩蛋白基因外显子的无义突变所致。氨基糖苷类药物庆大霉素可以在翻译过程中翻译终止密码子,完成翻译过程,合成不完全的抗肌萎缩蛋白,称为通读疗法。硫酸阿贝卡星、泰乐霉素和负霉素也被证明具有通读活性。但在实际的临床试验中,庆大霉素因肾毒性和耳毒性的问题无法增加剂量,疗效不满意。后期通过 6 个月的长期用药结果发现,庆大霉素可以使治疗组 15%的患者表达抗肌萎缩蛋白。目前供口服治疗的通读药物 PTC124 的 II 期临床试验正在进行。

(十)总结

虽然目前除了激素治疗有效以外,其他治疗仅仅处于对症和支持阶段,随着医学的进步和多学科沟通合作和社会保险的支持,DMD 患者的寿命实际上已经比以前延长了 10 岁以上。对 DMD 患者的治疗不仅包括药物治疗,还应该注意如何提高生活质量,并帮助患者走入社会,以统筹生命的眼光去规划治疗目的和治疗措施。随着外显子跳跃等针对基因突变的根本性治疗的研发,在可预测的未来,这些患者能够得到更有效的治疗和社会-生活-医疗支持。

(张海波)

第四节 特发性炎症性肌病

一、定义

特发性炎症性肌病为一组免疫介导的肌肉炎性疾病,临床表现为肌肉力弱、萎缩,血清肌酸肌酶水平升高,肌电图呈肌源性损害,肌肉病理表现为肌纤维变性、坏死、炎性细胞浸润(除免疫性坏死性肌病外)。

二、概述

(一)分类

根据临床表现、起病年龄、肌肉或皮肤病理特点的不同,特发性炎症性肌病可分为皮肌炎、多发性肌炎、包涵体肌炎、免疫介导的坏死性肌病。

(二)病因发病机制及病理

皮肌炎为抗体介导的肌纤维毛细血管炎性病变及肌肉缺血引起的肌纤维损伤,伴皮肤的炎性缺血病变,累及心脏、肺脏、消化道、肾脏等多个肌肉外器官系统。肌肉病理表现为血管周围及束周 CD4$^+$ 淋巴细胞浸润,肌纤维变性、坏死、再生及束周萎缩。

多发性肌炎为抗原特异性的细胞免疫介导的肌肉炎性病变,激发因素不明,可能与病毒感染有关。临床表现与皮肌炎十分相似,但无皮肤损害。肌肉病理表现为肌内膜 CD8$^+$ 炎性细胞浸润、肌纤维坏死、再生。以前认为多发性肌炎是最常见的炎性肌病,Bohan 及 Peters 1975 年建立了明确的诊断标准。近年来的研究显示本病不是一个单一疾病实体,大部分为结缔组织病合并的重叠综合征及伴间质性肺病、心肌炎、癌症,故认为特发性多发性肌炎为一少见疾病。

包涵体肌炎为一慢性发病、多见于老年男性、具有炎性及变性双重特点的肌病,肌肉病理表现为单核细胞浸润的非坏死性肌纤维、肌内膜炎性细胞浸润,以及肌肉变性为特点的镶边空泡、嗜酸性胞质内包涵体、β-淀粉样蛋白、p-Tau 蛋白、TDP-43 蛋白、P62/SQTSM 蛋白、α-突触核蛋白累积,可伴有线粒体异常,电镜可见 15~21 μm 管丝状核内或胞质内包涵体。

免疫介导性坏死性肌病为近年确定的自身免疫性肌病,在炎性肌病中十分常见,可特发或伴有结缔组织病、肿瘤等,常见的肿瘤为胃肠道腺癌、小细胞/非小细胞肺癌等。有学者将抗扰信号识别颗粒抗体肌炎(抗 SRP 抗体肌炎)也列入本类。降脂药物他汀、贝特类诱发的肌病虽为药物性肌病,但因存在 β-羟基-β 甲基戊二酰辅酶 A 还原酶 HMGCR 抗体,有学者也称为免疫介导性坏死性肌病。肌肉病理特征性表现为肌纤维坏死,但缺乏炎性细胞浸润。其发病认为是膜攻击复合物累积于小动脉和毛细血管,为一免疫介导的微血管病。

(三)特发性肌炎抗体

特发性肌炎的肌炎特异性自身抗体及肌炎相关抗体是一个重要的生物学标志,肌炎特异性自身抗体(MSAs)的阳性率有报道高达 50%~60%,多为抗细胞核和细胞质蛋白,常见为抗氨酰转移 RNA(tRNA)合成酶抗体,Jo-1 抗体,抗 Mi-2 抗体,抗 P155/140 抗体,抗-SRP 抗体,抗 NXP-2 抗体,抗 TIF-1r 抗体,抗黑色素瘤分化-相关 5 抗体(抗 MDA5 抗体)和抗-CADM-140 抗体等。特发性炎症性肌病自身抗体有助于确定临床表型、预示治疗反应、肌肉外器官受累。抗 Jo-1 抗体与雷诺氏现象、间质性肺病和关节炎症状相关;抗 Mi-2 抗体提示急性发病、严重皮疹、治疗反应佳的皮肌炎;抗黑色素瘤分化-相关 5 抗体(抗 MDA5)或称抗 CADM-140 抗体与侵袭性间质性肺病相关;抗 p155/140 靶向转录中间因子 I-γ(TIFI-γ)及抗 NXP-2 抗体与成人癌相关的皮肌炎相关;胞质-5-核苷酸酶抗体(NT5c1A)与包涵体肌炎相关,但皮肌炎、多发性肌炎阳性率很低,故有鉴别意义;抗 SRP 抗体与免疫介导的坏死性肌病相关;他汀相关的肌病常可测出 β-羟-β-甲戊二酸单酰辅酶 A 还原酶(HMG-CoA 还原酶)抗体。

三、临床表现

(一)皮肌炎

皮肌炎可分为皮肌炎、少年型皮肌炎、无肌炎皮肌炎。皮肌炎的皮肤症状为皮肤水肿性红斑、光敏疹、皮肤异色症、皮肤干燥、鳞屑或轻度皮肤萎缩色素沉着;Gottron 丘疹可见于膝、肘、踝、指、趾关节伸面出现水肿性红斑、丘疹;眶周水肿、睑周淡紫色皮疹和甲周毛细血管扩张。皮肤血管炎、溃疡和钙质沉着常见于少年型皮肌炎。

肌肉症状为对称性近端肌肉无力,可伴有咽喉肌、颈肌及中轴肌肉力弱,无肌炎皮肌炎不伴有肌肉症状。肌肉外器官系统的损害累及肺、消化道、心血管系统,肺部症状为肺动脉高压、肺心病、间质性肺病等;消化道表现为消化功能减退、蠕动减慢、胃溃疡及出血;心脏损害为无症状的心律不齐、舒张期功能障碍、也可出现急性心力衰竭。皮肌炎可与肿瘤相关,甚至高达 25%,常见于肺部、胰腺、卵巢、膀胱癌、胃肠道肿瘤及霍奇金/非霍奇金淋巴瘤等。血清肌酸肌酶显著升高,肌电图表现肌源性改变。

(二)多发性肌炎

多发性肌炎表现为四肢对称性近端肌无力及咽喉肌、中轴肌肌肉无力,四肢肌肉无力以近端为主,不伴有皮疹,肌痛乏力常见。可有以咽喉肌、呼吸肌、心肌受累为首发者。肌肉外的器官受累与皮肌炎相似,合并间质性肺病时应进行肺功能、血气分析等常规检测。高分辨 CT 是诊断间质性肺炎的敏感检查,CT 可见毛玻璃样的改变,尚可合并周围神经病及肿瘤,发病率较皮肌炎低。血清肌酸肌酶显著升高,肌电图表现肌源性改变。

(三)包涵体肌炎

包涵体肌炎起病隐袭,多在 50 岁后起病,男女比例为 3:1,表现为对称或不对称四肢近端、远端肌肉萎缩、无力,累及肌群常位于前臂屈肌、指屈肌、股四头肌、咽喉肌,累及咽喉肌时出现吞咽困难、声音嘶哑。CK 水平轻度升高。

(四)免疫介导性坏死性肌病

免疫介导性坏死性肌病急性、慢性或亚急性起病,多于 45 岁后发病,儿童发病偶见,女性多于男性,秋季发病多见,严重的对称性四肢近端肌无力,也可累及中轴肌、咽喉肌,重症患者可见延髓性麻痹及呼吸肌麻痹症状,部分可伴肌痛,多由病毒感染、肿瘤、自身免疫性疾病等多因素触发。常合并心肌病、肺间质纤维化、肝脏、肾脏、结缔组织病其他表现,如关节疼痛、肿胀,雷诺现象。CK 水平明显升高,可达正常值 10 倍以上。

四、诊断

根据急性或亚急性发病的四肢肌肉力弱、萎缩,可累及咽喉肌、中轴肌肉,伴关节及肌肉疼痛,血清肌酸肌酶升高,肌电图肌源性损害,肌肉磁共振呈水肿样表现,肌肉病理肌纤维变性、坏死、再生,可见炎性细胞浸润,多发性肌炎可见 CD8$^+$ 炎性细胞浸润、MHC-I 型上调,皮肌炎可见 CD4$^+$ 炎性细胞浸润,无皮肤损害可诊断为多发性肌炎,有皮肤损害或束周萎缩可诊断皮肌炎。鉴别诊断需除外肢带型肌营养不良、面肩肱肌营养不良、Pompes 病、脂肪累积性肌病、Lamber-Eaton 综合征、重症肌无力、急性吉兰-巴雷综合征、肌强直性营养不良 2 型、药物性肌病、内分泌性肌病、代谢及感染性肌病、风湿性多肌痛等。

根据老年发病,亚急性起病,肢体远端及近端力弱,选择性累及前臂屈肌肌群及股四头肌,肌酸激酶轻度升高,肌电图见有肌源性或合并神经源性损害,肌肉核磁显示上肢前臂、下肢近端肌肉呈水肿样改变,肌肉病理显示镶边空泡、嗜酸性包涵体、单核细胞浸润非坏死性肌纤维、NT5c1A 抗体阳性、对激素及免疫抑制剂治疗反应差,可诊断包涵体肌炎。应与远端型肌病、眼咽型肌营养不良、脊柱强直综合征、肌原纤维肌病、包涵体肌病、其他类型的空泡型肌病、运动神经元病、周围神经病鉴别。

根据急性或亚急性发病,四肢、颈肌、中轴肌肉力弱,可伴有肌痛、痛性肌痉挛、关节疼痛、间质性肺炎、急性横纹肌溶解,肌酸激酶重度升高,抗 SRP 抗体或 HMGCR 抗体阳性,肌肉病理为坏死性改变、缺乏炎性细胞浸润,可诊断为免疫介导的坏死性肌病。应与肌纤维坏死为特点的肌营养不良、代谢性或食物及药物中毒引起的急性横纹肌溶解、多发性肌炎鉴别。

五、治疗

特发性炎症性肌病对免疫抑制剂或免疫调节剂治疗有效,皮肌炎、多发性肌炎、坏死性肌病疗效显著,包涵体肌炎有一定疗效,但均缺乏一级证据,现将文献上及学者的经验治疗原则、方案介绍如下。

(一)糖皮质激素治疗

一般推荐成人大剂量糖皮质激素起始治疗,泼尼松剂量 0.75～1.5 mg/(kg·d),通常用 60～80 mg/d,达到肌肉肌力最大进步、CK 下降后减量,典型病程需要 2～3 个月,每 4 周减 10 mg,达到 20 mg/d 后,每 4 周减 5 mg,达 10 mg/d,每 4 周减 2.5 mg,直到停药。有学者还应用甲泼尼龙静脉注射治疗,剂量为 80～250 mg/d,持续 2 周,酌情减量停药,改为口服或其他免疫抑制剂。

(二)免疫抑制剂治疗

1.硫唑嘌呤

硫唑嘌呤成人目标剂量应为 2 mg/(kg·d),分 2 次给药,可从 50 mg/d 开始,1 周后增量至 50 mg,2 次/天,渐增至目标剂量。不良反应为胃肠道反应、白细胞降低、肝功能损害,应注意监测患者的甲基转移酶水平,以减少骨髓抑制的发生。

2.甲氨蝶呤

成人初始剂量为 5.0 mg,每周 1 次,每周增加 5.0 mg,目标剂量为 25 mg,每周 1 次,症状缓解后可改为口服。同时补充 1 mg/d 的叶酸。注意肝肾毒性、肺纤维化、白细胞下降、血小板减少、秃发、胃肠道反应、致畸毒性。对 Jo-1 抗体阳性或有间质性肺病者避用,常规进行血常规、肝功能、肾功能等监测,连续进行 3 个月,一旦达到稳定剂量后需要每 2～3 个月检查 1 次。

3.吗替麦考酚酯

吗替麦考酚酯成人开始剂量为 500 mg,每天 2 次,按每周增加 500 mg 至靶剂量 2～3 g/d。吗替麦考酚酯不良反应为骨髓抑制、肝功能损害、高血压、胃肠道反应、鼻窦炎、精神模糊、咳嗽、致畸、感染及肿瘤风险。

4.环孢素 A 和他克莫司

环孢素 A 和他克莫司同为钙调神经磷酸酶抑制剂,抑制 T 细胞活化。应用于治疗特发性炎症性肌病有效,环孢素 A 成人初始剂量为 4 mg/(kg·d),他克莫司剂量为 0.05～0.1 mg/(kg·d),分 2 次口服。不良反应有骨髓抑制、高血压、肌酐及尿素氮升高、肝酶升高、毛发增多、皮肤变黑、感染、震颤、牙龈增生、致畸、肿瘤风险等。

5.环磷酰胺

环磷酰胺治疗成人难治或重症特发性炎症性肌病有少数报道,每月 0.5 g/m² 到每月 1 g/m²,6～12 个月,也可口服,1.0 mg/(kg·d) 到 2.0 mg/(kg·d)。有学者应用方法为第 1 周每次 200 mg,每周 2 次,第 2 周为每次 400 mg,每周 2 次,第 3 周为每次 800 mg,每周 1 次,以后改为每月 1 次维持,每次 800 mg,直至症状减轻,总量可达 10 g。不良反应为骨髓抑制、出血性膀胱炎、不孕不育风险、致畸、肿瘤风险等。

(三)免疫球蛋白治疗

症状严重、对激素或其他免疫抑制剂抵抗者、药物联合应用者可静脉注射免疫球蛋白,成人

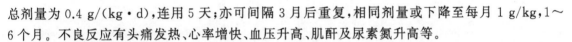

总剂量为 0.4 g/(kg·d)，连用 5 天；亦可间隔 3 月后重复，相同剂量或下降至每月 1 g/kg，1～6 个月。不良反应有头痛发热、心率增快、血压升高、肌酐及尿素氮升高等。

(四)利妥昔单抗治疗

利妥昔单抗为人类 B 细胞表面 CD20 分子的单克隆抗体，减少循环中的 B 细胞。成人治疗剂量文献上报道为 350～750 mg/m² 静脉输注，1 次/周，连用 2 周，6～18 个月重复；或每次 1 000 mg，2 周后重复 1 次。有学者的经验是每周 100 mg，连用 4 周，6 个月后依据 B 细胞数量及临床症状决定治疗。不良反应为输注反应及进行性多灶性白质脑病，但发生率甚低，治疗前需检测 CJ 病毒抗体，定期监测颅脑磁共振。

(五)糖皮质激素、免疫抑制剂、免疫调节剂的联合治疗

特发性炎症性肌病多数病程长，需要较长时间治疗，一线治疗的糖皮质激素长期应用不良反应大，二线药物免疫抑制剂起效慢，为避免糖皮质激素的不良反应可联合治疗，提高疗效、减少药物用量，减轻不良反应，组合应用成为经验性实用方案，但不同专家应用的组合模式或曾选择的药物先后顺序不同，有学者的经验治疗为急性期应用甲泼尼龙静脉注射或高剂量冲击治疗，同时合用免疫抑制剂，撤除激素治疗后单用免疫抑制剂维持治疗，达到疗效高峰后逐渐减量，最后撤用。静脉注射免疫球蛋白应用于急性期激素抵抗、有肝肾损害、骨髓抑制的患者。

(六)各类特发性炎性疾病的治疗原则

多发性肌炎、皮肌炎、免疫介导的坏死性肌病可按上述原则进行药物治疗，包涵体肌炎虽可选择上述药物治疗，但疗效差，目前尚无特效治疗，有些药物如苯丁酸钠、锂盐、多酚类仍在研究中。

皮肌炎皮肤损害可用硫酸羟氯喹，200 mg，2 次/天(5 mg/kg)，也有学者对无效者建议氯喹、喹那克林治疗，应注意 Q-T 间期延长，尚应避免紫外线的照射、局部应用皮质激素和他克莫司治疗；少年型皮肌炎的皮肤钙质沉着可试用地尔硫䓬、秋水仙碱、羟苯磺丙胺、华法林等，或可选择外科切除。早期进行物理康复治疗，预防关节挛缩。

（张海波）

参 考 文 献

[1] 胡春荣.神经内科常见疾病诊疗要点[M].北京:中国纺织出版社,2022.

[2] 张世生.临床神经内科诊断学[M].沈阳:沈阳出版社,2020.

[3] 李艳丽,张亚娟,郭森.神经内科疾病诊断与治疗[M].北京:中国纺织出版社,2020.

[4] 樊书领,钟柳明,朱钦辉,等.神经内科疾病诊疗与康复[M].开封:河南大学出版社,2021.

[5] 赵静.神经内科疾病临床诊断与治疗[M].天津:天津科学技术出版社,2020.

[6] 周霞.神经内科疾病临床诊治与新进展[M].北京:科学技术文献出版社,2020.

[7] 张卓伯,徐严明.神经内科疑难病例解析[M].北京:科学出版社,2022.

[8] 牛奔.新编神经内科诊疗精要[M].天津:天津科学技术出版社,2020.

[9] 张晓艳.神经内科疾病护理与健康指导[M].成都:四川科学技术出版社,2022.

[10] 周静.神经内科疾病诊断思维与临床进展[M].长春:吉林科学技术出版社,2020.

[11] 田锦勇.神经内科系统疾病基础与进展[M].昆明:云南科技出版社,2020.

[12] 高媛媛.神经内科常见疾病检查与治疗[M].哈尔滨:黑龙江科学技术出版社,2021.

[13] 刘增玲.神经内科常见疾病诊断指南[M].长春:吉林科学技术出版社,2020.

[14] 黎红,李昆泉,庞敬涛.神经内科疾病临床诊疗学[M].天津:天津科学技术出版社,2020.

[15] 王昆祥.现代神经内科疾病的综合治疗实践[M].北京:中国纺织出版社,2022.

[16] 毛洪兵.神经内科常见病诊疗与康复[M].长春:吉林科学技术出版社,2020.

[17] 陈艳芳.神经内科诊断与治疗精要[M].哈尔滨:黑龙江科学技术出版社,2020.

[18] 郑杰,闫荟如,肖品晶.临床神经内科学[M].沈阳:辽宁科学技术出版社,2022.

[19] 魏佳军,曾非.神经内科疑难危重病临床诊疗策略[M].武汉:华中科技大学出版社,2021.

[20] 曾湘良.神经内科疾病诊疗指南[M].天津:天津科学技术出版社,2020.

[21] 张雪芳.神经内科临床诊疗方法[M].北京:科学技术文献出版社,2020.

[22] 付劲静.临床神经内科疾病诊治[M].南昌:江西科学技术出版社,2021.

[23] 张益玲.实用神经内科学诊疗技术[M].沈阳:沈阳出版社,2020.

[24] 刘丽霞.新编神经内科治疗方案[M].沈阳:沈阳出版社,2020.

[25] 于春华.神经内科常见病诊疗[M].上海:上海交通大学出版社,2020.

[26] 梁燕.现代神经内科疾病诊治与手术指导[M].南昌:江西科学技术出版社,2021.

[27] 初志飞.神经内科疾病检查与诊治[M].哈尔滨:黑龙江科学技术出版社,2020.

[28] 周长伟.神经内科疾病诊断与治疗精要[M].天津:天津科学技术出版社,2021.

[29] 黄景贺.现代神经内科疾病新诊疗[M].天津:天津科学技术出版社,2020.

[30] 孙原.现代神经内科临床诊疗实践[M].北京:科学技术文献出版社,2020.

[31] 王丽娟,陈海波.帕金森病临床诊治新进展[M].北京:人民卫生出版社,2022.

[32] 王强.神经内科疾病临床诊治与进展[M].北京:中国纺织出版社,2020.

[33] 王一帆.神经内科学基础与实践[M].开封:河南大学出版社,2020.

[34] 于方谭.现代临床神经内科学[M].南昌:江西科学技术出版社,2020.

[35] 金刚.现代神经内科疾病诊治[M].天津:天津科学技术出版社,2021.

[36] 刘佳,谢秀静,蒋天安.经颅彩色多普勒超声在脑血管疾病中的应用研究进展[J].医药前沿,
2022,12(24):41-43.

[37] 申丽.心脑血管疾病的病因及预防[J].健康向导,2022,28(5):16-17.

[38] 于亚男,常洁文,米亚儒,等.超声弹性成像技术评价周围神经病变研究概况[J].中国医药导
刊,2022,24(3):248-252.

[39] 段吉清,刘辉,吴佳桥.额颞叶痴呆-运动神经元病研究进展[J].四川医学,2022,43(11):
1156-1160.

[40] 曾逸笛,郑彩杏,赖丽娜,等.血管性痴呆疾病与非疾病危险因素及发病机制研究进展[J].医
学综述,2022,28(14):2821-2826.